MEDICINA DE REABILITAÇÃO

Manual Prático

CB123925

MEDICINA DE REABILITAÇÃO

Manual Prático

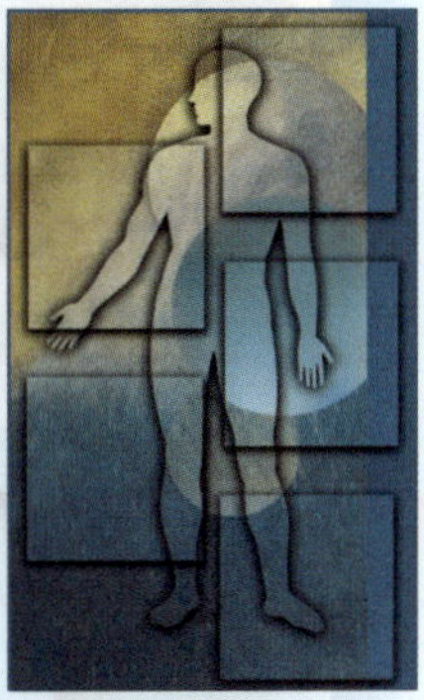

Raimundo Edson de Araujo Leitão
Professor Titular da UFRJ
Professor Titular do Instituto de Pós-Graduação Médica Carlos Chagas
Livre-Docente da UFRJ
Livre-Docente da UERJ
Ex-Chefe do Departamento de Reabilitação Neurológica do INDC-UFRJ
Membro Honorário da Academia Nacional de Medicina
Membro Titular da Academia Brasileira de Medicina de Reabilitação
Membro Honorário da Associação Brasileira de MF&R

Ana Valeria Araujo Leitão
Professora Assistente da Faculdade de Medicina da UFRJ – Curso de Fisioterapia
Mestre em Medicina Física e Reabilitação no
Departamento de Clínica Médica da Faculdade de Medicina da UFRJ
Médica Especializada em Medicina do Trabalho
Curso de Especialização Superior em Ergonomia CESRG/COPPE/UFRJ
Membro Titular da Academia Brasileira de Medicina de Reabilitação

REVINTER

Medicina de Reabilitação – Manual Prático
Copyright © 2006 by Livraria e Editora Revinter Ltda.

ISBN 85-7309-993-3

Todos os direitos reservados.
É expressamente proibida a reprodução
deste livro, no seu todo ou em parte,
por quaisquer meios, sem o consentimento
por escrito da Editora.

A precisão das indicações, as reações adversas e as relações de dosagem para as drogas citadas nesta obra podem sofrer alterações. Solicitamos que o leitor reveja a farmacologia dos medicamentos aqui mencionados.
A responsabilidade civil e criminal, perante terceiros e perante a Editora Revinter, sobre o conteúdo total desta obra, incluindo as ilustrações e autorizações/créditos correspondentes, é do(s) autor(es) da mesma.

Livraria e Editora REVINTER Ltda.
Rua do Matoso, 170 – Tijuca
20270-131 – Rio de Janeiro – RJ
Tel.: (21) 2563-9700 – Fax: (21) 2563-9701
livraria@revinter.com.br – www.revinter.com.br

DEDICATÓRIAS

À minha mulher, **Sleyda**, meu reino também pelo seu riso alegre e contagiante, a sua simpatia, a sua amizade e a estima que nunca me falta.

À minha primogênita, **Ana Clara**, com o seu permanente afeto, a escritora de histórias misteriosas que me espantam e de olhar algumas vezes profundo, tal um belo pássaro que já decidiu onde pousar.

Ao meu filho, **Lut**, um psicólogo de olhar ameno, que seduz pela sua natural espiritualidade e pelo seu inalterável trato aristocrático, também seduzido pela Psicanálise, que pratica de modo invejável.

À **Ana Valeria**, minha caçula de olhar claro como um céu sem nuvens, imagem da sua mãe, uma médica carismática, cuja aderência ao trabalho científico e dedicação aos seus pacientes me trazem alegria e sentido de completamento.

Ao amigo **Mário**, meu genro/um outro filho ao lado de Ana Clara, cujas convicções firmes admiro e respeito.

À minha neta, **Manoela**, uma mimosa flor humana ainda em estado de efervescência do corpo e da alma, também uma imagem da sua avó Sleyda.

Ao meu neto, **Gabriel**, criado e desenvolvido como uma jóia dos Araujo Leitão, um jovem filósofo em dinâmica construção, quase poliglota como seu tio-avô, meu irmão Poty.

R. E. de Araujo Leitão

Apresentação

O título *Medicina de Reabilitação – Manual Prático* foi propositadamente escolhido para consignar o objetivo dos autores de criar uma obra que tornasse mais fácil e rápido o acesso a consultas sobre alguns temas mais comuns desta área da medicina.

Para atender a este desígnio, cada tema é apresentado de forma condensada, e somente os aspetos referentes à etiologia, ao quadro clínico e ao tratamento de fisioterapia e de reabilitação são contemplados.

Não existe a pretensão de apresentar um trabalho completo neste momento. Contudo, seria aceitável ressaltar que, sob este formato e sobre este assunto, este livro é pioneiro no Brasil.

Deve ficar registrado que muitos temas importantes estão ausentes e precisam ser incluídos oportunamente. Resta o compromisso de serem inseridos no futuro. Os autores escusam-se destas falhas e sentir-se-ão gratificados com a atenção e a generosidade dos leitores.

A obra é, também, dedicada à família da reabilitação: médicos, fisioterapeutas, terapeutas ocupacionais, fonoaudiólogos, enfermeiras de reabilitação, psicólogos, assistentes sociais e os seus auxiliares, que, em laboriosa equipe, dedica-se ao virtuoso trabalho de atender e reabilitar as pessoas deficientes do nosso país.

Sumário

MEDICINA DE REABILITAÇÃO

Manual Prático

CAPÍTULO 1

Deficiência Física e Saúde no Brasil

O Brasil é um país com profundas desigualdades econômicas e sociais. O desenvolvimento econômico não trouxe benefícios para as populações de todos os estados. O rendimento dos 10% mais ricos é cerca de trinta vezes superior aos dos 40% mais pobres.

As condições sanitárias das cidades e a rede de assistência de saúde às populações constituem ainda um dos problemas mais graves do país. O grau de incidência das deficiências físicas é bastante alto, e a oferta de atendimento nestas áreas persiste ainda como um desafio. Pode-se imaginar no âmago deste quadro o desamparo e as enormes dificuldades encontradas pelos deficientes físicos em nosso país.

Ademais, o progressivo aumento absoluto e relativo da população de idosos é responsável pela maior demanda de tratamento de reabilitação em razão dos problemas da marcha, de instabilidade postural, de incontinência urinária, demência, delírio e depressão. O relevo deste problema está demonstrado nos dados a seguir: do total de 12,7 milhões de internações no sistema público brasileiro em 1995, cerca de 17% corresponderam a pessoas de mais de 60 anos de idade.

A partir de 1970 o Instituto Nacional de Previdência Social, órgão do Ministério do Trabalho e da Previdência Social, criou uma rede de centros de reabilitação, que se localizavam nas capitais dos estados da Federação, destinados aos trabalhadores matriculados na previdência social portadores de alguma deficiência física.

Nos anos 80 circulou pela Câmara dos Deputados um projeto de criação do Instituto Nacional de Reabilitação, com o intuito de atender a população de pessoas com deficiências físicas. O projeto não teve sucesso e jamais foi aprovado.

Em 24 de outubro de 1989 foi criada a Corde (Coordenadoria Nacional para a Integração da Pessoa Portadora de Deficiência), órgão da Secretaria Especial dos Direitos Humanos da Presidência da República. A Corde é responsável pela gestão de políticas voltadas para a integração das pessoas deficientes, e foi criada pela Lei 7.853/89 e o Decreto nº 3.298/99.

REABILITAÇÃO DAS PESSOAS COM DEFICIÊNCIA FÍSICA

No que concerne à saúde das pessoas portadoras de deficiência no Brasil, é histórica a iniciativa da assistência prestada por entidades filantrópicas, principalmente aos doentes mentais.

Atualmente, as responsabilidades do poder público relacionadas com essas pessoas estão definidas por legislação específica e regidas pela Corde. Comprova esta asserção a parceria que vigora entre o Ministério da Saúde e os governos estaduais e municipais do sistema de saúde nas ações de reabilitação das pessoas deficientes desde 1991. Esse trabalho tem sido realizado com uma visão integrada e multidisciplinar no tocante aos componentes físico, mental, psicológico, social e profissional.

CENSO 2000 DO IBGE

Com o intuito de revelar o quadro real das deficiências físicas no Brasil, serão exibidos os dados fornecidos pelo IBGE.

No último censo nacional, realizado no ano 2000, o número de pessoas deficientes físicas ultrapassa 24,5 milhões, numa população de 169 milhões de habitantes.

Os dados do IBGE revelam que o Brasil possui cerca de 24.600.256 pessoas com algum tipo das deficiências citadas a seguir: deficiência mental permanente; tetraplegia, paraplegia, hemiplegia; falta de membro ou parte de um membro; incapaz, com dificuldade permanente de enxergar; incapaz ou com dificuldade permanente para ouvir.

Os dados estatísticos acima apresentados contrastam com os percentuais da Organização Mundial de Saúde, que sugere a existência de 10% de pessoas deficientes na população mundial. E não coincidem com os de alguns países. O *site* U.S. Census do governo americano relata que o censo de 1995 mostrou que havia nos EUA 20% de pessoas com algum tipo de deficiência, número que se aproxima obviamente do que ocorre no Brasil.

À guisa de comparação, seguem alguns dados isolados sobre a incidência de deficiências, obtidos em anos anteriores e registrados num estudo da OPAS/OMS no Brasil, publicado em 1998:

- Cidade de Salvador (1985): 5,3% de pessoas deficientes.
- Distrito Federal e estados do Rio de Janeiro, São Paulo, Rio Grande do Sul, Alagoas, Bahia e Mato Grosso (entre 1993-1996) apresentavam taxas variáveis entre 2,8% e 9,6% de pessoas deficientes.

Num registro percentual, os dados do Censo 2000 sobre pessoas com deficiência são os seguintes:

- *Problemas de visão*: 48,1%.
- *Deficiências motoras*: 22,9%.
- *Deficiências auditivas*: 16,7%.
- *Deficiências mentais*: 8,3%.
- *Deficiências físicas*: 4,1%.[5]

Um outro aspecto relacionado com a saúde e a deficiência em nosso país refere-se às incapacidades e necessidades especiais de crianças e adolescentes internados em hospital terciário. Este fato veio à tona recentemente em uma defesa de dissertação de mestrado na Faculdade de Ciências Médicas da Santa Casa de São Paulo, quando foram reveladas evidências de apreciável incidência de deficiências motoras, cognitivas, aquelas causadas por sintomas dolorosos, oriundas, principalmente, de patologias neurológica, endócrina, cardiorrespiratória, mental, gravidez, puerpério e parto nos pacientes internados.

A principal conclusão do trabalho apresentado consistiu em recomendar enfaticamente a criação de serviços de reabilitação pediátrica nos hospitais terciários.

BIBLIOGRAFIA

Azulay RD. *Saúde no Brasil-Conferência Proferida na Sociedade de Medicina e Cirurgia.* 1999.

CORDE - Aprendiz http://www2.uol.com.br/aprendiz/guiadeempregos/eficientes/notícias/gel100502.htm (5-05-004)

CORDE – Estatísticas http://www.cedipod.org.br/estatis.htm

IBGE – CENSO Demográfico 2000. *Características Demográficas da População – Ministério do Planejamento, Orçamento e Gestão.* Rio de Janeiro. 60p.

Organização Pan-Americana da Saúde – OPAS/OMS. *Escritório de Representação no Brasil.* A Saúde no Brasil. Brasília, Novembro de 1998.

Peres PT. Análise das incapacidades e necessidades reabilitacionais de crianças e adolescentes internadas em hospital terciário. *Dissertação de mestrado apresentada ao Curso de Pós-graduação da Faculdade de Ciências Médicas de São Paulo,* 2004.

CAPÍTULO 2

CLASSIFICAÇÃO INTERNACIONAL DE FUNCIONALIDADE (CIF)

Há várias décadas a Organização Mundial de Saúde vinha diligenciando para desenvolver uma forma de avaliar as conseqüências das doenças. O sucesso do esforço culminou com a elaboração da International Classification of Impairments, Disabilities and Handicaps (ICIDH) em 1980. Em 1993, após revisada e relançada com uma nova sigla, ICIDH-2 repercutiu favoravelmente e instigou novos estudos e idéias interessantes. Em 2001, como já mencionado, a Classificação de Funcionalidade, Incapacidade e Saúde (CIF) foi aprovada na 54ª Assembléia Mundial de Saúde, após ter sido testada em mais de 50 países.

Mais bem explicadas, eis as informações mais completas acerca do assunto. A CID, Classificação Internacional de Doenças e de Problemas Relacionados com a Saúde, um notável instrumento amplamente utilizado em medicina desde a segunda metade do século 20, classifica especificamente os estados de saúde e restringe-se a esta finalidade. Não viabiliza a avaliação das restrições funcionais causadas pela doença ou pelo trauma. Percebendo esta lacuna, a Organização Mundial de Saúde (OMS) lançou preliminarmente em 1980 a Classificação Internacional de Deficiências, Incapacidades e Desvantagens, a CIDID. Em outubro de 2001, foi implantada a Classificação Internacional de Funcionalidade, que classifica a funcionalidade e a incapacidade (CIF).

COMPARAÇÃO ENTRE CID E CIF

A CID classifica e registra a doença.

A CIF registra o estado funcional e mede a capacidade das pessoas com deficiência em superar os diferentes níveis de dificuldades das tarefas quotidianas. Com este intuito, registra o estado funcional, examina as perdas relacionadas com a doença e examina o perfil de funcionalidade sobre a capacidade de interação do paciente consigo próprio, com o trabalho, com a família e com a vida social. A CIF permite a mensuração do impacto da doença sobre o indivíduo e o impacto sobre sua qualidade de vida.

O TERMO FUNCIONALIDADE

O termo funcionalidade é proposto para incluir as experiências positivas que registram a potencialidade das pessoas portadoras de deficiência. Substitui os termos: incapacidade, deficiência, invalidez, desvantagem. Para alcançar esta concepção, a CIF divide o sistema de classificação em cinco componentes:

I. Função corporal.
II. Estrutura do corpo.
III. Atividade social.
IV. Participação social.
V. Ambiente.

A função corporal e a estrutura do corpo estão relacionadas com a doença e a deficiência. A atividade social e a participação social retratam a incapacidade. O ambiente registra o impacto sobre a incapacidade e permite quantificar os fatores positivos e negativos.

AVALIAÇÃO DOS FATORES FUNCIONAL, ESTRUTURAL E PARTICIPATIVO

A avaliação dos fatores funcional, estrutural e de participação adota os graus de acometimento de 0% a 4% a seguir:

- *Grau 0*: 0% a 4% de acometimento.
- *Grau 1*: 5% a 24% de acometimento.
- *Grau 2*: 25% a 49% de acometimento.
- *Grau 3*: 50% a 94% de acometimento.
- *Grau 4*: > de 95% de acometimento.

FICHA DE AVALIAÇÃO CIF E SEUS COMPONENTES

1. Identificação completa – Instrução formal – Situação social – Ocupação – Diagnóstico médico.
2. Registro do dano causado às funções:
   - Funções corporais (funções fisiológicas, incluindo as psicológicas).
   - Dano (problema da função corporal, tal como desvio significativo ou perda):
     A) Funções mentais, sensoriais, voz e fala; funções cardiovascular, hematológicas e imunológicas; funções respiratória, digestiva, metabólica e endócrina, geniturinária e reprodutiva; função neuromusculoesquelética, pele, outras.
     B) Dano às estruturas do corpo:
       - partes anatômicas do corpo: órgãos, membros e seus componentes;
       - dano às estruturas do corpo, tais como desvios ou perdas significativas.

C) Extensão do dano:
   0 = Sem dano.
   1 = Dano leve.
   2 = Dano moderado.
   3 = Dano grave.
   4 = Dano total.
   5 = Não-especificado.
   6 = Não-aplicável.

D) Natureza das alterações:
   0 = Ausência de alterações da estrutura.
   1 = Total ausência.
   2 = Ausência parcial.
   3 = Uma parte adicional.
   4 = Dimensões importantes.
   5 = Descontinuidade.
   6 = Desvios de posição.
   7 = Alterações qualitativas da estrutura.
   8 = Não-especificadas.
   9 = Não-aplicável.

E) Localização dos danos:
   0 = Mais de uma região.
   1 = Direita.
   2 = Esquerda.
   3 = Ambos os lados.
   4 = Frente.
   5 = Atrás.
   6 = Proximal.
   7 = Distal.

Os dados fornecidos pela CIF têm interesse para profissionais de saúde, profissionais de recursos humanos das empresas, peritos da previdência social, epidemiologistas, educadores, políticos; possibilitam "reconhecer as dificuldades do indivíduo e aquelas relacionadas com o ambiente em que vive".

BIBLIOGRAFIA

Battistella LR, de Brito M, May C. Classificação Internacional de Funcionalidade (CIF). *Acta Fisiátrica* 2002;9(2):98-101.

Buchalla CM. A classificação internacional de funcionalidade, incapacidade e saúde. *Acta Fisiátrica* 2003;10(1):29-31.

International Classification of Functioning, disability and Health. http://www3.who.int/icftemplate.cfm?myurl=introduction.html%20&mytitle=introduction (06-12-002)

CAPÍTULO 3

AGENTES FISIOTERÁPICOS

CINESIOTERAPIA

FUNDAMENTOS DA CINESIOTERAPIA

A Cinesioterapia é uma modalidade de tratamento que consiste em administrar exercícios terapêuticos e/ou massagem terapêutica.

Os exercícios físicos resultam da contração de vários músculos ou grupos musculares que atuam, alguns em contração ativa, outros em relaxamento, outros em sincinesia.

A contração muscular e o movimento resultante podem ser: isotônicos (concêntricos ou excêntricos) ou isométricos.

Os exercícios isotônicos causam movimentos articulares visíveis com velocidades variáveis. Efetuam-se com uma contração muscular dinâmica concêntrica, a velocidade angular constante, sem considerar a força empregada. São indicados para aumentar a força em toda a amplitude do movimento articular. Em suma, alteram (reduzem) o comprimento dos músculos e o ângulo da articulação sobre a qual atuam.

Os exercícios isométricos não envolvem movimento do segmento corporal nem alteração do comprimento do músculo. Não há aproximação das origens e inserções musculares. Tendem a elevar a tensão arterial e devem ser evitados em hipertensos e em pessoas idosas.

MODALIDADES DE EXERCÍCIOS TERAPÊUTICOS

- Exercícios terapêuticos ativos livres ou contra-resistência.
- Exercícios ativos/assistidos.
- Mobilizações passivas.
- Reeducação muscular.
- Reeducação postural.
- Exercícios de coordenação motora.

- *Exercícios ativos livres*: são movimentos realizados pelo paciente contra a força da gravidade. Caracterizam-se pela mobilidade livre.
- *Exercícios contra-resistência*: são exercícios isotônicos realizados pelo paciente contra uma resistência externa manual ou mecânica durante os quais se aumenta a resistência de forma progressiva até o limite da tolerância do paciente. Os equipamentos mecânicos são habitualmente usados.
- *Exercícios ativos-assistidos*: são movimentos executados pelo paciente com o auxílio de um terapeuta.
- *Exercícios passivos*: são realizados sem a participação ativa do doente e têm indicação para aumentar a amplitude articular e alongar músculos. São indicados usualmente para tratar um encurtamento devido a uma contratura secundária à imobilidade parcial ou completa de um segmento corporal. Estão indicados somente quando o paciente não os pode realizar independentemente de ajuda, ou não move voluntariamente o segmento.
- *Reeducação muscular*: é a reeducação de músculos que perderam sua função, e busca uma reaprendizagem motora após a reinervação. Inicia-se com exercícios ativos tão logo surjam os primeiros sinais de contração muscular.
- *Reeducação postural*: tem por objetivo estabelecer o equilíbrio geral adaptado à deformidade já instalada no esquema corporal. A reeducação visa ao segmento deformado e ao desequilíbrio resultante em nível superior ou inferior ao local anormal.
- *Exercícios de coordenação motora*: são exercícios que implicam o reaprendizado de uma tarefa motora na qual se exigem movimentos coordenados. Consistem em repetir a função com a atenção concentrada; podem aumentar a coordenação do segmento corporal.

Nos casos em que a incoordenação atinge os quatro membros, os resultados exigem tempo mais longo e maiores esforços. Os métodos mais conhecidos de coordenação motora são os de Frenkel e de Malloney.

Outros recursos da cinesioterapia são os métodos especiais de tratamento de habilitação e reabilitação. Serão comentados somente o método Bobath e o método Kabat, sintetizados a seguir.

Método Bobath

Tem por fundamento a inibição prévia dos reflexos primitivos e dos padrões patológicos de movimento e o desenvolvimento de padrões normais de movimento. Utiliza enfaticamente os "pontos-chave" proximais de controle. Emprega também as reações de endireitamento e reações de equilíbrio.

Método Kabat (facilitação neuromuscular proprioceptiva)

Baseia-se na utilização de estímulos proprioceptivos com o objetivo de obter resposta muscular que surge com a somação simultânea e sincronizada de estímulos aplicados ao paciente. O método utiliza diversas técnicas no sentido de ora estimular os movimentos, ora inibir as contrações que se opõem ao movimento.

EFEITOS FISIOLÓGICOS DOS EXERCÍCIOS

Os exercícios físicos podem aumentar a força muscular, a resistência ao esforço físico, a amplitude do movimento articular e a coordenação motora e obter a reeducação muscular. Outros benefícios oriundos dos exercícios são: reduzir a dor musculoesquelética, prevenir ou evitar deformidades e aumentar a resistência pulmonar e cardiovascular.

O aumento da demanda suscitada pelos exercícios provoca uma série de efeitos cardiovasculares, respiratórios e metabólicos, que, repetidos para um determinado tipo de exercício, tenderão a favorecer a execução dessas atividades.

EQUIPAMENTOS DE MECANOTERAPIA

Aparelho de Guthrie-Smith, mesa de Kanavel, faixas de couro ou borracha especial, exercitador de punho, bolas, almofadas, halteres, polias, molas, escadas, rampas, botas de metal, bicicleta, mesa de Bonnet, escada para exercitar ombro, roda de ombro, tábua inversora e eversora, rolo de punho, bota de quadríceps, pronossupinador, prancha instável, mesa de tração vertebral, mesa de RPG, barras paralelas, barra de Ling, colchão para exercícios.

Descrição sumária

▪ Tábua inversora/eversora

Usada nas alterações posturais do pé. Quando as partes se unem na parte mais alta, serve como inversora; quando se unem pela parte mais baixa, serve como eversora.

▪ Barra de Ling

É usada no tratamento das afecções osteoligamentares da coluna vertebral, cintura escapular, quadril e joelho. As barras servem também como ponto de apoio para faixas elásticas, molas etc.

▪ Prancha ortostática

Indicada para readaptação gradual à posição ereta de pacientes longamente acamados ou incapazes de manter sozinhos a posição de pé.

▪ Aparelho de Guthrie-Smith (piscina seca)

Usado para a execução de exercícios suspensos em pacientes com força muscular grau 2 (dois) do TMM.

▪ Tábua de quadríceps

Usada para exercícios de fortalecimento do quadríceps.

- **Bolas e rolos Bobath**

Indicados para treino em reações de equilíbrio, de endireitamento e reeducação neuromuscular.

- **Exercitador de ombro (escada de dedos)**

Indicado para pacientes com limitação dos movimentos do ombro.

- **Exercitador de molas**

Indicado para fortalecimento dos flexores e adutores dos dedos da mão.

- **Rolo de punho**

Indicado para fortalecer os músculos da flexão e extensão do punho.

- **Pronossupinador**

Usado para tratamento das seqüelas dos movimentos de pronossupinação do antebraço.

- **Mesa de Kanavel**

Indicada nas lesões que limitam os movimentos dos dedos da mão. Muito usada em TO.

- **Halteres**

Usados para oferecer resistência aos movimentos dos membros superiores.

- **Bastão**

Usado em exercícios para aumentar a amplitude, a força e a coordenação dos membros superiores.

- **Faixas elásticas**

Usadas para oferecer resistência aos movimentos dos membros superiores e inferiores. Podem se fixar na barra de Ling.

- **Roldanas de teto**

Usadas em exercícios dos membros superiores acima da cabeça. Em alguns casos, o membro superior sadio controla os movimentos do lado afetado.

- **Roda de ombro**

É usada para melhorar a amplitude dos movimentos do ombro e do cotovelo.

- **Bota de De Lorme**

É usada para exercícios de fortalecimento do quadríceps, dos isquiotibiais, do tríceps sural e dos fibulares.

- **Mesa de quadríceps (De Bonet)**

Usada para aumentar a amplitude articular do joelho e para fortalecer o quadríceps.

- **Bicicleta**

Indicada nos déficits musculares dos membros inferiores. São dotadas de um sistema que permite oferecer resistência ao pedalar.

- **Esteira mecânica**

Usada para caminhar sem deslocamento no espaço.

- **Barras paralelas, rampa, escada**

Usadas para treino de equilíbrio e marcha.

- **Planos instáveis**

Superfícies planas móveis instáveis, para treino de equilíbrio.

EXERCÍCIOS DE COORDENAÇÃO MOTORA

Exercícios de Frenkel

Os exercícios de Frenkel foram idealizados em 1889 para tratar pacientes com *tabes dorsalis* e incoordenação dos movimentos devido à perda da propriocepção.

Na época atual, os exercícios de Frenkel são recomendados no tratamento dos distúrbios cerebelares (ataxia) e da incoordenação motora.

São objetivos dos exercícios: superar os transtornos da ataxia através de orientação que permita ao paciente realizar os atos fundamentais da vida diária.

Os exercícios de Frenkel consistem em um programa seqüencial de exercícios caracterizados por dificuldades de execução crescentes com a finalidade de melhorar o controle proprioceptivo do indivíduo com a ajuda dos sistemas visual e artrocinético. O sucesso é alcançado pela complexidade e não pela potência dos movimentos. A repetição dos exercícios auxilia a desenvolver qualquer parcela de propriocepção que ainda possa ser útil ao paciente.

- **Técnica dos exercícios**

Estão planejados tanto para os membros superiores como para os membros inferiores, mas estes últimos são os mais usados.

Os exercícios são executados sob a supervisão de um terapeuta e devem obedecer a certas exigências, que serão tratadas a seguir:

1. O paciente deve adotar uma posição apropriada para monitorar os movimentos com a visão durante a sessão de tratamento.
2. No começo, os movimentos devem ser lentos, muito simples e precisos, e com a eliminação da força da gravidade.
3. As ordens do terapeuta devem ser claras e monótonas.
4. À medida que a coordenação melhora, põe-se em prática um padrão de movimentos gradualmente mais complexos.

- **Etapas evolutivas dos exercícios**

Os exercícios devem ser feitos diariamente. Terão início na posição supina e evoluirão para as posições sentada, de engatinhar, de joelhos, de pé, andando.

Exercícios em decúbito supino (sobre tatame)

O paciente deita-se e repousa a cabeça sobre um travesseiro duro e alto que lhe torne possível ver suas pernas e seus pés. Nestas condições, realiza os seguintes movimentos alternadamente com uma e depois com a outra perna:

- Flexiona o quadril e o joelho, deslizando o calcanhar em contato com a superfície do tatame. Volta à posição inicial e repete o mesmo movimento com a extremidade homóloga.
- Abduz a perna flexionada.Volta à linha mediana e depois à posição estendida.
- Flexiona o quadril e o joelho apenas pela metade. Faz a abdução e a adução do joelho. Estende.
- Executa a flexão e a extensão do joelho e do quadril até determinado ponto. Repete várias vezes de ambos os lados.
- Faz a flexão simultânea de igual amplitude dos membros inferiores; em seguida, executa movimentos de abdução, adução e extensão.
- Executa a flexão simultânea dos membros inferiores pela metade; faz a abdução e a adução pela metade; estende.
- Faz a flexão dos membros inferiores conservando os calcanhares 5 cm acima do tatame sem tocá-lo; estende.
- Faz o movimento de flexão idêntico ao anterior. Apóia um calcanhar sobre o joelho homólogo. Repete com o outro calcanhar. Toca também sucessivamente com o calcanhar o meio da canela, o tornozelo, os dedos do pé, a superfície da cama do outro lado do joelho e da perna.
- Faz a flexão do exercício anterior. Em seguida, toca sucessivamente o calcanhar no joelho, na canela e no tornozelo. Inverte a seqüência, isto é, toca o tornozelo, a canela e o joelho. Repete com o lado homólogo.
- Faz a flexão do exercício anterior. Em seguida, toca com o calcanhar o ponto solicitado pelo terapeuta.
- Faz a flexão do joelho e do quadril mantendo o calcanhar elevado 5 cm do tatame. Depois, toca com ele a patela homóloga e desliza-o pela crista da tíbia até alcançar o tornozelo.
- Mantendo os joelhos e maléolos aproximados, flexiona ambas as extremidades simultaneamente, conservando os calcanhares 5 cm acima da superfície do tatame. Volta à posição original.
- Flexiona ambas as extremidades deslizando os calcanhares sobre o tatame.
- Faz a flexão e extensão recíproca das extremidades com os calcanhares roçando o tatame.
- Faz a flexão, a abdução, a adução e a extensão dos membros inferiores com os calcanhares 5 cm acima do tatame.
- Coloca o mais precisamente possível o calcanhar sobre pontos na perna ou no tatame indicados com o dedo pelo terapeuta.

Exercícios na posição sentada

- Sentar-se em postura correta durante 2 minutos numa cadeira de braços com as costas apoiadas e os pés no chão. Repetir esta postura numa cadeira sem braços e sem espaldar.
- Manter o calcanhar afastado do solo durante a contagem do terapeuta a partir de 1 a 6, 8, 10 ou mais. Quando possível, manter todo o pé afastado do solo e recolocá-lo depois perfeitamente numa marca feita no chão.
- Sobre duas marcas cruzadas feitas com giz no chão, deslizar alternadamente o pé para a frente, para trás, para a direita, para a esquerda.

- Sentado sobre uma cadeira de altura um pouco acima do convencional, de frente para uma barra ou um corrimão fixado na parede, segurar a barra com as duas mãos, inclinar o tronco para a frente e levantar-se até ficar de pé em postura normal. Sentar.
- Levantar de uma cadeira e sentar obedecendo à ordem seqüencial marcada pelo terapeuta.
  - Para levantar-se: a) flexionar os joelhos e retroceder os pés; b) inclinar o tronco para a frente; c) levantar o corpo mediante a extensão dos joelhos e quadris e endireitar o tronco.
  - Para sentar: a) inclinar o tronco ligeiramente para a frente, flexionar os joelhos e quadris e sentar; b) finalmente, endireitar e o tronco e apoiar as costas no espaldar da cadeira.

Exercícios em posição de engatinhar (sobre tatame)

Paciente em posição de engatinhar, (sobre quatro apoios) desloca-se dois metros para a frente, 1 metro para trás, 1 metro para cada lado, rodopia uma ou duas vezes, equilibra-se sobre três apoios, tenta andar de joelhos.

Exercícios de equilíbrio entre paralelas

- Com a assistência do terapeuta, segurar uma barra com as duas mãos e executar os seguintes movimentos: a) realizar oscilações laterais do corpo, apoiando-se ora num pé ora noutro; b) conservando os pés afastados 30 cm, oscilar o corpo para a esquerda e para a direita, segurando a barra com uma única mão ou sem apoio; c) segurando-se na barra, marcar passo sem sair do lugar. Tentar marcar o passo sem apoiar na barra.
- Andar de lado segurando-se numa barra. Este exercício é mais bem executado quando o terapeuta orienta verbalmente, dizendo: a) deixe o peso do corpo no pé esquerdo e afaste o pé direito 25 cm para a direita; b) deixe o peso do corpo sobre o pé direito e afaste o pé esquerdo 25 cm para a esquerda. Repetir várias vezes.

Exercícios de marcha entre paralelas

- Andar entre duas linhas afastadas por uma distância igual de 25 cm marcadas no piso das paralelas. Fazer isto deslocando os pés por dentro da linha direita e da linha esquerda. Esforçar-se para colocar os pés conforme especificado.
- Andar entre paralelas pisando sobre marcas de pé pintadas no piso. As marcas devem ser paralelas e precisam ficar a 5 cm da linha mediana. Praticar este exercício com um quarto de passada, metade de uma passada, três quartos de passada e passada inteira.
- Em pé, entre paralelas, dar voltas com o próprio corpo.

Método de Maloney

Trata-se de uma série de exercícios de coordenação motora que se baseiam na reeducação gradual da sensibilidade no sentido de valorizar as sensações profundas, com exclusão da visão, obtida por meio de uma venda nos olhos.

▪ Técnica dos exercícios

A técnica dos exercícios prevê que o paciente fique recostado enquanto lhe são administrados passivamente:

Primeira etapa

Todos os movimentos dos dedos dos pés, dos tornozelos, dos joelhos e das coxofemorais e lhe seja ensinado a interpretar as contrações dos músculos e os movimentos dos tendões.

- *Paciente com os olhos vendados*: a princípio, movimentos em amplitude máxima, depois em amplitudes mínimas; a seguir, estimular o paciente a realizar movimentos mais complexos.
  - iniciar com movimentos de engatinhar, depois de joelhos, a seguir de pé; a princípio com o auxílio de um terapeuta, depois entre paralelas.

Segunda etapa

O paciente inicia alguns passos carregando algum peso. Após a obtenção de melhora da coordenação, pede-se ao doente que caminhe de olhos abertos entre paralelas ou usando bengalas canadenses.

MASSAGEM EM REABILITAÇÃO

A massagem é a manipulação dos tecidos moles do corpo com finalidades terapêuticas. É realizada com as mãos, com os dedos ou com vibrador.

Seus efeitos

A massagem causa essencialmente efeitos reflexos e mecânicos.

Os efeitos reflexos se originam na pele devido aos estímulos dos receptores periféricos que transmitem impulsos à medula espinhal e ao cérebro. Derivam dos efeitos reflexos a sedação, o relaxamento e a constrição ou dilatação das arteríolas. Os efeitos mecânicos se traduzem pelo aumento da circulação de retorno (sangüínea e linfática) e mobilização dos feixes musculares.

Deste modo, conclui-se que a massagem pode determinar efeitos fisiológicos locais e gerais. Os efeitos locais podem ser estimulantes, circulatórios, relaxantes. Os efeitos gerais, a depender de manobras lentas de deslizamento, são calmantes e relaxantes, notando-se também uma relativa diminuição da pressão arterial, dos batimentos cardíacos e do ritmo respiratório.

Suas técnicas

A administração da massagem exige a lubrificação prévia da pele ou o emprego de uma substância que diminua o atrito. Deve ser usado um óleo mineral ou um gel terapêutico. Usam-se também a glicerina, o talco de bebê, a manteiga de cacau. Em certos casos (afrouxar ou esticar um tecido cicatricial), nenhum meio intermediário é empregado para a execução das manobras.

As manobras básicas da massagem são: o deslizamento superficial ou profundo, a fricção, a amassadura, a percussão e a vibração.

- *Deslizamento*: caracteriza-se pelo deslizamento suave das mãos sobre a pele (lubrificada), em direção longitudinal ou circular. Efeitos: aquecimento da pele e aumento da circulação capilar; diminuição da excitabilidade das terminações nervosas da pele.

- *Fricção*: é feita mediante movimentos elípticos dos dedos sobre a pele (pouco lubrificada). Efeitos: aquecimento da pele, mobilização de resíduos patológicos, desfazimento de aderências.

- *Amassadura*: é uma manobra mais profunda dos tecidos, pois comprime energicamente os músculos e provoca a mobilização dos líquidos internos. Efeitos: eliminação de resíduos e nutrição dos músculos, relaxamento muscular.
- *Percussão ou tapotagem*: manobra relativamente enérgica realizada mediante a percussão com as palmas das mãos ou com as bordas ulnares das mãos. É utilizada principalmente no tratamento de certas afecções respiratórias, associada à drenagem. Efeitos: aquecimento dos tecidos e aumento da sua nutrição, aumento do estado contrátil dos músculos.
- *Vibração*: trata-se de uma manobra vibratória sobre os tecidos com finalidade estimulante ou sedante. Realizada de preferência com aparelhos vibradores manuais. Efeitos: diminuição da excitabilidade das terminações livres da pele e relaxamento muscular.

Indicações

Em quaisquer condições clínicas em que ocorram manifestações dolorosas, dor, edema.

Contra-indicações

Processos inflamatórios agudos, período agudo das torções, contusões, derrames articulares, tromboflebites, doenças da pele, feridas abertas, malignidades.

TERAPIA OCUPACIONAL

É um ramo da reabilitação que compreende a utilização de numerosas e diferentes atividades construtivas com a finalidade de contribuir para a readaptação do paciente.

A terapia ocupacional (TO) tem a virtude de proporcionar às pessoas deficientes consciência de suas possibilidades físicas residuais e de tornar possível a descoberta de aptidões despercebidas que podem ser muito úteis para uma reorientação profissional.

Pode também desempenhar um papel importante na reabilitação de pacientes psiquiátricos e oferecer uma possibilidade reeducacional através da sua qualidade também recreativa.

Em suma, poder-se-ia dividir a terapia ocupacional em três ramos: funcional, ocupacional e reeducativa.

- A TO funcional permite tentar a readaptação do paciente ao seu ambiente profissional e familiar.
- A TO ocupacional é empregada essencialmente em psiquiatria (praxiterapia, para os psiquiatras).
- A TO reeducativa visa principalmente à recuperação física e à coordenação dos movimentos.

BIBLIOGRAFIA

Bruno A de Abreu, Masiero D, Granero LHCM, Botelho LA, Secco MF, Saad M, Wasserstein S, Cahmlian TR. Meios físicos em reabilitação. In: Lianza S. *Medicina de Reabilitação.* Rio de Janeiro: Guanabara Koogan, 2001.

Carlson N. Terapia ocupacional. In: O´Young B, Young MA, Stiens S. *Segredos em Medicina Física e Reabilitação.* Porto alegre: Artmed, 2000. 190-196p.

Ghorayeb N, Barros T. *Efeitos Fisiológicos do Exercício.* São Paulo: Atheneu, 1999. 252-253p.

Greenspun B. Esclerose múltipla. In: O´Young B, Young M, Stiens S. *Segredos em Medicina Física e Reabilitação.* Porto Alegre: Artmed, 2000. 299p.

Hinderer SR, Geiringer SR. Tração, manipulação e massagem. In: Young B, Young Mark A, Stiens S. *Segredos em Medicina Física e Reabilitação.* Porto Alegre: Artmed 2000. 633-635p.

Knapp ME. Massagem. In: Kottke F, Stillwell K, Lehmann JK. *Tratado de Medicina Física e Reabilitação.* São Paulo: Manole, 1986. 398-400p.

Latin RW, ThigPen LK, Blanke D. Exercícios. In: O´Young B, Bryan MA, Stiens S. *Segredos em Medicina Física e Reabilitação.* Porto Alegre: Artmed, 2000. 607-609p.

Leitão RE de Araújo. *Reabilitação Neurológica.* Editora Arte Nova S.A., 1972. 56-60p.

Martin GM. Prescrição de fisioterapia e terapia ocupacional. In: Kottke F, Stillwell KG, Lehmann J. *Krusen Tratado de Medicina Física e Reabilitação.* São Paulo: Manole, 1984. 596-603p.

Mujica LE. *Rehabilitación – Exercícios correctores y Masaje.* Editorial Paz Montalvo, 1960. 335-337p. Apud Xhardez Y. Vademecum de Kinesitherepie. Paris: Maloine Éditeur –Prodin Éditeur, 1981. 34-35p.

Silva PMF. Massagem terapêutica. In: Leitão RE de Araújo, Leitão AV de Araújo. *Clínica de Reabilitação.* São Paulo: Atheneu, 1995. 261-271p.

Xhardez Y. *Vademecum de Kinesitherapie.* Paris: Editeur Maloine-Editeur Prodim, 1981. 17-29p.

ELETROTERAPIA

A eletroterapia tem uma longa trajetória na história da medicina. Há registros muito antigos do emprego da eletricidade animal no tratamento de algumas doenças (Suméria, Roma).

Um dado histórico interessante deste tema relaciona-se com a Rainha Elizabeth I, da Inglaterra, que no século XVI recebeu tratamentos por choques de enguias elétricas para aliviar uma neuralgia facial. Seu médico, o mais famoso da Inglaterra naquela época, era William Gilbert, o fundador da eletroterapia moderna.

Na Antiguidade clássica, nos tempos modernos e no século passado, grandes personagens se envolveram com a eletricidade para uso médico. Tales de Mileto, Aristóteles, Galeno, William Gilbert, Otto Von Guericke, Jallabert, Galvani, Marat, Volta, Faraday, Duchenne de Boulogne, Du-Bois Raymond, Remack, Morton, D'Arsonval, Leduc, Lapicque, Bourguignon, Fischer etc. são nomes famosos a serem mencionados.

Sobre alguns desses personagens, eis alguns comentários. Marat, o temido personagem da Revolução Francesa, médico atilado e criativo, usava a estimulação farádica no tratamento da paralisia de hemiplégicos; o abade Nollet descobriu as propriedades da corrente galvânica para fazer penetrar na pele substâncias terapêuticas; Vincent aplicava fortes estímulos galvânicos para tratar as manifestações histéricas (paralisias, principalmente); Bourguignon desenvolveu intensamente o tema da iontoforese (ionização) e a empregou amplamente no tratamento do acidente vascular cerebral e de outras doenças neurológicas; nas primeiras décadas do século passado apareceram várias modalidades diferentes de Eletroterapia: as correntes de alta freqüência, as de média freqüência (de Nemec); as correntes diadinâmicas, as correntes exponenciais; mais recentemente, surgiram a eletroestimulação funcional, a eletroestimulação transcutânea; a eletroestimulação do cerebelo e dos centros cerebrais da dor é um avanço importante no tratamento da dor crônica. Atualmente, surgiu a idéia da eletroestimulação de células-tronco para aumentar sua atividade e reprodução.

A eletroterapia é um ramo da medicina física que usa a eletricidade médica com finalidades terapêuticas e merece ênfase especial no âmbito da recuperação motora e na terapêutica da dor.

As principais correntes elétricas usadas atualmente na terapêutica médica são:

- *Corrente galvânica*: é constituída de um fluxo unidirecional de elétrons, usada na ionização ou iontoforese. Na forma interrompida, pode ser usada para estimulação de músculos desnervados.
- *Correntes de alta freqüência*: deram origem à termoterapia profunda: a diatermia e posteriormente o ultra-som terapêutico.
- *Correntes de média freqüência*: são correntes alternadas de freqüência variável entre 4.000, 5.000 a 10.000 Hz. Produzem efeito excitomotor somente em músculos inervados.
- FES *(eletroestimulação funcional)*: é estudada em outro capítulo.
- *TENS (estimulação elétrica transcutânea)*: Aplicada no tratamento da dor. É matéria estudada em outra parte do livro.

INDICAÇÕES DA ELETROTERAPIA

As indicações mais importantes da eletroterapia encontram-se nas clínicas neurológica, reumatológica e ortopédica e na dermatologia estética. Em neurologia, é importante adjuvante da recuperação motora das paralisias e no tratamento da dor; em reumatologia, é usada no tratamento das dores reumáticas; em ortopedia/traumatologia, é usada no tratamento da dor, dos edemas e das contraturas pós-traumáticas; na dermatologia estética, é usada mediante o emprego da eletrólise, das correntes de média freqüência etc.

CONTRA-INDICAÇÕES E RISCOS DA ELETROTERAPIA

Contra-indicações

Neoplasias, epífises de ossos infantis, alterações da sensibilidade, áreas vizinhas ao precórdio, mormente quando o paciente usa marca-passo.

Riscos

Queimaduras.

CORRENTE GALVÂNICA

A corrente galvânica é uma corrente elétrica constituída por um fluxo unidirecional e ininterrupto de elétrons. Suas fontes de produção podem ser as baterias ou os dispositivos eletrônicos. Sob a forma ininterrupta (constante), a corrente galvânica é a única corrente elétrica utilizada na terapêutica de acordo com a polaridade.

Todos os equipamentos geradores de corrente galvânica para finalidades terapêuticas são dotados de dois terminais, correspondentes aos pólos positivo (+) e negativo (-).

Efeitos fisiológicos

A corrente galvânica determina efeitos físicos (iônticos e destrutivos), fisiológicos (vasomotores, neuromusculares) e psicológicos.

A passagem da corrente através de uma solução eletrolítica provoca o movimento de iontes em direção aos pólos de carga contrária, Ocorre por conseguinte um fenômeno de transporte de iontes, que serve de fundamento ao emprego da ionização ou iontoforese.

Ao nível do eletródio positivo, a corrente galvânica produz efeitos vasoconstritor, coagulante, sedante ou analgésico; o eletródio negativo produz efeitos vasodilatador, liquefaciente e estimulante. Quando aplicada de forma interrompida, a corrente galvânica provoca contração muscular.

Modalidades de aplicação

A corrente galvânica pode ser aplicada com finalidades terapêuticas de quatro maneiras:

1. Galvanização ou galvanismo, isto é, aplicação da corrente galvânica sobre a pele sem a utilização de solução terapêutica.
2. Iontoforese ou ionização: eletródios embebidos de solução terapêutica.
3. Eletrólise ou galvanismo cirúrgico para destruição de tecido patológico.
4. Estimulação de músculos desnervados.

Técnicas de aplicação

Na modalidade galvanização ou ionização, a corrente galvânica é administrada mediante a utilização de dois eletródios colocados firmemente sobre a pele, tendo como intermediário uma camada de algodão, gaze ou amianto embebida de uma solução eletrolítica ou terapêutica.

Os eletródios podem ser colocados em posições opostas ou em posição co-planar longitudinal ou transversa. É recomendável fixá-los firmemente por meios de faixas e evitar o contato do metal diretamente com a pele.

A intensidade da corrente varia de acordo com o tamanho dos eletródios, mas obedece também à tolerância do paciente. Via de regra, a pele tolera bem entre ½ a 1 miliampère por cada 2,5 cm quadrados de superfície. A duração da sessão de tratamento varia entre 15 e 20 minutos.

Indicações

- *Ionização*: penetração na pele de medicamentos com ação analgésica.
- *Corrente galvânica interrompida*: usada para eletroestimulação de músculos desnervados.
- *Eletrólise*: para a retirada de tecido patológico da pele.

Precauções essenciais

Exame da pele antes e depois da sessão de tratamento; havendo desconforto do paciente, reduzir a intensidade da corrente ou suspender a sessão; não aplicar a corrente sobre áreas anestésicas; não desligar o equipamento antes de voltar a zero a intensidade de corrente.

IONTOFORESE (IONIZAÇÃO)

A iontoforese é uma modalidade de eletroterapia que utiliza a corrente galvânica para fazer penetrar na pele uma substância terapêutica por meio de eletródios metálicos. Neste particular, diferencia-se do galvanismo, que usa qualquer solução eletrolítica como intermediário.

As soluções terapêuticas mais comumente empregadas contêm salicilato de sódio e substâncias analgésicas como a novocaína. A concentração da solução varia entre 2% e 5%.

Técnicas de aplicação

As técnicas de aplicação compreendem a colocação dos eletródios intermediados por uma camada de algodão ou gaze sobre a pele em posição co-planar transversal, longitudinal ou em oposição, ou seja, eletródios no mesmo plano longitudinal ou transversal ou opostos, firmemente adaptados.

Os eletródios devem ser preferentemente de estanho ou alumínio, com o tamanho variável conforme a região a ser tratada. É recomendável que a intensidade da corrente não ultrapasse os 5 miliampères. Duração da sessão: 15 a 20 minutos. Sessões diárias ou em dias alternados.

Precauções

1. Verificar se é normal a sensibilidade da pele.
2. Evitar o contato do metal dos eletródios com a pele.
3. Adequada embebição dos eletródios.
4. Proporcionar perfeito contato dos eletródios com a pele.

5. Assegurar firmeza dos eletródios com os cabinhos.
6. Aumentar lentamente a intensidade da corrente.

Indicações clínicas

Bursites e tendinites do ombro e do joelho.

ELETROESTIMULAÇÃO MUSCULAR

O estímulo elétrico é um agente terapêutico prático e importante e tem a vantagem de agir sobre numerosos receptores e provocar reações análogas à dos excitantes específicos.

A eletroestimulação muscular trófica destina-se a melhorar as condições do tônus e da força muscular, facilitar e recuperar a função motora dos músculos. Não substitui os exercícios. É, porém, um adjuvante valioso da neurocinesioterapia e não deve ser descartada.

Eletroestimulação de nervos e de músculos

Quando selecionado apropriadamente, um estímulo elétrico pode aproximar-se da qualidade do impulso fisiológico. Para tal fim, o estímulo precisa ser aplicado sobre um ponto motor e ter uma intensidade e um período efetivo adequados.

Ao se estimular um nervo ocorre um impulso que se propaga em ambas as direções do ponto do estímulo. A velocidade de condução deste impulso varia entre 40 e 100 metros por segundo nos nervos motores somáticos.

Pontos motores

As terminações nervosas periféricas não se encontram uniformemente distribuídas nos músculos. Ao contrário, estão concentradas em uma ou mais zonas circunscritas chamadas placas motoras, que se localizam, via de regra, na parte central das fibras musculares (corpo muscular).

Quando um músculo é estimulado eletricamente através da pele, o estímulo revela-se mais eficaz quando aplicado sobre uma área bem localizada. Este local é o que se chama de ponto motor e corresponde ao ponto no qual o nervo penetra o músculo. Em geral, o ponto motor situa-se muito próximo à placa motora.

Tipos de corrente excitomotora

Corrente galvânica interrompida para músculos desnervados, corrente de baixa ou média freqüência (FES) para músculos não-desnervados.

Princípios das técnicas de eletroestimulação

A eletroestimulação muscular trófica deve obedecer às seguintes condições:

1. Exato conhecimento da localização dos músculos a serem estimulados.
2. Estímulo aplicado sobre os pontos motores.
3. Dosagem do estímulo em intensidade suficiente para produzir contração muscular (respeitando a tolerância).
4. Intervalo adequado entre os estímulos para permitir o relaxamento muscular (evitar a fadiga).

5. Duração da sessão de tratamento: 10 a 15 minutos.
6. Freqüência das sessões: duas a três vezes por semana.
7. Para tratar um músculo: estimulação muscular individual, por técnica bipolar; para tratar grupo de músculos: técnica unipolar.

Condições para uma eletroestimulação adequada

Diagnóstico exato do local e extensão da lesão nervosa; corrente elétrica apropriada; adequada intensidade do estímulo; conveniente posição do segmento a tratar; administração prévia de calor superficial.

ELETROESTIMULAÇÃO NERVOSA TRANSCUTÂNEA (TENS)

Na literatura médica do meado do século passado atribuía-se qualidade analgésica ao anódio (pólo positivo) da corrente galvânica. Contudo, o potencial terapêutico desta corrente era duvidoso e ineficaz, e lançava-se mão da ionização com o uso de soluções anestésicas, recurso igualmente considerado de resultados precários.

Na década de 60 (1965) surgiu a idéia de empregar um estímulo elétrico de grande amplitude e baixa freqüência (menos de 10 Hz) com o intuito de obter liberação de endorfina e assim aliviar a dor. Esta concepção encontrou fundamento na teoria da comporta, defendida por Melzack e Wall e amplamente divulgada em todo o mundo.

Mecanismo de ação

Há duas teorias que buscam explicar o mecanismo de ação da TENS. A primeira se baseia na teoria da comporta, e supõe-se que a eletroestimulação nervosa transcutânea tenha a propriedade de ativar o sistema supressor da dor através de estímulos veiculados por fibras nervosas de grosso calibre que ativariam neurônios da substância gelatinosa (lâminas II e III) da ponta posterior da substância cinzenta da medula espinhal. Esses neurônios exercem atividade inibitória das informações conduzidas pelas fibras nociceptivas, que possuem calibre fino. Demonstrou-se que as grossas fibras mielínicas apresentam menor limiar à TENS e que, sendo seletivamente estimuladas, proporcionam o bloqueio da transmissão de impulsos nociceptivos para os tratos espinotalâmicos.

A segunda teoria fundamenta-se na explicação a seguir: a capacidade de estruturas subcorticais, talâmicas e da formação reticular do tronco encefálico de bloquear a transmissão dos impulsos dolorosos em diversos níveis do SNC.

Componentes da TENS

▪ Tipos de TENS

Compreendem um gerador de pulsos elétricos com dois ou seis canais, os eletródios. Os pulsos elétricos produzem estímulos pela ação de ondas bifásicas simétricas ou assimétricas que são destituídas de ação galvânica ou eletrolítica e, portanto, não causam reação cutânea.

Há dois tipos de TENS:

- ❑ TENS convencional.
- ❑ TENS acupuntura.

A convencional usa um comprimento de pulso de 60 a 150 microssegundos com uma freqüência de estímulos variável entre 80 e 150 Hz e uma amplitude entre 12 e 20 mA. (Não produz contração muscular.) A TENS acupuntura gera estímulos equiparáveis aos da eletroacupuntura, que liberam neurotransmissores morfínicos endógenos. Os efeitos são obtidos somente com o recrutamento de fibras motoras e contração muscular.

Técnicas de aplicação

Após a seleção dos locais de tratamento, aplica-se gel de contato e adaptam-se os eletródios, que precisam ser fixados com fita adesiva. A duração da sessão de tratamento varia entre 20 a 30 minutos.

Principais indicações

Cefaléia da enxaqueca, tique doloroso, dor da ATM, distrofia simpático-reflexa, cervicalgia, dor no ombro, cotovelo, síndrome do túnel do carpo, dor fantasma, neuralgia pós-herpética.

Contra-indicações

Presença de marca-passo no paciente, aplicação sobre o seio carotídeo (resposta vasovagal?), sensibilidade da pele ao eletródio ou ao material que mantém a aderência do eletródio.

FES (ELETROESTIMULAÇÃO FUNCIONAL)

FES é a abreviatura da denominação inglesa *functional electrical stimulation*, recurso eletroterápico lançado por Liberson e Kantrowitz no início da década de 60 e destinado ao tratamento de recuperação motora de pacientes portadores de lesões cerebrais ou medulares. A FES foi lançada no Brasil pelo Dr. Sergio Lianza.

A corrente elétrica da FES é produzida por pulsos elétricos de pequena duração e freqüência controlada. A duração de tais pulsos varia entre 0,2 e 0,5 ml, e a freqüência varia entre 10 e 50 Hz. Com estas especificações, o estímulo desta corrente elétrica tem a virtude de produzir contrações musculares aproximadamente semelhantes às fisiológicas e, portanto, sem desconforto e sem risco de queimadura.

Músculos desnervados não respondem aos pulsos com duração inferior a 0,1 ml, não importando a intensidade da corrente. Músculos inervados respondem a estímulos com intensidades menores se aumentada a duração do pulso. Contudo, pulsos elétricos com duração acima de 0,5 ml produzem sensação desagradável.

A FES pode ser definida de duas maneiras do ponto de vista terapêutico: como um agente capaz de produzir contrações musculares com objetivos funcionais imediatos (órtese) ou como uma estimulação elétrica capaz de estimular músculos privados de controle nervoso e de desenvolver condições para movimentos funcionais úteis.

Efeitos da eletroestimulação funcional (FES)

Em suma, teoricamente, a FES é capaz de reduzir a espasticidade, melhorar a função do membro afetado e contribuir para conservar a massa óssea. Ademais, constitui importante recurso para o auxílio da marcha.

Tipos de FES

Classificam-se os sistemas da FES em três tipos:

1. **Sistema externo**: em que os eletródios são aplicados sobre a pele, e, portanto, o estimulador e o controle situam-se fora do corpo do paciente.
2. **Sistema percutâneo**: em que os eletródios são colocados debaixo dos tecidos subcutâneos nos pontos motores ou junto ao nervo, situando-se por fora o estimulador e o controle.
3. **Sistema implantável**: em que os eletródios e o estimulador situam-se dentro do corpo do paciente e o controle, fora.

Aplicações terapêuticas

A FES pode oferecer duas aplicações práticas bastante úteis: a órtese eletrônica, indicada em pacientes com paralisia de causa central e inervação periférica normal e como recurso de reeducação motora dos movimentos abolidos em pacientes portadores de lesão do SNC (lesados medulares, hemiplégicos, PC). Estes objetivos são alcançados pela ação facilitadora da FES através de seu efeito sobre a espasticidade e de sua informação cortical.

Órtese eletrônica

Indicada como órtese eletrônica, a FES aplica-se sobretudo nos hemiplégicos. Neste caso, o melhor resultado é obtido no controle da dorsiflexão do pé, que fica livre de arrastar no chão. Este recurso substitui vantajosamente a órtese convencional. O processo se realiza do seguinte modo: um pequeno aparelho gerador de corrente FES, do tamanho de um pequeno rádio, é pendurado na cintura do paciente, e seus eletródios são fixados por faixas elásticas no ponto nervoso do ciático poplíteo externo. Os estímulos elétricos gerados de forma contínua são interrompidos por uma chave interruptora adaptada a uma palmilha colocada no sapato do paciente. Quando o pé está apoiado no solo, a chave desliga a corrente. Liga-se automaticamente durante toda a fase de suspensão do pé e desliga-se novamente quando o calcanhar toca o solo.

Reeducação motora

Como agente de reeducação motora, a FES tem indicação favorável em pacientes portadores de lesão medular, em hemiplégicos com pé flácido e em crianças com paralisia cerebral.

Nos portadores de lesão medular, a indicação deve obedecer aos seguintes critérios de seleção:

A) Paciente livre de patologia do segundo neurônio e sem comprometimento de nervo periférico.
B) Pacientes que apresentem lesão medular completa acima de T12 ou lesão incompleta abaixo deste nível.
C) Boas condições clínicas.
D) Inexistência de calcificações paraarticulares bloqueando os joelhos ou as coxofemorais.

Nos membros superiores, os músculos selecionados para a estimulação são: o deltóide, o bíceps e os extensores do punho e dedos da mão; nos membros inferiores são o quadríceps e os dorsiflexores do pé.

As fases do tratamento de reeducação motora compreendem: o recondicionamento muscular, a transferência da posição sentada para a posição de pé; o treinamento da posição ortostática e o treinamento da marcha.

Comentários sobre as indicações principais da FES

Os pacientes hemiplégicos com pé flácido ou joelho instável podem ser bastante favorecidos no tocante à recuperação da marcha, em face da propriedade da FES de diminuir a hipertonia dos músculos antagonistas e atuar beneficamente por um processo de *biofeedback* na reorganização do ato motor ao nível do SNC.

Outra indicação preferida da FES é nas encefalopatias crônicas da infância (espásticas moderadas), particularmente nos casos de hemiplegia e paraparesia, e aplica-se não apenas aos membros inferiores, mas também aos membros superiores.

No caso do membro superior, estimulam-se especificamente o tríceps e os extensores do punho e dos dedos. Os resultados obtidos com este tipo de tratamento são compensadores, mas dependem das seguintes condições do paciente: integridade das funções sensoriais, sensibilidade conservada e percepção normal, capacidades de atenção e concentração normais. Acentue-se que a melhor indicação da FES está no desenvolvimento da marcha em crianças hemiparéticas ou paraparéticas, mediante sua aplicação como órtese funcional nos membros inferiores.

BIBLIOGRAFIA

Bruno A de Abreu, et al. Meios físicos em reabilitação. In: Lianza S. *Medicina de Reabilitação.* Rio de Janeiro: Guanabara Koogan, 2001. 96-117p.

Dumoulin J, Bisschop G de. *Electrotherapie.* Paris: Maloine S.A., 1980. p. 169-186, 193-201, 235-277.

Imamura M, Imamura ST, Battistella LR, Teixeira MJ. Eletroestimulaçao nervosa trancutânea. In: Leitão RE de Araújo, Leitão V de Araújo. *Clínica de Reabilitação.* São Paulo: Atheneu, 1995. 301-308p.

Kamenetz G, Kamenetz H. *Dictionaire de Médicine Physique, de Reeducacion e Réadaptacion Fonctionnelles.* Paris: Librairie Maloine S.A., 1972. 83-84p.

Leitão RE de Araújo. Correntes elétricas excitomotoras. In: Leitão RE de Araújo, Leitão VN de Araújo. *Clínica de Reabilitação.* São Paulo: Atheneu 1995. 337-347p.

Leitão RE de Araújo. Eletroterapia – temas convencionais. In: Leitão RE de Araújo, Leitão V de Araújo. *Clínica de Reabilitação.* São Paulo: Atheneu, 1995. 311-337p.

Leitão RE de Araújo. *Fisiatria Clínica.* São Paulo: Atheneu, 1979.

Leitão RE de Araújo. Iontoforese. In: Leitão RE de Araújo, Leitão AV Araújo. *Clínica de Reabilitação.* São Paulo: Atheneu, 1995. 327-336p.

Leitão RE de Araújo, Leitão AV de Araújo. Corrente galvânica, In: Leitão RE de Araújo, Leitão AV de Araújo. Clínica de Reabilitação. São Paulo: Atheneu, 1995. 313-325p.

Lenman J, Ritchie AE. *Clinical Electromyography.* Pitman Medical, 1977. p. 3-5; 80-97.

Lianza S. *Estimulação Elétrica Funcional – FES e Reabilitação.* São Paulo: Atheneu, 1993.

Lianza S, Fonseca APC. Estimulação elétrica funcional. In: Lianza S. *Medicina de Reabilitação.* Rio de Janeiro: Guanabara Koogan, 2001. 117-135p.

Scott PM. *Electrotherapy and Actinotherapiy.* London: Bailière Thindall, 1976. p. 21, 112, 115.

Shealy N, Liss S, Kornhauser SH. Estimulação elétrica nervosa transcutânea (TENS). In: O´Young B, Young MA, Stiens S. *Segredos em Medicina Física e Reabilitação.* Porto Alegre: Artmed, 2001. 640-642p.

Stillwell GK. Eletroterapia. In: Krusen, Kottke F, Keith GS, Lehmann JF. *Tratado de Medicina Física e Reabilitação.* São Paulo: , 1984. p. 370; 377-381.

Xhardez B. *Vademecum de Kinesitherapie.* Paris: Maloine Éditeur-Prodin Éditeur, 1981. p. 50; 57-58.

TERMOTERAPIA

A termoterapia é a terapêutica pelo calor radiante por meio do uso de corpos aquecidos ou geradores de calor que aumentam a temperatura dos tecidos superficiais (pele) ou dos tecidos profundos (músculos, articulações) quando são aplicados sobre eles.

- *São geradores de calor superficial*: as lâmpadas de radiação infravermelha e as resistências elétricas, o forno de Bier, a parafina quente, as bolsas de água quente, as compressas "hidrocolator", as compressas de Kenny, as almofadas elétricas.
- *São geradores de calor profundo*: a diatermia de ondas curtas, o ultra-som terapêutico, as micro-ondas.

As ações terapêuticas da elevação da temperatura (T°) tecidual são conseguidas somente quando os tecidos são aquecidos entre 43-45°C e após 5 minutos de exposição ao gerador. Para se obter reações mais eficazes são necessários 30 minutos.

TERMOTERAPIA PROFUNDA

O número e a intensidade das reações fisiológicas dependem dos fatores a seguir:

A) Nível do aquecimento tecidual obtido na faixa de temperaturas terapêuticas entre 43 e 45°C já mencionado;
B) Velocidade de elevação da temperatura nos tecidos, um fator de relevo expresso no seguinte princípio: uma modalidade de calor que eleve a temperatura tecidual mais rapidamente produzirá efeitos mais acentuados do que aquela que a eleve lentamente no mesmo período de tempo.
C) Duração de 20 a 30 minutos da sessão de tratamento.
D) Tamanho da área tratada.

Respostas fisiológicas ao calor

- Aumento da extensibilidade dos tecidos.
- Diminuição da rigidez da articulação.
- Alívio da dor.
- Alívio do espasmo muscular.
- Aumento do fluxo sanguíneo.
- Contribui para a resolução dos exsudatos inflamatórios.

Efeitos gerais do calor

Os efeitos a distância têm origem na elevação da temperatura superficial ou profunda que se dispersa pelo corpo.

O aquecimento da pele determina:

- Aumento do fluxo sanguíneo no local e em outras partes do corpo, ainda que em menor intensidade.
- Relaxamento dos músculos estriados devido à diminuição da atividade das fibras gama dos fusos musculares;.
- Efeito contra-irritante sobre a pele e alívio da dor.

Contra-indicações

O calor está contra-indicado nas condições a seguir: suprimento sanguíneo inadequado, tendência à hemorragia, presença de patologia maligna. Ademais, o calor não deve ser administrado sobre as gônadas ou sobre o útero grávido.

DIATERMIA DE ONDAS CURTAS

A diatermia de ondas curtas é uma modalidade de calor profundo resultante do aquecimento dos tecidos por conversão através da emissão de ondas curtas de rádio.

A diatermia de ondas curtas é produzida por correntes elétricas de alta freqüência cujos comprimentos de onda variam de 3 a 30 metros. Atualmente, os aparelhos de diatermia usados na clínica têm um comprimento de onda de cerca de 27,12 m. Assemelham-se assim a uma pequena estação de rádio cuja antena transmissora é substituída pelas placas capacitoras.

Efeitos da diatermia de ondas curtas

A diatermia aquece os tecidos e produz efeitos fisiológicos e terapêuticos.

Efeitos fisiológicos: aumento da extensibilidade do tecido colágeno, do metabolismo e da circulação sanguínea; diminuição da excitabilidade do fuso muscular e relaxamento muscular; aumento da temperatura local e corporal.

Efeitos terapêuticos: ação contra os processos inflamatórios crônicos, as seqüelas das condições traumáticas, as doenças reumáticas crônicas etc.

Técnicas de administração

As técnicas de aplicação incluem as seguintes providências:

- Escolha e posicionamento das placas capacitoras.
- Cuidados com os cabos.
- Aplicação da corrente e dosagem.

A mesa ou a cadeira onde se posiciona o paciente deve ser de madeira, nunca de metal, e a região a tratar deve estar desnuda e seca. Retirar objetos metálicos usados pelo paciente das vizinhanças dos eletródios. Os ampliadores de som usados pelos deficientes auditivos devem ser removidos e afastados para longe do aparelho.

▪ Posicionamento das placas

O segmento do corpo a ser tratado é colocado entre duas placas flexíveis que ficam em contato direto com a pele.

São três as posições das placas: co-planar transversa, co-planar longitudinal e em oposição. Na primeira, ficam em posição transversal; na segunda, ficam ao longo do segmento tratado; na terceira, ficam em posições opostas. Durante a administração da diatermia nos joelhos, nos pés e nas mãos, é aconselhável evitar o contato do segmento tratado com seu homólogo.

▪ Cabos das placas

Devem ser posicionados em paralelo, separados, jamais se cruzando, e longe de contato com qualquer parte do corpo do paciente.

▪ Dosagem e duração da sessão

Após a colocação das placas, o operador liga o aparelho e ajusta a dosagem, que deve estar de acordo com a tolerância do paciente.

O tempo de duração da sessão de diatermia deve ser de 20 a 30 minutos. As sessões são diárias ou em dias alternados.

Riscos e precauções

São riscos da diatermia: a escaldadura, a tonteira ou o desmaio.

A escaldadura pode ocorrer por: superaquecimento dos tecidos; excesso de calor não-denunciado pelo paciente; pele hipersensível; distúrbio da circulação periférica. A queimadura ocorre, via de regra, por contato do cabo com a pele.

Indicações

Processos inflamatórios crônicos, seqüelas de condições traumáticas, doenças reumáticas crônicas, fibroses e aderências de partes moles.

Contra-indicações

Estados hemorrágicos, trombose venosa ou flebite, arteriopatia periférica, gestação, implantes metálicos, perda da sensibilidade cutânea, tumores, tratamento por raios X.

MICROONDAS

As microondas ou radarterapia, uma forma de radiação eletromagnética, são também uma forma de calor profundo. Diferentemente da diatermia de OC são produzidas por correntes de freqüência mais alta. Conseqüentemente, têm comprimento de onda mais curto (12 cm). São semelhantes a onda luminosa, e, portanto, sua velocidade de propagação é a da luz.

As microondas têm uma capacidade de penetração inferior à das OC. Atingem principalmente tecidos muito ricos em água, por exemplo, músculos.

Efeitos terapêuticos

São causados essencialmente pelo aquecimento. Mas reconhece-se que as microondas aquecem seletivamente a musculatura.

Indicações

As microondas são indicadas para tratamento de regiões menores do que aquelas beneficiadas pela diatermia de OC e para estruturas menos profundas. Parecem ser eficazes no tratamento de condições musculoesqueléticas tais como: bursite calcificada, tendinites e periartrites.

Contra-indicações

São as mesmas da diatermia de ondas curtas. Contudo, acrescente-se que às microondas é imputada a causa de catarata. E suspeita-se que prejudique o crescimento ósseo.

ULTRA-SOM TERAPÊUTICO

É um agente termoterápico produzido por um gerador de corrente de alta freqüência de cerca de 0,8 a 1 MHz por segundo. A corrente é a seguir convertida por um transdutor em vibrações mecânicas. A conversão da corrente de alta freqüência em vibrações é resultante da inversão do efeito piezoelétrico.

São componentes do gerador: a fonte de energia, o circuito oscilador e o circuito transdutor (um cristal entre dois eletródios). Adicione-se ao equipamento um quarto componente: o aplicador.

Penetração do ultra-som

O calor produzido pelo ultra-som alcança uma profundidade variável nos tecidos. Penetra 7 cm no tecido adiposo; no tecido ósseo, apenas 1 mm.

A penetração do calor nos tecidos depende da potência da radiação emitida pelo aparelho, da natureza do tecido, da direção do feixe ultra-sônico e da freqüência da radiação. Na prática, o ultra-som com freqüência de 0,8 a 1,0 MHz produz elevação de temperatura de 4 a 5°C na profundidade de 8 cm.

Efeitos do ultra-som

O ultra-som terapêutico aplicado ao corpo produz efeitos térmicos e não-térmicos. O efeito térmico é o principal e atinge todos os tecidos. Contudo, o mais acentuado ocorre nas interfaces dos tecidos, particularmente entre o osso e os tecidos moles. O efeito não-térmico é a cavitação.

O efeito não-térmico (cavitação) pode ser explicado pela formação de correntes de fluidos e a conseqüente agitação no campo de atuação do ultra-som (aumento da velocidade de difusão).

Técnicas de aplicação

São diretas sobre a pele ou por imersão em água morna.

A aplicação direta compreende o contato do aplicador sobre a pele pincelada com óleo mineral ou um gel para facilitar o deslizamento. No tratamento por imersão, o aplicador é movimentado nas proximidades da superfície da região.

A dose terapêutica aconselhada varia de 0,5 a 4 watts por cm quadrado, com o aplicador em movimento.

A duração da sessão é usualmente de 7 a 10 minutos. A freqüência é diária ou em dias alternados.

Indicações

Contraturas, bursite calcificada, tendinites, artrose, trauma subagudo.

Contra-indicações

O ultra-som está contra-indicado sobre regiões próximas de implantes metálicos ou em pacientes que sofram de neoplasia. Deve ser evitado seu emprego direto sobre as lâminas vertebrais ou sobre grandes troncos nervosos.

TERMOTERAPIA SUPERFICIAL

Forno de Bier (Termóforo de Bier)

É uma cabina em forma de túnel sob a qual se coloca um segmento do corpo do paciente para submetê-lo a uma aplicação de calor: o dorso, um membro superior, um membro inferior.

O aparelho originalmente idealizado por Bier é constituído por uma estrutura rígida recoberta de alumínio e provida de acabamentos de madeira. No interior da cabina encontram-se quatro a seis lâmpadas de infravermelho controladas por um interruptor. As aberturas da cabina recebem cortinas de fazenda grossa para impedir a dissipação do calor.

No interior da cabina a temperatura pode alcançar 60 a 80°C produzidos pelas fontes térmicas. A abóbada metálica do aparelho acha-se revestida de amianto ou outro material isolante de modo a evitar uma queimadura por eventual contato da pele do paciente com a superfície aquecida.

▪ Técnicas de aplicação

O forno de Bier é colocado usualmente sobre uma mesa de massagem.

Alguns aparelhos são providos de um termostato e de um dispositivo que permite ao terapeuta graduar a intensidade da temperatura.

A duração da sessão varia entre 20 e 30 minutos. Após o término do tratamento, recomenda-se ao paciente permanecer alguns minutos na sala antes de expor-se a um ambiente de temperatura mais baixa, particularmente nas épocas de clima ameno.

▪ Indicações e contra-indicações

São as mesmas adotadas para qualquer outro tipo de termoterapia.

Compressas de Sister Kenny

Estas compressas tornaram-se famosas na década de 1950, quando foram empregadas por Sister Kenny para aliviar as dores dos espasmos musculares da poliomielite.

A compressa de Kenny consiste em um pano de lã submetido ao vapor quente e em seguida à remoção da água por centrifugação. Relativamente seca e a uma temperatura de 60°C, a compressa é aplicada rapidamente sobre a pele. Inexistindo água na compressa, sua temperatura cai para 37,8°C em cerca de 5 minutos.

As aplicações podem se repetir várias vezes ao dia de acordo com a necessidade.

As compressas de Kenny têm indicação constante nas dores da síndrome de Guillain-Barré.

As compressas de água quente e as compressas "hidrocollator" são de emprego usual.

PARAFINA QUENTE

O material usado é a parafina terapêutica, cujo ponto de fusão ocorre em torno de 45°C e 50°C e que permite desta forma o tratamento pelo calor sem perigo de queimadura.

A parafina terapêutica é uma mistura de uma porção de óleo mineral e sete de parafina.

Esta parafina aquecida é um agente termoterápico útil, limpo e conveniente em algumas situações particulares da clínica. É um material de baixa condutibilidade e permite uma tolerância de até 50°C em certas pessoas. Permite a administração eficaz de calor em certas regiões específicas, como as pequenas articulações das mãos e dos pés.

A maneira mais conveniente de liquefazer a parafina é colocá-la em uma panela e submetê-la a banho-maria. Atualmente, estão disponíveis modernos equipamentos em que o material é liquefeito com energia elétrica.

▪ Técnicas de aplicação

Pronta a liquefação da parafina, é preciso esperar seu resfriamento relativo para iniciar o tratamento, que pode ser feito de três maneiras:

1. Por imersão da mão ou do pé durante 15 a 20 minutos.
2. Por imersão e reimersões até formar-se uma grossa camada que envolva completamente a mão ou o pé.
3. Por pincelamento repetido sobre a região indicada.

Em todas as técnicas, é conveniente aplicar óleo neutro sobre a área a ser tratada como forma de proteger a pele. O local deve ser envolvido em seguida com um lençol de flanela para evitar a dissipação do calor.

A duração da sessão é de 15 a 20 minutos, e ao final o material é retirado e pode ser reaproveitado para novos tratamentos.

▪ Efeitos fisiológicos

São idênticos aos obtidos com outras formas de calor superficial. Observa-se acentuada hiperemia da pele, que também se apresenta lisa e úmida.

▪ Indicações principais

No tratamento das mãos de pacientes com artrite reumatóide, nas contraturas da mão, na esclerodermia.

RADIAÇÃO INFRAVERMELHA

Qualquer objeto que possua uma temperatura mais alta do que a de outros circunjacentes emitirá radiação calórica. Este princípio geral é aproveitado para aquecer segmentos do corpo humano com finalidades terapêuticas.

A radiação terá um comprimento de onda variável de acordo com o grau de temperatura do corpo aquecido. Quanto mais alta a temperatura do corpo irradiante menor o comprimento de onda da radiação, que será designada infravermelha (15 mil a 150 mil ängstroms) ou ultravioleta, 2.900 a 3.300 ängstroms), ambas invisíveis.

A radiação IV poderá ter longo comprimento de onda (gerador de resistência elétrica ou carvão, compressas quentes, água quente) ou curto comprimento de onda (lâmpadas incandescentes). A última tem maior poder de penetração na pele, mas tal vantagem talvez seja insignificante.

Lâmpadas incandescentes

São as principais fontes de radiação infravermelha. São constituídas por um filamento de tungstênio embutido num bulbo de vidro montado no centro de um refletor côncavo. As lâmpadas podem estar disponíveis em vários tamanhos e com potências entre 150 e 1.500 watts.

O tamanho e a potência da lâmpada não alteram o grau de penetração da radiação; relacionam-se apenas com o tamanho da área a ser tratada. Duas ou mais lâmpadas de 20, 40 ou 60 watts podem ser usadas em cabinas de formato semelhante ao forno de Bier para aplicações sobre as costas ou sobre os membros inferiores.

A intensidade do calor varia de acordo com a distância entre a fonte de IV e a pele. Contudo, aumentar a distância determina redução da intensidade calórica e, portanto, menos calor.

Efeitos da radiação infravermelha

O aquecimento dos tecidos superficiais pelo IV proporciona efeitos locais e gerais.

Efeitos locais

Na área submetida à radiação ocorrem aumento do fluxo circulatório superficial (efeito circulatório), relaxamento muscular e ação sobre as terminações nervosas livres da pele (efeito sedante). O efeito circulatório revela-se após alguns minutos de exposição da pele à radiação. A pele se aquece e surge o eritema, por causa da hiperemia (pele avermelhada). O eritema se manifesta sob a forma de pequenos pontos avermelhados e resulta do estímulo sobre o mecanismo vasomotor que determina a vasodilatação dos capilares sanguíneos e subseqüente aumento da circulação superficial. Este eritema persiste durante 10 minutos a 1 hora, dependendo do tempo de exposição.

O efeito relaxante é causado pela redução da atividade das fibras gama dos fusos musculares e conseqüente relaxamento.

O efeito sedante provém do fenômeno de contra-irritação.

Efeitos gerais da radiação IV

A aplicação de IV local determina subseqüentemente um certo grau de aquecimento geral do corpo, uma vez que o excesso de calor é distribuído pela circulação sanguínea. Os efeitos gerais se traduzem pelo aumento da eliminação do calor pela transpiração, certo grau de relaxamento muscular e aumento do número de pulsações em cerca de 10 batimentos para cada 1 grau de aumento da temperatura.

Técnicas de aplicação

Envolvem duas condições: distância do gerador até a pele e tolerância do paciente e duração da sessão de tratamento. A radiação deve incidir verticalmente sobre a pele. A distância do gerador varia de acordo com a tolerância, mas a referência poderia ser 40 a 60 cm.

A duração da sessão poderá ser de 10 a 15 minutos caso se trate de uma preparação para outro recurso fisioterápico e de 20 a 30 minutos se a finalidade for terapêutica.

Nas aplicações sobre a face, a duração da sessão é geralmente menor, e aconselha-se proteger os olhos contra a radiação.

▪ Precauções

Pode ocorrer queimadura quando se aplica a radiação em excesso ou quando o gerador entra acidentalmente em contato com a pele. A temperatura máxima tolerada pela pele é de 45°C. Acima deste limite pode ocorrer queimadura.

É preciso ter cautela com pacientes de grande sensibilidade cutânea. As crianças e as pessoas idosas têm menor tolerância ao calor. Aquelas submetidas à radioterapia não devem ser tratadas com radiação térmica.

Durante a sessão, se houver queixa de desconforto do paciente no local da aplicação, o gerador deve ser afastado alguns centímetros da pele ou desligado.

▪ Indicações

Condições subagudas ou crônicas, traumáticas (após 48 h), inflamatórias, artrites, neurites fora da fase aguda, sinusites, foliculite, furúnculo. Preparação para a administração de massagem, eletroestimulação, manipulação articular ou vertebral.

▪ Contra-indicações

Alteração da sensibilidade cutânea, distúrbios da circulação arterial superficial, existência de ferida aberta, tendência à hemorragia.

BIBLIOGRAFIA

Basford JR. Agentes físicos. In: O'Young B, Young MA, Stiens SA. *Segredos em Medicina Física e Reabilitação.* Porto Alegre: Artmed, 2000. 623-624p.

Basford JR. Agentes físicos. In: O'Young B, Young MA, Stiens S. *Segredos de Medicina Física e Reabilitação.* Porto Alegre: Artmed, 2001. 619-626p.

Bruno A de A, et al. Meios físicos em reabilitação. In: Lianza, Sergio *Tratado de Medicina de Reabilitação.* Rio de Janeiro: Guanabara Koogan, 2001. 97-99p.

Jeffrey R. Agentes físicos. In: O'Young B, Young MA, Stiens S. *Segredos em Medicina Física e Reabilitação.* Porto Alegre: Artmed, 2001. 619-629p.

Lehmann JF, Lateur BJ. Diatermia e Terapia pelo calor e frio superficiais. In: Kottke F, Stillwell GK, Lehmann JF-K. *Tratado de Medicina Física e Reabilitação.* São Paulo: Manole, 1984. 330-332p.

Lehmann JF, de Lateur BJ. Calor terapêutico. In: Krusen. *Tratado de Medicina Física e Reablitação.* São Paulo: Manole, 310-330p.

Lehmann J, de Lateur B. Diatermia e terapia pelo calor e frio superficiais. In: Krusen. *Tratado de Medicina Física e de Reabilitação.* São Paulo: Manole, 1984. 280-310p.

Leitão RE de Araújo, Leitão AV de Araújo. *Clínica de Reabilitação.* São Paulo: Atheneu, 1995. 354-360p.

Leitão RE de Araújo. Radiações infravermelhas. In: Leitão RE de Araújo, Leitão AV de Araújo. *Clínica de Reabilitação.* São Paulo: Atheneu, 1995. 374-379p.

RADIAÇÃO ULTRAVIOLETA

A radiação ultravioleta existe na radiação solar e pode ser produzida artificialmente. Teve amplo uso no século passado no tratamento de algumas doenças da pele, na tuberculose, na psoríase, na acne nas úlceras de decúbito.

O ultravioleta (UV) é uma radiação invisível compreendida no espectro de energia radiante cujo comprimento de onda varia entre 1.800 e 3.900 ängstroms. A radiação de menor comprimento de onda é bactericida; radiações de comprimento de onda mais longo podem ter efeito terapêutico.

O esquema a seguir pode ser aproveitado como orientação para classificar as modalidades do UV:

- ❑ UVC de comprimento de onda entre 1.900 e 2.800 ängstroms tem ação essencialmente bactericida.
- ❑ UVB de comprimento de onda entre 2.800 e 3.200 ängstroms tem ação predominantemente terapêutica.
- ❑ UVA de comprimento de onda entre 3.200 e 3.900 ängstroms não tem utilização bactericida nem terapêutica.

EFEITOS FISIOLÓGICOS

Eritema

É produzido pelas radiações compreendidas no espectro e possui dois máximos: 2.500 ängstroms e 2.970 ängstroms de comprimento da onda. O fenômeno que explica a produção do eritema é a absorção de *quanta* específicos por proteína na camada celular espinhosa da pele.

Pigmentação

É o conhecido bronzeado retardado, que aparece 24 ou 48 horas após a exposição. Mencione-se também o bronzeado imediato, iniciado alguns minutos após a exposição, atribuído à fotooxidação da melanina.

Produção de vitamina D

A irradiação do ergosterol existente na pele redundará na formação de vitamina D.

DOSAGEM

Os fatores distância e tempo de exposição da pele à radiação são críticos na produção do eritema. O eritema mínimo (DEM) desenvolvido numa pele branca resultará da exposição de uma dose de radiação durante um tempo determinado. Esta noção de eritema mínimo é usada como unidade de dosagem na prescrição do UV. É possível aumentar progressivamente o número de DEM usadas em cada tratamento à medida que a camada córnea se espessa e se reduz a sensibilidade.

TÉCNICAS DE APLICAÇÃO

A radiação UV pode ter aplicação localizada ou abranger todo o corpo. Em ambas, os preceitos a seguir deverão ser cumpridos:

- O paciente e o terapeuta deverão ter os olhos protegidos.
- A DEM (dose de eritema mínimo) precisa ser conhecida (para evitar queimadura).
- Cronometrar a duração da sessão de tratamento.
- A distância da fonte de radiação à pele deve ser medida e deve ser idêntica em todas as sessões.
- Cobrir as partes não envolvidas no tratamento.

PRECAUÇÕES COM O UV

O olho é extremamente sensível ao UV e portanto deve ser protegido durante a aplicação. Exposição por tempo demorado causa as alterações a seguir: conjuntivite, alterações ceratóticas e até mesmo a opacidade do cristalino quando as doses são intensas. Outras regiões sensíveis: nádegas, parte ântero-superior do tórax, região genital. Devem ser considerados também os inconvenientes da exposição à radiação ultravioleta em indivíduos que fizeram uso de substâncias fotossensibilizadoras: certos medicamentos (tetraciclinas); certas tintas (eosina, fluoresceína), as cascas do limão e do figo.

INDICAÇÕES

- Bronzeamento da pele.
- Úlceras crônicas.
- Certas afecções dermatológicas (psoríase, eczema).

CONTRA-INDICAÇÕES

- Alergia ao UV, uso de substância hipersensibilizantes (regiões de hiperceratose).
- Tuberculose, diabetes, hipertireoidismo (exposições demoradas de corpo inteiro).

BIBLIOGRAFIA

Bruno A de Abreu, et al. Meios físicos em reabilitação. In: Lianza S. *Tratado de Medicina de Reabilitação.* Rio de Janeiro: Guanabara Koogan, 2001. 100-101p.

Leitão RE de Araújo, Leitão V de Araújo. Radiação ultravioleta. In: *Clínica de Reabilitação.* São Paulo: Atheneu, 1995. 369-374p.

Stillwell GK. Terapia ultravioleta. In: Kottke F, Stillwell KG, Lehmann JF. Krusen *Tratado de Medicina Física e Reabilitação.* São Paulo: Manole, 1984. 360-369p.

Xhardez Y. *Vademecum de Kinesitherapie.* Paris: Maloine Éditeur Prodim Éditeur, 1984. 50p.

CRIOTERAPIA

É uma modalidade de tratamento por subtração da temperatura de um tecido ou de um órgão por intermédio do frio.

Os fundamentos físicos da crioterapia são semelhantes aos da termoterapia, mas agem em sentido inverso desta última e produzem diminuição da condução nervosa e vasoconstrição local ou generalizada.

EFEITOS FISIOLÓGICOS

Manifestam-se por refrigeração local, alterações vasculares, ação sobre o sistema nervoso periférico e alteração do metabolismo. A refrigeração local intensa do tecido pode determinar a cristalização do líquido intracelular e necrose; as alterações vasculares mostram-se principalmente pela vasoconstrição e redução do número de capilares permeáveis. (Caso a refrigeração seja prolongada, ocorre vasodilatação paralítica.) Sobre o sistema nervoso, a crioterapia provoca rápida diminuição da atividade do nervo de sua capacidade condutiva e analgesia. Produz relaxamento muscular e deprime a atividade metabólica.

Em suma, a crioterapia produz os seguintes efeitos fisiológicos: analgesia, vasoconstrição, controle do edema causado pelo trauma (lesão aguda), redução da espasticidade.

TÉCNICAS DE APLICAÇÃO DA CRIOTERAPIA

As fontes da crioterapia são a água gelada, o gelo, o ácido carbônico e o cloreto de metila.

A água gelada e o gelo podem ser usados sob as seguintes formas: imersão do segmento corporal, compressas geladas sobre o local, massagem com cubos de gelo durante 5 a 10 minutos.

A técnica mais freqüentemente usada é o gelo com água, que fornece uma temperatura de 0 grau. Este recurso permite duas formas de tratamento: imersão do segmento corporal na água (já mencionada) ou aplicação de compressas molhadas sobre a parte do corpo a tratar.

A CRIOTERAPIA NA ESPASTICIDADE

O tônus muscular aumentado (hipertonia ou espasticidade) se reduz pela ação do frio sobre o fuso muscular. Tal propriedade é aproveitada no tratamento de crianças e adultos afetados por lesões do sistema piramidal e torna possível um melhor rendimento das técnicas de facilitação neuromuscular usadas no tratamento da paralisia cerebral.

INDICAÇÕES

O frio tem indicação ainda nos traumatismos mecânicos (torções, contusões, estiramentos) na fase entre 24 e 48 horas, reduzindo o sangramento e o edema. Tem também a propriedade de aliviar a dor mediante a redução dos espasmos dolorosos.

Age como antiinflamatório e tem indicação também nos traumatismos musculoesqueléticos, no controle da dor e do edema após cirurgia ortopédica e no tratamento primário de queimaduras.

Outras indicações

Nos surtos dolorosos das tendinites e bursites, nas artroses, como relaxante muscular (nas cervicalgias e lombalgias), nas algoneurodistrofias.

CONTRA-INDICAÇÕES

Diabetes com neuropatia, doença arterioesclerótica, isquemia, síndrome de Raynaud, perda da sensibilidade, alergia ao frio.

BIBLIOGRAFIA

Basford JR. Terapêutica – modalidades físicas. In: O'Youg B, Young MA, Stiens S. *Segredos em Medicina Física e Reabilitação.* Porto Alegre: Artmed, 2000. 619-624p.

Bruno A de Abreu, et al. Meios físicos em reabilitação. In: Lianza S. *Medicina de Reabilitação.* Rio de Janeiro: Guanabra Koogan, 2001. 98-99p.

Xhardez Y. *Vademecum de Kinesitherapie.* Paris: Maloine Editeur–Prodim Editeur, 1983. 49p.

HIDROTERAPIA

A hidroterapia é um ramo da fisioterapia que emprega a água com finalidades terapêuticas. São formas comuns de emprego: piscinas, tanque de Hubbard, turbilhão, recipientes para banhos de contraste.

São fundamentos da hidroterapia:

1. **Princípio de Arquimedes**: um corpo sofre um empuxo de baixo para cima igual ao volume de água que desloca. Deste princípio advém a vantagem de o corpo boiar e de reduzir ao mínimo a carga do peso corporal sobre as articulações. Esta propriedade da água é aproveitada para os exercícios de pacientes reumáticos, neurológicos, pneumológicos, crianças encefalopatas.
2. **Resistência mecânica da água aos movimentos do corpo imerso**: esta qualidade tem origem na coesão e na viscosidade das moléculas da água, ambas responsáveis pela resistência aos movimentos do corpo imerso, que aumenta ou diminui com a velocidade.
3. **Pressão hidrostática:** é a pressão uniformemente exercida pela massa líquida sobre o corpo imerso. Beneficia a circulação de retorno dos membros inferiores e pode ser aproveitada no tratamento do linfedema e das varizes.
4. **Efeitos térmicos da água**: a água fria, gelada ou quente produz efeitos vasoconstritor, vasodilatador, relaxante, analgésico, respectivamente.

- ❑ Gelo = 0°C.
- ❑ Água gelada = 1-13°C.
- ❑ Água fria = 13-18°C.
- ❑ Água quente = 35,5-36,5°C.
- ❑ Água muito quente = 40-46°C.

A água, à temperatura de 33-35°C, produz uma sensação neutra: nem fria nem quente.

Em imersão de breve duração, a água fria tem efeito tônico ou estimulante e produz vasoconstrição, palidez, sensação de frio aumento do tono muscular, do pulso, das incursões respiratórias e da pressão arterial; a água quente em aplicação local produz: efeito sedativo e alívio da dor, da câimbra e do espasmo muscular.

5. **Estimulação mecânica**: a estimulação da pele pode ser obtida pela agitação da água mediante turbilhonamento (banho de turbilhão) ou aplicando-a sob a forma de jato (ducha) ou *spray*. Por essas modalidades técnicas, é possível obter efeito circulatório, mormente se a água estiver em temperatura acima de 36°C.
6. **Efeito psicológico**: é evidente sobretudo nos pacientes paréticos em exercícios feitos com o corpo imerso.

TÉCNICAS DA HIDROTERAPIA

São classificadas em hidrotérmicas e hidrocinéticas.

Técnicas hidrotérmicas

Usam banheiras para banhos de imersão quente com o corpo em repouso; banhos de contraste – para ginástica vascular das extremidades; saunas, para termoterapia corporal pelo vapor d'água; compressas úmidas quentes para uso local.

Técnicas hidrocinéticas

Compreendem duchas, locais ou gerais, com a água a diferentes temperaturas; banho de turbilhão, para hidromassagem (água fria, morna ou quente); tanque de Hubbard, para hidromassagem corporal ou exercícios limitados aos membros; piscinas, para natação, mobilizações passivas, reeducação da marcha.

PISCINAS

Destinam-se aos exercícios subaquáticos em água tépida (30 a 32°C), com ou sem o auxílio de um terapeuta.

São indicações dos exercícios subaquáticos: pacientes com fraqueza muscular, amputados, após traumas articulares, em paraplégicos, na artrite reumatóide.

As piscinas destinadas a usos terapêuticos são dotadas de instalações comuns de acesso do paciente, que podem também necessitar da ajuda de elevador portátil.

TANQUE DE HUBBARD

É um equipamento projetado para exercícios subaquáticos e tem a forma de um grande violão. Permite assim exercícios de abdução dos membros superiores e dos membros inferiores. Ademais, possibilita livre acesso do terapeuta e, portanto facilidade para orientar e ajudar o paciente ao colocar-se na parte mais estreita. O tanque pode ter ainda uma adaptação que permite a colocação de paralelas e por conseguinte a deambulação. É dotado também de motores para turbilhonar a água e produzir hidromassagem.

Indicações

Artrites crônicas em múltiplas articulações, reeducação da marcha em grandes lesados, polineuropatias, síndrome de Guillain-Barré.

BANHOS DE TURBILHÃO

São realizados em recipientes de aço inoxidável dotados de um motor de turbilhonamento da água. O tratamento com este equipamento permite associar os efeitos térmicos e os efeitos mecânicos da água na seqüência a seguir: hidromassagem, alívio da dor, relaxamento muscular. Para os membros superiores ou inferiores, a água terá 37 a 38°C. A duração da sessão é de 15 a 20 minutos.

Indicações

São indicações principais do banho de turbilhão: seqüelas traumáticas crônicas, dor, úlceras dolorosas, artrites, tenossinovites.

BANHOS DE CONTRASTE

É uma modalidade de tratamento caracterizada por imersões da extremidade superior ou inferior primeiramente em água quente em seguida em água fria, alternadamente.

A aplicação é feita mediante o emprego de dois recipientes de tamanho adequado para acomodar ambos os braços ou ambas as pernas. Um dos recipientes contém água a 38°C; o outro, água a 10 a 15°C.

A imersão das pernas começa pela água quente e dura 5 minutos; o paciente passa imediatamente para a água fria, onde permanece durante 2 minutos. A última imersão será na água quente.

Indicações

Os banhos de contraste são indicados para estimular a circulação periférica dos membros quando não há comprometimento patológico.

INDICAÇÕES DA HIDROTERAPIA

Afecções neurológicas, ortopédicas, reumatológicas, PC.

CONTRA-INDICAÇÕES

Doenças infecciosas, cardiovasculares não-compensadas, otorrinolaringológicas, cutâneas, processos infecciosos locais, feridas abertas, epilepsia grave, pacientes com distúrbios esfincterianos.

BIBLIOGRAFIA

Bruno A de Abreu, et al. Meios físicos em reabilitação. In: Lianza S. *Medicina de Reabilitação.* Rio de Janeiro: Guanabara Koogan, 2001. 101p.

Lehmann JF, de Lateur BJ. Diatermia e terapia pelo calor e frio superficiais. In: Kottke F, Stillwell KG, Lehmann JF-K. *Tratado de Medicina Física e Reabilitação.* São Paulo: Manole, 1984. 334-335p.

Leitão A, Leitão AV de Araújo. Hidroterapia. In: Leitão. *Clínica de Reabilitação.* São Paulo: Atheneu, 1995. 383-385p.

Zislis JM. Hydrotherapy. In: Krusen F, et al. *Handbook of Physical Medicine and Rehabilitation.* Philadelphia: WB Saunders Co., 1965. 328-339p.

CAPÍTULO 4

OUTROS RECURSOS TERAPÊUTICOS EM REABILITAÇÃO

ACUPUNTURA

A acupuntura (do latim *acus*, agulha, e puntura, punção) é um recurso terapêutico utilizado no Oriente há mais de três mil anos. (E. Ernst). Alcançou a medicina ocidental somente na década de 70 e vem sendo usada principalmente no tratamento da dor moderada e das síndromes dolorosas crônicas. Existem concepções que minimizam sua importância e outras que admitem valiosas possibilidades terapêuticas para este recurso da medicina oriental:

"Os resultados analgésicos da acupuntura não são mais contestados, mas ouvimos dizer que a acupuntura 'só tira a dor', como se fosse banal. Na verdade, a rede neural e o SNC constituem o circuito elétrico e a central integradora, controladora e reguladora das funções do organismo devido ao fluxo e ao processamento de informações que possibilita. A função do estímulo acupuntural é atuar no componente cibernético, no sistema de auto-regulação do organismo, e não na 'energia'."

Por outro lado, "há bases evidentes sobre a existência de mecanismos fisiológicos que implicam a ativação do sistema supressor da dor na ação da acupuntura".

MECANISMO DE AÇÃO

Ainda persistem controvérsias sobre o modo de ação da acupuntura. "Os acupunturistas científicos encaram a acupuntura como uma forma de estimulação nervosa segmentar ou de inativação de pontos precipitantes."

Segundo B. Pomeranz, "a acupuntura age sobre as fibras nervosas (tipo II e tipo III) do músculo, que enviam impulsos à medula espinhal, ativando três centros (da própria medula espinhal, do mesencéfalo e do eixo hipotálamo-hipofisário), causando analgesia. O centro medular usa a encefalina e a dimorfina para bloquear as mensagens que chegam com a estimulação de baixa freqüência e por outros transmissores com a estimulação de alta freqüência. O mesencéfalo usa a encefalina para inibir a dor da medula espinhal. O centro hipotálamo-hipofisário libera beta-endorfinas, produzindo analgesia a distância".

TÉCNICA DE ADMINISTRAÇÃO

A acupuntura é praticada mediante a inserção de agulhas muito finas sobre os chamados pontos de acupuntura encontrados na pele.

O número de agulhas varia de 10 a 20. A profundidade de penetração da agulha é variável e pode atingir a musculatura subjacente.

Numerosos pontos de acupuntura que estão distribuídos ao longo dos meridianos na superfície da pele correspondem aos pontos motores. Nestes pontos, parece haver sensibilidade e reatividade reforçadas devidas a uma maior concentração de fibras nervosas da dor e estruturas vasculares.

As agulhas têm comprimento variável, de 5 cm até 11 cm.

A freqüência das sessões pode ser de duas vezes por semana no início; as restantes, uma vez por semana. A duração varia de 20 a 30 minutos.

ESTERILIZAÇÃO DAS AGULHAS

São indicados para esterilização o vapor sob pressão e o calor seco; para a desinfecção, usam-se a fervura e a imersão em solução de substâncias químicas. O processo de esterilização das agulhas é motivo de atenção aguda dos acupunturistas. A OMS sugere a imersão dos materiais em solução de substâncias químicas desinfetantes por 30 minutos antes de serem limpos, para proteção do pessoal durante o manuseio. O método recomendado compreende duas etapas: 1°, a destruição de todos os microorganismos, incluídos os esporos de bactérias; 2º, a destruição de todos os microorganismos, exceto os esporos de bactérias.

INDICAÇÕES PRINCIPAIS

Dores lombares, dor no pescoço e ombros, dores articulares devidas a processos inflamatórios e degenerativos, cefaléias, dores miofasciais. Os médicos acupunturistas acrescentam várias outras indicações importantes.

CONTRA-INDICAÇÕES

Excesso de celulite, coagulopatia grave e anticoagulação não-controlada. A gestação não é contra-indicação, mas é aconselhável evitar certos pontos, por exemplo, o útero grávido e os plexos nervosos lombossacros.

BIBLIOGRAFIA

Ernst E, White A. Acupuntura: Segurança em primeiro lugar. *BMJ British Medical Journal* 1997;2(9)13-14.

Giusto J, Helms JM. Acupuntura. In: Young O'Bryen, Young MA, Stiens SA. *Segredos em Medicina Física e de Reabilitação.* Porto Alegre: Artmed, 2000. 643-648p.

Sociedade Médica de Acupuntura do Rio de Janeiro. Esterilização, normas técnicas atualizadas. *Revista da SMBA* 1994;1(1):10-11.

Teixeira MJ, Yeng LT. Acupuntura e dor. *Revista da SMBA* 1994;1(1):8-9.

ELETROACUPUNTURA

Conforme já declarado anteriormente, a acupuntura é utilizada no Extremo Oriente há mais de três mil anos. (E. Ernst). No Ocidente, este método de tratamento somente passou a ser aceito pela classe médica a partir da década de 70, com o apoio da OMS.

A eletroacupuntura (EAP) atua pela estimulação elétrica de determinados pontos do tegumento mediante a inserção e movimentos rotacionais de uma agulha metálica esterilizada que atinge estruturas dérmicas, subdérmicas e musculares. O impulso necessário para garantir a eficiência da acupuntura origina-se no ponto de introdução da agulha.

MECANISMO DE AÇÃO

O mecanismo de ação da EAP opera através da ativação do sistema supressor da dor (terminações nervosas livres, troncos e plexos nervosos, medula espinhal, substância cinzenta, núcleos talâmicos, cápsula interna e núcleo caudado).

Considerando-se o sucesso terapêutico da acupuntura maior no Oriente do que no Ocidente, especulou-se que tal fato poderia estar ligado a influências culturais, efeito placebo, contra-irritação, sugestão ou hipnose.

Com referência à hipnose, lembre-se que ela tem um mecanismo de ação diferente da acupuntura. A hipnose produz analgesia em pequeno número de pacientes, seu efeito tem curta duração e não é anulado por bloqueadores de receptores morfínicos. Contrariamente, a acupuntura é eficaz em apreciável número de casos, seu efeito é prolongado e pode ser anulado por bloqueadores morfínicos. Demais disto, a acupuntura eleva o limiar da dor em animais de experimentação.

De acordo com trabalhos modernos, a acupuntura pode bloquear a aferência dolorosa por dois mecanismos: a) através da inibição da atividade de neurônios transmissores da dor em nível medular, de acordo com o mecanismo da comporta; b) ou mediante inibição da aferência nociceptiva e subseqüente ativação do sistema supressor de dor supra-segmentar.

Para conseguir o sucesso terapêutico da acupuntura, torna-se necessário estimular as fibras do tipo II de nervos periféricos, que têm qualidades discriminativas e podem interferir nos sistemas supressores da dor. Um estímulo mais demorado da acupuntura teria a virtude de oferecer uma analgesia de mais longa duração, fato que reforça uma possível participação de neurotransmissores no seu mecanismo de ação (endorfinas).

As vias serotoninérgicas estão também envolvidas na gênese da analgesia obtida pela EAP. Prova disto está no aumento da concentração da serotonina no liquor e nas estruturas neuronais do tronco cerebral inferior após a administração da acupuntura (sobre mecanismo de ação, leia também Acupuntura).

TÉCNICAS DE APLICAÇÃO DA EAP

São três as principais modalidades de administração da acupuntura: somente com agulhas; com agulhas e corrente eletroterápica (eletroacupuntura) e com agulhas e raios *laser*. As preferidas são a acupuntura clássica (com agulhas) e a eletroacupuntura (com agulhas e corrente elétrica).

Constituem referência básica para a técnica de aplicação da acupuntura clássica os pontos que correspondem aos meridianos chineses, os "pontos desencadeantes ou motores". Esta mesma referência é utilizada para a eletroacupuntura.

Alguns autores demonstraram estreita correlação entre os pontos dos meridianos chineses e os pontos gatilho e até mesmo os pontos motores dos músculos.

Será ventilada aqui somente a técnica da eletroacupuntura, (EAP) método Ryodoraku, lançada pioneiramente no Brasil pela Dra Satiko Imamura (SP). Este método utiliza aparelho de eletroterapia que fornece: a) uma corrente contínua com a intensidade de até 200 microampères e voltagem de 6 a 24 volts e b) uma corrente alternada dotada de pulsos elétricos de 1 ms de duração e freqüência de 1 a 10 Hz.

A EAP Ryodoraku utiliza um aparelho de eletroterapia que fornece uma corrente direta de pequena intensidade, dotado de microamperímetro acoplado a um dispositivo sonoro detector de pontos PREP (pontos reativos eletropermeáveis), e um injetor de agulha.

O fundamento da técnica EAP Ryodoraku consiste em pesquisar os PREPs, que representam os pontos de menor resistência da pele à passagem da corrente elétrica (está demonstrado que os PREPs coincidem com a maioria dos pontos dos meridianos chineses).

A pesquisa dos pontos PREP é feita mediante a passagem leve e uniforme do detector elétrico sobre a área afetada. A presença destes pontos é confirmada quando ocorrem aumento da microamperagem e emissão sonora. O passo seguinte é a introdução de eletródios-agulha nos pontos encontrados na profundidade de alguns milímetros ou até centímetros.

O estímulo elétrico pode ser feito de duas maneiras: a) com corrente galvânica durante 7 a 10 segundos em cada ponto PREP; b) mediante pulsos elétricos que fluem por dois ou mais eletródios-agulha com a freqüência fixada em 2 a 3 Hz, durante 30 minutos. Na opção b, a intensidade da corrente é ampliada até serem obtidos abalos musculares visíveis, sem desconforto para o doente.

INDICAÇÕES DA ELETROACUPUNTURA

Algias vertebrais, lombalgias, ombro doloroso, tendinites e tenossinovites, artrose do joelho, miofascialgias, traumas das partes moles, neuralgias.

Contra-indicações

Pneumotórax, infecções (hepatite B, AIDS), quebra de agulha, lesão nervosa periférica.

▪ Acidente

Perfuração de vaso sanguíneo.

BIBLIOGRAFIA

Bruno A de Abreu, et al. Meios físicos em reabilitação. In: Lianza S. *Medicina de Reabilitação.* Rio de Janeiro: Guanabara Koogan, 2001. 104-107p.

Cailliet R. *Dor – mecanismos e tratamento. Acupuntura. Porto Alegre: Artmed,* 1999. 96p.

Imamura ST. *Eletroacupuntura Ryodoraku.* São Paulo: Sarvier, 1996. 25-38p.

Teixeira MJ. A acupuntura e dor. *Revista da SMBA* 1994;1(1):8-9.

MANIPULAÇÕES VERTEBRAIS

O emprego das manipulações vertebrais realizadas por médicos data de Hipócrates.

A primeira reunião internacional sobre medicina manual ocorreu na Suíça em 1958. Posteriormente, foi instalada em Londres a International Federation of Manual Medicine.

Nos Estados Unidos, a especialidade só alcançou penetração na terapêutica médica no final da segunda metade do século passado, especialmente quando foi reconhecida pela Associação Médica Americana e pela Associação Americana de Osteopatia (1990). Este evento foi precedido pela aceitação dos meios terapêuticos representados pela massagem, osteopatia e quiropraxia praticadas por médicos, fisioterapeutas e técnicos sem diploma, compreendidas na denominada medicina manual da literatura médica americana.

Numa homenagem aos precursores, caberia registrar que o conceito atual desfrutado pela terapêutica através das manipulações deve-se de forma importante a alguns grandes médicos do século XX, entre os quais se destacam Mennel, Cyryax, Henner.

Em época mais recente, Robert Maigne contribuiu notavelmente para o aprimoramento e a divulgação das técnicas de tratamento por manipulações.

A manipulação vertebral é uma manobra de mobilização passiva da coluna com o objetivo de deslocar além de sua mobilidade fisiológica os elementos de uma articulação ou de um conjunto de articulações sem ultrapassar o limite possível de seu jogo anatômico.

A manipulação vertebral consiste na aplicação de forças sobre os músculos, tendões, ligamentos, articulações e cápsulas, ossos e cartilagens da coluna vertebral, com o objetivo de restaurar os movimentos normais e eliminar a dor causada por mínimas alterações biomecânicas.

São poucos os riscos da manipulação. Não é uma técnica de tratamento perigoso e as complicações são raras. A maioria das complicações ocorre nas manipulações da coluna cervical durante a administração das técnicas de impulso com extensão do pescoço. Nestas circunstâncias, pode haver comprometimento do sistema vertebrobasilar ou da medula espinhal.

BASES NEUROLÓGICAS DAS MANIPULAÇÕES

Os fundamentos das manipulações vertebrais podem estar contidos em três amplos níveis de compreensão de sua fisiologia: a) nível periférico (infra-espinhal); b) nível espinhal e c) nível supra-espinhal. No tocante a esta concepção, a interpretação se dirige para os diferentes tipos de receptores, para a inervação e para os mecanismos reflexos, incluindo aqueles ligados ao sistema nervoso autônomo que precisam estar em foco e correlacionados com a prática das manipulações.

- *Nível periférico*: compreende os receptores proprioceptivos das articulações e de todos os elementos que a compõem (cápsula, músculos, tendões, ligamentos e tecido conjuntivo), sem desconsiderar os receptores exteroceptivos da pele e viscerais que contribuem para os mecanismos reflexos.
- *Níveis espinhal e supra-espinhal*: no tocante ao nível espinhal, é importante considerar que os neurônios alfa atuam desencadeando respostas em função de impulsos provindos das fibras Ia. Contudo, muitos impulsos estão sujeitos a conexões bissinápticas ou polissinápticas, numa infinida-

de interneurônica. Três categorias interneurônicas compreendem: as células de Renshaw, os interneurônios inibidores tipo I e interneurônios mediadores grupo I de inibição não-recíproca.

Adicione-se às conexões interneuronais intersegmentais e intra-segmentais as diversas influências supra-espinhais. A convergência da entrada de impulsos descendentes aferentes e eferentes nos interneurônios provoca duas conseqüências: a transmissão através dos interneurônios é determinada não somente por uma entrada de impulsos excitadores de uma série particular de impulsos aferentes, mas é também uma função da somação da entrada de impulsos excitadores e inibidores de outras fibras aferentes ascendentes.

DISFUNÇÃO INTERVERTEBRAL MENOR

A coluna vertebral pode sediar várias afecções dolorosas, destacando-se entre elas as cervicalgias, as dorsalgias e as lombocitalgias que resultam de patologias como as luxações, a hérnia de disco, a discartroses, a uncartrose e outras patologias. Existem também as microdisfunções dolorosas reversíveis, causadas por movimentos repentinos instintivos de defesa contra queda ou sem motivo definido. Estas últimas encontram nas manipulações vertebrais o alívio desejado.

A disfunção intervertebral menor é uma condição dolorosa do segmento vertebral de natureza mecânica menor quase sempre reversível quando submetida a uma manobra de manipulação vertebral.

Observe-se que a massagem, os alongamentos mecânicos de algumas partes do esqueleto, a espondiloterapia e a osteopatia, esta última fundada nos EUA por Andrew Taylor Still (1874), já constituíam técnicas terapêuticas antigas praticadas para aliviar a dor na coluna vertebral.

Na segunda metade do século passado (1960), a terapêutica científica das dores vertebrais através das manipulações vertebrais foi lançada por Robert Maigne na França. Os estudos e pesquisas desse autor o impeliram à concepção da "disfunção dolorosa intervertebral menor", que permitiu uma melhor compreensão do mecanismo das dores menores da coluna vertebral.

ESTRUTURAS ENVOLVIDAS NAS MANOBRAS DA TERAPÊUTICA PELAS MANIPULAÇÕES

A coluna vertebral é constituída por um conjunto de segmentos ("segmentos motores") justapostos e articulados. As lesões ou disfunções desses segmentos são causas de dor. Cada segmento é formado por duas vértebras. São estruturas contidas entre cada duas vértebras: o disco intervertebral, as articulações interapofisárias e os ligamentos (longitudinal anterior, longitudinal posterior, amarelo, interespinhoso e o supra-espinhoso). Acrescentem-se a esses elementos os músculos vertebrais e os nervos que os comandam.

A inervação dos elementos dos segmentos motores é representada pelo ramo posterior do nervo raquidiano e pelo nervo sinovertebral. O ramo posterior inerva as articulações interapofisárias e mantém relações muito íntimas com o maciço dos processos articulares; inerva os músculos paravertebrais, os ligamentos interespinhosos e os planos cutâneos do dorso. O nervo sinuvertebral se distribui pelos corpos vertebrais, lâminas, disco intervertebral, ligamento comum posterior, tecidos epidurais e dura-máter, ligamento comum anterior e fibras superficiais do anel fibroso do disco.

ETIOLOGIA

Um movimento súbito mal executado, acidental ou provocado por agente externo pode dar origem a lesões mínimas em um ponto capital de um segmento motor da coluna vertebral. A lesão pode ser lateral ou póstero-lateral e causará uma disfunção articular interapofisária mormente quando existe patologia degenerativa local, uma forma de "minientorse de um segmento motor".

Outro aspecto a mencionar é a característica de a coluna funcionar "sob o sinal exclusivo da automaticidade". Donde se conclui que "a coluna não funciona como todas as outras articulações". Torna-se assim suscetível de sofrer um minideslocamento indesejado e ensejar o surgimento de dor. Contribui notavelmente para tal ocorrência a cápsula articular, devido à sua rica inervação proprioceptiva.

TÉCNICAS DAS MANIPULAÇÕES VERTEBRAIS

Fundamentos

As manipulações vertebrais possuem três características fundamentais: podem ser diretas, indiretas ou semi-indiretas. As diretas são executadas com as eminências tenar e hipotenar apoiadas e pressionando os processos espinhosos ou os processos transversos vertebrais. As pressões são abruptas e seguidas de relaxamento da pressão.

As manipulações indiretas envolvem a utilização dos braços de alavanca naturais do corpo para atuar sobre a coluna vertebral. Exemplo: pressões em sentidos opostos sobre o ombro e a bacia causam uma torção da coluna toracolombar.

Manipulações semi-indiretas compreendem a associação da manipulação indireta com pressões ou contrapressões no nível ou abaixo do nível do segmento sujeito ao tratamento.

As técnicas da manipulação consistem em executar movimentos de um segmento escolhido da coluna vertebral nos sentidos de: rotação, flexão lateral, flexão ou extensão. Esses movimentos podem ser isolados ou combinados.

A posição preferencial para submeter o paciente a essas manobras é o decúbito dorsal.

A manipulação compreende três tempos:

1. Apoiar as mãos sobre locais anatômicos estratégicos e escolher o movimento selecionado (rotação, flexão lateral, extensão ou flexão).
2. Imprimir abruptamente um pequeno e breve impulso que forneça a sensação de ter vencido uma resistência até conseguir alcançar o limite possível do movimento (a esta manobra segue-se um estalido característico, uma prova de separação articular brusca).
3. Insistir ligeiramente para alcançar algum grau a mais de mobilidade.

A manipulação é feita no sentido oposto àquele que provoca passivamente a dor.

SESSÃO DE TRATAMENTO

A sessão de tratamento compreende várias etapas, que podem resumir-se na conduta a seguir: manobras de relaxamento gerais e locais; manobras de mobilização orientadas e manobras de manipulação terapêutica.

Varia entre 4 a 6 o número de sessões do tratamento. O resultado almejado pode ser alcançado por vezes na primeira sessão. O intervalo varia com a experiência do operador (duas sessões por semana ou uma a cada 2 semanas).

A posição adequada do paciente é essencial para o tratamento. Podem ser adotadas as posições sentada ou em decúbito.

INDICAÇÕES DAS MANIPULAÇÕES VERTEBRAIS

Cervicalgias, cefaléias cervicais, seqüelas de traumas craniocervicais, ombro doloroso irradiado; dorsalgias de origem cervical ou dorsal; lombalgias de origem alta ou lombossacra, citalgias, coccigodinia.

CONTRA-INDICAÇÕES

Absolutas: afecções tumorais, infecciosas ou inflamatórias da coluna vertebral; osteoporose importante, malformações da charneira cervicooccipital ou de outra região da coluna, síndrome da cauda eqüina, doenças ósseas das vértebras.

Relativas: doença de Scheuermann, espondilites reumáticas, osteoartrose grave da coluna vertebral.

BIBLIOGRAFIA

Gilliar WG, Kuchera ME, Giulianetti DA. Neurological basis of manual medicine. In: Stanton DF, Mein EA. *Physical Medicine and Rehabilitation – Manual Medicine – Clinics of North America*. Philadelphia: WB Saunders Co., 1996. 693-710p.

Harris JD, McPartlnd JM. Historical perspectives of manual medicine. In: Stanton DS, Main EA. *Physical Medicine and Rehabilitation – Manual Medicine*. Philadelphia: WB Saunders Co., 1996. 679-689p.

Hinderer SR, Geiringer SR. Tração, manipulação e massagem. In: O'Young B, Young MA, Stiens S. *A Segredos em Medicina Física e Reabilitação*. Porto Alegre: Artmed, 2000. 632p.

Maigne R. *Manipulações vertebrais. Princípios, Indicações e Técnicas*. Rio de Janeiro: Revinter, 1996.

Kamenetz HL, Kamenetz G. *Diccionaire de Médicine Physique de Réeducacioan et Readaptacion Fonctionelle*. Paris: Librairie Maloine S.A. Éditeur, 1972. 134p.

TRAÇÃO VERTEBRAL

A tração vertebral consiste em aplicar ao corpo uma força externa que atua sobre os tecidos com a finalidade de separar partes, alongar estruturas elásticas ou corrigir atitudes segmentares. É aplicada essencialmente na coluna cervical e na coluna lombar. A tração feita respeitando o eixo da coluna vertebral produz efeitos sobre os ligamentos longitudinais, discos intervertebrais, tecidos periarticulares e músculos. Os efeitos mais buscados pelo alongamento da tração são o aumento dos espaços dos corpos vertebrais e dos forames.

EFEITOS

A tração causa no disco intervertebral um fenômeno de vazio (vácuo). No cadáver ainda não-rígido observa-se uma aspiração do líquido para dentro de sua estrutura.

O alongamento dos músculos está condicionado ao que permitem as estruturas articulares. O alongamento total obtido é igual ao produto de três fatores: elongação intersomática (1,5 mm), número de estruturas compreendidas entre a força de tração e a força de contratração.

Na tração da coluna cervical são necessários 5 quilos para contrabalançar o peso da cabeça. Os estudos atuais mostraram que uma tração de 12,5 quilos pode causar um alongamento variável de 2 a 20 mm.

A tração prolongada da coluna cervical, por exemplo, proporciona fadiga dos músculos paraespinhais e conseqüente redução do espasmo muscular.

INDICAÇÕES

As indicações básicas da tração vertebral são o tratamento da dor radicular e o relaxamento da musculatura paraespinhal.

CONTRA-INDICAÇÕES

Instabilidade ligamentosa, radiculopatia de causa obscura, lesão aguda da coluna vertebral, artrite reumatóide, doença metastática óssea, aterosclerose vertebrobasilar, infecção da coluna vertebral, aumento da dor durante a tração.

TRAÇÃO CERVICAL

O mecanismo da tração cervical pode ser compreendido com o auxílio dos exames de imagens. O controle radiológico revela a ocorrência de alongamento provocado pela tração nas várias circunstâncias mostradas a seguir:

A) Uma força de 5 a 10 quilos aplicada a um cadáver não-rígido retifica as curvaturas vertebrais.

B) Uma força de 10 a 30 quilos é capaz de provocar um alongamento intersomático de até 1,5 mm.

C) Demonstrou-se que é possível obter *in vivo* um alongamento da mesma amplitude citada acima.

Os estudiosos chegaram às seguintes conclusões sobre efeitos terapêuticos da tração cervical:

1. Ao separar os corpos vertebrais, a tração gera uma diferença de pressão entre o interior e o exterior do disco que pode fazê-lo voltar ao seu lugar quando se encontra em prolapso.
2. O forame vertebral diminui a pressão sobre a raiz nervosa correspondente.
3. Ainda que não exista prolapso discal, o aumento do forame alivia o trauma mecânico sobre a raiz causado pelo edema, pelos fatores congestivos, pelas formações osteofíticas ou hipertrofias ligamentares.
4. A tração sobre os músculos não causa alongamento significativo. Em contrapartida, ocorre retificação das curvaturas normais ou patológicas existentes.
5. Outro benefício da tração é o efeito sedante e relaxante sobre o espasmo muscular gerado pela elongação sustentada.
6. Finalmente, nutre-se a idéia de que as mínimas luxações das pequenas articulações interapofisárias podem representar causa de sofrimento e que a tração pode corrigir essas anormalidades.

Em suma, a tração cervical pode trazer as vantagens a seguir:

- Imobilização do pescoço quando aplicada de forma contínua.
- Alongamento do pescoço e retificação da lordose cervical.
- Ampliação dos forames vertebrais.
- Desembaraça as superfícies facetárias.
- Alonga os ligamentos longitudinais e os músculos.

Técnicas

Fatores a serem considerados: posições do paciente, uso de tração sustentada ou intermitente, força da tração cervical, cuidados com o paciente.

A tração cervical é praticada com o emprego de um cabresto de Sayre (apoio no mento e no occipício) suspenso acima da cabeça e puxado por um sistema que permite a tração por intermédio de pesos ou de um mecanismo elétrico. O mecanismo elétrico permite a tração intermitente.

Na modalidade de tração constante, a conduta é a seguinte:

A) Paciente em posição reclinada. Começar a tração com 2 quilos e meio durante 5 a 10 minutos, aumentando diariamente o peso por acréscimo de 1 quilo e meio até alcançar 12 quilos.
B) Paciente em posição sentada. Imprimir uma tração inicial de 3 a 5 quilos e aumentar o peso até alcançar 12 quilos (numa pessoa de 70 quilos).

Na modalidade de tração intermitente usa-se um mecanismo elétrico, que ora traciona ora desfaz a tração por alguns segundos. A força da tração precisa ser convenientemente dosada. A duração da sessão é idêntica às outras duas técnicas.

Indicações

São indicações básicas da tração cervical: a hérnia de disco, a ruptura do disco, a discatrose.

Contra-indicações

Instabilidade ligamentosa, radiculopatia de causa obscura, lesão aguda da coluna vertebral, artrite reumatóide, doença metastática óssea, aterosclerose vertebrobasilar, infecção da coluna vertebral, aumento da dor durante a tração.

TRAÇÃO LOMBAR

Várias formas de tração da coluna lombar têm sido utilizadas. Algumas pecam pela inconveniência de causar aumento da lordose lombar e conseqüente estreitamento dos forames vertebrais.

A técnica tradicional para a tração lombar usa uma mesa instrumentada para este tipo de tratamento. Compõe-se de duas partes móveis separadas, deslizantes: uma onde se apóiam respectivamente o tronco e a cabeça e a outra onde repousam a bacia e os membros inferiores.

O tronco é envolvido por uma espécie de colete dotado de alças superiores que estão presas a suportes convenientemente colocados; a bacia recebe uma cinta de couro ajustada às suas bordas superiores dotada de alças longas cujas extremidades se unem em rabicho onde serão colocados pesos ou através de um mecanismo de tração mecânica.

Outra técnica interessante aproveita a parte inferior do corpo (bacia e membros inferiores) como peso para a tração da coluna lombar. O paciente é posicionado numa mesa basculante, em posição vertical, sustentado (pendurado) pelo tronco.

Constitui fundamento desta técnica descrita anteriormente: o peso do corpo abaixo da terceira vértebra lombar é calculado em 30% do peso corporal. Num paciente com mais de 70 quilos, serão usados mais de 20 quilos de tração.

Outra técnica preconizada por Cailliet utiliza uma cama Fowler, onde o paciente fica deitado, com as costas em ângulo de 15° e as pernas em ângulo de 30°. Usa-se uma cinta pélvica provida de duas alças reunidas em um rabicho que desliza dentro de uma roldana pendurada a uma haste metálica presa à cama. Os pés da cama estão apoiados sobre calços de 25 cm de altura. Na extremidade do rabicho, coloca-se um peso de 10 kg. Cada sessão dura 15 a 20 minutos.

Indicações

Hérnia de disco, ruptura de disco, degeneração discal.

Contra-indicações

Idênticas às referidas na tração cervical.

BIBLIOGRAFIA

Basford JR. Terapêutica — modalidades físicas. In: O'Young B, Young MA, Stiens S. *Segredos em Medicina Física e Reabilitação.* Porto Alegre: Artmed, 2000. 629p.

Cailliet R. *Lombalgias.* São Paulo: Manole, 1979. 126-128p.

Cailliet R. *Síndromes Dolorosos – Pescoço e Braço.* São Paulo: Manole. 1976. 92-96p.

Forcade AF, Castellet F. *Fisiatria – Semiologia, Fisioterapia, Rehabilitacion.* Editora Editorial, 1973. 233-242p.

Hinderer SR, Geiringerm SR. Tração, manipulação e massagem. In: O'Young B, Young MA, Stiens S. *Segredos em Medicina Física e Reabilitação.* Porto Alegre: Artmed, 2000. 630-633p.

Leitão RE de Araújo, Leitão V de Araújo. Lombalgias. In: Leitão, RE de Araújo, Leitão V de Araújo. *Clínica de Reabilitação.* São Paulo: Atheneu, 1995. 189-191p.

MESOTERAPIA

Na década de 1950 do século passado ocorreu o lançamento no Rio de Janeiro do produto Midystal, fabricado pelo Laboratório Midy (francês), estabelecido no Brasil. O remédio destinava-se ao tratamento de afecções musculoesqueléticas localizadas mediante a prática de várias injeções hipodérmicas na área dolorida. A embalagem continha um pequeno frasco com o remédio e uma seringa hipodérmica. O Midystal teve ampla aceitação entre os reumatologistas de nosso país. O registro desta lembrança tem a ver com a mesoterapia surgida na França na mesma época (comunicação pessoal do autor).

A mesoterapia se caracteriza pela injeção na camada intradérmica da pele de uma mescla variável de medicamentos na área onde se localiza a afecção. Este método de tratamento foi introduzido pelo médico francês Michel Pistor em 1952 e tinha por objetivo o tratamento de afecções musculoesqueléticas localizadas.

VANTAGENS

Significativa potência e rapidez da resposta analgésica, efetividade nas fases crônicas das doenças, maior adesão do paciente à fisioterapia e aumento do universo de indivíduos tratáveis com medicamentos como antiinflamatórios, calcitoninas e vasodilatadores, em razão de não interferir nas discrasias sanguíneas, nefropatias, distúrbios gastrintestinais, hipertensão arterial sistêmica.

PRINCÍPIOS DA TERAPÊUTICA PELA MESOTERAPIA

A mesoterapia deve endereçar-se à estrutura afetada e não somente à área dolorida; praticar o menor número possível de injeções; respeitar as referências anatômicas suscetíveis de identificação; preparar a mescla respeitando a indicação terapêutica de cada medicamento e a condição fisiopatológica da lesão (substâncias vasodilatadoras para processos crônicos ou degenerativos, não-esteróides para processos inflamatórios).

TÉCNICAS

As injeções, realizadas com uma profundidade de 4 mm, permitem a formação de um depósito medicamentoso na derme reticular no espaço compreendido entre os plexos capilares superficiais e profundos, o que auxilia na diminuição da velocidade de absorção destes para o meio vascular, permitindo que as injeções sejam feitas com intervalos prolongados. A necessidade relativamente baixa de número de sessões para se obter um resultado satisfatório possivelmente colabora com a boa aceitação por parte dos pacientes.

As injeções podem ser feitas com ou sem o auxílio de pistola. A seringa possui capacidade de 3 mililitros e a agulha tem 4 a 6 mm de comprimento.

Em cada ponto da área escolhida para tratamento injeta-se 0,1 a 0,2 ml do medicamento.

A mistura dos medicamentos é feita na hora, devendo-se respeitar as percentagens das diluições e as compatibilidades físico-químicas (salinidade, pH, componentes do veículo).

Intervalo médio entre as injeções: 1 semana.
A procaína possibilita o prolongamento da ação de algumas substâncias por vários dias.

INDICAÇÕES

Contraturas musculares, artralgias, tendinopatias, dorsalgias, distrofia reflexa.

CONTRA-INDICAÇÕES

Doenças sistêmicas tais como artrite reumatóide, esclerodermia e espondilite anquilosante são contra-indicações relativas às lesões cutâneas.

BIBLIOGRAFIA

Metsavaht L, Metsavaht O. *Mesoterapia nas afecções do aparelho musculoesqueléticas. In: Medicina de Reabilitação.* (de Lianza S). 3. ed. Rio de Janeiro: Guanabara Koogan, 2001. 360-372p.

Metsavaht L, Metsavaht O, Knackfuss I, de Gervais J. Mesoterapia para tratamento da epicondilite lateral do cotovelo. *Medicina de Reabilitação,* n. 48, 1998. 23-26p.

"BIOFEEDBACK" EM REABILITAÇÃO

O *biofeedback* (termo cunhado em 1969) é uma técnica empregada para tratamento de lesões do neurônio motor superior e envolve treinamento e relaxamento de músculos espásticos de pacientes hemiplégicos, distúrbios musculoesqueléticos de crianças encefalopatas crônicas, torcicolo espasmódico e outras condições clínicas.

O *biofeedback* tem por fundamentos a percepção de sinais visuais ou sonoros (obtidos no paciente por meios eletrônicos) e a capacidade humana de poder alterar atividades biológicas inconscientes quando estas se acham monitoradas por um dispositivo eletrônico.

"O comportamento do paciente apresenta-se de forma estereotipada." No início, concentra intensamente sua atenção nas dicas visuais ou auditivas fornecidas pelo *feedback*. Vencida esta etapa, dirige sua atenção para o segmento corporal submetido a tratamento e a seguir se dedica ao controle motor, atendendo às instruções que lhe foram dadas pelo terapeuta.

Os objetivos do *biofeedback* podem resumir-se em dois pontos fundamentais: estabelecer o controle das funções desejadas e transferir este controle para as atividades da vida diária. Ao conseguir esta meta, esse recurso terapêutico passou a ocupar um valioso espaço no tratamento das lesões do primeiro neurônio e de outras condições neurológicas ou clínicas.

BASES TÉCNICAS DO *BIOFEEDBACK*

O *biofeedback* é interpretado como uma técnica que fornece ao paciente informação instantânea sobre certos atos biológicos e ensina-o a controlar esses eventos mediante a manipulação dos sinais exibidos (visuais ou acústicos). A informação é obtida pela captação da atividade bioelétrica através de eletródios de superfície de um equipamento eletrônico (semelhante ao eletromiógrafo) e sua transdução em sinais para o paciente, fornecendo-lhe deste modo informações sobre seu desempenho motor.

Após a ocorrência de atividade biológica, os sinais são amplificados e convertidos por um computador e tornam-se visíveis graficamente ou audíveis para o paciente e para o terapeuta.

Concentrando a atenção no aumento ou diminuição dos sinais eletrônicos da atividade fisiológica, um paciente pode ser capaz de alterar alguns processos orgânicos não percebidos normalmente (não-visíveis nem sentidos). Eventualmente, o paciente pode dispensar os sinais visuais ou acústicos, que no entanto devem permanecer como referência.

Uma vez tendo feito esta tentativa, o paciente pode verificar se sua capacidade de resposta se aproxima do nível de função desejado.

Sendo cada unidade motora representada por um único neurônio motor, obviamente o treino do paciente se faz através do controle consciente de motoneurônios individuais da medula espinhal. Neste processo, o indivíduo pode ativar um neurônio motor e ao mesmo tempo inibir a atividade de células nervosas vizinhas. Consegue deste modo relaxar todas as fibras de um músculo ou de um membro.

Submetidos ao *biofeedback* os pacientes podem conscientemente (em teoria) relaxar algumas fibras motoras de um músculo ou até de todo o músculo, enquanto ativam a unidade motora focalizada "em isolamento".

TÉCNICA DE ADMINISTRAÇÃO DO *BIOFEEDBACK*

A técnica de administração consiste em três pontos básicos: a) explicar ao paciente a essência do procedimento; b) aplicar eletródios especiais sobre os músculos esqueléticos selecionados para treinamento; c) solicitar que contraia os músculos escolhidos e atente para os sinais gráficos ou sonoros do monitor à sua frente. (O indivíduo toma conhecimento da contração muscular somente através do monitor.) Observa-se que muitos pacientes podem disparar neurônios motores isolados com supressão ou inibição dos vizinhos e podem até provocar alterações na freqüência dos disparos. Isto pode ser conseguido desde que se propicie a possibilidade de usar truques visuais por meio dos sinais gráficos.

Em alguns casos bastam 15 minutos para familiarizar um paciente com as respostas do equipamento a alguns movimentos e posturas. Obtido este resultado, podem ter início as sessões de tratamento.

APLICAÇÕES DO *BIOFEEDBACK*

Biofeedback eletromiográfico, *biofeedback* para posicionamentos, para desenvolver força, para controlar a pressão arterial, para controle esfincteriano, para treinar funções respiratórias.

INDICAÇÕES MAIS COMUNS DO *BIOFEEDBACK* EM REABILITAÇÃO

- Hemiplegia, encefalopatias crônicas da infância (paralisia cerebral) e certos distúrbios neuromusculares de causa central.
- Torcicolo espasmódico: mostra-se particularmente susceptível ao tratamento pelo *biofeedback* eletromiográfico.
- Relaxamento muscular: o *biofeedback* pode ser útil tanto no relaxamento corporal como em condições médicas específicas de recuperação motora de lesões nervosas centrais.
- Queda do pé hemiplégico: neste caso, o tratamento consiste em reeducar os músculos flexores dorsais do pé, inibir a espasticidade dos músculos da panturrilha e treinar a marcha, eventualmente com o auxílio de uma órtese tornozelo-pé.
- Luxação do ombro hemiplégico: o objetivo é treinar o paciente para fortalecer os músculos elevadores do ombro, cuja falência muitas vezes produz a abdução do úmero sem a correspondente resposta reflexa dos músculos da bainha rotatória.
- Lesões medulares: as lesões incompletas podem ser beneficiadas pela redução da espasticidade.
- Paralisia facial periférica: os efeitos benéficos se traduzem pela melhoria do controle da coordenação da mímica e a redução da sincinesia e da assimetria da face por meio de um aprendizado.

BIBLIOGRAFIA

Basmajian JV. Biofeedback in rehabilitation: A review of principles and practice. *Archives of Physical Medicine and Rehabilitation* 1981;62(10):469-475.

Goulart F, Vasconcelos KS de Souza, Souza MRV, Pontes PB. A utilização do biofeedback no tratamento fisioterápico da paralisia facial periférica. *Acta Fisiátrica* 2002;9(3)134-140.

Jackson CT. *Practical Manual of Physical Medicine and Rehabilitation*. Barcelona: Mosby. 144-145p.

Wolf SL. Biofeedback. In: Downey JA, Myers SJ, Gonzalez EG, Lieberman JS. *The Physiological Basis of Rehabilitation Medicine*. Butterworth-Heinemann, 1994. 563-571p.

EQUOTERAPIA

A prática da equoterapia remonta a Hipócrates (478-351 a.C.) e a Asclepíades (124-40 a.C.). No começo do século passado (1901), o Hospital Ortopédico de Londres iniciou a equoterapia em certas patologias ortopédicas. No Brasil, há mais de 15 anos pratica-se esta modalidade terapêutica.

A equoterapia é um método terapêutico e educacional que utiliza o cavalo sob um aspecto multidisciplinar nas áreas de saúde, educação e equitação, buscando o desenvolvimento biopsicossocial de pessoas com deficiência ou com necessidades especiais.

A equoterapia tem a propriedade de reduzir a espasticidade e melhorar o equilíbrio do tronco do portador de seqüelas neurológicas. O caminhar passo a passo do animal induz um movimento tridimensional à bacia muito semelhante à marcha humana.

A redução da hipertonia muscular resulta de um mecanismo de estimulação vestibular lenta produzida pela manipulação passiva da bacia, tronco e membros. Durante o cavalgar, o paciente é submetido a sucessivas fases de desequilíbrio em várias direções causadas pelo desvio do centro de gravidade do corpo. Esses desequilíbrios corporais geram reflexos posturais (reações de endireitamento) que repetidos muitas vezes reeducam a musculatura e melhoram o equilíbrio do tronco.

BENEFÍCIOS DA EQUOTERAPIA

O cavalo é usado para três finalidades: cinesioterápicas, pedagógicas e de inserção social. Tais benefícios decorrem do ajuste tônico entre o paciente e o cavalo, que está sempre em movimento (movimenta a cabeça, a cauda; altera constantemente o apoio dos membros, movimenta o couro, as orelhas, flexiona a coluna e alonga o pescoço). Esses movimentos exigem a atenção do cavaleiro para um ajuste de seu comportamento muscular e determinam a correção dos desequilíbrios corporais.

Tanto parado quanto andando ou correndo o cavalo estimula as reações proprioceptivas do paciente, elemento fundamental do tratamento. O ritmo do passo do cavalo exerce influência importante na gênese dessas reações. O ajuste tônico e a série de movimentos automáticos de adaptação tornam-se rítmicos com o deslocamento do cavalo.

Essas reações proprioceptivas produzidas pela marcha do cavalo resultam dos movimentos para cima e para baixo, para a direita e para a esquerda, para a frente e para trás, de rotação para a direita e para a esquerda em torno de 5 a 8°.

Cada passo do cavalo produz de 1 a 1,25 movimento corporal por segundo, donde resulta que, em 30 minutos de cavalgada, o cavaleiro executa de 1.800 a 2.250 ajustes tônicos.

PROGRAMAS BÁSICOS DE EQUOTERAPIA

Compreendem três fases:

1. **Hipoterapia**: é usada para os portadores de deficiência incapazes de se equilibrar sobre o cavalo. É feita no colo de um guia, por vezes com a ajuda de dois outros auxiliares. O cavalo é usado como um instrumento cinesioterápico.

2. **Fase de educação/reeducação:** é administrada para pacientes que têm condições de equilibrar-se. O cavalo atua como instrumento pedagógico.
3. **Fase pré-esportiva:** é autônoma; o paciente consegue manipular e controlar o animal. O cavalo é utilizado para inserção social.

INDICAÇÕES DA EQUOTERAPIA

Encefalopatias crônicas da infância, paraplegias espásticas, deficiência mental, paralisia cerebral, síndrome de Down, autismo, AVC, esclerose múltipla, atrofias musculares, patologias ortopédicas, outras.

BIBLIOGRAFIA

Botelho IA de Arruda, Granero LHCM, Mariotti VB, Rotermund KJA. *Bloqueio Neuromuscular – Espasticidade*. EPM – Editora de Projetos Médicos Ltda, 2000.

dos Santos O. A reabilitação médica e a equoterapia. *Conferência proferida em sessão de julho de 2002 da Academia Brasileira de Medicina de Reabilitação*. (Cópia impressa em computador)

ESTIMULAÇÃO ESSENCIAL

A estimulação essencial é um conjunto de técnicas usadas para estimular o crescimento físico e o desenvolvimento motor, cognitivo, psicossocial e da linguagem da criança. Em síntese, destina-se essencialmente ao tratamento de crianças sob risco de não alcançarem o desenvolvimento físico e mental.

O exemplo mais flagrante desta questão é o resultante do afastamento demorado da criança de sua mãe e da família. A falta de atendimento às necessidades físicas, psicológicas e sociais é assim a causa fundamental das condições citadas.

Com efeito, a carência afetiva acarreta prejuízos às vezes irreparáveis, entre os quais pode-se incluir o retardo mental. Contudo, o que ocorre com maior freqüência na criança são os desvios do seu desenvolvimento, traduzidos principalmente por problemas nas áreas da linguagem e desenvolvimento mental.

Outras causas importantes desses desvios são certas deficiências hereditárias, congênitas ou acidentais.

OBJETIVOS DA ESTIMULAÇÃO ESSENCIAL

A) Possibilitar à criança seu crescimento físico numa seqüência cefalocaudal e próximo-distal para alcançar um nível básico de estrutura corporal e funções corporais.

B) Possibilitar à criança o desenvolvimento de suas destrezas para movimentar-se livremente através de sua coordenação psicomotora, numa progressiva organização inicial do seu esquema corporal e da lateralidade.

C) Oferecer oportunidades de evolução de suas capacidades para conhecer os objetos, os estímulos de seu ambiente, e identificar seus atributos principais, ordenando-os e representando-os mentalmente.

D) Facilitar o progresso em suas habilidades de comunicar suas idéias e interesses mediante gestos, pequenas frases, sinais gráficos.

E) Estimular a criança a desenvolver o sentido de confiança básica e de autonomia enquanto forma as bases de sua identidade pessoal e auto-estima.

PREVENÇÃO DO ATRASO DO DESENVOLVIMENTO

Alguns autores propõem duas designações para a estimulação de crianças: a estimulação precoce, para crianças de 0 a 3 anos, e a estimulação essencial, para crianças de 3 a 12 anos.

Ao abordar esta questão, recomenda-se que a estimulação seja iniciada na gestação, uma forma de propiciar uma estreita e precoce relação da mãe com seu futuro bebê e repercussões favoráveis no futuro próximo.

Após o nascimento da criança, aceita-se a adoção de três conceitos no tocante à prevenção dos desvios de desenvolvimento: a prevenção primária, a secundária e a terciária.

Prevenção primária

A) Ações que promovam e controlem o desenvolvimento sadio e normal da criança.
B) Assistência pré-natal médica e psicológica.
C) Prevenção dos fatores de risco.
D) Papel dos pais e dos familiares nos primeiros anos de vida da criança.
E) Vigilância no tocante ao crescimento físico e desenvolvimento da criança.

Prevenção secundária

A) O diagnóstico precoce dos fatores de risco.
B) A identificação de outros fatores de risco nos períodos do nascimento e neonatal.
C) A detecção dos fatores de risco presentes durante o desenvolvimento físico e psicológico da criança nos primeiros anos de vida.
D) Programas de intervenção imediatamente após a identificação dos fatores de risco.

Prevenção terciária

É praticada de acordo com as recomendações a seguir:

A) Atenção prioritária aos efeitos dos fatores de risco.
B) Identificação dos fatores de alto risco, tais como: alterações cromossômicas, traumatismos obstétricos, acentuada carência de estímulos ou o exagero de estímulos, abusos e maus-tratos intensos.
Envolvimento efetivo da família (pais e parentes) numa função co-terapeuta.

VANTAGENS DA ESTIMULAÇÃO ESSENCIAL

- A estimulação essencial recupera o atraso do desenvolvimento.
- O retardo mental em 50% de crianças portadoras desta deficiência poderia ser evitado.
- A carência de estimulação nos primeiros anos de vida gera redução duradoura do desenvolvimento mental.
- A falta ou a inadequação da estimulação no início da vida causa deficiências irreversíveis.

Ademais, a estimulação essencial possibilita paralelamente a obtenção dos resultados a seguir:

- Detecta precocemente os desvios do desenvolvimento.
- Previne os desvios de desenvolvimento.
- Recupera as deficiências provenientes desses desvios.

INSTRUMENTOS USADOS NA ESTIMULAÇÃO ESSENCIAL

- Escala de desenvolvimento.
- Teste da figura humana, de Florence Goodnough.
- Teste da casa, de Heloisa Marinho.
- Materiais apropriados para promover a estimulação essencial.

Recomendação

Respeitar a seqüência individual do desenvolvimento gráfico.

REQUISITOS PARA APLICAR A ESTIMULAÇÃO ESSENCIAL

Utilização de instalações apropriadas para o atendimento das crianças (salas com ambiente específico para o trabalho de estimulação).

Equipe de profissionais: psicólogos especializados, assistentes sociais, médicos (neurologistas, pediatras, oftalmologistas, otorrinolaringologistas, fisiatras), psicopedagogos, terapeutas ocupacionais, fisioterapeutas, fonoaudiólogos, enfermeiras, ortópticos.

CONDIÇÕES TÉCNICAS DE ATENDIMENTO DAS CRIANÇAS

- Grupos de crianças da mesma faixa etária.
- Duas sessões diárias para os bebês e uma para crianças com mais de 2 anos.
- Duração da sessão de acordo com a capacidade de atenção da criança.

EQUIPAMENTOS PARA A ESTIMULAÇÃO ESSENCIAL

Para crianças no primeiro ano de vida

Barra roliça de madeira ou ferro colocada ao longo da parede, a 50 cm de altura do solo, para apoio e deslocamento das crianças; colchão de espuma revestido de plástico colorido, resistente, banquinhos de madeira baixos e pesados; chocalhos, argolas, cilindros de espuma com densidade 32, instrumentos musicais simples, brinquedos grandes e leves, bonecos e bichos de plásticos ou borracha, bolas de vários tamanhos, cubos de encaixe, toca-discos, etc.; cabides e armários; espelho grande com moldura.

Para crianças com 1 ou 2 anos de vida

Brinquedos que estimulem a atividade motora; brinquedos sonoros; baldes e instrumentos de plástico para brincar na areia; cubos de encaixe e blocos de plástico ou madeira para serem empilhados; animais e bonecos inquebráveis; livros de pano e cartão de plástico com figuras simples e coloridas.

Acrescentar recursos da informática.

Para crianças de 2 a 4 anos

Caixa de areia, pá, forminhas e balde, carrinhos e objetos leve para transporte, blocos de construção de vários tamanhos, tesoura rombuda, papel resistente, lápis de cera colorido, guache e pincéis, giz e quadro de giz, mobílias, utensílios de cozinha, livros de pano, brinquedos improvisados com material caseiro, mesas para quatro crianças e cadeiras, estantes, jogos de armar.

Acrescentar recursos da informática.

Para crianças de 4 a 6 anos

Objetos grandes e leves: bolas, blocos de plástico, de madeira, caixotes, tábuas; carrinhos, cadeira de balanço, pá, vassouras, bolas de gude; argila, areia, papel, lápis, guache, pincéis, martelo, madeira; brinquedos que favoreçam o jogo dramático; instrumentos musicais de sopro e de percussão, jogos de armar; mesas para quatro crianças e cadeiras, estantes baixas. livros de histórias, material para alfabetização.

Acrescentar aos recursos citados os recursos da informática.

BIBLIOGRAFIA

Marinho H. *Estimulação Essencial.* Pesquisa. SPB-CENESP-Mec. 1978.

Nobre E. *Neuropediatria* http://www.terapeutaocupacional.com.br/neuropediatria.htm

Ramos P, de Queiroz AM, Ramos JP. *Estimulação Precoce.* Ministério da Ação Social – CORDE, 1992.

Pregnancy and early stimulation of babies http://www.makewayforbaby.com/pregnancyvideo.htm) 09-05-004.

MUSICOTERAPIA

O valor terapêutico da musicoterapia surgiu em 1950 e consolidou-se com a criação da National Association for Music Therapy em 1950 e da American Association for Music Therapy em 1971. Ocorreu deste modo o reconhecimento do valor do som musical como um recurso capaz de estimular o ritmo dos movimentos, a coordenação motora, o equilíbrio e a marcha e assim propiciar benefícios a pessoas portadoras de problemas físicos, mentais, cognitivos e sociais.

A terapia pela música é o emprego da música para melhorar as funções físicas, psicológicas, intelectivas e sociais de pessoas portadoras de deficiência ou outros problemas de saúde. Seu uso é indicado para crianças, adultos e pessoas idosas. Nas crianças, a musicoterapia traz os benefícios de melhora da auto-estima, da atenção, da concentração, da coordenação para o aprendizado e da socialização.

TÉCNICAS DA MUSICOTERAPIA

A administração da musicoterapia baseia-se no princípio de que a capacidade de apreciar e reagir emocional ou fisicamente à música é uma qualidade inata do ser humano. E esta capacidade está conservada mesmo em pessoas acometidas por deficiências, traumas ou doenças, sem depender de treinamento.

A musicoterapia deve ser administrada por terapeutas musicais treinados. As ações do musicoterapeuta compreendem um interessante número de intervenções simples, tais como: compor uma música para expressar sentimentos, tocar piano ou bateria para desenvolver habilidades motoras, cantar etc.

O som e seus diversos atributos (intensidade, altura, timbre, localização...) são usados como meio de união com o ser humano, um organismo ao mesmo tempo constituído de corpo e espírito. Yehudi Menuhim (um dos mais célebres violinistas) afirmava: "O som penetra diretamente nosso corpo. O que o ouvido pode realizar em nosso cérebro, no íntimo de nossas vidas, nenhum outro elemento pode fazer."

Há diferentes formas de usar a musicoterapia e diferentes aspectos que podem ser priorizados, dependendo das necessidades do paciente. É condição fundamental para a obtenção de resultados benéficos o estreito relacionamento entre o musicoterapeuta e o paciente. A regra geral estabelece uma exigência: a participação ativa de ambos na sessão de tratamento.

INDICAÇÕES

Dificuldades de aprendizado, distúrbios de conduta, transtornos profundos de desenvolvimento, deficiência mental, dificuldades de socialização, baixa estima, doenças crônicas degenerativas (câncer, cardiopatias, dor cônica etc.), doença de Alzheimer, farmacodependência, afecções neurológicas.

Outras razões importantes justificam e recomendam também o uso da musicoterapia. Eis as principais: efeito audioanalgésico ou sedativo, despertar o foco da atenção para os exercícios, reforçar as relações do paciente com o terapeuta e com a família, reforçar o aprendizado, reduzir o estresse.

BIBLIOGRAFIA

Bruscia KE. *Defining music therapy.* NH: Barcelona Publishers, 1998 – http://www.musicoterapia.com.mx/que_es.html (16-05-004)

Clef des Sons: Psycho-Sonique http://auriol.free.fr/clefsons/ClefDesSons/plan.htm (16-5-004)

Music Therapy Info Link http://members.aol.com/kathylsl/questions.html

Prelude Music Therapy Organizations Link Pages http://home.att.net/~preludetherapy//medicine.html

What is MT? http://www.bsmt.org/what_is_mt.htm (17-5-2004)

PSICOMOTRICIDADE

A psicomotricidade nasceu em 1940 em vários países europeus. É um processo de aprendizagem pelo despertar do corpo e da mente que ativa os recursos e habilidades da auto-regulação do corpo e fortalece as habilidades pessoais e as relações emocionais (Danish Association of Psichomotricity). É uma terapêutica destinada a estimular o desenvolvimento do ritmo, da coordenação dos movimentos, do equilíbrio, das atividades manuais, da agilidade... Em suma, é um treinamento neuropsicomotor que busca desenvolver as noções abstratas que integram os processos de generalização do psiquismo, donde pode resultar o aperfeiçoamento da linguagem.

CAMPO DE AÇÃO DA PSICOMOTRICIDADE

É a integração do corpo, com a mente, a consciência e ação.

A terapia psicomotora envolve: movimento e relaxamento, exercícios, consciência corporal e experiência corporal, tratamento e reabilitação, promoção da saúde e prevenção, aconselhamento (Danish Association of Psichomotricity).

FUNDAMENTOS DA PSICOMOTRICIDADE

A ciência do movimento, a pedagogia, a psicologia, a saúde e as ciências naturais.

Do ponto de vista prático, a reeducação psicomotora deve abranger exercícios posturais, exercícios de coordenação dos movimentos das mãos (atividades da vida diária, alimentação, higiene pessoal, banho etc).

TÉCNICAS EMPREGADAS EM PSICOMOTRICIDADE

A psicomotricidade compreende exercícios de relaxamento, equilíbrio, coordenação oculomanual e espaçotemporal, desenvolvimento do esquema corporal (de lateralidade e de orientação espacial); estruturação temporal e rítmica, coordenação dinâmica geral.

A música desempenha um papel importante na reeducação psicomotora, mormente nos itens ritmo, coordenação dinâmica geral e orientação espacial (Danish Association of Psichomotricity).

INDICAÇÕES DA PSICOMOTRICIDADE

- Distúrbios de natureza neurológica, distúrbios psiquiátricos, distúrbios de comportamento da criança e do adulto (crianças hiperativas, por exemplo).
- Problemas físicos (cefaléia, gastralgia, tensão muscular, estresse).
- Outros problemas: inquietação, dificuldades de concentração, inadaptação à classe; problemas especiais: obesidade, hiperatividade, asma; baixa auto-estima, ansiedade.

BIBLIOGRAFIA

Coste J-C. *A Psicomotricidade.* Rio de Janeiro: Zahar Editores, 1978.
Danish Association of Psichomotricity http://www.dap.dk/pdf/pjece-mag03UK.pdf (10-05-004)
Fonseca V da. *Contributo para o Estudo da Psicomotricidade.* Lisboa: Editorial de Noticiais. 1976.

TESTES FUNCIONAIS

TESTE MUSCULAR MANUAL (TMM)

A finalidade precípua dos testes musculares é a avaliação da força de um movimento. Via de regra, avalia-se a força de vários músculos, pois são escassas as situações em que o movimento é executado por somente um músculo. Durante a avaliação da força muscular deve-se evitar que haja substituição, evento que pode acontecer quando a função de um grupo de músculos paréticos é substituída por outros que não efetuam este papel em condições normais. A avaliação feita sem esta cautela seria inconfiável.

A avaliação pode ser feita manualmente, mediante o emprego de dinamômetro comum ou de dinamômetro informatizado (Cybex). Neste capítulo será descrito apenas o teste muscular manual (TMM).

Escala de Lovett

A força do músculo é graduada de 0 a 5, segundo a escala de Lovett mostrada a seguir:

0 = Ausência de contração muscular.
1 = Leve contração (perceptível ao tato) sem movimento.
2 = Execução de movimento sem a força da gravidade.
3 = Execução completa do movimento contra a força da gravidade.
4 = Execução de movimento contra pequena resistência oposta pelo examinador.
5 = Contração normal dos músculos (função muscular normal).

Técnica do teste muscular manual

A realização do TMM exige um posicionamento padronizado do paciente. Ademais, há certas condições fisiológicas e patológicas que devem ser observadas. Num paciente portador de lesão do neurônio motor superior é aconselhável classificar a função muscular em normal, subnormal ou ausente, termos que definem mais adequadamente o movimento do segmento espástico. Outras situações a serem consideradas são: a dor articular, os espasmos e as limitações da amplitude do arco de movimento.

O teste muscular deve ser realizado nas posições: decúbito dorsal, decúbito lateral, decúbito ventral, sentada, em pé.

1. **Músculos a serem examinados na posição de decúbito dorsal**: extensores dos dedos do pé, flexores dos dedos do pé, tibial anterior, tibial posterior, peroneiros, tensor da fáscia lata, sartório, iliopsoas, abdominais, músculos do pescoço, flexores dos dedos da mão, extensores dos dedos da mão, músculos do polegar, extensores e flexores do punho, supinadores e pronadores do antebraço, bíceps, braquiorradial, tríceps, peitoral maior, peitoral menor, rotadores mediais do ombro, redondo menor e infra-espinhoso, rotadores laterais do ombro, deltóide.
2. **Músculos a serem examinados em decúbito lateral**: glúteo médio, glúteo mínimo, adutores do quadril, abdominais laterais.

3. **Músculos a serem examinados em decúbito ventral**: gastrocnêmio e plantar, solear, isquiotibiais, glúteo máximo, extensores do pescoço, extensores lombares, grande dorsal, trapézio, rombóides, deltóide posterior, tríceps, redondo maior, rotadores mediais do ombro, rotadores laterais do ombro.
4. **Posição sentada**: quadríceps, rotadores mediais do quadril, flexores do quadril, deltóide (feixes anterior, médio e posterior), coracobraquial, feixes superiores do trapézio.
5. **Posição em pé**: denteado anterior, flexores plantares.

Exemplos de testes

(Extraídos de testes musculares de Jerome S. Tobis; de Lucille Daniels, Marian William, Catherine Worthingham).

▪ Trapézio (n. acessório ou XI nervo craniano)

A elevação do ombro contra resistência testa os feixes superiores do trapézio. Quando o músculo se encontra em condições normais, esses feixes são visíveis ao se contraírem. Baixar o ombro testa principalmente os feixes médios do músculo.

▪ Rombóides (n. escapular dorsal)

O paciente coloca a mão no quadril com o braço em posição medial. O examinador empurra o cotovelo lateralmente e para diante palpando os ventres musculares mediais ao nível da escápula.

▪ Grande dorsal (n. do grande dorsal)

Braço em abdução na posição horizontal. O paciente movimenta o braço para baixo e para trás contra resistência oferecida pela mão do examinador colocada debaixo do cotovelo. O músculo deve ser palpado abaixo da dobra axilar posterior.

▪ Deltóide (n. axilar)

Braço em abdução quase na horizontal. Mão do examinador sobre o cotovelo. O paciente resiste ao esforço do examinador para baixar o cotovelo.

▪ Bíceps braquial (n. musculocutâneo)

Flexão do antebraço contra resistência. Para evitar a participação do braquiorradial, colocar o antebraço em supinação.

▪ Tríceps braquial (n. radial)

Antebraço em grau variável de flexão. O paciente resiste ao esforço de aumentar a amplitude da flexão.

▪ Supinador (n. interósseo posterior – ramo do n. radial)

Antebraço em extensão e em supinação completas. O paciente tenta manter a supinação enquanto o examinador tenta pronar o antebraço.

- **Extensor longo radial do carpo (n. radial)**
  Antebraço em pronação quase completa. Dorsiflexão do punho contra resistência aplicada para baixo ao dorso da mão no sentido ulnar.

- **Extensor curto radial do carpo (n. interósseo)**
  Antebraço em pronação completa. Dorsiflexão do punho contra resistência aplicada para baixo ao dorso da mão.

- **Extensor ulnar do carpo (n. interósseo posterior)**
  Antebraço em pronação. Dorsiflexão com desvio ulnar do pinho contra resistência aplicada ao dorso da mão, para baixo e no sentido radial.

- **Abdutor longo do polegar (n. interósseo posterior)**
  Borda radial da mão a meio caminho entre a pronação e a supinação. Fazer a abdução radial do polegar contra resistência aplicada ao metacarpiano.

- **Redondo pronador (nervo mediano)**
  Cotovelo ao lado do tronco. Antebraço em ângulo reto de flexão e braço em rotação lateral. Pronação do braço contra resistência, começando de uma posição de supinação moderada.

- **Flexor radial do carpo (n. mediano)**
  Flexão da mão contra resistência aplicada à região palmar. Dedos relaxados para minimizar a ação dos seus flexores.

- **Flexor ulnar do carpo (n. ulnar)**
  Flexão e desvio ulnar da mão contra resistência aplicada à borda ulnar no sentido da extensão e abdução radial. Dedos relaxados.

- **Flexor superficial dos dedos (n. mediano)**
  Punho em posição neutra. Falanges proximais estabilizadas. Flexão da falange intermediária de cada dedo contra resistência aplicada àquela falange.

- **Músculos hipotenares (n. ulnar)**
  Abdução do 5º dedo contra resistência.

- **Músculos flexores do pescoço (n. cervicais)**
  Paciente sentado ou em decúbito supino. Flexão do pescoço contra resistência.

- **Músculos extensores do pescoço (n. cervicais)**
  Paciente sentado ou em decúbito prono. Extensão do pescoço contra resistência aplicada ao occipital.

- **Diafragma (n. frênico)**
  Observar se ocorre protrusão da parte superior do abdome durante a inspiração profunda quando a caixa torácica é imobilizada. Verificar a capacidade do paciente de fungar.

- **Músculos intercostais (n. intercostais)**

Observar e palpar a expansão da caixa torácica durante a inspiração profunda enquanto se mantém pressão sobre o tórax. Outros sinais a observar: batimento das asas do nariz, repetir 3 ou 4 números sem pausa para respirar, capacidade de prender a respiração durante 15 segundos.

- **Músculos abdominais (T6-9; T10-L1)**

Paciente em decúbito supino, mãos sob o occipício. Membros inferiores semifletidos e pés mantidos presos pelo examinador.

Flexão do tronco.

- **Extensores do tronco (n. espinhais adjacentes)**

Paciente em decúbito prono com as mãos entrelaçadas sobre as nádegas. Elevação da cabeça e dos ombros, com o examinador segurando os membros inferiores estendidos sobre a mesa.

- **Quadríceps (n. femoral, L2, L3, L4)**

Fixar o joelho. Oferecer resistência ao movimento de extensão da perna.

- **Tibial anterior e extensores dos artelhos (n. fibular)**

Pedir ao paciente para andar nas pontas dos pés.

- **Iliopsoas (n. L1, L, L3, L4)**

Paciente sentado. Elevar a coxa contra resistência do examinador.

Em decúbito supino, elevar o membro inferior estendido contra pressão para baixo do examinador.

- **Grande adutor (n. obturador)**

Paciente sentado ou em decúbito supino. Manter os joelhos juntos enquanto o examinador tenta separá-los.

- **Abdutores da coxa (n. glúteo superior, L4, L5, S1)**

Paciente sentado. Separação dos joelhos contra resistência do examinador.

- **Glúteo máximo (n. glúteo inferior, L5-S1)**

Paciente sentado ou em decúbito supino. Com a coxa ligeiramente levantada: extensão da coxa contra resistência (movimento para baixo) aplicada na parte distal.

- **Músculos posteriores da coxa (bíceps, semitendíneo, semimembranáceo) (n. ciático, L4, L5, S1, S2)**

Paciente sentado. Flexão da perna contra resistência.

- **Tibial anterior (n. fibular)**

Dorsiflexão do pé contra resistência aplicada ao dorso do pé para baixo e no sentido da eversão.

- **Flexor longo do hálux (n. fibular)**

Flexão do hálux contra resistência, estando o pé em posição neutra.

- **Flexor longo dos dedos (n. fibular, L4, L5, S1)**

Flexão dos artelhos contra resistência, estando o pé em posição neutra.

- **Fibular longo e fibular curto (n. fibular)**

Pé em flexão plantar. Movimento de eversão contra resistência aplicada pelo examinador na borda lateral do pé.

- **Gastrocnêmio, solear (panturrilha) (n. tibial, L5, S1, S2)**

Joelho em extensão para testar os dois músculos. Flexão plantar contra resistência.
Joelho fletido para testar o solear. Flexão plantar contra resistência.

- **Tibial posterior (n. tibial posterior, L5, S1, S2)**

Pé em completa flexão dorsal. Movimento de inversão contra resistência aplicada à borda medial do pé e dirigida no sentido da eversão, estando o pé ligeiramente em dorsiflexão.

GONIOMETRIA

A goniometria é a mensuração instrumental do movimento articular e constitui um passo essencial para se avaliar a função motora dos pacientes acometidos por afecções musculares, neurológicas, ortopédicas ou reumáticas. Tem valioso lugar nas prescrições dos tratamentos e na elaboração do prognóstico de reabilitação.

Ao ajudar a elucidação do diagnóstico da deficiência física, o exame preciso do grau de movimentação articular pode revelar a extensão do processo patológico e proporcionar a possibilidade de determinar a eficácia de um programa de tratamento.

Instrumentos

Existem dois modelos básicos de goniômetro: os de círculo completo (0-180°) e outros de meio círculo (0-90°). O comprimento dos braços tem via de regra 15 cm, mas existem goniômetros mais curtos e mais longos.

Estão em uso hoje os eletrogoniômetros, equipamentos de maior precisão e excelente ferramenta para a pesquisa.

Atualmente, o instrumento mais comumente usado é o goniômetro universal. Este aparelho é constituído por dois ramos articulados que se unem nas extremidades por um eixo dotado de suficiente atrito para os fixar quando se faz a leitura. Um ramo é indicador, o outro possui uma escala em graus para indicar o ângulo do movimento.

Técnicas de mensuração

Na mensuração do grau de movimento, é essencial localizar corretamente o eixo de rotação articular. Em quase todas as articulações o eixo de um goniômetro pode ser posto de modo a coincidir com o eixo articular.

No plano sagital, a flexão é o movimento que roda o segmento distal no sentido da posição 0º no círculo; a extensão roda-o afastando-se de 0°. No plano frontal, a abdução é o movimento no sentido de 0º e a adução é o movimento que se afasta de 0°. O plano horizontal ou transversal aplica-se a certas articulações que fazem a rotação em torno do eixo longitudinal do corpo.

Termos goniométricos (planos sagital, frontal e horizontal)

- *Plano sagital*: plano vertical ântero-posterior através do eixo longitudinal do tronco dividindo o corpo em duas metades: esquerda e direita.
- *Plano frontal ou coronal*: qualquer plano vertical em ângulo reto como o sagital que divide o corpo em duas partes: ventral e dorsal.
- *Plano horizontal ou transversal*: Qualquer plano através do corpo, paralelo ao horizonte.

Princípios da medição do movimento articular

Todos os movimentos medidos são efetuados em três planos geométricos:

1. **No plano sagital:** medem-se os seguintes movimentos: a) nos ombros: flexão, extensão e rotação; b) nos cotovelos, punhos e dedos: flexão e extensão; c) nos quadris, joelhos e tornozelos: flexão e extensão.
2. **No plano frontal:** medem-se: a abdução e a adução dos ombros e quadris.
3. **No plano horizontal:** medem-se: rotação da coluna cervical e quadris, desvio ulnar e radial dos dedos e punhos.

A pronação/supinação dos antebraços constituem exceção ao círculo inteiro.

Vistos esses elementos básicos da goniometria, volta-se a atenção para uma orientação sobre o exame. Antes de usar o goniômetro, explora-se manualmente a excursão máxima da articulação. Encontrando-se alguma anormalidade, executa-se a medição do movimento articular e registram-se em formulário próprio os dados obtidos.

TESTES PARA AVALIAÇÃO DA INDEPENDÊNCIA FUNCIONAL

Não é recente a utilização de testes para medir e avaliar o desempenho funcional de pessoas com deficiência. O interesse da avaliação resulta principalmente da necessidade de se entender o melhor possível a capacidade de adaptação do paciente para realizar suas tarefas cotidianas. Essa conduta acha-se consagrada porque a classificação e o registro do grau de independência da pessoa são mais importantes do que lhes medir as dificuldades e as limitações.

Em decorrência dessa compreensão surgiram os vários testes funcionais abaixo citados:

1. Medida da independência funcional (MIF).
2. Índice de Barthel.
3. *Pulses profile measures.*
4. Escala ADL de Klein-Belt.
5. Índice de independência em ADL de Katz.
6. Avaliação do desempenho em cuidados pessoais de Kenny.

Serão comentados somente os de números 1, 2, 5 e 6.

Medidas da independência funcional (MIF)

Essas medidas buscam conhecer o grau de incapacidade do paciente mediante a avaliação de 18 itens divididos em seis categorias: cuidados pessoais, controle esfincteriano, mobilidade, locomoção, comunicação, cognição.

Cada um dos itens mencionados acima é anotado numa escala de sete pontos:

- A primeira refere-se a indivíduos que necessitam de assistência total.
- A última (7ª) diz respeito àqueles que alcançaram independência total.

A avaliação é feita por meio de informações obtidas do próprio paciente e daquelas provenientes da equipe.

Esse método revelou-se muito interessante em sua aplicação em idosos com fraturas ou pós-AVC, mormente no que tange às suas propriedades psicométricas, que lhe facultam fornecer dados estáveis e consistentes como instrumento de avaliação geriátrica.

Da mesma forma, o método mostrou-se útil na análise do desempenho funcional de pacientes com doença de Parkinson, quando se pode comprovar que as alterações do desempenho funcional se manifestam desde os primeiros estágios.

Índice de Barthel

O índice de Barthel mede 10 itens:

- Controle da evacuação.
- Controle da eliminação de urina.
- Alimentação.
- Compor a aparência e cuidar da higiene.
- Banho.
- Uso do sanitário.
- Transferências.
- Mobilidade.
- Acesso a locais com escadas.

Os itens são anotados de acordo com um sistema numérico de valor da atividade realizada pelo paciente, em que as anotações variam de 0 a 20. Zero corresponde à dependência total; 20, à independência total.

Índice Katz de independência para AVD

Esse método avalia a independência funcional do paciente para os itens a seguir: banho, vestir-se, acesso ao sanitário, transferências, controle de esfíncteres, alimentação.

A assistência necessitada pelo paciente é avaliada pela observação de suas atividades e pode incluir: assistência pessoal ativa, assistência diretiva (instrução) ou supervisão.

O teste avalia o nível de independência funcional mediante um critério de porcentagem, usando as letras A, B, C, D, E, F, G. A letra A significa que o paciente é independente em sete funções, enquanto a letra G é aplicada ao paciente dependente em todas as funções.

Avaliação Kenny para cuidados pessoais

Essa avaliação mede 17 itens, distribuídos nas seis categorias a seguir: mobilidade no leito, transferências, locomoção, vestir-se, higiene pessoal e alimentação.

O índice de capacidade está compreendido entre 0 e 4, em que 0 corresponde a um indivíduo completamente dependente e 4, a um indivíduo completamente independente para as AVDs.

PROVAS DE FUNÇÃO PULMONAR

Por constituir a sede das trocas gasosas, o pulmão é o órgão principal do sistema respiratório e exerce outras funções: participa dos mecanismos que mantêm o equilíbrio térmico e ácido-básico, contribui para a eliminação da água, de poeiras e substâncias voláteis e desempenha outras funções.

A hematose é a principal função do sistema respiratório e traduz-se pela troca gasosa ao nível dos pulmões. Nesse fenômeno, o sangue venoso é arterializado e o dióxido de carbono resultante do metabolismo celular é eliminado.

A respiração pulmonar se realiza em três etapas distintas, porém correlatas, que são reguladas por mecanismos fisiológicos próprios: a ventilação, a perfusão e a difusão.

- A ventilação representa a fase de renovação e de distribuição do ar dentro dos pulmões e encontra-se estreitamente relacionada com os aspectos mecânicos do fole toracopulmonar.

- A perfusão constitui a fase do transporte e da distribuição do sangue venoso pelos capilares pulmonares e relaciona-se intimamente com as características anatômicas e hemodinâmicas do leito vascular pulmonar.

- A difusão corresponde às trocas gasosas, isto é, à passagem do oxigênio do alvéolo para o capilar e do dióxido de carbono do capilar para o alvéolo. O resultado final desse processo é a hematose – a arterialização do sangue venoso misto.

Ventilação pulmonar

A ventilação se processa de forma cíclica pela inspiração e expiração e causa alternadamente a entrada de ar renovado e a eliminação de gás em volumes aproximadamente iguais.

A ventilação alveolar é a quantidade de gás inspirado que chega aos alvéolos a cada minuto. A magnitude dessa ventilação depende de três fatores: a freqüência respiratória, o volume corrente e o espaço morto.

A freqüência respiratória constitui a única medida respiratória usada rotineiramente nos hospitais. Em indivíduos sadios em condições basais, essa freqüência varia entre 12 e 20 movimentos respiratórios por minuto.

O volume corrente, que varia entre 400 ml a 600 ml, é a quantidade de gás que entra ou sai dos pulmões a cada minuto. Esses dados são obtidos facilmente por meio de um espirômetro.

O espaço morto é o volume interno de gás dos condutos aéreos. Existem dois espaços mortos: o anatômico, que corresponde ao volume de gás encontrado desde a cavidade bucal, nariz até os bronquíolos terminais; o fisiológico, que inclui o espaço anatômico e o volume de gás que ventila os alvéolos mal perfundidos. Em indivíduos sadios esses volumes são praticamente iguais.

Volume minuto é a quantidade de ar respirado em um minuto estando o indivíduo em repouso ou exercitando-se. A fórmula do volume minuto é: volume corrente × freqüência.

Ventilação alveolar ocorre à razão de 2 a 2,5 litros por minuto por metro quadrado de superfície corporal. A fórmula é: (volume corrente — espaço morto) × freqüência.

Mecânica respiratória

A mecânica respiratória é a responsável pelos movimentos inspiratórios e expiratórios. As trocas gasosas ocorrem em função de uma certa quantidade de ar inspirado que chega aos alvéolos pulmonares circundados por capilares que recebem adequada quantidade de sangue. Nessa mecânica são considerados dois fatores básicos: as forças e a resistência que determinam o fluxo gasoso para dentro e para fora dos pulmões.

A entrada de ar pela inspiração origina-se de uma atmosfera de pressão mais alta para um local de pressão mais baixa criado pelo ar expandido nos alvéolos devido à dilatação do tórax causada pela contração dos músculos inspiratórios.

A expiração se efetua de forma passiva e depende das forças de retração do tórax e dos pulmões e está também sujeita ao fenômeno da fricção ou resistência não-elástica dos tecidos. A resistência ao fluxo aéreo na árvore brônquica é sempre maior no final da expiração e aumenta apreciavelmente nas condições patológicas devido a um broncoespasmo (asma, bronquite crônica).

Volumes pulmonares

Expressam-se em litros e são considerados primários ou secundários.

Os volumes pulmonares primários são quatro:

1. **Volume corrente** (VC): corresponde à profundidade da respiração e representa o volume de gás inspirado ou expirado em cada respiração.
2. **Volume de reserva inspiratório** (VRI): corresponde ao ar complementar excluído o volume corrente. Representa a quantidade máxima de ar que pode ser inspirado da posição final de uma inspiração normal e tranqüila.
3. **Volume de reserva expiratório** (VRE): ar de reserva ou ar suplementar corresponde ao volume máximo de gás que pode ser expirado no final de uma expiração normal durante uma respiração tranqüila.
4. **Volume residual** (VR): é a capacidade residual ou ar residual e corresponde ao volume de gás que permanece nos pulmões ao final de uma expiração máxima.

▪ Volumes secundários ou capacidades pulmonares

1. **Capacidade vital** (CV): é o maior volume de ar que pode ser expirado depois de uma inspiração máxima ou o maior volume de ar que pode ser inspirado após uma expiração máxima.
   (Fórmula clássica: CV = VRI + VC + VRE)
2. **Capacidade inspiratória** (CI): é o maior volume de ar que pode ser inspirado depois de uma expiração basal.
   (Fómula: CI = VC + VRI)
3. **Capacidade funcional pulmonar** (CRP): volume de ar que permanece nos pulmões ao final de uma expiração basal.
   (Fórmula: CRF = VRE + VR)
4. **Capacidade pulmonar total** (CPT ou CT): é o volume de ar contido nos pulmões ao final de uma inspiração máxima.
   (Fórmula: CPT = VRI + VC + VRE + VR)

Subsídios para o diagnóstico de uma doença pulmonar

O diagnóstico de uma doença pulmonar pode ser feito pela história, pelo exame físico, raios X, tomografia computadorizada, exames de laboratório de patologia clínica. Contudo, esses elementos permitem fazer apenas a avaliação qualitativa da afecção. Para um exame completo é preciso, portanto, quantificar a perda da função pulmonar, aprofundar o diagnóstico ou diagnosticar o que os sinais clínicos ou radiológicos permitem apenas suspeitar, aquilatar a evolução da doença e conhecer os efeitos da terapêutica posta em prática. Esses objetivos podem ser viabilizados mediante a utilização das provas de função pulmonar.

Na verdade, as provas de função pulmonar têm os objetivos a seguir: determinar a causa de sintomas respiratórios não clinicamente aparentes, a presença e o padrão da doença pulmonar; avaliar a gravidade do comprometimento pulmonar, acompanhar o progresso ou a remissão da doença respiratória, avaliar a resposta ao tratamento, fazer a avaliação pré-operatória de pacientes ou avaliar os fatores de risco da doença. Contudo, não obstante sua importância e utilidade, as provas de função pulmonar apresentam as limitações a seguir:

- Não fornecem o diagnóstico anatomopatológico.
- Não localizam o processo mórbido.
- Quando normais, não afastam a presença de doença pulmonar.
- Não substituem outros exames tais como: a anamnese, o estudo radiológico e os exames bacteriológico, broncoscópico e anatomopatológico.
- Isoladamente, não fornecem informações sobre todos os aspectos da função pulmonar.

Provas de função pulmonar

Em síntese, as provas de função pulmonar informam essencialmente as condições da capacidade do sistema para desempenhar suas atividades básicas: a ventilação e a perfusão.

O diagnóstico da função pulmonar é realizado com as provas a seguir:

- Provas de ventilação (volume pulmonar e taxa de fluxo): espirometria direta, espirometria indireta, pletismografia (medição e registro do volume do pulmão).
- Provas da mecânica pulmonar (pletismografia corporal e suas técnicas).
- Medida da capacidade de difusão pulmonar usando monóxido de carbono.
- Medida dos gases sanguíneos.

As provas acima mencionadas medem: o volume e a capacidade pulmonar; as taxas de fluxo aéreo (capacidade vital forçada, volume expiratório forçado em 1 segundo, pico da taxa de expiração, o pico de fluxo inspiratório máximo de ventilação); a capacidade de difusão pulmonar; os gases sanguíneos.

Medidas de capacidade vital (CV)

As medidas da capacidade vital (CV) e de seus componentes (volume de reserva inspiratório, expiratório e volume corrente) são tomadas pela espirometria. Primeiramente, registram-se as curvas da inspiração e da expiração tranqüilas; num segundo tempo o paciente é instruído a inspirar profundamente e em seguida expirar ao máximo. Os valores obtidos da capacidade vital são comparados com valores normais de grupos semelhantes.

As fórmulas utilizadas para indivíduos de 15 anos revelam os dados a seguir:

1. **Para o homem:**
 = 27,63 – (0,112 × idade × altura em cm) (CV expressa em ml)
2. **Para a mulher:**
 = 21,78 – (0,101 × idade × altura em cm) (CV expressa em ml)

Medida do volume residual e da capacidade residual funcional

Essas medidas não podem ser feitas diretamente como as anteriores. Há necessidade de utilizar métodos de circuito aberto ou fechado, usando-se gases relativamente insolúveis no sangue e no tecido pulmonar. Com qualquer dos métodos citados calcula-se a capacidade residual funcional da qual é subtraído o volume de reserva expiratório, obtendo-se assim o volume residual. O aumento do volume residual sem concomitante aumento da capacidade pulmonar sugere diminuição da capacidade vital.

Capacidade vital forçada

Constitui o exame espirográfico mais amplamente utilizado. Sua execução é bastante simples, porém deve ser acompanhada por um operador bem-treinado.

A prova compreende as etapas a seguir sumariamente descritas:

- ❑ Paciente em posição sentada.
- ❑ Realiza 3 ou 4 inspirações profundas.
- ❑ Com as narinas ocluídas por uma pinça, o paciente é conectado ao espirógrafo.
- ❑ Após 5 ciclos inspiratórios basais o paciente inspira até alcançar a capacidade pulmonar total e conserva-se nessa posição durante brevíssima pausa.

O registro gráfico da prova é uma curva de volume *versus* tempo, designada espirograma forçado convencional, em que são medidos os parâmetros: 1) a capacidade total forçada (CVF); 2) volume expiratório forçado no primeiro segundo (VEF_1); 3) relação VEF_1/CVF; 4) fluxo expiratório forçado entre 25% e 75% da capacidade vital forçada (FEF_{25-75}); 5) tempo expiratório forçado entre 25% e 75% da capacidade vital forçada (TEF_{25-75}).

Usualmente, a prova é feita com um espirógrafo. O registro gráfico obtido em papel, com o quimógrafo girando em alta velocidade, revela uma curva de volume *versus* tempo designada espirograma forçado convencional. A alternativa está no emprego do pneumotógrafo (medidor de fluxos), em que o sinal de volume é obtido pela integração eletrônica do sinal de volume.

No espirograma forçado convencional, são os seguintes os parâmetros medidos: CVF, VEF_1, relação VEF_1/CVF, fluxo expiratório forçado entre 25% e 75% da CVF, tempo expiratório forçado entre 25% e 75% da CVF.

Espirógrafos

Os espirógrafos são aparelhos empregados usualmente para medir a capacidade vital e suas subdivisões. Os tradicionais são constituídos pelos elementos a seguir:

A) Um dispositivo para acumular os volumes respiratórios expirados pelo paciente, o fole (cilindro dotado de um pistão deslizante) e uma campânula com capacidade para 7 a 10 litros imersa em água.

B) Um gerador de gráficos (pena registradora e quimógrafo de várias velocidades).
C) Uma ou duas tubulações flexíveis, usualmente chamadas de "traquéias", para conectar-se ao acumulador de volume através de uma peça bucal.

O espirógrafo incorpora um recipiente contendo uma substância capaz de absorver o CO_2 das expirações e um sistema que reponha o O_2 consumido para prevenir que a mistura gasosa se torne hipóxica e hipercárbica.

Os movimentos da pena registradora são produzidos pelas alterações do volume do acumulador causadas pelas expirações e inspirações do paciente. Cada milímetro de deslocamento vertical da pena corresponde a um volume conhecido de gás. A ventilação basal e a capacidade vital são registradas usando-se velocidades baixas do quimógrafo (24, 30 ou 32 movimentos/minuto, dependendo do aparelho).

Provas farmacodinâmicas

Consistem na aplicação de estímulos por via inalatória que atuam sobre a árvore brônquica e causam broncodilatação (prova broncodilatadora, PBD) ou broncoconstrição (prova broncoconstritora, PBC).

A PBD pode fornecer duas informações importantes:

- Determinar a reversibilidade ou não-reversibilidade da obstrução das vias aéreas de um paciente.
- Verificar a eficácia de um broncodilatador em um paciente com obstrução das vias aéreas reconhecidamente reversível.

A prova citada anteriormente consiste essencialmente em manobras de CVF antes e 15 minutos depois da inalação do aerossol de um agonista beta-2 (substância simpaticomimética com ação seletiva sobre os receptores beta-2-adrenérgicos da árvore brônquica).

A PBC tem por objetivo avaliar e quantificar a hiper-responsividade brônquica do indivíduo examinado mediante a aplicação de estímulos inespecíficos ou específicos.

Os estímulos inespecíficos podem ser a inalação de histamina, metacolina, carbacol, ar frio, água destilada, que atuam sem a necessidade de qualquer sensibilização prévia. Em doses baixas, causam obstrução em asmáticos, que surge em poucos minutos e desaparece dentro de 1 a 2 horas.

Os estímulos específicos (alérgenos e os sensibilizantes químicos) causam broncoconstrição somente em indivíduos previamente sensibilizados.

BIBLIOGRAFIA

Cole TM. Goniometria. In: Kottke F, Stillwell GK, Lemann JF-K. *Tratado de Medicina Física e de Reabilitação.* São Paulo: Manole, 1984. 19-32p.

Daniels L, Williams M, Worthingham C. *Pruebas funcionales musculares – técnicas manuais de exploração.* México: Interamericana, 1957.

Forcade A Ferrari, de Castellet F. *Fisiatria.* Delta Editorial, 1973. 35-40p.

Lianza S. Teste muscular. In: Leitão RE de Araújo, Leitão V de Araújo. *Clínica de Reabilitação.* São Paulo: Atheneu, 1995. 85-90p.

Tobis JS. Testes musculares. In: Kottke F, Stillwell GK, Lehman JK. *Tratado de Medicina Física e de Reabilitação.* São Paulo: Manole, 1984. 33-55p.

CAPÍTULO 5

Reabilitação em Algumas Especialidades Médicas

Neurologia

HEMIPLEGIA

A hemiplegia é uma das incapacidades mais comuns na clínica e tem como causa principal os acidentes vasculares cerebrais (AVC), cuja incidência aumenta com a idade. A freqüência com que os hemiplégicos procuram os serviços de saúde continua a representar uma rotina e um desafio para os médicos e para a reabilitação. Contudo, afortunadamente, tornou-se quase consenso que a identificação de todos os fatores intervenientes neste tipo de incapacidade, associada ao conhecimento dos vários métodos terapêuticos, permite traçar com razoável eficiência um programa reabilitatório para o paciente em questão.

CIRCULAÇÃO CEREBRAL – NOÇÕES BÁSICAS

A circulação cerebral é feita por dois sistemas arteriais: o da carótida interna e o vertebrobasilar. Destes sistemas de artérias surgem os vasos para o cérebro, citados a seguir:

A) As artérias cerebrais anteriores, que se anastamosam entre si, distribuem-se pela face interna dos hemisférios até o território da cerebral posterior.

B) A cerebral média (a artéria da hemorragia cerebral), que penetra na cissura de Sylvius e irriga a maior parte da face externa do hemisfério, inclusive o lobo frontal e outras estruturas.

C) A artéria coroidiana anterior, que contorna o pedúnculo cerebral e irriga a radiação óptica, o corpo geniculado externo, as cápulas interna e externa.
D) A artéria comunicante anterior, que faz a união entre a carótida interna e a cerebral posterior e fornece ramos para o tálamo, hipotálamo, cápsula interna, corpo de Luys e base do pedúnculo.

ETIOLOGIA

Constituem causas da hemiplegia: as doenças vasculares cerebrais, os traumatismos cranioencefálicos, os tumores, as doenças infecciosas, as lesões congênitas, outras. As mais comuns são as doenças vasculares cerebrais, que atingem qualquer grupo etário e ambos os sexos. A hemorragia cerebral, mais freqüente entre os 40 e os 60 anos, é raramente observada antes dos 40 anos de idade. O enfarte cerebral é mais freqüente entre os 60 e os 80 anos. A embolia tem incidência mais elevada entre os 50 e os 60 anos. A trombose, a embolia e a hemorragia, pela ordem de freqüência, dominam largamente as causas da hemiplegia. A arteriosclerose e a hipertensão arterial são os mais importantes responsáveis pelo desencadeamento dos acidentes vasculares cerebrais.

Trombose cerebral (AVC isquêmico)

A trombose cerebral determina oclusão arterial, e esta provoca isquemia e alteração metabólica dos tecidos. Pode ocorrer durante o sono, de forma que o paciente, ao acordar, descobre sua paralisia. Freqüentemente, a consciência fica preservada, ou observa-se confusão mental.

No AVC isquêmico da artéria cerebral média ocorrerão distúrbios das funções motoras e também das funções sensoriais e da fala; no envolvimento da artéria cerebral anterior observa-se maior acometimento motor do membro inferior; tratando-se de obstrução da artéria cerebral posterior, será observada hemianopsia homônima cruzada.

Embolia cerebral

Trata-se de um AVC isquêmico provocado por um fragmento de sangue coagulado, de tumor, de gordura, ar ou outra substância estranha que obstrua a artéria. O quadro clínico apresentado pelo paciente é o mesmo da trombose, mas aqui aparece também vasoespasmo. A embolia associa-se freqüentemente com a estenose mitral, a febre reumática, a trombose coronária e a fibrilação auricular. Os pacientes obtêm usualmente recuperação um pouco mais ampla do que os acometidos por outros tipos de acidente vascular.

Hemorragia cerebral

As causas da ruptura de uma artéria cerebral (cerebral média, vg.) compreendem: a arteriosclerose e a hipertensão, o aneurisma, uma doença hemorrágica, um traumatismo craniano e os tumores. Cerca de 80% das hemorragias cerebrais são fatais. A hemorragia cerebral é responsável pelas deficiências físicas mais graves e pela recuperação mais limitada.

O início da hemorragia é sempre súbito e pode ocorrer em conseqüência de excitação mental, esforços físicos ou mesmo durante o sono. O paciente se queixa de forte cefaléia súbita, pode vomitar, e quase sempre entra em coma em poucos minutos. Quando a cápsula interna é atingida, observa-se respiração profunda e estertorosa, a cabeça e os olhos giram na direção da lesão. Usualmente, este AVC causa paralisia do dimídio oposto ao da lesão. Observa-se também paralisia facial do tipo central. A incontinência urinária é comum após o AVC.

INCAPACIDADES GERADAS PELO AVC

Uma visão abrangente das conseqüências geradas pela lesão do AVC e, portanto da incapacidade, evidencia quatro aspectos:

1. **Acometimento visceral**: envolve o sistema cardiorrespiratório (transferências, exercícios de recuperação motora, deambulação).
2. **Comprometimento musculoesquelético e artroligamentar, nervoso periférico**: retrações dos tecidos musculoligamentares, neuropatias compressivas.
3. **Comprometimento do hemicorpo afetado pela lesão do SNC**: paralisia, hipertonia, artropatia.
4. **Alterações das funções corticais superiores, que atingem também o lado sadio**: déficits graves de linguagem e de percepção, de autotopognosia, de atenção, de memória.

Do ponto de vista puramente motor, conforme a localização e a extensão da área cerebral lesada, a hemiplegia caracteriza-se por: paralisia de um dimídio corporal, paralisia predominante no membro inferior, paralisia predominante no membro superior, hemiplegia bilateral (quadriplegia), paralisia apenas da mão (muito rara). A mais comum é a mencionada em primeiro lugar.

TRATAMENTO DE REABILITAÇÃO – PRINCÍPIOS

Envolve quatro etapas:

1. **Fase aguda pós-AVC (período de 1 a 14 dias)**: compreende a atenção à disfagia, às conseqüências da imobilidade (úlceras de pressão, encurtamentos tendinosos), incontinência urinária e obstipação.
2. **Fase subaguda pós-AVC (período de 15-90 dias)**: atenção clínica e de enfermagem ao aparelho cardiovascular e respiratório, à espasticidade, à dor, ao problema neuropsiquiátrico, à proteção contra quedas e fraturas.
3. **Fase subaguda pós-AVC, da fisioterapia**: quando se aplicam as técnicas de facilitação neuromuscular, o método Bobath, o início da deambulação, a deambulação com a ajuda de *splints*, bengalas, FES; associa-se a essas técnicas a terapia ocupacional (treino cognitivo, AVD, técnicas de transferência); atenção ao membro superior, fonoaudiologia, assistência social e reabilitação profissional.
4. **Fase crônica pós-AVC**: a família e o paciente assumem a responsabilidade de continuar o programa de reabilitação de forma ativa e dinâmica, evitando a conduta de uma ou duas sessões de fisioterapia por semana, considerada inútil pelos especialistas.

DOENÇAS CONCOMITANTES AO AVC

Afecções prévias

São exemplos: uma hemiplegia anterior, a presença de uma polineuropatia diabética, antiga espondilose, com ou sem radiculopatia, uma lombalgia crônica, a doença de Parkinson, a artrite reumatóide, o membro sadio amputado. Estas condições criam dificuldades que podem alterar significativamente o potencial de reabilitação do paciente.

Hemiplegia no dimídio homólogo

É um problema que acomete gravemente pessoas idosas. Tais pacientes tornam-se quadriplégicos, e por este motivo a reabilitação é bastante limitada e difícil.

Afecção pulmonar (DPOC) ou cardíaca grave

Qualquer uma dessas condições pode obstruir consideravelmente o tratamento reabilitatório.

COMPLICAÇÕES DA HEMIPLEGIA

Os acidentes vasculares cerebrais deixam, via de regra, seqüelas graves e incapacitantes das funções motoras, da fala e linguagem, visuais e psicológicas. Associam-se igualmente a doenças concomitantes e complicações clínicas que dificultam consideravelmente a reabilitação do paciente.

Afecções que dificultam a reabilitação

▪ Instabilidade postural

É observada nas fases aguda e subaguda pós-AVC. Alguns pacientes não têm equilíbrio sequer para manterem-se sentados. Há forte risco de queda. O tratamento requer treino diário cuidadoso das reações posturais na posição sentada.

▪ Alterações psicológicas

Uma doença cerebrovascular e as dramáticas alterações físicas que dela se originam geram profundas alterações emocionais e psicológicas no paciente. A agitação psicomotora e o estado de confusão mental manifestam-se durante a fase aguda pós-AVC, mas desaparecem usualmente no curso de poucos dias. As alterações psicológicas preexistentes podem exacerbar-se após o AVC e interferir com a motivação para o processo de reabilitação. Ademais, é possível desenvolver-se um quadro depressivo em cerca de 40% a 50% dos pacientes.

Em alguns hemiplégicos observa-se o choro patológico, que se manifesta de súbito ao menor estímulo verbal. Não é um choro emocional; resulta da lesão bilateral das vias corticos-subcorticais relacionadas com o controle da emoção (síndrome bulbar supranuclear). Ocorre em pacientes que sofrem AVC de repetição.

▪ Disfagia

A dificuldade para deglutir manifesta-se durante as fases aguda e subaguda pós-AVC e pode comprometer gravemente a alimentação e a hidratação do paciente. Nestas circunstâncias, cabe a intervenção da fonoaudióloga para treinamento da deglutição. Um teste corretamente executado fornece o índice de segurança para iniciar a alimentação normal.

▪ Alterações da fala e linguagem

Apreciável número de hemiplégicos apresenta comprometimento da fala e da compreensão da linguagem. Tais alterações são oriundas da disartria e da afasia.

▪ Disartria

Caracteriza-se pela incapacidade do paciente de formar apropriadamente as palavras ou articular sons devido a paralisia ou fraqueza dos músculos dos lábios, da língua e da laringe. Trata-se de uma situação freqüente durante a fase aguda do AVC, que evolui favoravelmente em algumas semanas quando o paciente é submetido à terapia da fala.

▪ Afasia

É um grave distúrbio da linguagem. Ocorre nas lesões do hemisfério dominante quando a lesão envolve a face posterior do giro frontal inferior. A afasia pode ser classificada em: de Broca, de Wernicke, surdez verbal e afasia de condução.

A afasia de Broca resulta da associação de distúrbios ártricos a redução da espontaneidade verbal; a afasia de Wernicke caracteriza-se pela linguagem normalmente articulada, mas de conteúdo mais ou menos incompreensível devido ao uso inapropriado das palavras e dos fonemas; a surdez verbal envolve a perda da compreensão da linguagem oral e a impossibilidade de repetição; a afasia de condução é reconhecida pela linguagem espontânea rica em parafasias fonêmicas ou verbais e preservação da compreensão, mas apresentando severa desorganização da repetição.

▪ Paralisia facial central

Pode manifestar-se de forma discreta, moderada ou grave, na forma de quem fuma cachimbo. A intensidade da paralisia depende da extensão da lesão cerebral. Não tem tratamento.

▪ Apraxia

É um distúrbio da habilidade de conceber, formular e executar atos voluntários refinados quando existe capacidade motora suficiente para realizar o referido ato. Diz respeito aos distúrbios da execução dos movimentos adquiridos, diferentes, portanto, daqueles atribuíveis à paresia muscular.

▪ Flacidez permanente

Constitui importante problema para a deambulação quando acomete o membro inferior. Havendo espasticidade, a hipertonia muscular funciona como suporte antigravitário e o paciente consegue sustentar o peso do corpo sobre as pernas. Havendo flacidez, a estabilidade do pé torna-se difícil ou impossível devido à incapacidade de manter o joelho estendido e o pé estável. Nestas circunstâncias, podem-se usar dois recursos: a) uma órtese longa de perna que mantenha o joelho bloqueado em extensão ou uma órtese curta de perna que estabilize o tornozelo e possibilite o controle do joelho; b) uma órtese eletrônica (FES) associada ou não a uma órtese comum.

▪ Espasticidade

Começa a desenvolver-se nos músculos posturais entre 2 dias ou semanas. A espasticidade que se instala nos extensores do quadril e do joelho (antigravitários) representa uma ajuda real para a posição ereta e a marcha. Contudo, tem também seu aspecto desfavorável, por propiciar a instalação do pé eqüino e aumentar o comprimento do membro inferior, obrigando a inclinação do corpo para o lado não-afetado e determinando a circundução no ato da ambulação.

Na extremidade superior, a espasticidade manifesta-se nos músculos flexores e torna-se relativamente favorável para o doente, pois coloca o braço numa posição mais protegida do que se estivesse inerte.

- **Alterações visuais**

A alteração visual mais comum é a hemianopsia homônima, responsável pela perturbação do campo visual, mormente da visão vertical, que obriga o paciente a girar a cabeça para verificar por onde está andando a fim de evitar um esbarrão. Este problema precisa ser considerado pelo médico e pelo fisioterapeuta, que devem alertar o paciente sobre o risco de traumatismo.

OUTRAS COMPLICAÇÕES DA HEMIPLEGIA

Devem ser citadas: o ombro doloroso, as úlceras de pressão, as quedas e fraturas e a exacerbação da artrose coxofemoral e do joelho.

PROGRAMA DE REABILITAÇÃO

O tratamento reabilitatório do hemiplégico supõe uma empresa difícil, mas não infrutífera, devido a duas conquistas da medicina de reabilitação:

1. O conhecimento dos fatores intervenientes da hemiplegia e o domínio de todos os métodos terapêuticos modernos que lhe são aplicados.
2. A verificação cientificamente confirmada de melhoras por vezes dramáticas de pacientes que apresentavam intensa paralisia.

Fases do tratamento de reabilitação

A reabilitação do hemiplégico envolve uma seqüência de medidas terapêuticas e de reeducação, aplicadas de acordo com as fases clínicas que o paciente atravessa após o acidente vascular cerebral:

1. **Fase aguda pós-AVC (período de 1 a 14 dias):** compreende o tratamento da disfagia, a prevenção das úlceras de pressão e dos encurtamentos tendinosos, a reeducação da incontinência urinária, das fezes e da obstipação.
2. **Fase subaguda pós-AVC (período de 15-90 dias):** envolve atenção clínica ao aparelho cardiovascular e respiratório; cuidados ao posicionamento no leito, tratamento da espasticidade; atenção aos problemas psicológicos.
3. **Fase da fisioterapia recuperadora e da reabilitação neurofisiológica:** compreende a administração da fisioterapia, as técnicas de facilitação neuromuscular, o método Bobath, o início da deambulação, a deambulação com a ajuda de *splints*, bengalas, FES. Nesta fase, iniciam-se também a terapia ocupacional, a atenção ao membro superior, a fonoaudiologia, a assistência social e a avaliação da reabilitação profissional.
4. **Fase crônica pós-AVC:** envolve a responsabilidade da família em continuar o programa de reabilitação de forma ativa e dinâmica, a reintegração social e a reabilitação profissional do paciente.

Tratamento na fase aguda pós-AVC

Envolve o tratamento da disfagia, a prevenção das úlceras de pressão, dos encurtamentos tendinosos e do tromboembolismo; a reeducação do controle da urina, de fezes e da obstipação.

■ Disfagia

A dificuldade para deglutir manifesta-se durante as fases aguda e subaguda pós-AVC, compromete gravemente a alimentação e a hidratação do paciente e obriga a administração venosa de soro fisiológico. Este recurso hidrata o paciente, mas não provê a quantidade de calorias necessárias. A alimentação oral será iniciada quando houver controle da dispraxia labiobucal e certeza do desaparecimento do risco de aspiração. Esta situação se manifesta sobretudo quando o paciente tenta ingerir comida sólida e tem dificuldade em executar a manipulação oral do bolo. Um teste fonoaudiológico corretamente executado fornece o índice de segurança para iniciar a alimentação normal.

■ Prevenção das conseqüências da imobilidade

Estão em jogo aqui principalmente as úlceras de pressão, as posições viciosas, os encurtamentos tendinosos e o tromboembolismo do membro inferior. No que tange às úlceras de pressão, é de primordial importância a tarefa da enfermeira. As úlceras são evitadas mediante freqüentes mudanças de posição do paciente no leito. As posições viciosas dos membros constituem também um problema e devem ser evitadas pelo bom posicionamento do paciente no leito. Um outro motivo de atenção deve ser dispensado à movimentação passiva dos membros inferiores com vistas à prevenção do tromboembolismo.

■ Controle da urina e das fezes

A incontinência urinária é freqüente nos pacientes que sofreram AVC, especialmente na hemorragia cerebral. O problema exige obviamente cateterização ou outra forma de drenagem urinária. É corriqueira a colocação de um preservativo conectado a um depósito para coletar a urina. Tão logo o paciente esteja em condições de compreender e executar uma orientação adequada, pode-se usar um programa de treinamento da bexiga, em condições semelhantes ao recomendado para lesados medulares.

Tratamento na fase subaguda pós-AVC

Envolve a continuação dos cuidados médicos e de enfermagem no que tange ao aparelho cardiovascular e respiratório e o início do tratamento contra a espasticidade, a dor e os problemas psicológicos. Essas duas primeiras fases do tratamento de fisioterapia são intercomunicantes. Esta segunda etapa contém técnicas de tratamento que devem continuar até perderem sua justificativa. Os cuidados cardiológicos em geral se atenuam quando as condições clínicas do paciente se estabilizam.

■ Tratamento da espasticidade

Os sinais de hipertonia no dimídio corporal afetado manifestam-se a partir de 24-48 horas após o AVC. Os medicamentos miorrelaxantes (Baclofen, os benzodiazepínicos, o dantrolene sódico), apesar de efeitos questionáveis, devem ser usados na fase da fisioterapia. A espasticidade será tratada com maior detalhe em título próprio (Sérgio Lianza).

■ Alterações psicológicas

Uma doença cerebrovascular e as dramáticas alterações físicas que dela se originam geram profundas alterações emocionais e psicológicas no paciente.

As alterações psicológicas preexistentes ao AVC podem exacerbar e interferir com a motivação para o processo de reabilitação. É possível desenvolver-se um quadro depressivo em cerca de 40% a 50% dos pacientes.

Em alguns hemiplégicos observa-se o choro patológico, que se manifesta de súbito ao menor estímulo verbal. Não é um choro emocional; resulta da lesão bilateral das vias corticos-subcorticais relacionadas com o controle da emoção (síndrome bulbar supranuclear). Ocorre em pacientes que sofrem AVC de repetição.

Tratamento na fase da fisioterapia recuperadora

Esta fase envolve a continuação das atividades praticadas no leito e um programa amplo de recuperação motora. O tratamento agora passa a ser feito no colchão, entre paralelas, depois fora das paralelas, com e sem bengalas. Administram-se as técnicas de facilitação neuromuscular, do método Bobath. Concomitantemente, atuam a terapia ocupacional a fonoaudiologia a assistência social.

No colchão, o paciente realiza rolamentos, "ponte", quadrupedismo, oscilações do corpo na posição sentada, movimentos que antes praticava no leito de forma limitada. E submete-se a *biofeedback,* recomendado por Knott e Voss, Brunstromm e Bobath. Inicia a deambulação, depois a deambulação com o emprego do FES e dos *splints*, bengalas e órteses.

■ Fonoaudiologia

Apreciável número de hemiplégicos apresenta comprometimento da fala e da compreensão da linguagem: a disartria e a afasia.

A disartria caracteriza-se pela incapacidade do paciente de formar apropriadamente as palavras ou articular sons devido à paralisia ou fraqueza dos músculos dos lábios, da língua e da laringe. Trata-se de uma situação freqüente durante a fase aguda do AVC, que evolui favoravelmente com a terapia da fala.

A afasia é um grave transtorno da linguagem. Ocorre nas lesões do hemisfério dominante quando a lesão envolve a face posterior do giros frontal inferior. A afasia pode ser classificada em: de Broca, de Wernicke, surdez verbal e afasia de condução.

A participação da fonoaudióloga no tratamento da disartria e da afasia começa muito cedo. Durante a primeira ou as 2 primeiras semanas de hospitalização, a fonoaudióloga pode auxiliar a enfermagem e a família a viabilizar a alimentação e a comunicação mediante técnicas compensadoras.

A terapia da fala na hemiplegia assume como princípios dar prioridade ao componente receptivo e paralelamente ao componente emissivo. À medida que avança, o tratamento valoriza como respostas as expressões faciais ou gestuais ou outras intenções de comunicação. Devota esforços para desenvolver a atenção e a compreensão do paciente. Visando ao nível da compreensão, utiliza solicitações contextuais simples, curtas e lentas, aumentando gradualmente a complexidade. E seguem-se outros artifícios, até conseguir ou não o resultado desejado: a recuperação da fala.

Tratamento na quarta fase do tratamento

Por avaliação, supondo-se ter-se alcançado o grau máximo possível de recuperação motora, adota-se nova orientação com o objetivo de conservar os resultados obtidos. Têm indicação a prática de exercícios e de atividade física prazerosa que mantenha o paciente em boas condições de saúde (reuniões sociais ou atividades recreativas escolhidas pelo próprio paciente). A musicoterapia é também recomendada.Uma palavra poderia ser dita sobre a duração do tratamento do hemiplégico. Talvez seja aceitável interromper o tratamento no serviço de reabilitação após alcançar a meta para o paciente e para a família, traduzida pelas atitudes a seguir: habituarem-se com a forma de andar do hemiplégico e a maneira como executa suas atividades de vida diária. O critério para a reinstituição ou não do tratamento estaria baseado nas alterações da funcionalidade: deterioração ou melhora.

PREVENÇÃO DA HEMIPLEGIA

Tratamento da fase aguda do AVC

Durante séculos, os acidentes vasculares cerebrais (AVC) deixaram um rastro de pacientes com hemiplegia e diversas complicações clínicas. A conduta adotada em relação ao atendimento dos pacientes era ineficaz para evitar a desdita das seqüelas causadas pelo transtorno vascular.

Só recentemente surgiram recomendações decisivas concernentes ao momento adequado de atuação dos clínicos e neurologistas para evitar as seqüelas do AVC. A nova conduta foi implantada quando se reconheceu nesta condição uma emergência médica e o tratamento evoluiu para a ação imediata realizada por uma equipe experiente, atuando nas chamadas "Unidades de AVC", criadas em muitos hospitais. A experiência se desenvolveu e tem mostrado resultados surpreendentes.

A nova concepção clínica de tratamento da fase aguda dos AVCs estabelece o princípio de atendimento do paciente no espaço de tempo máximo de 3 horas como condição para evitar lesão grave do sistema nervoso central e envolve a seqüência de providências a seguir.

▪ Fase de investigação clínica

Tomografia computadorizada imediata do crânio após o TCE, repetida após 24 e 48 horas; ressonância magnética encefálica com espectroscopia; avaliação cardíaca (eletrocardiograma, radiografia do tórax e ecocardiograma com Doppler transtorácico ou transesofágico; angiografia cerebral (realizada na hemorragia subaracnóidea (HSA) ou AVC hemorrágico; exame do líquido cefalorraquiano quando há suspeita de HSA com TC negativa; exames sanguíneos, que precisam ser realizados em caráter de emergência: hemograma completo, dosagem da glicose, creatinina, uréia, eletrólitos; gasometria arterial, coagulograma, dosagem do colesterol total.

▪ Controle das condições fisiológicas

Serão mencionados somente os não-controversos: pressão arterial, glicemia, temperatura; hiperventilação; antiagregação plaquetária; administração de anticoagulantes; trombolíticos; antiedematosos.

▪ Controle da pressão arterial

No AVC isquêmico há controvérsias devido ao risco de deterioração neurológica com o emprego de anti-hipertensivos. Recomendação: nenhum tratamento ou tratamento mínimo na fase inicial na hipertensão leve ou moderada.

- **Controle da glicemia**

A hiperglicemia pode ser prejudicial ao cérebro na fase aguda do AVC. O diabetes pode agravar o prognóstico do AVC.

- **Controle da temperatura**

Durante a fase isquêmica do AVC, o aumento da temperatura exacerba lesão neurológica. Portanto, é preciso tratar a hipertermia.

- **Antiagregação plaquetária**

A administração do ácido acetilsalicílico é recomendada nas doses de 200 mg a 500 mg ao dia.

- **Antiedematosos**

Se observados benefícios, o medicamento deve ser usado, porquanto o edema é a principal causa de complicações e de óbito após o AVC.

Contudo, o ápice da intervenção médica compreende a introdução de uma sonda finíssima pela artéria femoral, destinada a alcançar a artéria cerebral posterior e injetar uma substância trombolítica na área do acidente vascular.

ESCLEROSE MÚLTIPLA

A esclerose em placas (EP) ou esclerose múltipla (EM) caracteriza-se pela desmielinização do cérebro, cerebelo e medula espinhal, portanto, de todo o sistema nervoso central. Afeta adolescentes e adultos jovens de 20 a 30 anos de idade, e a incidência nas mulheres é quase duas vezes maior do que nos homens. Evolui em surtos de gravidade desigual, a intervalos variáveis, que aparecem em meses ou anos. Após cada surto ocorre uma fase de remissão, seguida de seqüelas definitivas, progressivas e crescentes.

Este comportamento da esclerose múltipla tem por substrato a irrupção de focos inflamatórios de desmielinização disseminados, de tamanho variável, no encéfalo e na medula, que apresentam tendência a endurecer-se em placas, devido à proliferação da neuróglia, o que contribui para dar ao processo a característica de uma esclerose. Em pontos localizados, as fibras nervosas perdem suas bainhas de mielina, sem perda imediata dos cilindros-eixo.

ETIOLOGIA

A causa é ainda desconhecida. Atualmente, três teorias buscam explicar a gênese da EM: 1) a que envolve fatores genéticos, baseada no achado de antígenos HLA nos pacientes; 2) a que julga a doença como resultante de um mecanismo auto-imune; 3) outra que a considera causada por uma infecção direta, talvez por um vírus lento (do herpes?). É possível que a EM tenha origem no conjunto desses fatores.

QUADRO CLÍNICO

Os sintomas têm início insidioso por um quadro de fadiga fácil, de pouca energia, dores musculares e articulares de difícil localização e perda ponderal. Estas queixas podem durar meses antes de aparecerem as primeiras manifestações neurológicas, que podem surgir subitamente. De modo geral, a paralisia dos membros inferiores é habitualmente mais grave do que nos membros superiores, que também apresentam espasticidade mais precoce. Após uma evolução prolongada, o paciente apresenta paraparesia ou paraplegia espástica, com intensa exaltação dos reflexos profundos nos membros inferiores, e clono.

De forma mais detalhada, eis os sinais e sintomas dessas manifestações: fraqueza e/ou fadiga, neurite óptica, diplopia (visão dupla), vômitos, a tríade de Charcot (fala arrastada, tremor de intenção, nistagmo), formigamento nos membros, marcha atáxica, vertigens, disfunção urinária. E por vezes, também um estado de euforia (alegria patológica) relacionada com lesões da substância branca do lobo frontal provocada pela medicação corticosteróide.

EVOLUÇÃO DA EM

A esclerose em placas começa de forma aguda e evolui geralmente por surtos. Os sinais e sintomas estão relacionados com o comprometimento dos nervos ópticos, do tronco cerebral, do cerebelo e da medula espinhal. Em 30% a 40% dos pacientes podem ser observadas ataxia espástica e alterações sensoriais profundas das extremidades. Estes sintomas resultam da perda da capacidade condutora dos cilindros-eixo das fibras nervosas determinada pela desmielinização. Estes graves sintomas têm tendência à remissão, que no entanto nunca chega a ser total. Deficiências residuais permanecem de cada surto. Entretanto, em alguns casos, é possível o retorno à atividade profissional após os primeiros surtos. Caso receba uma boa assistência médica, o paciente pode viver muitos anos, apesar da paraplegia. Numa perspectiva de Xhardez (1982), do ponto de vista da incapacidade física, poder-se-iam diferenciar quatro fases na EM:

- *Estágio I*: é ainda possível ao paciente o desempenho da atividade profissional.
- *Estágio II*: paciente semi-independente. Presença de paralisias, alterações do tônus muscular, incoordenação motora e perda de equilíbrio.
- *Estágio III*: dependência importante. Graves deficiências motoras, distúrbios cerebelosos e vestibulares.
- *Estágio IV*: estado grabatário.

TRATAMENTO

O tratamento clínico consiste em administrar remédios que reduzam a freqüência dos surtos e a progressão da doença (metilprednisolona, ACTH, azatioprina). Inclui também os miorrelaxantes, os antidepressivos etc.

REABILITAÇÃO

O programa de reabilitação tem por princípios: reduzir as alterações do tônus muscular, favorecer o aprendizado das habilidades motoras prejudicadas, melhorar a qualidade dos padrões de movimentos, apoiar o paciente para manter sua motivação e sua cooperação, para reforçar a terapia. Demais disso, é preciso educá-lo para enfrentar os sintomas da EM e aumentar a capacidade cardiorrespiratória, aumentando assim a resistência ao esforço físico.

FISIOTERAPIA

Deve ser individualizada e considerar o estado de fraqueza do paciente. No início, estão indicados os exercícios passivos ou ativo-assistidos para manter a amplitude dos movimentos durante os ataques de paralisia; o emprego de gelo para reduzir a espasticidade; a administração de miorrelaxantes. Posteriormente, em alguns casos, treino de cadeira de rodas; treino com bengalas ou muletas para possibilitar a marcha; treino de AVD e psicoterapia. Observe-se que os recursos reabilitatórios devem ser usados de acordo com o estado das funções neuromusculares. Quando o paciente pode levantar-se, os exercícios são praticados em sedestação sobre a borda do leito e em bipedestação com atitude postural correta. A fim de evitar o arrastamento das pontas dos pés durante a marcha, o paciente deve aprender a fazer a contração voluntária dos músculos flexores dorsais dos pés. Na vigência da ataxia, é necessário que o paciente movimente os braços de modo simultâneo e coordenado durante a marcha, a fim de aumentar a estabilidade. Aqui, têm indicação os exercícios de coordenação motora de Frenkel. São recomendações úteis ao paciente: pela manhã, evitar o cansaço, os ambientes quentes (usar ar condicionado se necessário), repouso após os exercícios.

ESCLEROSE LATERAL AMIOTRÓFICA (ELA)

É a forma mais freqüente de doença do neurônio motor em adultos. Sua particularidade principal está em ser uma doença degenerativa progressiva que atinge tanto os neurônios motores superiores como inferiores. Acomete, via de regra, pessoas com idade em torno de 55 anos.

A esclerose lateral amiotrófica (ELA) caracteriza-se pelas lesões seletivas do sistema nervoso responsável pelos movimentos voluntários. Essa asserção é confirmada pela ausência de comprometimento de outras vias nervosas: da sensibilidade, da cognição, das funções nervosas autônomas e de outros sistemas. A doença limita-se ao sistema motor voluntário, onde ocorre progressiva degeneração dos feixes corticoespinhais e dos neurônios motores tipo alfa.

Anatomia patológica

As alterações patológicas são, via de regra, inespecíficas, mas sumamente características da doença. Observam-se diminuição quantitativa dos grandes neurônios motores das células das pontas anteriores da medula espinhal e redução da espessura das raízes anteriores quando comparadas com as raízes posteriores. As células remanescentes mostram-se atrofiadas. Alterações semelhantes a essas são encontradas nos núcleos motores do tronco cerebral, excetuado o núcleo do globo ocular.

Quadro clínico

O quadro clínico se caracteriza por dois elementos básicos: uma síndrome neurogênica periférica e uma síndrome piramidal.

A síndrome neurogênica periférica manifesta-se essencialmente pela atrofia muscular progressiva e varia conforme o nível de comprometimento do sistema nervoso mostrado a seguir:

1. **Nível da medula cervical:** atrofia distal dos membros superiores, que evolui de forma ascendente; diminuição da força muscular; escavação dos espaços interósseos da mão (mão simiesca).

2. **Nível bulbar:** comprometimentos progressivos dos nervos cranianos. Pela ordem a seguir são atingidos: língua, véu do paladar, laringe, faringe, músculos da boca, mastigadores.

A síndrome piramidal mostra sua presença pelos sinais a seguir: reflexos osteotendinosos vivos, exagerados ou até policinéticos; espasticidade e exacerbação dos reflexos masseterinos e nasopalpebral.

De início, há predominância de sinais de lesão do primeiro neurônio motor ou do segundo neurônio; contudo, ao final de alguns anos, ambos os neurônios estarão lesados. O diagnóstico se confirma pela ausência de outros sinais neurológicos. Acrescente-se a esse dado a preservação das funções esfincterianas.

Em suma, três fatores contribuem para o aparecimento da incapacidade física: a fraqueza muscular, a espasticidade e a diminuição da função pulmonar.

A fraqueza muscular, a mais importante, é causada pela degeneração do neurônio motor inferior. Inicialmente, os sinais são assimétricos e se localizam nas partes distais dos membros superiores ou inferiores, tronco ou musculatura bulbar. Junta-se a isso a diminuição da função pulmonar (causada pela fraqueza do diafragma, da musculatura do tronco) e da resistência aeróbica. A espasticidade interfere essencialmente com a coordenação e a amplitude dos movimentos.

Tratamento medicamentoso

Ainda não existem agentes terapêuticos que detenham o processo degenerativo. Diversos medicamentos foram tentados sem êxito no tratamento da ELA (bloqueadores do canal de cálcio, antivirais, inibidores da excitotoxicidade, plasmaférese, imunossupressores), incluindo os neurotróficos, em particular o fator de crescimento nervoso. Esse último recurso, em ensaios clínicos de laboratório, reduziu o grau de atrofia muscular e ensejou o emprego das neurotrofinas em ensaios terapêuticos. A terapia gênica também foi usada, mas não produziu os mesmos efeitos observados em cobaias. Mais recentemente vem sendo tentado o implante de células-tronco.

Dessa forma, a intervenção da medicina se limita ao controle dos sintomas secundários mediante o emprego de miorrelaxantes, redutores do excesso de saliva, tranqüilizantes e enfaticamente a precoce assistência manual e mecânica à tosse e concomitante administração de assistência ventilatória não-invasiva com máscara e aparelho de pressão positiva.

Reabilitação

A fisioterapia motora tem inegável importância para esses pacientes e deve consistir em um programa diário de exercícios moderados e sem resistência, que, sob orientação do terapeuta, pode ser realizado na residência. As sessões podem durar de 15 a 30 minutos.

É possível que os exercícios possam fortalecer os músculos não-afetados e desse modo manter um nível de funcionalidade mais duradouro. Nesse particular, estão incluídos também os exercícios dos músculos da respiração.

Outros recursos que podem auxiliar o paciente numa fase mais avançada da doença compreendem: equipamentos para adaptação, arranjos domiciliares, suplementação nutritiva, apoio psicoterápico.

DOENÇA DE PARKINSON (PARALISIA AGITANTE)

A etiologia é desconhecida, mas a doença é classificada entre as afecções degenerativas do sistema nervoso "que manifestam um envelhecimento prematuro de certas estruturas e que evoluem para a degenerescência" (J. Cambier; M. Masson; H. Dehem). A doença é causada pela deterioração progressiva do gânglio basal e da área extrapiramidal. As lesões do *locus niger* são constantes, e se observa o desaparecimento de grande número de neurônios pigmentados.

QUADRO CLÍNICO

A doença tem início insidioso, mas a seguir o quadro clínico torna-se evidente e revela suas características principais: tremor em repouso, lentidão dos movimentos (bradicinesia), aumento do tônus muscular (rigidez), fácies em máscara (ausência de mímica facial), escrita minúscula e pouco legível (micrografia), postura curvada, redução da amplitude dos movimentos, fala baixa e monótona (hipofonia), ântero-pulsão e marcha lenta com passos curtos, dificuldade em girar o corpo (retorno do corpo "em bloco").

A título didático, o quadro clínico poderia ser condensado nas manifestações clássicas a seguir: rigidez, tremor de repouso, acinesia, alterações da marcha, às quais podem se juntar a demência e a depressão. A rigidez é resultante do aumento exagerado do tônus muscular, que aumenta com os movimentos, o frio e as emoções; os tremores revelam-se sobretudo nos membros superiores e são os sintomas mais freqüentes e mais conhecidos. Manifestam-se no repouso, diminuem ao movimento, mas aumentam quando é exigida a seletividade do movimento. A acinesia (perda ou falta de movimento) aparece precocemente e manifesta-se no início e na execução do movimento.

Outros sintomas que devem ser mencionados: alteração da marcha, micrografia, hipotensão ortostática, demência, depressão, postura típica, fala de baixo volume.

Os pacientes com doença de Parkinson sob tratamento medicamentoso podem apresentar o que os neurologistas designam pelo nome de *síndrome liga-desliga,* devido à perda repentina da ação da L-dopa. Se a dose do medicamento sofrer aumento, podem ocorrer espasmos e movimentos involuntários de torção.

As complicações da doença de Parkinson se traduzem por: variáveis graus de incapacidade, dificuldade de mastigação e deglutição, dificuldades para a execução das AVDs, trauma de quedas, efeitos colaterais da medicação.

TRATAMENTO

A doença de Parkinson carece de tratamento medicamentoso, neurocirúrgico e de reabilitação e fisioterapia. O medicamento mais empregado é a L-dopa associada com carbidopa, mas existem outros quando a eficácia da L-dopa diminui.

O tratamento de fisioterapia leva em conta as causas da incapacidade física determinada pela doença, mostradas a seguir:

- *Comprometimento da marcha.*
- *Alterações posturais,* que se manifestam pela flexão do pescoço, tronco e quadris que, associadas à redução das reações de equilíbrio, aumentam o risco de quedas.
- *Rigidez muscular,* que bloqueia acentuadamente a rotação do tronco e o balanço dos braços.

- *Retropulsão*, tendência do paciente a cambalear para trás quando empurrado para a frente, ou a ântero-pulsão, tendência à propulsão quando empurrado para a frente.
- *Tendência de os pés "congelarem"*, com risco de queda quando o paciente se depara com uma tarefa espacial complexa.

Merecem atenção ainda os problemas respiratórios, musculoesqueléticos, psiquiátricos, de fala, atividades da vida diária e vocacionais.

Desta forma, têm indicação os recursos fisioterápicos a seguir:

- Os exercícios terapêuticos (exercícios mímicos da face e gestos corporais); a mobilização de todas as articulações dos quatro membros e da coluna vertebral; os exercícios respiratórios; a correção da postura.

Detalhando o que foi dito, eis o programa de tratamento recomendado:

- Exercícios para corrigir a postura anormal, conservar ou aumentar a amplitude dos movimentos, manter a capacidade de deambular e as habilidades manuais.
- No tocante à postura, dispensar atenção à tendência à flexão do pescoço, à cifose torácica, à flexão dos quadris e dos joelhos.
- A prevenção das contraturas é importante para manter uma boa postura.
- O treinamento da marcha encoraja o aumento da base de sustentação, as passadas largas, a associação dos movimentos dos membros superiores com a marcha.

Acrescentar a este programa as sessões de fonoaudiologia e os exercícios respiratórios. Incluir também a musicoterapia, o canto e a dança.

TERAPIA OCUPACIONAL

A terapia ocupacional (TO) fornece ao paciente o impulso vital para conservar suas capacidades domésticas, vocacionais, de lazer e de transporte. Obviamente, a TO utiliza seus numerosos recursos de ajuda e prescreve para o paciente os equipamentos adaptativos quando estes se tornam necessários (utensílios usados na alimentação, na feitura dos alimentos, na higiene, nas vestes, na preparação da aparência etc.); as ajudas ambientais que possibilitem à pessoa continuar produtiva, a escrever (máquina de escrever, computador); cadeira de rodas, e várias outras adaptações concernentes aos móveis da casa, do banheiro etc.

DOENÇA DE ALZHEIMER (MAL DE ALZHEIMER)

Alzheimer (Alois Alzheimer) descobriu a doença que recebe seu nome ao fazer uma necropsia (1906), quando encontrou lesões cerebrais não percebidas por ninguém anteriormente: atrofia em vários locais do cérebro, placas estranhas e fibras retorcidas e enroscadas umas nas outras. As placas são chamadas placas senis, característica fundamental da referida doença.

INCIDÊNCIA

Existem atualmente no mundo entre 17 milhões e 25 milhões de pessoas com doença de Alzheimer. No Brasil não há estatísticas sobre o problema, mas supõe-se que meio milhão de pessoas apresente um estado de confusão mental patológica.

Uma avaliação feita em 1999 pela Federação Espanhola de Associações de Familiares de Enfermos com Alzheimer revela que uma em cada 10 pessoas com mais de 80 anos será portadora de Alzheimer a cada ano que passa. Acrescenta ainda que a referida doença acomete 8% a 15% da população com mais de 65 anos de idade.

O diagnóstico clínico da doença de Alzheimer baseia-se nos elementos a seguir:

- Comprometimento da memória.
- Uma ou mais das alterações a seguir: afasia, apraxia, agnosia, alteração da capacidade de executar as atividades profissionais, AVD e AVP.
- Déficits cognitivos para estabelecer critérios.
- Início gradual e declínio cognitivo contínuo.
- Os déficits cognitivos não têm origem em outra patologia nervosa do SNC que cause déficit cognitivo, em uma doença sistêmica que cause demência, em uma substância que induza o aparecimento de demência.
- Os déficits não ocorrem exclusivamente durante o delírio.

ETIOLOGIA

Acredita-se até agora que a doença de Alzheimer seja causada por uma complexa combinação de fatores genéticos e pessoais. A doença pode ser devida a alterações nos cromossomos 21, 14 e 1, mas se transmitiria de forma autossômica dominante em apenas 5% dos casos. Nos últimos anos, veio à luz uma importante informação: o achado de um gene defeituoso no cromossomo 19, chamado Apo-E, cuja função é a de secretar a apolipoproteína, uma molécula que faz o transporte de colesterol no sangue. Existem três versões deste gene: Apo-E2, Apo-E3 e Apo-E4. A versão E-2 protege contra a doença; a versão E-4 aumenta o risco da doença.

As pesquisas se desenvolvem, e já tornou possível vislumbrar sinais da doença alguns anos antes de seu surgimento, após as investigações genéticas que apontam para a previsão de sua instalação no futuro, quando existem genes defeituosos numa pessoa.

ANATOMOPATOLOGIA

A doença de Alzheimer está relacionada a dois tipos de lesões: grandes placas (placas senis) de uma proteína designada beta-amilóide intracelular, que exerce efeitos tóxicos sobre os neurônios, e os microtúbulos, verdadeiros nós nas estruturas essenciais dos neurônios. Estas lesões formam emaranhados que prejudicam a função neuronal.

QUADRO CLÍNICO

Os sintomas da doença de Alzheimer aparecem lentamente, como prova o período médio de 8 anos (variável entre as pessoas) entre o primeiro e o último estágio. No início, o paciente exibe apenas uma leve perda de memória, suficiente contudo para atrapalhar o pensamento. A memória recente está muito comprometida; em contrapartida, a memória retrógrada encontra-se muitas vezes em condições surpreendentes. Posteriormente, surge uma fase de desorientação, dificuldade para tomar decisões, para manter uma conversação. A seguir, os sintomas se agravam. Outros sintomas que comprometem a capacidade cognitiva são: dificuldade na capacidade de comunicação verbal, no reconhecimento das pessoas e objetos e na execução das AVD. Observe-se que estes sintomas compõem de algum modo o processo geral normal do envelhecimento. Na doença de Alzheimer, não haveria apenas um simples declínio das funções cognitivas, mas um prejuízo nessas funções incompatível com a idade do paciente. Este prejuízo pode manifestar-se em um grau muito leve ou em graus severos (6 a 8 anos de evolução), quando o paciente perde a noção de orientação, de sua identidade.

TRATAMENTO

Ainda não está à vista a cura da doença de Alzheimer. Mas a esperança de alcançá-la é grande nesses últimos anos. Desenvolvem-se em todo o mundo muitas pesquisas de laboratório neste sentido, e as possibilidades de encontrar uma solução são relativamente apreciáveis. As células-tronco configuram uma perspectiva importante. Atualmente, os objetivos do tratamento limitam-se a controlar a sintomatologia mais incômoda. Em alguns casos, os medicamentos podem melhorar as condições do paciente controlando a irritabilidade, a depressão, a inquietação, as alterações do sono.Um plano de atenção ao paciente é extremamente importante e inclui: cuidados gerais, assistência médica e supervisão social e familiar. Adaptar a residência para evitar riscos potenciais é outra medida indispensável e envolve a colocação de maçanetas apropriadas, de corrimões nas escadas; acolchoar quinas dos móveis, manter iluminados os corredores e cômodos (luzes acesas à noite), instalar corrimões e apoios no banheiro e no boxe. Em alguns casos, a família deveria contratar um(a) cuidador(a) para auxiliar o paciente ou interná-lo numa casa de repouso.

PARALISIA CEREBRAL – ENCEFALOPATIAS CRÔNICAS DA INFÂNCIA (ECI)

O termo paralisia cerebral (PC) foi cunhado pelos anglo-saxônicos em meados do século XIX, e de tal modo foi aceito no meio médico que persiste até hoje em todo o mundo.

A paralisia cerebral é uma encefalopatia não-evolutiva causada em um cérebro imaturo caracterizada por uma disfunção global em que sobressaem as alterações motoras. A lesão se instala no período pré-natal, perinatal ou pós-natal imediato e não se agrava no decurso da vida. O acometimento motor, sim, pode se ampliar durante o crescimento da criança, e surgem mais deficiências físicas, mas essas pioras não decorrem de aumento da lesão cerebral, que não evolui, como já ficou claro.

Na verdade, a paralisia cerebral se caracteriza por muitas manifestações clínicas, entre estas a deficiência mental, mas não obrigatoriamente em todas as crianças. Tanto é assim que apreciável contingente desses pequenos pacientes apresenta cognição normal ou mesmo acima do normal. O grupo que apresenta deficiência mental é constituído particularmente por crianças diplégicas espásticas.

Há notícia de remissão ou desaparecimento da paralisia cerebral com o tratamento quando o diagnóstico é feito no primeiro ano de vida.

Em crianças de alto risco, a paralisia cerebral pode ser evitada ou minimizada por meio de tratamento precoce preventivo.

INCIDÊNCIA

Um exame geral da incidência da PC nos Estados Unidos revela alguns dados importantes (selecionados), mostrados a seguir:

- Cerca de 70% das pessoas sofrem de outras deficiências afora os problemas motores, especialmente a deficiência mental.
- Acima de 80% de crianças com paralisia cerebral desenvolveram esta condição antes de nascer ou nos primeiros 3 meses de vida.
- Cerca de 500 mil pessoas sofrem de paralisia cerebral nos Estados Unidos.
- A cada ano, 8.000 crianças e quase 1.500 escolares infantis são diagnosticados como portadores de PC.
- Cerca de 50% dos portadores de PC são espásticos.
- 20% de todos os casos de PC não têm causa conhecida.
- *Grosso modo,* 25% de todas as crianças com PC têm retardo mental.
- 50% das crianças cm PC apresentam convulsões.
- 50% das crianças com PC sofrem de estrabismo e alterações na refração.
- 5 a 15% de crianças com PC apresentam algum grau de perda auditiva.

ETIOLOGIA

Serão mencionadas as principais causas antes do parto, durante o parto e depois do parto.

- Principais causas *antes do parto*:
  - ameaça de abortamento, trauma no abdome da mãe;
  - exposição aos raios X nos primeiros meses de gravidez;
  - incompatibilidade entre o Rh da mãe e do pai;
  - certas infecções contraídas pela mãe durante a gravidez (rubéola, sífilis, toxoplasmose);
  - diabetes na mãe ou toxemia gravídica;
  - hipertensão arterial na gestante.
- Principais causas *durante o parto*:
  - hipóxia ao nascer;
  - trauma do feto durante o parto (fórceps, vg) ou parto demorado;
  - prematuridade do feto ou baixo peso (parto antes dos 9 meses, peso abaixo de 2 quilos).
- Causas *após o nascimento*:
  - febre prolongada com temperatura alta;
  - desidratação significativa;
  - meningite ou encefalite;
  - trauma craniano ou ferimento até os 3 anos de idade;
  - asfixia por afogamento ou outras causas;
  - envenenamento por gás, chumbo;
  - sarampo.

Em suma, poder-se-ia dizer que as causas mais comuns da paralisia cerebral são a hemorragia intraventricular e os episódios de anóxia. Outras causas a mencionar: malformações cerebrais congênitas, as infecções intra-uterinas e os traumas do parto. E acrescentem-se como causas de risco de lesão cerebral: a prematuridade do feto, o baixo peso ao nascer, a privação do feto ou o abortamento.

FISIOPATOLOGIA

A necropsia de crianças portadoras de PC revelou três achados: a) lesões causadas por hemorragia abaixo do nível dos ventrículos (subependimais), b) encefalopatia resultante de hipóxia ou anóxia, c) lesões originadas por malformações do sistema nervoso central.

A maioria das lesões subependimais ocorre em fetos de 28 semanas de gestação e em crianças com baixo peso ao nascer. A hemorragia ventricular que acomete quase a metade de crianças com baixo peso (menos de 1.500 gramas) parece originar-se em lesões de causa isquêmica.

A hipóxia ou a anóxia causa encefalopatia em que sobressaem as lesões das substâncias cinzenta e branca. As lesões da substância cinzenta encontram-se difusamente presentes no córtex, gânglios da base, tálamo, tronco cerebral e medula espinhal, enquanto as lesões da substância branca situam-se na zona periventricular.

A atrofia periventricular (bilateral) é a anormalidade mais freqüente em crianças que apresentaram hemiplegia.

As malformações do SNC são responsáveis por lesões anóxicas ou hemorrágicas. Outros fatores a considerar envolvem as mães que ingerem drogas, radiação e infecção virótica (herpes simples e rubéola).

QUADRO CLÍNICO

De forma geral, os elementos encontrados nos diversos tipos clínicos da PC incluem:

1. **Alterações motoras**: espasticidade, flacidez, rigidez, atetose, ataxia, tremor.
2. **Alterações da sensibilidade**: superficial, profunda e cinestésica.
3. **Alterações visuais**: estrabismo, ambliopia, que dificultam a aquisição de boa postura, manutenção do equilíbrio e habilidades de preensão.
4. **Alterações auditivas**: surdez parcial ou total, que dificulta demais o desenvolvimento da linguagem.
5. **Distúrbios da comunicação**: devidas freqüentemente também à perturbação dos órgãos fonadores e da respiração.
6. **Distúrbios de interpretação**: situam-se ao nível da percepção das informações e de sua integração no SNC.
7. **Distúrbios de comportamento**: podem resultar das lesões neurológicas ou da consciência de ser um deficiente físico.

Numa apreciação clínica particularizada, poder-se-ia dizer que, durante o período de um ano, nos casos menos graves a criança pode exibir sinais de hipotonia ou hipertonia muscular. Podem ser observados: atraso do desenvolvimento, dificuldades com a alimentação, posição dos membros inferiores em tesoura.

Acrescente-se que muitas crianças sofrem também convulsões, especialmente as quadriplégicas e as hemiplégicas espásticas. E ocorrem outras manifestações clínicas importantes, tais como problemas de deglutição e de nutrição, questões psicossociais etc.

CLASSIFICAÇÃO CLÍNICA

Uma classificação tradicional dos tipos de pacientes portadores de paralisia cerebral é mostrada a seguir:

- *Diplégicos espásticos:* em que os membros inferiores estão mais comprometidos que os braços.
- *Quadriplégicos espásticos*: os quatro membros estão comprometidos.
- *Hemiplégicos espásticos*: somente um lado do corpo está envolvido.

Outra abordagem classifica os tipos de PC em: espásticos, atetósicos, atáxicos, rígidos, com tremor e mistos.

- *Espástico*: caracteriza-se pelos sinais de comprometimento piramidal (hipertonia muscular, reflexo de estiramento, aumento dos reflexos profundos).
- *Atetósico*: caracteriza-se pelos movimentos lentos, vermiformes, incontroláveis.
- *Rígido*: quando se move um membro, manifesta-se uma resistência contínua dos músculos agonistas e antagonistas.
- *Atáxico*: caracteriza-se principalmente pela alteração do equilíbrio e da coordenação.
- *Tremor*: principais características são pequenos movimentos involuntários, incontroláveis e rítmicos.
- *Mistos*: as características mostradas acima encontram-se associadas no mesmo paciente.

PLANO DE TRATAMENTO

Estando em causa uma criança com PC, fica implícito que o tratamento tem como objetivo a habilitação, não a reabilitação (não se reabilita uma função que nunca existiu). Em princípio, desde o momento em que se descobrem os indícios de paralisia cerebral, a criança deve ser encaminhada para um centro especializado. O tratamento deve ser precedido pelos exames neurológico e subsidiários. De modo geral, a audição deve ser avaliada, bem como a visão, tendo em vista a freqüência com que são encontrados o estrabismo, a miopia. Merece também atenção o exame das dificuldades da comunicação, das habilidades cognitivas. No tocante às atividades motoras, são empregados os métodos neurofisiológicos de habilitação, a fisioterapia, a terapia ocupacional, a fonoaudiologia, a equoterapia. Além de outras finalidades, a fisioterapia atua para alongar músculos encurtados, evitar deformidades e praticar o treino da marcha. No tocante às deformidades, emprega-se a cirurgia para alongar tendões ou para o transplante de músculos. As órteses constituem também valioso auxílio para a marcha nos casos mais leves ou após a cirurgia. A terapia ocupacional atua de forma especial para os treinos de AVD e AVP. Em casos de grave comprometimento cognitivo, a criança deve ser treinada para alimentar-se, vestir-se e para a higiene. A fonoaudiologia tem participação importante nos treinos da respiração, deglutição e fala. Os centros especializados desenvolvem programa para ensinar aos pais a promover independência e ajudar a criança por meio de auxílios mecânicos e serviços, grupos de apoio, babás-cuidadoras para o repouso e manuseio da criança. Podem existir crianças cujo destino é uma clínica de repouso.

Educação escolar

As crianças em idade escolar menos afetadas precisam de instrução administrada segundo um modelo adequado às suas capacidades físicas e intelectivas. Numa etapa posterior, necessitam de apoio e aconselhamento para se adaptar à realidade de que serão sempre diferentes das outras pessoas.

MÉTODOS DE TRATAMENTO DA PC

Método Bobath

No início da década de 1940 ganharam relevo vários métodos de tratamento neuromotor e ortopédico da paralisia cerebral, também chamada de encefalopatia crônica da infância.

Um dos mais importantes desses métodos, e que acabou por consagrar-se definitivamente, foi o idealizado pelo casal Bobath, empregado com os objetivos de: normalizar as alterações do desempenho motor da criança, os transtornos sensoriais, normalizar as alterações idem do mecanismo postural reflexo normal e restaurar a perda dos padrões de movimentos seletivos. Este método revelou uma série de técnicas capazes de inibir os padrões de movimentos patológicos, reduzir o tônus muscular de crianças encefalopatas espásticas e facilitar seu desenvolvimento.

Na prática, o método em exame fundamenta-se no binômio inibição-facilitação, ou melhor, inibição prévia dos reflexos primitivos, das posturas patológicas e dos padrões patológicos de movimentos, seguido de facilitação.

O princípio citado se relaciona francamente com os aspectos motores anormais da paralisia cerebral espástica, em que se nota, sobretudo, a permanência de padrões posturais primitivos, (anormais e estereotipados) que dificultam ou impedem a perfeita execução dos movimentos.

As técnicas deste tratamento procuram primeiramente inibir os padrões anormais de postura e movimento e desenvolver outros que sirvam de base a movimentos harmoniosos e seletivos. Note-se que a inibição prévia recomendada pelo método constitui elemento de importância decisiva na redução da espasticidade e, portanto na facilitação dos movimentos.

As manobras de inibição têm a propriedade de suprimir os reflexos tônicos primitivos que impedem a atividade muscular normal. A facilitação permite a ocorrência de reações de equilíbrio e de endireitamento, também bloqueadas pelos mesmos reflexos tônicos.

Através de técnicas apropriadas, é possível criar e desenvolver o mecanismo cortical de controle das contrações dos grupos musculares agonistas e antagonistas e, portanto, a execução de movimentos harmoniosos.

■ Bases neurofisiológicas das técnicas Bobath

Baseados nas idéias supracitadas, os Bobath compreenderam a possibilidade de influenciar as funções do SNC lesado através de estímulos proprioceptivos obtidos com as mudanças dos padrões posturais da criança encefalopata e assim bloquear respostas eferentes de circuitos indesejáveis, além de facilitar o surgimento de novas vias *(shunts)*. As técnicas desenvolvidas para produzir esses estímulos proprioceptivos usam principalmente as grandes articulações como elementos de excitação-inibição.

■ Fundamentos técnicos

Na primeira etapa do tratamento, as posturas inibidoras de reflexos oferecem: 1) a possibilidade de mudar os padrões posturais anormais da criança através das chamadas posturas-chave, que oferecem posição contrária à postura anormal; 2) a possibilidade de manter alongados os músculos espásticos.

A prática do método Bobath compreende a imposição de uma série de posturas inibidoras de reflexos primitivos com as quais é possível diminuir a espasticidade e facilitar a aquisição de movimentos normais na criança. Tais posturas podem ser obtidas mediante a utilização de técnicas de manipulação sobre colchonetes, bolas plásticas, rolos e almofadas.

Seguindo as etapas neuroevolutivas, a criança é colocada nas seguintes posições: 1) decúbito dorsal ou supino; 2) decúbito ventral ou prono; 3) posição genuflexa ou sentada nos calcanhares; 4) de cócoras; 5) posição de gatinhas; 6) de joelhos; 7) posição sentada; 8) de pé.

A partir dessas posições, a criança é submetida a manipulações diversas visando à obtenção de posturas e movimentos normais e harmoniosos.

▪ Recomendações do Método Bobath

- ❑ *Início precoce do tratamento*: fornecer à criança a maior quantidade possível de experiências sensoriais; prevenir contraturas e deformidades; estimular padrões motores dentro da ordem cronológica.

▪ Indicações principais

- ❑ Encefalopatia crônica da infância (PC).
- ❑ Hemiplegia.

Método Kabat (facilitação neuromuscular proprioceptiva)

O método fundamenta-se na utilização de estímulos proprioceptivos com o fito de facilitar as respostas musculares. Consiste em reforçar ou provocar o ato motor voluntário pela aplicação simultânea e sincronizada de estímulos que facilitem a resposta neuromuscular. Kabat partiu do princípio de que, mesmo não havendo a possibilidade de regeneração do tecido nervoso lesado, ainda assim é possível melhorar a função mediante estímulos que contornem certas vias sinápticas e despertem as funções latentes de estruturas "adormecidas". No entender de Kabat, os receptores da sensibilidade cinestésica e o aparelho vestibular podem ser mais bem estimulados através da somação de estímulos, a que o autor chamou facilitação proprioceptiva.

▪ Técnicas do método Kabat

Os receptores podem ser influenciados pelas seguintes técnicas:

- ❑ Aplicação de resistência máxima ao movimento feita através de força manual, de pesos movimentos antigravitários.
- ❑ Aplicação de resistência aos músculos alongados em atividade. Neste caso, a resposta é mais enérgica do que a obtida com resistência aplicada ao músculo encurtado pela contração.
- ❑ Aplicação de movimentos padronizados em massa. Esta técnica incentiva não os movimentos musculares simples, isolados, mas os padrões de movimentos.

Outros recursos do método Kabat estão mencionados a seguir: estímulo a um movimento reflexo ao mesmo tempo em que se oferece resistência; inversão da ação dos músculos antagonistas, baseada na lei da indução sucessiva de Sherrington. Consiste em induzir movimentos em que os antagonistas se opõem ao movimento realizado pelos agonistas. Esta manobra desenvolve força mais rapidamente e apresenta as seguintes variedades: a) contração dos músculos antagonistas contra-resistência; b) estabilização rítmica: utiliza contrações isométricas resistidas e alternadas dos padrões agonistas e antagonistas para aumentar a resposta do grupo agonista; c) inversão rápida dos antagonistas: esta técnica tem início pela contração isotônica contra-resistência do antagonista, seguida de inversão rápida do movimento e contração também isotônica do agonista, que na condição encurtada sofre contração isométrica contra-resistência máxima.

Em resumo, as técnicas do método Kabat consistem em: movimento contra forte resistência; alongamento do músculo seguido de movimentação ativa contra-resistência; movimentação em massa; uso de reflexos osteotendinosos normais e patológicos para obter movimento de determinados grupos musculares; uso de padrões de movimento agonista/antagonista.

▪ Aplicações terapêuticas

O método Kabat reveste-se de um aspecto muito interessante do ponto de vista terapêutico: é o de ter indicação tanto para as afecções neurológicas de causa central quanto periférica. Portanto, pode ser aplicado nas afecções cerebrais, nas afecções do segundo neurônio e também nas neuropatias periféricas.

Método Castillo-Morales

O método Castillo-Morales (estimulação precoce da cronomaturação de pontos motores) baseia-se na estimulação de certas zonas da superfície corporal que provoca respostas motoras favoráveis à habilitação da criança encefalopata. A partir dessas respostas, é possível fornecer à criança o condicionamento reflexo para vencer as dificuldades das diferentes etapas do desenvolvimento motor.

O método em foco associa em conjunto as técnicas dos métodos Bobath, Kabat e Knott, sempre que indicados. Ademais, considera de fundamental importância o treinamento da família para praticar em casa as técnicas do tratamento e acompanhar sem interromper por um único dia o programa de habilitação.

▪ Objetivos do método Castillo-Morales

- ❑ Auxiliar a organização das funções neurodinâmicas.
- ❑ Possibilitar a formação de novos engramas motores.
- ❑ Evitar o surgimento de padrões de movimentos e reflexos patológicos.
- ❑ Propiciar à criança a consciência de seu próprio corpo e de suas possibilidades neuromotoras.
- ❑ Ensinar aos pais as técnicas de tratamento e mostrar as reações motoras que proporcionem à criança a formação de engramas mais próximos da normalidade.

▪ Técnicas do método

Fundamentam-se na idéia de que a estimulação de certos pontos motores pode despertar respostas reflexas proprioceptivas e possibilitar o neurodesenvolvimento da criança.

Os pontos motores são zonas da superfície da pele onde o músculo apresenta a maior densidade de placas motoras e portanto possuem excitabilidade mais elevada. Os pontos motores têm uma distribuição relativamente precisa, e a resposta ao estímulo é sempre idêntica.

O resultado da técnica de estimulação dos pontos motores depende do correto posicionamento da criança para facilitar a resposta desejada. A estimulação provoca uma resposta reflexa condicionada que se organiza e se estabelece com o tempo.

Pontos motores

A) Estímulos realizados com a criança em decúbito supino e em direção cefalocaudal:

- *No membro superior:* músculos trapézio, deltóide, bíceps, peitoral maior, extensor do 3° dedo da mão, reflexo da tosse.
- *No membro inferior:* músculos que se inserem no calcanhar, músculo do hálux, músculos que se inserem na patela, adutores da coxa, região pubiana, crista ilíaca.

B) Estímulos utilizados com a criança em posição prona:

- Músculos interescapulares, quadrado lombar, isquiotibiais, da panturrilha. Os estímulos efetuados nos pontos motores citados têm o objetivo de alcançar as seguintes etapas de desenvolvimento:

  - sentar, puxando a criança pelos membros superiores, por estímulo da crista ilíaca; rolar, rastejar, engatinhar (homolateral e heterolateral);
  - retificar o tronco estimulando os pontos motores peitorais;
  - ficar de pé por estímulos occipitais;
  - provocar a marcha por estímulos nos calcanhares.

Descrição sumária das técnicas aplicadas a algumas atividades motoras (sedestação, rolar, rastejar, engatinhar, ficar de pé, andar)

Para a sedestação (5 meses de idade)

Estimulação da crista ilíaca ao nível da espinha ilíaca anterior e superior colocando o 2°, 3°, 4° e 5° dedos na região lombossacra e o polegar na espinha ilíaca ântero-superior. Promove-se leve pressão. Resposta: contração rápida da musculatura abdominal inferior e do psoas, acompanhada de flexão da coxa sobre o abdome e da perna sobre a coxa, com leve báscula anterior da pelve. Manter os membros inferiores em adução. Esta técnica fortalece o iliopsoas e facilita a posição sentada.

Movimento de rolar (5 meses de idade)

Criança em decúbito supino. Estimulação do ponto motor do calcâneo: provoca flexão do membro inferior. Segura-se então a parte média da perna e faz-se a rotação interna do membro inferior fletido e conseqüentemente da pelve. Segura-se e traciona-se o punho na direção da rotação desejada ao mesmo tempo em que o membro superior homólogo se posiciona ao lado corpo, estimulando o ponto xifóideo. Esses estímulos são repetidos ora no lado esquerdo, ora no lado direito e proporcionam sensações labirínticas advindas da troca de decúbito importantes para desenvolver o equilíbrio.

Estimulação para sedestação (7 a 8 meses de idade)

Criança em decúbito supino. Membros inferiores fletidos e abduzidos pela estimulação dos pontos motores do calcâneo. Segurar os punhos e tracionar os braços enquanto se estimula as palmas das mãos com os polegares. Resposta: flexão da cabeça e do tronco. Abraça-se então a criança, que a seguir será lentamente recolocada na posição inicial. Repetir a manobra algumas vezes para estimular a musculatura paravertebral.

Estimulação para rastejar (7 meses de idade)

Segue-se à estimulação para rolar. Posição supina. Cabeça da criança girada para a direita. Estimula-se o ponto motor do calcâneo. Auxilia-se a flexão do membro inferior direito com a mão apoiando o pé, para facilitar o deslizamento. A seguir, estimula-se o ponto motor interescapular, induzindo o movimento do membro superior para a frente. Repetem-se essas manobras ora de um, ora de outro lado.

Estimulação para a postura de gato (entre 8 e 9 meses de idade)

Nesta fase inicia-se a postura de quatro apoios, que a princípio é insegura e oscilante. Têm vez aqui a estimulação do quadrado lombar, para reforçar a postura de gato, e a do ponto interescapular para a elevação da cabeça.

Estimulação da marcha (11 e 12 meses de idade)

Criança na posição de pé. Segura pelas axilas, a criança recebe estímulos nos pontos motores do calcâneo, alternadamente, ora um, ora outro, e é estimulada a trocar os passos.

Método Glenn Doman

O método Doman, empregado no tratamento da paralisia cerebral, muito controverso, visa à recuperação das deficiências motoras de causa neurológica central.

Baseia-se numa escala de desenvolvimento de padrões motores primitivos revelados na ontogênese, desde os mais simples até os mais complexos. Mas não se limita aos padrões preconizados por Temple-Fay, como será visto depois.

Em outras palavras, o método Doman baseia-se na idéia de que a criança, em seu desenvolvimento, deverá passar pelos diferentes estágios de evolução (estágios de maturação) da espécie animal entre o 4° mês da gestação até o 7° ano de vida. Os sete estágios de evolução correspondem à maturação neurológica dos sete estágios do sistema nervoso central.

Quando ocorre uma lesão central, muitas células nervosas ficam em silêncio funcional. Doman pensa que é preciso despertá-las a fim de continuar a evolução neurológica da criança. Para alcançar esta meta, é preciso estimular o SNC mediante informações prolongadas e repetidas.

▪ Escala Doman-Delacato

- *1º estágio*: os movimentos primitivos, não ligados à propulsão e portanto sem mobilidade, (movimentos de rolar ou circulares, presentes na idade entre 1 a 5 meses), que seriam controlados pelos segmentos bulbar e medular do sistema nervoso central (SNC).
- *2º estágio*: compreenderia os movimentos de arrastar da criança com idade entre 2 a 10 meses; inicialmente feito pela criança de forma incoordenada, depois passam a ser feitos de forma homóloga (movimento de certos batráquios), homolateral (também movimento de certos batráquios e anteriores aos movimentos cruzados) e depois de forma cruzada (movimentos observados no homem). Tais movimentos seriam controlados pela protuberância.
- *3º estágio*: seria o engatinhar, no qual a criança levanta o abdome do solo ao apoiar-se sobre as mãos e os joelhos. Este padrão desenvolve-se dos 4 aos 12 meses. É controlado por um segmento mais elevado do SNC, o mesencéfalo.

- *4º estágio*: a marcha, que se desenvolve inicialmente com auxílio, depois sem auxílio e sem padrão, e finalmente assume o padrão cruzado, fato que ocorre por volta do 10° ou 12° mês de vida e progride gradualmente até o 2° ano de vida.

- **Bases técnicas do método Doman**

Compreende as manobras a seguir:

- Imposição de movimentos ontogenéticos e filogenéticos homolaterais e cruzados reproduzidos com a criança deitada sobre uma mesa por uma equipe de três a cinco pessoas.
  - padrões de reptação homolateral;
  - padrões de reptação heterolateral;
  - padrão de engatinhar.
- Forte bombardeio sensorial da criança através de estímulos cutâneos, visuais, auditivos e tácteis.

O método Doman veta radicalmente o emprego de qualquer tipo de órtese, e há participação intensiva da família na administração dos movimentos ontogenéticos e filogenéticos.

Método Vojta

É um método de desenvolvimento neuromotor que se baseia no princípio da locomoção e estabelece que o começo da autogênese humana tem raízes profundas na filogênese.

Neste método não existem técnicas especiais para tratamento de crianças espásticas, atetósicas, atáxicas, já que, segundo Vojta, a alteração fundamental é comum a todas as perturbações das lesões do sistema nervoso central.

Vojta afirma que no âmbito da locomoção existe uma certa herança filogenética desde o nascimento da criança, e que os padrões do locomoção estão na reptação reflexa e no rolamento reflexo do decúbito supino para o decúbito prono.

Nos dois padrões de movimentos reflexos acima mencionados existem três componentes inseparáveis e interdependentes:

- A reatividade postural.
- Os mecanismos de endireitamento.
- Os movimentos fásicos correspondentes, que se manifestam principalmente sob a forma do movimento da passada.

- **Técnicas de tratamento**

Em suma, as técnicas de tratamento do método Vojta consistem em:

I. Estimular o arrastamento reflexo, que é sempre ativado em sua totalidade com a participação de todas as partes do corpo.
II. Emprego de estímulos proprioceptivos adequados para provocar a locomoção em decúbito ventral.

OUTRAS TÉCNICAS DE TRATAMENTO DA PC

Existem na prática várias outras técnicas de tratamento da paralisia cerebral, afora os métodos de tratamentos consagrados e outros já abandonados.

As principais técnicas adjutórias praticadas atualmente são mencionadas a seguir.

Resfriamento muscular contra a espasticidade

A hipertonia muscular representa fator indiscutível de inibição do movimento. A eficácia de qualquer exercício ou de qualquer manobra cinesioterápica depende essencialmente da redução da espasticidade. A crioterapia constitui um elemento interessante para se obter o relaxamento, que resulta de dois fatores: 1) o frio aumenta a excitabilidade dos motoneurônios alfa 2) e reduz a dos motoneurônios gama. Através deste mecanismo, o resfriamento reduz a espasticidade. Os exercícios são feitos durante a vigência do relaxamento.

Estimulação vibratória

Os estímulos vibratórios atuam preferencialmente sobre os fusos musculares e produzem a contração reflexa dos músculos tratados. A contrapartida desses estímulos é a inibição recíproca dos motoneurônios que inervam os músculos antagonistas.

FES (eletroestimulação funcional)

Na área do tratamento conservador, a FES pode auxiliar o condicionamento muscular, reduzir a espasticidade e facilitar a aprendizagem motora.

Biofeedback

É um método terapêutico que utiliza informações visuais ou auditivas, obtidas por meio de equipamento eletrônico, sobre o funcionamento do corpo, para corrigir as alterações deste funcionamento. No tratamento da PC usa-se este método para treinamento dos músculos afetados, tirando vantagem dos canais sensoriais intactos: a visão e a audição. (Veja capítulo sobre este tema.)

Equoterapia

A equoterapia é um método de educação motora que utiliza o cavalo como instrumento terapêutico e oferece as seguintes vantagens: desenvolve a confiança do paciente, a sensibilidade tátil e proprioceptiva, proporciona a noção de espaço, o relaxamento muscular e o controle do equilíbrio do tronco.

Tratamento farmacológico da espasticidade (medicamentos por via oral ou parenteral, neurólise química seletiva, toxina botulínica)

Os medicamentos miorrelaxantes foram por longo tempo usados para reduzir a espasticidade. Registre-se o uso dos barbitúricos, dos benzodiazepínicos, que no entanto mostraram-se ineficazes. Ademais, causavam transtornos colaterais (letargia, sonolência) que prejudicavam o tratamento de habilitação. Outra modalidade de tratamento farmacológico se revelou satisfatória contra a espasticidade: a neurólise química seletiva. O método consiste em infiltrar agentes químicos apropriados (álcool, fenol) em estruturas nervosas periféricas. Tais substâncias promovem o bloqueio da condução nervosa através do mecanismo de desidratação e atuam predominantemente sobre as fibras controladoras do tônus muscular, poupando as fibras sensitivas e motoras. Em anos recentes, tem sido usada a toxina botulínica, com apreciável vantagem. As indicações mais importantes da neurólise química são:

- **No membro superior**

- ❑ O controle da adução do ombro, da flexopronação do cotovelo e da flexão do punho e dedos da mão.
- ❑ No ombro, na postura em adução e rotação interna.
- ❑ No cotovelo, na espasticidade flexora.

- **No membro inferior**

- ❑ No controle da adução exagerada dos quadris.
- ❑ No eqüinismo.

Terapia aquática

É uma forma de terapia física executada em um tanque com água aquecida (32 a 36°C). Sob a ação do calor a espasticidade diminui e a capacidade de flutuação facilita e aumenta a amplitude de movimentação do paciente. Esta terapia propicia também os seguintes benefícios: o aumento da resitência cardiovascular, o equilíbrio, a força, a tolerância aos estímulos táteis, o relaxamento muscular, a deambulação, a redução da dor.

Terapia craniossacra

Consiste em aplicar sobre determinados locais do corpo leves toques manuais, que parecem liberar restrições do sistema craniossacro. A técnica reforça o funcionamento do sistema craniossacro e mostra-se útil para aumentar a firmeza da marcha e melhorar o alinhamento do corpo.

Terapia pela dança

Tem a propriedade de encorajar os movimentos e despertar a consciência do ritmo. Melhora a auto-estima, a socialização e a interação das habilidades do grupo e aumenta a consciência do espaço.

Musicoterapia

É uma terapia consagrada para o tratamento de vários tipos de doentes: neurológicos, psiquiátricos, e distúrbios de comportamento. Proporciona ainda os seguintes benefícios: melhora o bem-estar emocional, as condições físicas, o funcionamento social, a capacidade de comunicação e as habilidades cognitivas.

DEFORMIDADES E CIRURGIA NA PC

As deformidades dos membros inferiores ou dos membros superiores representam um problema freqüente na paralisia cerebral (PC) espástica. Medidas preventivas postas em prática desde o início podem reduzir sua instalação, porém muitas vezes a cirurgia torna-se obrigatória.

Deformidades dos membros inferiores

São deformidades encontradas nos membros inferiores na PC: adução dos quadris, rotação medial, contratura em flexão dos quadris, luxação do quadril, deformidades do joelho, deformidades do pé (pé varo, pé valgo, pé eqüino, hálux valgo).

▪ **Adução dos quadris**

Resulta de acentuada contratura dos adutores. Nesta deformidade, as coxas encontram-se visivelmente aduzidas. Quando a criança é pequena, a adução não interfere significativamente nos cuidados que lhe devem ser prestados. Contudo, esta condição é progressiva, e nos casos mais graves a criança apresenta a posição em tesoura quando está ereta. É freqüente a luxação do quadril entre o 7° e o 8° ano de idade. Se o quadril não estiver centrado e se houver progresso deste quadro, está indicado o tratamento cirúrgico. Em alguns casos, a adução dos quadris pode estar associada ao encurtamento dos músculos isquiotibiais. Neste caso, a cirurgia é iniciada pelos isquiotibiais. Após a cirurgia, deve ser feita a imobilização inguinopodálica.

▪ **Rotação medial da tíbia**

A rotação medial da tíbia se acompanha da rotação medial das coxas e deformidade em adução dos pés. O tratamento é cirúrgico.

▪ **Contratura em flexão do quadril**

Esta contratura pode ser secundária a deformidades em flexão dos joelhos e dos pés ou pode ser causada por insuficiência dos extensores dos quadris. Entretanto, a causa principal é a hiperatividade dos músculos flexores do quadril, especialmente do psoas. Esta deformidade é diagnosticada no exame da marcha e através do teste de Thomas. O tratamento é cirúrgico.

▪ **Luxação do quadril**

Em item anterior há comentário sobre a ocorrência da adução e luxação dos quadris associadamente. Tal deformidade costuma acompanhar-se de dor e agrava as dificuldades do paciente e da família no tocante à higiene e vestir-se. Ademais, causa obliqüidade pélvica e propicia o aparecimento de escoliose. Uma vez verificada a presença de luxação de mais 1/3 de migração da cabeça femoral, está indicada a cirurgia, que inclui a tenotomia dos músculos adutores das coxas, do psoas e, se necessário, o alongamento dos flexores do joelho, seguida pelo uso de aparelho de abdução.

▪ **Deformidades do joelho**

As principais são as contraturas em flexão, em hiperextensão e o *genu recurvatum*. A mais freqüente é a contratura em flexão, causada por encurtamento (espasticidade) dos músculos isquiotibiais. Outro problema comum é a hipertonia do músculo retofemoral, responsável pelo joelho rígido. Demais disto, é freqüente a espasticidade simultânea dos músculos isquiotibiais e do retofemoral, de modo que o paciente não consegue estender suficientemente o joelho na fase de apoio e não o f lexiona o necessário na fase de balanço. O tratamento da contratura em flexão do joelho compreende uma cirurgia de alongamento dos isquiotibiais (tipo intramural) na junção miotendinosa dos músculos semitendíneo, semimembranáceo e do bíceps crural. (Outras opções cirúrgicas não serão comentadas neste trabalho.) Mencione-se também o emprego da toxina botulínica, da cinesioterapia, de goteiras gessadas ou de material plástico quando existe apenas um encurtamento leve dos músculos.

▪ **Pé eqüino**

É uma deformidade freqüente na paralisia cerebral e resulta do encurtamento do tríceps da perna espástico (retração dos gêmeos ou dos gêmeos e do sóleo). O tratamento em crianças de tenra idade compreende a cinesioterapia associada ao uso de engessados seriados e de toxina botulínica. O emprego desta toxina ajuda a adiar ou evitar a cirurgia, que apresenta alguns inconvenientes: recidivas do eqüinismo se realizada antes dos 5 anos de idade, pé calcâneo por enfraquecimento do tendão-de-aquiles. De qualquer modo, quando feita a cirurgia, o cuidado pós-operatório é indispensável, devido à associação da espasticidade dos gêmeos e do sóleo e fraqueza dos dorsiflexores do pé.

- **Pé valgo (curvo ou virado para fora)**

O pé valgo pode estar acompanhado de abdução do antepé e torção externa da tíbia. Relaciona-se freqüentemente a um encuramento do tendão-de-aquiles e/ou hiperatividade do fibular. O tratamento é cirúrgico.

- **Pé varo (invertido ou virado para a linha média)**

É uma condição usualmente associada ao leve pé eqüino, cavo e aduzido. O tratamento é cirúrgico.

- **Hálux valgo**

O tratamento é cirúrgico.

Deformidades dos membros superiores

As deformidades dos membros superiores resultam principalmente da espasticidade dos músculos flexores. Da complexidade anatômica e funcional da mão resulta uma alteração motora com repercussão deficitária funcional maior no segmento distal do que no proximal. A flexão palmar do carpo e a flexoextensão dos dedos são a demonstração patente desta situação. Conseqüentemente, a mão perde parcial ou totalmente suas funções, notadamente a capacidade de preensão. No antebraço, a deformidade se reflete na predominância dos músculos pronadores sobre os supinadores e causa a pronação antebraquial. É freqüente a associação da alteração funcional da mão e do cotovelo. O tratamento destas alterações motoras pode ser feito em parte por métodos conservadores e pela cirurgia ortopédica. A opção pelo tratamento cirúrgico do membro superior é pequena se comparada com o membro inferior. Na área do tratamento conservador, a FES (eletroestimulação funcional) pode auxiliar o condicionamento muscular, reduzir a espasticidade e facilitar a aprendizagem motora. A equoterapia é um método de educação motora que utiliza o cavalo como instrumento terapêutico e oferece como vantagens: desenvolve a confiança do paciente, a sensibilidade tátil e proprioceptiva, proporciona a noção de espaço, o relaxamento muscular e o controle do equilíbrio do tronco.

PARALISIA FACIAL PERIFÉRICA (LESÃO DO VII NERVO CRANIANO)

O facial é formado pelo nervo motor, que inerva os músculos da face, e pelo intermediário de Wrisberg, que contém as aferências sensitivas e as parassimpáticas. As aferências motoras têm origem no núcleo motor localizado na parte inferior do tegumento pontino. Dentro do núcleo motor existem dois núcleos: o núcleo do facial superior, que recebe inervação supranuclear oriunda dos hemisférios cerebrais, e o núcleo do facial inferior, controlado pelo córtex motor do hemisfério contralateral.

As fibras eferentes parassimpáticas passam pelo nervo intermediário de Wrisberg e vão inervar as glândulas lacrimais e a cavidade nasal através do nervo grande petroso superficial. As glândulas submaxilares e sublinguais são inervadas pela corda do tímpano.

Desde sua emergência do sulco bulbopontino o facial segue pelo ângulo pontocerebelar, conduto auditivo interno e canal de Falópio. Deixa o crânio pelo forame estilomastóideo e penetra na loja da glândula parótida, onde se divide em ramos terminais.

As fibras sensitivas se originam das células unipolares do gânglio geniculado. Seus ramos periféricos respondem pela sensação do gosto dos 2/3 anteriores da língua através dos nervos lingual e da corda do tímpano e inervam a glândula parótida.

Ao deixar o sulco bulbopontino, o nervo facial segue pelo ângulo pontocerebelar, pelo conduto auditivo interno e pelo canal de Falópio. Deixa a caixa craniana pelo forame estilomastóideo e penetra na glândula mastóide, onde se divide em ramos terminais.

As funções do nervo intermediário de Wrisberg se assemelham bastante às do glossofaríngeo, cuja lesão se manifesta por abolição do paladar no terço posterior da língua e ausência do reflexo nauseoso no lado correspondente à lesão.

ETIOLOGIA

A paralisia facial é causada por uma das lesões a seguir:

1. **Lesões intracranianas**: tumores, aneurismas, infecções das meninges, leucemia, osteomielite, herpes-zoster, doença de Paget, sarcomas ósseos, polineurite generalizada.
2. **Lesões dos ramos periféricos**: tumores da glândula parótida; ferimentos externos por armas brancas, cortes, armas de fogo, compressão pelo fórceps durante o parto; cirurgia sobre o processo mastóideo, do neuroma do nervo acústico, sobre a parótida.

As lesões do nervo podem ocorrer nos seguintes níveis:

- No córtex motor ou entre o córtex e o núcleo, e causam paralisia facial mais acentuada no andar inferior da face.
- No núcleo do facial no tronco cerebral, e causam paralisia de todos os músculos faciais.
- Próximas à origem do nervo facial ou na região do gânglio geniculado, e causam abolição das funções motoras, gustativas.
- Entre o gânglio geniculado e a corda do tímpano, e causam as mesmas lesões acima, mas sem alterar a secreção lacrimal.
- Na região do forame estilomastóideo, e causam apenas paralisia dos músculos faciais.
- Lesões dos ramos superficiais por ferimentos cortantes, por arma de fogo, traumas do parto, operações da mastóide, em neuromas do nervo acústico etc.

A paralisia facial bilateral pode ser causada por muitas condições, mas têm relevo a polineurite, a hanseníase, a leucemia e a meningite meningocócica.

QUADRO CLÍNICO

A lesão do nervo facial causa paralisia de todos os músculos faciais, com ou sem perda do paladar nos dois terços anteriores da língua, e alteração da secreção das glândulas lacrimais e salivares, dependendo do sítio comprometido.

Eis as conseqüências da lesão do facial em cada nível de seu trajeto:

- A lesão do núcleo do nervo no tronco cerebral produz paralisia de todos os músculos da face.
- Lesões proximais à origem do nervo ou ao nível do gânglio geniculado acompanham-se de paralisia das funções motoras, gustativas e autonômicas.
- Lesões proximais ao forame estilomastóideo acompanham-se somente de paralisia dos músculos faciais.
- Lesões dos ramos superficiais causam paralisia localizada.

Tal como mostrado anteriormente, a paralisia facial manifesta-se por sinais motores, sensitivos e secretórios, conforme o nível da lesão. Nas paralisias traumáticas da face, os sintomas relacionam-se somente com as deficiências motoras. Nas lesões orgânicas graves observa-se queda da musculatura dos andares superior e inferior da face, incluindo a da pálpebra inferior (lagoftalmo).

Na paralisia facial periférica são sinais característicos: o apagamento das pregas fisionômicas, a falta de enrugamento da fronte, o desvio da comissura labial para o lado sadio e o alargamento da fenda palpebral.

TRATAMENTO

Em suma, o tratamento de uma paralisia facial envolve a administração de medicamentos, a adoção de medidas de ordem geral e a administração de fisioterapia.

Medidas de ordem geral

Diante do desvio da comissura labial emprega-se um suporte auriculobucal para refazer a simetria facial. Outro cuidado refere-se à defesa do olho do lado afetado pela falta de piscamento (oclusão, colírio).

Fisioterapia

Inexistindo dor, emprega-se a massagem; em seguida, vêm a reeducação muscular, o *biofeedback* (nas lesões traumáticas) e os exercícios terapêuticos; em certos casos, a eletroestimulação pode ser indicada. Neste particular há resistência devido ao risco de contratura.

A reeducação muscular pode contribuir para a recuperação funcional dos músculos afetados quando a lesão do nervo é parcial.

Cirurgia

Nas lesões completas do nervo facial ao nível de sua porção intratemporal pode ser tentada a anastomose "extremidade com extremidade" dos cotos normais.

A contratura pode receber tratamento pela cirurgia plástica.

PARALISIA DE BELL

Entre os nervos cranianos, o nervo facial (VII nervo craniano) é o mais comumente lesado. A paralisia facial periférica (PFP) mais comum é a conhecida paralisia de Bell.

Etiologia

A PFP ocorre com maior freqüência após uma exposição ao frio. Nestas condições atribui-se a uma participação virótica a causa do edema e compressão do nervo no interior do canal de Falópio.

A propósito, em 1970, o herpes simples 1 tornou-se suspeito de ser causador da paralisia de Bell. Em 1995, Shingo Murakami *et al.* afirmaram que o vírus do herpes simples 1 era de fato a causa mais freqüente da PFP. Outros autores apoiaram esta conclusão. A seguir, vieram outros trabalhos que imputaram ao HIV-1 e outros vírus a responsabilidade por causa paralisia, tais como o citomegalovírus, Epstein-Barr, rubéola, sarampo. Exemplo de relevo é a síndrome de Ramsey Hunt, clinicamente semelhante à paralisia de Bell, mas com agente etiológico diferente, o vírus varicela zoster.

Há diversas causas que aumentam o risco de paralisia de Bell. Devem ser citadas: o diabetes melito, a hipertensão arterial, a otite média, infecções (lepra, sífilis, sarcoidose), tumores, aneurismas, traumas.

No tocante à lesão dos ramos superficiais, o nervo facial é suscetível de ser lesado por ferimentos a faca, armas de fogo e traumas de parto. A lesão pode ocorrer também em cirurgia da mastóide, da glândula parótida, em neuromas do acústico ou na neuralgia do trigêmeo. A mesma coisa pode ocorrer nas fraturas do osso temporal.

Quadro clínico

Os sintomas variam conforme a intensidade e a localização da lesão do nervo facial. A paralisia pode ser percebida pelo paciente ao acordar, ao observar o olho seco, ao sentir formigamento nos lábios ou a paralisia já instalada. Ou pode se queixar inicialmente apenas de dor retroauricular e leve edema da hemiface. A seguir surgem desvio da comissura labial e eventualmente dor.

Na ausência de recuperação funcional, desenvolve-se no decorrer do tempo a tendência para a contratura facial, uma forma de reação anormal dos músculos à reinervação desordenada do nervo facial que desfigura a face do paciente, causa a ausência de piscamento do olho e altera de certo modo a fala.

A localização topográfica da lesão, um dado importante para avaliar o prognóstico, pode ser feita com relativa precisão tomando-se como referência as alterações do paladar, o lacrimejamento, o reflexo do estapédio (Quadro 5-1).

Quadro 5-1

Local da lesão	*Paladar*	*Lacrimejamento*	*Reflexo do estapédio*
Nuclear	+	+	–
Supragenicular	+	–	–
Transgenicular	–	–	–
Supra-estapédio	–	–	–
Infra-estapédio	–	+	+
Infracordal	+	+	+
Infraforaminal	+	+	+

Carneiro AP; Musse CAI, 2001.

TRATAMENTO

No tratamento da paralisia de Bell estão indicados a prednisona e os antivirais precocemente administrados. Paralelamente, cuida-se da proteção do olho (manter úmido o globo ocular) e recomenda-se o repouso ao paciente. É aconselhável o uso de óculos escuros. A cirurgia descompressiva parece ter mais prejuízos que benefícios.

Os músculos paralisados devem ser protegidos do estiramento mediante o emprego de uma órtese auriculobucal.

A fisioterapia tem uma indicação tradicional na recuperação da paralisia facial. A massagem digital, os exercícios de reeducação muscular e a eletroestimulação estão entre os agentes físicos mais empregados. Inclui-se também o emprego do *biofeedback*.

Os exercícios não devem ser iniciados imediatamente. É recomendável aguardar o final da fase aguda da compressão. O emprego ulterior da eletroestimulação é motivo de muita controvérsia.

Biofeedback

Os principais resultados atribuídos ao *biofeedback* são: melhora da coordenação do movimento redução da assimetria facial e da sincinesia. Contudo, deve-se ter em conta a falta de elementos que confirmem estes resultados em longo prazo. Deste modo, é aconselhável orientar um programa de tratamento domiciliar.

Prognóstico

O comprometimento do 7° nervo na paralisia de Bell ocorre mais freqüentemente na porção intracraniana, na secção labiríntica do canal de Falópio. O estudo eletromiográfico (condução) convencional possibilita examinar somente a parte distal do nervo, oferecendo deste modo uma informação parcial e portanto não, confiável para o prognóstico. Para sanar esta inconveniência o examinador deve comparar a amplitude/área do PPANC exibidos nas duas hemifaces 5 a 7 dias após o aparecimento da fraqueza inicial, comprobatória da degeneração walleriana. Se nos primeiros 14 dias a amplitude evocada do PPANC permanecer acima de 10% do valor do lado não-afetado, a probabilidade de recuperação é de 90%. Alguns autores consideram a amplitude de 30% do PPANC em um período de 2 meses como expectativa de excelente recuperação funcional. Os pacientes que apresentarem uma amplitude de 10%-30% exibem alguma deficiência funcional.

A recuperação da função dos músculos da face na paralisia facial ocorre em cerca de 50% dos pacientes em pouco tempo; em 35% a recuperação é parcial e requer mais tempo, cerca de 1 ano.

Paralisia facial definitiva

Os pacientes portadores de paralisia facial definitiva (aqueles que não obtiveram a recuperação) podem ser beneficiados por algumas medidas terapêuticas cirúrgicas ou não-cirúrgicas. Os procedimentos cirúrgicos incluem transferências musculares e substituição de nervo periférico.

TRAUMATISMO CRANIOENCEFÁLICO

Dados estatísticos referem que mais de 2 milhões de pacientes com traumatismo cranioencefálico são atendidos a cada ano em serviços de emergência americanos, e 25% desses pacientes são hospitalizados. O sofrimento e as despesas de tratamento com os pacientes são muito altos. As lesões dos TCE ocorrem em todas as idades, mas o pico encontra-se em adultos jovens entre 15 e 24 anos.

Os traumatismos cranioencefálicos (TCE) são classificados em leves, moderados ou graves, conforme a extensão da lesão e as incapacidades que determinam. Ocorrem predominantemente em pessoas jovens sem problemas médicos prévios. As causas mais freqüentes são os acidentes com veículos e as lesões por armas de fogo.

As seqüelas dos TCE resultam de lesões primárias ou secundárias. As lesões primárias relacionam-se com os danos causados às estruturas cerebrais no momento do trauma; as lesões secundárias compreendem o edema, a isquemia e as perturbações metabólicas que se superpõem ao trauma inicial e podem contribuir para ampliar a extensão das lesões permanentes.

Causas dos traumatismos cranioencefálicos

Os TCEs incluem: fraturas cranianas, contusões e lacerações cerebrais e hematomas intracranianos.

▪ Fraturas cranianas

As fraturas podem ser lineares, depressivas ou cominutivas. As fraturas lineares ocorrem com maior freqüência na região temporoparietal, onde o crânio é mais fino. As fraturas com afundamento se caracterizam pelo deslocamento de fragmentos de ossos para dentro, comprimindo o cérebro subjacente. As cominutivas apresentam múltiplos fragmentos ósseos que podem ou não estar deslocados.

Essas fraturas podem lesar artérias e veias e causar sangramentos nos espaços cerebrais. Quando se localizam na base do crânio, atingem as meninges. Os fragmentos ósseos podem comprimir os tecidos cerebrais. O líquido cefalorraquiano pode sair pelo nariz ou pelo ouvido.

▪ Concussão

É uma condição sem nenhuma lesão orgânica evidente. Há perda da consciência e às vezes perda de memória de curta duração. A concussão ocorre principalmente após um TCE de pequena intensidade e causa movimentos de aceleração-desaceleração da cabeça que determinam distensão e ruptura dos axônios e desorganização funcional transitória do sistema reticular ativador.

São sintomas que podem se manifestar na concussão: confusão mental, cefaléia, sonolência anormal.

Caracterizando a síndrome pós-concussão, podem ocorrer também durante alguns dias: tontura, dificuldade de concentração, esquecimento e alterações da sensibilidade e das emoções, ansiedade.

- **Contusões e lacerações cerebrais**

São lesões cerebrais causadas por trauma violento do crânio. As lacerações são rupturas do tecido cerebral. Ocorrem hemorragias focais no parênquima decorrentes de "esfoladuras" do cérebro ao se deslocar sobre a superfície interna do crânio.

Se houver edema a lesão pode aumentar e evoluir para herniação do cérebro.

- **Hematomas intracranianos**

São acúmulos de sangue no interior da massa encefálica ou entre esta e a caixa craniana. O hematoma pode ser subdural (abaixo da dura-máter) ou epidural (entre a dura-máter e a caixa craniana).

Cabe mencionar também as lesões de áreas específicas do cérebro, que incluem: lesão do lobo frontal, do lobo parietal, do lobo temporal.

- *Lesão do lobo frontal*: as lesões pequenas, quando afetam um lado do cérebro, não causam alterações perceptíveis. Contudo, podem causar convulsões. Lesões da parte posterior podem causar apatia, falta de atenção, indiferença.
- *Lesão do lobo parietal*: uma pequena lesão provoca dormência no hemicorpo oposto. Lesões maiores podem causar incapacidade do paciente para realizar atividades seqüenciais (apraxia) e a consciência de direita e esquerda, a capacidade de reconhecer as partes do corpo.
- *Lesão do lobo temporal*: interfere acentuadamente na compreensão da linguagem e impede que o indivíduo se expresse.

Quadro clínico sumário

O TCE caracteriza-se por agitação, confusão, compulsividade, desatenção, alteração da memória e da capacidade para aprender. Todos esses problemas podem ocorrer de forma aguda ou cronicamente.

Nas lesões graves, são importantes as incapacidades físicas. Nas lesões leves, despertam a atenção as proeminentes perturbações cognitivas.

Prognóstico

Um paciente com traumatismo cranioencefálico pode evoluir para uma recuperação completa ou para a ausência de recuperação. A gravidade das deficiências depende da localização e da extensão do dano causado às estruturas cerebrais. Uma recuperação parcial é possível porquanto muitas funções são desempenhadas por mais de uma área cerebral e áreas não-lesadas podem assumir funções de outras que se acham prejudicadas. Isso pode acontecer, por exemplo, na infância, quando as faculdades da linguagem são regidas por várias regiões cerebrais. No adulto, contudo, isso não acontece porque tais funções localizam-se apenas em um hemisfério.

Outras funções como os movimentos dos membros superiores e inferiores estão sob o comando de áreas específicas do cérebro, e, por conseqüência, a lesão de qualquer uma pode causar uma deficiência permanente.

Nos TCE graves, alguns pacientes apresentam amnésia (perda da memória). Aqueles que recuperam a consciência na primeira semana têm maior probabilidade de recuperar a memória.

Em um TCE não-fatal pode sobrevir um estado vegetativo persistente, caracterizado por inconsciência total com intervalos praticamente normais de vigília e sono.

Nos TCE moderados o paciente pode apresentar a síndrome pós-concussão (cefaléia e problemas de memória) durante um considerável período de tempo.

Distúrbios causados pelos traumatismos cranioencefálicos

Compreendem a epilepsia pós-traumática, a afasia, a apraxia, a agnosia e a amnésia.

▪ Epilepsia pós-traumática

A epilepsia pode ocorrer anos após a lesão. Os sintomas dependem do local em que ocorreu a lesão.

▪ Afasia

É causada por uma lesão na área do cérebro correspondente à linguagem e manifesta-se pela incapacidade parcial ou total de compreender ou expressar palavras. Esses problemas podem assumir várias formas (compreender as palavras escritas (alexia); esquecer os nomes dos objetos (anomia)).

A disartria é outro problema a mencionar. É causada pela lesão de área cerebral que controla a emissão dos sons ou a coordenação dos músculos da articulação das palavras.

▪ Apraxia

É causada por lesão do lobo parietal ou frontal e se caracteriza pela incapacidade de realizar tarefas complexas ou especiais (escrever um bilhete, abotoar o paletó, pegar um telefone) que exigem padrões de lembranças ou seqüência de movimentos adequados.

▪ Agnosia

É causada por uma disfunção dos lobos parietais e temporais. Nessa condição estão prejudicadas a memória dos usos, a importância de objetos familiares e as impressões visuais. Alguns pacientes melhoram ou se recuperam espontaneamente. Outros necessitam aprender a lidar com essas dificuldades por meio de tratamento específico (TO).

▪ Amnésia

A causa principal e mais freqüente é o traumatismo cranioencefálico. Os mecanismos de recepção de informações e de sua evocação a partir da memória localizam-se principalmente nos lobos parietais e temporais.

A maioria das amnésias dura apenas alguns minutos ou horas. Contudo, nas lesões cerebrais graves, a amnésia pode ser permanente.

Reabilitação do TCE

Os distúrbios neurológicos causam deficiências transitórias ou permanentes e prejudicam funções simples, atividades físicas e intelectivas complexas que reduzem apreciavelmente a qualidade de vida dos pacientes. Os recursos da reabilitação neurológica podem proporcionar importantes resultados na recuperação funcional.

Em princípio, duas orientações podem ser adotadas na terapêutica reabilitatória: a primeira busca solucionar os impedimentos causados pelas deficiências físicas mediante o treino de técnicas adaptativas usando as funções preservadas e recursos tecnológicos; a segunda aprofunda-se na busca de estimular e facilitar o retorno da função.

O tratamento de pacientes com TCE pode abranger duas etapas: um programa hospitalar, que exige a atuação de equipe multidisciplinar (médico, fisioterapeuta, terapeuta ocupacional, neuropsicólogo, assistente social, enfermeira de reabilitação e auxiliares de reabilitação), e um programa de atendimento domiciliar e ambulatório que não dispensa vários dos técnicos mencionados.

No tocante à recuperação funcional, estão incluídos principalmente: a fisioterapia, a terapia ocupacional, a cinesioterapia, os diversos recursos neurofisiológicos que facilitam a volta da função, o tratamento da disfagia, a fonoaudiologia, a reeducação esfincteriana.

▪ Fisioterapia

As dificuldades ou impedimentos da mobilidade podem ser reduzidos por meio de exercícios de fortalecimento muscular, treinamento da marcha e do equilíbrio, tratamento da espasticidade, alongamento cirúrgico de tendões encurtados, uso de talas, órteses, bengalas, andadeiras e cadeira de rodas. Podem ser incluídos também a esteira rolante, a bicicleta ergométrica, a bicicleta ergométrica para membros inferiores e membros superiores e outros recursos.

Com referência aos exercícios, deve considerar-se que os pacientes com TCE apresentam capacidades oxidativas muito baixas. Agravam essa situação a necessidade de custos energéticos superiores à média para a locomoção. Contudo, os exercícios terapêuticos podem melhorar acentuadamente o pico de VO_2 dos pacientes e dessa forma os tornar mais independentes para se locomover e executar outras atividades.

▪ Terapia ocupacional

A terapia ocupacional (TO) tem significativa indicação para desenvolver atividades mais finas (membros superiores, mãos). São interessantes suas qualidades de impedir a incapacidade permanente devido às contraturas e promover a recuperação funcional do membro superior lançando mão também de órteses e equipamentos que permitem ampliar o uso da mão do braço. Resulta disso a melhora da capacidade para as AVD (vestir-se, usar o banheiro, lavar-se, arrumar-se, alimentar-se, participar de atividades comunitárias). Obviamente, a TO deve ocupar-se também de desenvolver treinamento do paciente para superar deficiências visuais e perceptivas, negligência espacial, distúrbios da memória e desatenção.

▪ Tratamento da disfagia

A disfagia é causada pela alteração funcional dos músculos faciais, linguais, mastigatórios, esofágicos e respiratórios que participam da deglutição. A disfagia pode estar acompanhada secundariamente por obstrução das vias aéreas, pneumonia por aspiração e desnutrição. Associa-se também freqüentemente com tosse, sufocação ou regurgitação nasal no ato de alimentar-se e disartria. Visando à prevenção desses problemas, recomenda-se a ingestão de alimentos líquidos ou pastosos, que podem ser ingeridos sem aspiração. No ato da ingestão, a TO induz o paciente a colocar o queixo para dentro antes de deglutir, para fechar a laringe e abrir a parte superior do esôfago duas vezes após cada porção de alimento.

▪ Fonoaudiologia

Os distúrbios comportamentais, de linguagem e da área cognitiva podem advir de lesões cerebrais focais ou difusas, ou melhor, discretas ou generalizadas. Sendo as lesões focais restritas, outras funções estão preservadas, como por exemplo, a afasia de Broca em que a atenção, a memória e a concentração encontram-se intactas. O treinamento com imagens visuais pode auxiliar a vencer o bloqueio de palavras na afasia de Broca. A comunicação assistida por computador é um recurso útil e praticado habitualmente.

As lesões difusas ou generalizadas alteram a atenção, o comportamento, a cognição e a linguagem e exigem um programa de tratamento que não permita distrações, utilizando um ambiente com ruídos sob controle. Outra medida importante reside em orientar o paciente e seus familiares a respeito dos problemas da afasia e assim ajudar a vencer as frustrações advindas dos problemas da comunicação.

LESÕES MEDULARES

A lesão medular é uma das entidades invalidantes mais graves da clínica de reabilitação. A incidência das lesões medulares no Brasil não é corretamente conhecida, porém o último censo do IBGE apontou um número superior a 900 mil pessoas portadoras de tetraplegia, paraplegia e hemiplegia.

Nos Estados Unidos montava a 247.000 o número de pessoas com lesão medular traumática, e estima-se que ocorram 11 mil novos casos a cada ano, incidindo particularmente em adultos jovens.

ETIOLOGIA

As lesões medulares podem ter origem em causas traumáticas e não-traumáticas. As lesões medulares traumáticas podem ocorrer em qualquer nível da medula espinhal. Quando acometem a medula acima de T1, causam uma quadriplegia (paralisia dos quatro membros). Abaixo deste nível a lesão causa a paraplegia (paralisia dos membros inferiores). Sob este conceito, as lesões medulares podem ser consideradas: cervicais inferiores, dorsais (altas, médias ou baixas) e altas da coluna lombar.

As lesões traumáticas são produzidas por uma variedade de agentes:

- Acidentes em veículos a motor.
- Lesões em atividades esportivas e atléticas.
- Quedas.
- Acidentes de trabalho, acidentes domésticos.
- Lesões pessoais por agressões criminosas.
- Grandes catástrofes, desastres aéreos.

As lesões não-traumáticas são causadas por:

- Tumores extradurais (tumor ósseo primário ou metástases) e intradurais (meningioma, neurinoma, gliomas, ependimomas, angiomas).
- Doenças infecciosas: abscessos, mielites, TBC, lues.
- Doenças vasculares: trombose, embolia (isquemia da artéria espinhal anterior).
- Doenças degenerativas: espondilose.
- Malformações: mielomeningocele, espinha bífida.
- Outras causas: hérnia discal aguda, estreitamento do canal raquiano, siringomielia.

Seria interessante acrescentar certas condições não-medulares causadoras de paraplegia: lesão da cauda eqüina, polirradiculoneurites, lesão da foice do cérebro.

O estudo focado neste capítulo versará sobre as lesões traumáticas da medula espinhal.

FISIOPATOLOGIA

A medula espinhal é constituída por considerável quantidade de tratos nervosos condutores de informações motoras (descendentes) e sensitivas (ascendentes). Os tratos corticoespinhais são vias (descendentes) dos impulsos motores e se localizam na parte ventral da medula. As colunas dorsais são tratos ascendentes sensitivos que transmitem para o córtex sensitivo o tato, a propriocepção e a vibração. Os tratos espinotalâmicos laterais transmitem a dor e a sensação de temperatura.

A função autonômica é transmitida pelo trato ântero-medial. As fibras do sistema nervoso simpático emergem da medula entre C7 e L1. As fibras do sistema nervoso parassimpático emergem entre S2 e S4. Conclui-se desses dados que lesões progressivamente mais altas causam crescentes graus de disfunção autonômica.

A circulação sanguínea da medula espinhal compõe-se de uma artéria espinhal anterior e duas artérias espinhais posteriores. Estas artérias são ramos das artérias vertebrais da coluna cervical, que têm origem nas artérias da base do cérebro. A artéria espinhal anterior irriga os dois terços anteriores da medula. As artérias espinhais posteriores dão suprimento às colunas dorsais da medula.

A lesão do trato corticoespinhal causa paralisia ipsilateral ou perda da sensação do tato, da propriocepção e da vibração. A lesão do trato espinotalâmico lateral causa perda contralateral da dor e da sensação de temperatura. A lesão da parte anterior da medula causa paralisia e perda incompleta da leve sensação do tato.

Define-se o choque medular como a perda completa de todas as funções neurológicas da medula, portanto também dos reflexos e do controle retal abaixo do nível específico relacionado com a disfunção autonômica, que se caracteriza pela tríade hipotensão, bradicardia relativa, vasodilatação periférica e hipotermia. Usualmente, esta disfunção só ocorre na lesão acima de T6. O choque neurogênico caracteriza-se por grave disfunção autonômica (hipotensão, bradicardia relativa, vasodilatação periférica e hipotermia). Usualmente, esta disfunção só ocorre na lesão acima de T6.

O divisor de águas nas lesões medulares é a região mediotorácica. Uma lesão vascular nesta região acomete vários segmentos a montante do nível da lesão medular.

CLASSIFICAÇÃO

Do ponto de vista fisiopatológico, as paraplegias podem ser agudas ou progressivas. As agudas têm instalação súbita devido à natureza do agente causador: trauma da raque dorsal ou lombar, hematomielia, isquemia ou trombose da artéria espinhal anterior, hematoma epidural etc.; as progressivas são causadas por neurinoma ou meningioma, metástase vertebral, tumor intramedular, polirradiculoneurite e outras causas, como será mostrado a seguir.

Outra classificação comumente usada referente às paraplegias as designa espásticas ou flácidas, considerando o grau do tônus muscular e a situação dos reflexos. As espásticas caracterizam-se pela paralisia (parcial) e hipertonia muscular localizadas nos extensores dos membros inferiores e exagero dos reflexos tendinosos; as paralisias flácidas são reconhecidas pela ausência de tônus muscular e abolição dos reflexos tendinosos.

QUADRO CLÍNICO

O quadro clínico observado nas lesões medulares varia com os fatores causais e com os efeitos fisiopatológicos que se desenvolvem: o nível da lesão, o grau da lesão (transversal ou longitudinal) e a duração da instalação da lesão medular.

A American Spinal Injury Association (ASIA) e a International Medical Society of Paraplegia (IMSOP) criaram os Padrões Internacionais para a classificação neurológica e funcional das lesões medulares espinhais", um método excelente para esquematizar a evolução neurológica (que simultaneamente descreve também a sintomatologia).

A ASIA/IMSOP estabeleceu uma escala de comprometimento medular constituída das seguintes categorias:

- *Lesão medular completa*: inexiste função motora e sensitiva abaixo da lesão; função sensitiva também ausente nos níveis sacrais S4-S5.
- *Lesão medular incompleta*: funções motora e sensitiva preservadas abaixo do nível neurológico no grau menor que 3 da maioria dos músculos mais importantes; função sensitiva preservada também nos segmentos sacrais.
- *Lesão medular incompleta*: funções motora e sensitiva preservadas abaixo do nível neurológico na gradação 3 ou mais de 3 (TMM) da maioria dos músculos mais importantes; função sensitiva preservada também nos segmentos sacrais S4-S5.

A localização anatômica das lesões encontra-se didaticamente mostrada a seguir, com as respectivas descrições sumárias.

- *Lesões da cauda eqüina*: trazem como conseqüência paralisia flácida e anestesia na área inervada pelas raízes atingidas e se acompanham também de paralisia da bexiga e do reto.
- *Lesões do cone medular*: se a lesão está restrita ao cone medular serão observadas: incontinência urinária e fecal, perda da ereção e da ejaculação (nos homens), paralisia dos músculos do assoalho pélvico e uma alteração da sensibilidade no períneo. Nas lesões que envolvem a cauda eqüina e o cone medular, os sintomas mostrados nos dois itens acima se encontram associados. Lesões mistas cauda eqüina/cone medular podem também ocorrer.
- *Lesões mistas cauda/cone medular*: incluem a concussão medular, o choque medular, a transecção medular completa, a transecção medular incompleta.
  - concussão medular: configura um quadro de sintomas neurológicos transitórios que remite em minutos ou horas.
  - choque medular: resulta de uma lesão medular súbita completa ou incompleta. Acompanha-se de paralisia e anestesia imediatas e completas abaixo do novel da lesão. Há também arreflexia e hipotonia.
  - transecção crônica completa da medula: depois do choque medular sobrevém paralisia motora, sensitiva e autonômica permanente abaixo do nível da lesão.
  - transecção crônica incompleta da medula: os sintomas diferem conforme as vias nervosas afetadas.
- *Síndrome de Brown-Séquard*: surge após a hemissecção medular com o nível superior um ou dois segmentos abaixo da lesão. São suas características: paresia ipsilateral, sinais corticoespinhais ipsilaterais, perda contralateral das sensações de dor e temperatura e perda ipsilateral do sentido vibratório e da posição articular.

- *Síndrome medular cervical central*: caracteriza-se por fraqueza muscular mais acentuada nos membros superiores do que nos membros inferiores, retenção urinária e perda esparsa da sensibilidade abaixo do nível da lesão.
- *Síndrome medular cervical anterior*: caracteriza-se por paralisia imediata e completa associada a alteração da resposta à picada de alfinete e do tato abaixo da lesão. As sensações de posição e vibratória estão preservadas.
- *Síndrome medular cervical posterior*: há manifestações dolorosas e parestesias no pescoço, na parte superior dos braços e no tronco. Esses sintomas são reversíveis (Quadro 5-2).

***Quadro 5-2.* Níveis de lesão medular (através de teste de músculos)**

C4	Diafragma
C5	Bíceps braquial
C6	Extensores radiais do carpo (curto e longo)
C7	Tríceps braquial
C8	Flexor profundo do dedo médio
T1	Abdutor do dedo mínimo
L2	Iliopsoas
L3	Quadríceps
L4	Tibial anterior
L5	Extensor longo do hálux
S1	Gastrocnêmio e sóleo
S2	Esfíncter anal

PROGNÓSTICO

O prognóstico é obviamente melhor na lesão medular incompleta. Os pacientes com lesão medular completa têm menos de 5% de recuperação. Se as evidências de lesão completa persistirem após 72 horas, a recuperação é essencialmente zero.

O exame neurológico precoce pode fornecer uma previsão das futuras condições motoras do paciente. A maioria das lesões diagnosticadas como completas permanece completa. Um dado importante para um prognóstico favorável quanto à eventual capacidade de deambulação é a permanência de sensibilidade ao estímulo por um alfinete na região sacral.

LESÕES MEDULARES TRAUMÁTICAS

Os traumas da raque podem lesar de forma irreversível a medula espinhal e as raízes nervosas. Acometem 65% da população com idade abaixo de 35 anos de idade (> entre pessoas com idade entre 20 e 24 anos) e alteram de forma dramática o curso da vida de uma pessoa. São causas mais freqüentes de lesão medular traumática:

- Acidentes em estradas ou vias públicas com veículos de transporte coletivo ou pessoal, com motocicletas.
- Quedas, lesões em esportes (futebol, mergulho, esportes aquáticos, equitação), acidentes industriais.

- ❑ Atos de violência (ferimentos por arma de fogo, por arma branca).
- ❑ Quedas em pessoas idosas.
- ❑ Lesões durante o parto.

Mecanismo da lesão medular

O mecanismo mais freqüente de lesão medular é a ação de uma força intensa aplicada indiretamente à coluna vertebral durante um movimento de súbita hiperflexão (especialmente da região cervical ou torácica), de hiperextensão, uma compressão ou rotação. Em tais ocasiões podem ocorrer: luxação das articulações facetárias, fratura de corpos vertebrais, desvio do alinhamento do canal raquiano, hérnia discal ou fragmentação de ossos. E a medula pode sofrer contusão, distensão, laceração ou esmagamento da medula espinhal.

Aspectos patológicos

A natureza e a extensão dos danos à medula espinhal estão condicionadas ao tipo e à gravidade da lesão da coluna vertebral. Nos ferimentos por arma branca pode ocorrer hemissecção medular. Uma extensa contusão ou compressão pode se acompanhar de laceração parcial ou total da medula. O exame macroscópico das lesões traumáticas agudas da medula revela edema, vermelhidão amolecimento friável. Nas contusões, hemorragias extradurais, subdurais e subaracnóides, a hiperemia é observada entre 12 e 24 horas após a lesão devido à presença de substâncias vasoativas originadas em função das prostaglandinas e catecolaminas. Estas alterações podem se estender por vários segmentos acima e abaixo da lesão. O edema involui em algumas semanas, as hemorragias são absorvidas e o exsudato é substituído por macrófagos. Este estado de reparação da lesão pode persistir durante 2 anos e ocasionar cavitação, gliose e fibrose da medula. Na hemotatomielia traumática, a hemorragia ocorre na substância cinzenta central, tem extensão limitada e acaba por ser reabsorvida, deixando um cisto de paredes regulares.É diferente do amolecimento hemorrágico e da necrose central, que ocorrem com muito maior freqüência.

Evolução do quadro clínico

O quadro clínico das lesões traumáticas medulares evolui em três etapas:

1. Choque medular.
2. Retorno da atividade reflexa da medula.
3. Ajustamento.

Cada uma dessas fases tem particularidades que serão descritas a seguir resumidamente.

▪ Fase de choque medular (duração média de 3 semanas)

Caracteriza-se pela depressão dos reflexos dos segmentos medulares situados abaixo da lesão.

Observam-se nesta fase:

- ❑ Anestesia superficial e profunda.
- ❑ Paralisia flácida (atonia muscular, arreflexia tendinosa e cutânea).
- ❑ Alterações do sistema nervoso autônomo (vasodilatação paralítica, anidrose).
- ❑ Distúrbios esfincterianos (arreflexia vesical, atonia intestinal).

- Distúrbios sexuais (ausência de ereção e de ejaculação, ausência de ereção do clitóris e lubrificação vaginal, amenorréia durante 3 meses).

■ Fase de retorno da atividade reflexa da medula

Inicia-se a reorganização funcional das estruturas medulares situadas abaixo da lesão. Após liberar-se das influências inibidoras supra-espinhais, a medula reage de forma excessiva e incoordenada aos estímulos aferentes periféricos (cutâneos, musculares, articulares, viscerais), com respostas localizadas ou em massa. Tais respostas não se manifestam nas lesões da cauda eqüina, do cone medular ou nas lesões extensas verticais da medula.

As úlceras de pressão, as infecções urinárias e as retrações musculotendinosas exacerbam as sinergias flexoras e extensoras.

São características da sintomatologia clínica nesta fase:

- *Anestesia e paralisia persistentes*: quando a lesão é completa devido à interrupção definitiva das conexões da medula com os centros superiores.

  Havendo lesão do neurônio motor superior e estando preservado o arco reflexo, a paralisia é espástica e estará acompanhada de exagero dos reflexos osteotendinosos e cutâneos.

- *Atividade do sistema nervoso autônomo*: é reduzida consideravelmente e durante a fase do choque medular, o SNA retorna gradativamente.

- *Bexiga neurogênica*: o comportamento futuro da bexiga dependerá do nível e do tipo da lesão.

- *Disfunção intestinal*: reinicia-se a atividade reflexa dos intestinos e ocorrerá evacuação reflexa de fezes em forma intermitente. Iniciar a reeducação intestinal.

- *Distúrbios sexuais*: as alterações dependerão também do nível e do tipo da lesão medular. Maior porcentagem de ereção é encontrada nos pacientes com lesões do neurônio motor superior do que nos pacientes com lesão do neurônio motor inferior. Por outro lado, a ejaculação encontra-se mais prejudicada nas lesões altas do que nas lesões baixas.

  A capacidade reprodutora do sexo masculino encontra-se altamente afetada. Somente 5% dos pacientes com lesão medular completa conseguem procriar. No sexo feminino, ao contrário, ultrapassada a fase de amenorréia inicial, retornam os ciclos menstruais e a capacidade conceptiva fica conservada.

■ Fase de ajustamento do paciente

Compreende a etapa de ajuste do paciente à condição de paraplégico ou tetraplégico que lhe possibilite conviver com suas seqüelas. Trata-se de uma situação desafiadora e envolve a colaboração decisiva da equipe de reabilitação e de um programa de tratamento bem definido e precisamente realizado.

Os problemas clínicos a serem enfrentados envolvem: espasticidade, movimentos automáticos, alterações respiratórias, funções gastrointestinais, disfunção vesical, alterações vasculares, alterações das funções sexuais, ossificações paraarticulares, úlceras de pressão, dor, deficiências nutricionais (descritos em Complicações).

Estados psicológicos/comportamentais do portador de lesão medular traumática

Uma lesão medular aguda e inesperada altera dramaticamente o curso da vida de uma pessoa e traz conseqüências sociais e econômicas catastróficas para o paciente, para a família e a sociedade.

Na verdade, o impacto da lesão medular atinge em cheio as condições físicas do paciente e afeta também profundamente seu estado emocional. No primeiro momento, em face da transformação causada pela lesão medular, um estado de confusão mental invade completa e intensamente o indivíduo e interrompe suas relações com o mundo exterior.

Numa segunda fase, de uma forma distorcida, o paciente começa a perceber sua situação e não aceita sua paralisia. É uma reação de fuga à adversidade avassaladora que o acometeu.

A persistência do estado de paralisia, contudo, acaba por forçar o paciente à tomada de consciência de sua situação. Para este resultado contribui com força a convivência no centro de reabilitação com outros indivíduos também eles portadores de graves deficiências físicas.

Obviamente, o sofrimento é quase intolerável, pois a paralisia, a perda do controle da urina e de fezes e a preocupação em representar uma carga para a família podem conduzir o paciente a um estado de grande depressão. Neste momento, suas relações com a equipe de reabilitação lhe oferecerão idéias bastante valiosas sobre suas possibilidades e suas limitações físicas. Durante este período, ganharão amplitude sua preparação psicológica e força de decisão para enfrentar o longo processo de tratamento.

Numa etapa ulterior, depois de um trabalho de muita resistência e dispêndio de energia, após longos esforços e canseiras, muitos pacientes poderão sentir-se recompensados com os resultados obtidos em sua reabilitação física e profissional. E estarão quiçá integrados à comunidade.

Tratamento

O tratamento de pacientes com lesão medular compreende cinco fases:

- *1ª fase*: de emergência: atenção à circulação sanguínea, respiração e vias aéreas, imobilização adequada da coluna vertebral e transferência para um centro especializado.
- *2ª fase*: tratamento médico de problemas gerais: hipotensão, hipóxia, poiquilotermia, íleo paralítico.
- *3ª fase*: alinhamento vertebral.
- *4ª fase*: descompressão cirúrgica da medula quando houver indicação peremptória.
- *5ª fase*: programa de reabilitação.

COMPLICAÇÕES

Os problemas clínicos dos pacientes com lesão medular incluem: espasticidade muscular, movimentos automáticos, alterações respiratórias, alteração das funções gastrointestinais, disfunção vesical, alterações vasculares, alterações das funções sexuais, ossificações paraarticulares, úlceras de pressão, dor neuropática, deficiências nutricionais.

Espasticidade

A lesão medular traumática se acompanha imediatamente por um período de flacidez seguida pela espasticidade, manifestada tanto nas lesões completas como incompletas.

A espasticidade caracteriza-se pelo tônus muscular aumentado ou exagerado, movimentos automáticos em padrão flexor ou extensor, resistência à mobilização passiva, exagero dos reflexos profundos, clono e co-contração de grupos musculares Em alguns pacientes os movimentos automáticos podem ser dolorosos e tornam-se tão exagerados que interferem nas técnicas de reabilitação e retardam a cicatrização da escara.

Contudo, a despeito das dificuldades apontadas, a espasticidade oferece também alguns efeitos desejáveis: pode ser aproveitada para a mobilidade, pode melhorar a circulação e diminuir o risco de trombose venosa profunda e a osteoporose.

O tratamento pode utilizar as opções terapêuticas a seguir:

- Conservador mediante a administração de técnicas cinesioterápicas (exercícios passivos, gelo, treino de atividades no leito, na cadeira de rodas, no tatame e em ortostatismo).
- Administração de drogas miorrelaxantes (Baclofen, Diazepam); neurólise química seletiva mediante o emprego de álcool, fenol, toxina botulínica.
- Tratamento cirúrgico (rizotomias seletivas, alongamentos cirúrgicos de estruturas musculotendinosas). Uma opção muito dispendiosa seria a implantação de bomba subcutânea para liberação de drogas antiespásticas através de cateter subdural.

Alterações respiratórias

Estão claramente presentes nas lesões cervicais ou torácicas altas e causam queda súbita da capacidade vital, hipercapnia e obviamente necessidade de cuidados de urgência. O comprometimento do nervo frênico nas lesões cervicais altas exige monitoração ventilatória constante, especialmente durante o sono, para evitar a apnéia e morte do paciente causada pelo repouso da musculatura acessória.

O tratamento das alterações respiratórias citadas adota as seguintes medidas anteriormente expostas: sonda endotraqueal, oxigenação, instalação de pressão positiva intermitente condicionada à presença ou não de pneumotórax ou hemotórax que devem ser drenados e outras providências, entre as quais se incluem a drenagem postural e os exercícios respiratórios.

Dentre as complicações que podem sobrevir, a mais perigosa é a infecção que resulta dos colapsos de segmentos pulmonares causados pelas secreções. Ressalte-se também o problema da insuficiência respiratória crônica, presente em pacientes com deformidades graves da coluna vertebral que, em longo prazo, acarreta o *cor pulmonale.*

Devem ser citadas também a atelectasia ou a pneumonia, que ocorrem em 13% dos pacientes, e a embolia pulmonar, em 3%.

Alterações das funções gastrointestinais

A lesão medular causa atonia de todo o aparelho gastrointestinal e diminuição ou abolição do peristaltismo acompanhada de retenção do bolo fecal. Estas perturbações dão origem ao aumento do volume das vísceras intestinais e conseqüente redução da excursão diafragmática, o que acentua as dificuldades respiratórias.

Podem surgir áreas necróticas na mucosa gástrica devido ao acúmulo de suco gástrico e à vasodilatação paralítica decorrente da lesão do sistema nervoso autônomo. O aparecimento de fecalomas é outro problema a ser enfrentado. Ainda é preciso alertar para a apreciável incidência de abdome agudo nos lesados medulares e não esquecer as complicações mais freqüentes que os afligem: a hemorragia gastrointestinal, a obstrução GI, a colecistite, a necrose intestinal e a pancreatite.

▪ Tratamento

Após uma lesão medular aguda, pode ser necessário o uso de laxantes, de supositórios de glicerina, e a remoção digital de fezes, evitando-se obviamente a distensão do ânus.

Numa conduta em que a reeducação do paciente é o objetivo central, a prática da tríade conscientização, dieta adequada e ritmo tem importância fundamental.

Disfunção vesical

A bexiga normal acha-se constituída essencialmente pelo músculo detrusor, que desempenha importante função tanto na fase de estocagem da urina quanto na fase de esvaziamento. Durante a fase de acúmulo de urina, o esfíncter vesical interno impede o extravasamento. O esfíncter vesical externo assegura também a continência urinária quando há aumento da pressão intravesical.

A lesão traumática da medula se acompanha tipicamente flacidez da bexiga durante um certo período. Se a lesão ocorrer em nível supra-sacral, a atividade reflexa pode eventualmente retornar.

Contudo, a mencionada atividade reflexa pode ser ineficaz para uma eliminação suficiente da urina devido à tendência de a atividade reflexa esfincteriana a opor-se diretamente a contração reflexa do detrusor.

A arreflexia que se instala no período do choque medular acompanha-se de atonia também da bexiga. Nesta situação, a micção é causada apenas pelo transbordamento da urina na bexiga distendida.

A ausência deste controle miccional acarreta sérios problemas psicológicos e sociais e ainda é responsável por complicações orgânicas causadas pelas complicações da incontinência. Por este motivo, deve merecer atenção marcante no decurso do processo de reabilitação, antecipado pelos estudos urodinâmicos (cistometria, urofluxometria, pressão de micção, pressão uretral, eletromiografia).

A reeducação da disfunção de uma bexiga implica a realização de algumas medidas indispensáveis ao treinamento vesical. O cateterismo intermitente é a primeira.

Detalhando mais um pouco este tema serão vistos os aspectos referentes à bexiga neurogênica do choque medular, à bexiga neurogênica reflexa do neurônio motor superior e à bexiga neurogênica autônoma por lesão do neurônio motor inferior.

A reabilitação leva em conta obrigatoriamente as modalidades de disfunção vesical de cada paciente:

- A bexiga neurogênica da fase de choque medular. Objetivos: evitar a distensão vesical, as infecções e outras complicações do trato urinário devidas ao elevado volume urinário residual. As cistites e pielites respondem bem aos antibióticos. Os cálculos renais e vesicais, a hidronefrose, a pionefrose, divertículos vesicais e refluxo uretral, cuja ocorrência diminuiu bastante, ocorrem meses ou anos após a lesão.

- A bexiga neurogênica reflexa por lesão do neurônio motor superior. Recomenda-se a estimulação de "zonas-gatilho", para desencadear a micção por mecanismo reflexo. Estas "zonas-gatilho" situam-se na região suprapúbica e na face medial superior das coxas.
- A bexiga neurogênica autônoma por lesão do neurônio motor inferior. Objetivos terapêuticos: preservar a função do trato urinário superior, provocar o completo esvaziamento vesical, melhorar a continência urinária.

Alterações vasculares

Ocorrem desde o início da lesão medular e podem causar as graves complicações citadas a seguir:

- Trombose venosa profunda e embolia pulmonar.
- Hipotensão ortostática.
- Crise autonômica hipertensiva.

Trombose venosa profunda

A instalação pode ocorrer no prazo de 60 dias após a lesão. O diagnóstico precoce é essencial, mas enfrenta dificuldade devido à perda da sensibilidade, o que torna negativo o sinal de Homans e incapacita o paciente de relatar a ocorrência de dor ou desconforto nos membros inferiores. O tratamento imediato é imperativo e implica a suspensão dos movimentos passivos dos membros inferiores e a administração de terapia anticoagulante até a regressão completa do quadro clínico e laboratorial.

Atente-se que alguns dos pacientes que sofreram trombose venosa podem apresentar neuropatia periférica por isquemia. Nesses casos, atenua-se a espasticidade nos membros inferiores.

Hipotensão ortostática

O sistema nervoso autônomo é órgão regulador da pressão arterial e do tônus vascular quando ocorrem mudanças posturais. Nos pacientes portadores de lesão medular cervical ou torácica alta esta regulação encontra-se interrompida e, por conseqüência, há perda do controle do tônus vasomotor tanto da circulação periférica como da visceral abdominal. As mudanças abruptas de posição desses pacientes causam hipotensão ortostática caracterizada por: visão turva, vertigem, fraqueza, zumbidos, taquicardia, cefaléia e, por vezes, formigamento.

A profilaxia da hipotensão ortostática recomenda as técnicas a seguir: a) mudança de posição de decúbito para sentar no leito de forma lenta e progressiva; b) sentar na borda do leito com as pernas dependuradas; c) treinar a posição ereta em prancha ortostática gradualmente, de forma lenta; d) aplicar faixa abdominal e usar meias elásticas quando necessário. Eventualmente, pode ser administrado medicamento adrenérgico.

Crise autonômica hipertensiva

Outro tipo grave de alteração vasomotora em indivíduos que sofreram lesão medular acima de T5-T6 é a crise autonômica hipertensiva, uma síndrome de instalação abrupta causada por estímulos interoceptivos, proprioceptivos ou exteroceptivos inócuos em indivíduo sadio (distensão de vísceras ocas, alongamentos musculares, pressões cutâneas inadequadas). São características desta síndrome: vasodilatação cutânea ao nível da cabeça e do pescoço, bradicardia, hipertensão, cefaléia intensa, sudorese exagerada e piloereção. O tratamento consiste em colocar o paciente sentado com as pernas penduradas, esvaziamento da bexiga, verificar as condições anorretais (distensão por acúmulo de fezes) e outros fatores tais como infecção urinária, quadro abdominal agudo.

Regulação térmica

A regulação térmica corporal está condicionada a um complexo mecanismo neuroendócrino-vascular e glândulas sudoríparas cuja função depende de estímulos eferentes e aferentes oriundos do sistema nervoso central e periférico. A interrupção deste mecanismo pela lesão medular acima de T6 causa alterações da homeotermia (temperatura constante).

Em suma, estas alterações evoluem assim: na fase inicial do choque medular há anidrose abaixo do nível da lesão; posteriormente, a sudorese pode voltar em algumas áreas devido à maximização funcional de alguns segmentos medulares preservados, através da conexão de raízes anteriores com gânglios simpáticos. Mas este arranjo não é bastante, e os pacientes tornam-se muito pouco tolerantes a temperaturas altas.

A temperatura ambiente alta é muito desagradável para os pacientes com lesão medular acima de T6. Seus efeitos são semelhantes aos causados pela febre de uma infecção. Causa também sede constante, perda de apetite, sensação de cansaço. Por este motivo, é recomendável a refrigeração do ambiente.

Sexualidade

O apetite sexual acha-se conservado tanto no homem quanto na mulher com lesão medular. As disfunções encontradas nestes pacientes são causadas por problemas orgânicos ou psicossociais. Os problemas orgânicos podem se originar do uso de tranqüilizantes, antidepressivos, miorrelaxantes e medicamentos que afetam as funções simpáticas e parassimpáticas.

Outros fatores que podem alterar a libido: a reduzida mobilidade, a espasticidade, a disfunção intestinal e/ou vesical.

As questões psicossociais variam consideravelmente, mas sobressai entre elas a tendência para dessexualizar os deficientes físicos e os idosos. Contudo, alguma capacidade de ereção encontra-se preservada em 80% dos homens portadores de lesão medular. Há desgraçadamente dois problemas: a duração e a parcialidade da ereção, aos quais se ajunta por conseqüência à dúvida sobre suficiência ou insuficiência quanto à possibilidade de completar a relação sexual. Ademais, em vários indivíduos a tumescência e a rigidez do pênis tendem a desaparecer e deixar o indivíduo incapaz de executar o coito.

▪ Ejaculação

No âmbito da ejaculação, somente menos de 10% dos homens têm capacidade para a emissão de sêmen. Anote-se ainda que a ejaculação retrógrada de sêmen é relativamente comum.

▪ Relação sexual na mulher

É geralmente possível, a despeito da ausência de sensibilidade. A dificuldade situa-se na lubrificação insuficiente da vagina, solucionada com relativa facilidade pelo uso de lubrificante hidrossolúvel.

Orgasmo

É praticamente inexistente nas lesões medulares completas. Seria talvez possível obter experiências táteis agradáveis avivadas pela visão, pelo olfato, pelo tato, designadas paraorgasmos ou orgasmos fantasmas.

Auxílios para o coito

São variados. Podem ser farmacológicos (injeção intracavernosa de bloqueadores alfa-adrenérgicos, de prostaglandina) e mecânicos entre os quais sobressai a implantação de prótese peniana.

A capacidade de engravidar

A amenorréia pós-traumática é comum após a lesão medular, mas, via de regra, ao final de 6 meses, a situação se resolve espontaneamente e a menstruação retorna. Este evento traz como conseqüência a capacidade freqüentemente preservada de a mulher engravidar, desenvolver o feto e dar à luz.

Ossificações paraarticulares

São calcificações extra-articulares que resultam de alterações metabólicas que representam óbice para a reabilitação. São encontradas em 10% a 20% dos pacientes e aparecem usualmente nos primeiros 12 meses após a lesão medular.

As articulações mais afetadas são, por ordem decrescente: as articulações coxofemorais, os joelhos e os cotovelos.

A profilaxia das ossificações é feita por medicamentos associados à cinesioterapia. A radioterapia aplicada em dose única no momento adequado parece deter a ossificação. Quando o diagnóstico é feito tardiamente e a ossificação se desenvolveu, o tratamento é cirúrgico.

Úlceras de pressão

As úlceras de pressão podem ocorrer em qualquer indivíduo com lesão medular completa, a menos que sejam postas em prática medidas preventivas constantes.

A pressão continuada sobre eminências ósseas determina importante déficit circulatório e finalmente isquemia, que se instala e causa necrose e escara. Outras causas de úlcera de decúbito incluem: forças de cisalhamento, elevação da temperatura e maceração dos tecidos, desnutrição e anemia, alterações do estado mental, ausência de sensibilidade cutânea, redução da mobilidade, tabagismo, falta de sensibilidade e imobilidade.

O tecido muscular é o mais sensível à pressão; o mais resistente é a pele. Encontra-se aí a explicação para o aparecimento de úlceras profundas.

A falta de sensibilidade e a imobilidade constituem os principais fatores que tornam o portador de lesão medular susceptível às úlceras de pressão.

Os locais mais suscetíveis de desenvolver úlceras de pressão são: região sacra, escápula, ísquio, cóccix, maléolos, tornozelos, regiões trocanterianas.

Tratamento

Veja Úlceras de Pressão.

Deficiências nutricionais

A anorexia é freqüente em pacientes portadores de lesão medular e naturalmente se acompanha de perda de peso precoce. Se houver instalação de escaras há também perda de proteínas, tornando-se assim necessária uma dieta rica em alimentos calóricos e vitaminas. Em alguns pacientes pode ser necessária a hiperalimentação parenteral. A anemia pode ser tratada com ferro. Quando grave, administra-se transfusão de sangue.

Dor neuropática

Indivíduos com lesões transversas completas da medula podem apresentar queixa de dor em áreas anestésicas. Estas dores podem ser agudas e ter o aspecto de pontadas na distribuição de uma ou várias raízes. Podem ser urentes, mal localizadas, ou dores profundas nas vísceras. O tratamento consistirá em placebos, anestesia peridural, rizotomia posterior, simpatectomia, cordotomia ou tractotomia do cordão posterior. Não é aconselhável administrar a medicação analgésica usual, muito menos a narcótica. À eletroestimulação nervosa transcutânea é atribuída a possibilidade de alívio.

DISFUNÇÃO VESICAL

A micção é um procedimento ativo e exige uma perfeita integração do trato corticoespinhal/sistema autonômico para gerar uma atividade coordenada. Quando ocorre uma lesão medular sobrevém perda do controle voluntário da micção.

A seqüência do processo de micção opera-se da forma a seguir:

A) Contração isométrica da bexiga.

B) Relaxamento dos esfíncteres e da musculatura perineal.

C) Contração isotônica do músculo detrusor, da musculatura abdominal e do diafragma.

Noções anatômicas e fisiológicas

A túnica muscular da bexiga é constituída por três camadas: externa, média e interna. A camada externa, designada músculo detrusor, tem importante função tanto na fase de estocagem da urina quanto na fase de esvaziamento. A bexiga recebe inervação do sistema nervoso parassimpático e do sistema nervoso simpático. O esfíncter externo é inervado pelos nervos pudendos.

O centro nervoso de micção localiza-se principalmente na região ântero-lateral dos segmentos S2-S3-S4. A raiz mais importante é a S3. O músculo detrusor é inervado pelos nervos parassimpáticos pélvicos S2-S3-S4. O centro nervoso organizacional parece estar localizado na formação reticular pontinomesencefálica. Lesões suprapontinas relacionam-se com a hiper-reflexia do músculo detrusor; lesões infrapontinas relacionam-se com a dissinergia do detrusor.

Em suma, a inervação das vias de eliminação da urina é constituída por componentes nervosos periféricos e centrais. Os componentes periféricos compreendem fibras eferentes e aferentes. As fibras nervosas autonômicas são as eferentes parassimpáticas e simpáticas e as fibras eferentes somáticas.

As fibras aferentes são representadas pelos nervos pudendos e nervos pélvicos do cone medular.

▪ Esfíncteres

Na porção mais inferior da bexiga, em torno do orifício uretral interno, está o esfíncter vesical interno, formado por uma grossa camada circular de fibras da camada média da túnica muscular. Este esfíncter impede o extravasamento de urina quando esta se acumula. É destituído de controle voluntário.

Paralelamente, existe também o esfíncter vesical externo, constituído pela musculatura periuretral posterior, que exerce controle voluntário da continência urinária quando cresce a pressão intravesical em decorrência de dois fatores: aumento do volume urinário ou aumento da pressão abdominal causada pela tosse, esforços físicos ou outras situações. O esfíncter vesical externo tem inervação somática.

▪ Etiologia da disfunção vesical

A disfunção vesical é um distúrbio neurogênico traduzido pela perda do controle voluntário no início da micção. As repercussões desta perda são a retenção e/ou incontinência urinária.

As afecções neurológicas responsáveis pela disfunção vesical resultam de lesões do sistema nervoso central AVC, traumatismos cranianos, tumores intracranianos, lesões da medula espinhal, esclerose múltipla, mielodisplasia. As neuropatias periféricas podem também causar disfunção vesical. O exemplo mais frisante é a neuropatia diabética.

▪ Avaliação urodinâmica

Procedimentos: a) anamnese: história clara da dificuldade ou incapacidade de urinar; b) exame neurológico inclusive da sensibilidade perineal, tônus anal, contração voluntária do esfíncter anal e o reflexo bulbocavernoso (contração do esfíncter anal à pressão da glande); c) exame abdominal à procura de distensão vesical antes e depois de urinar; d) a determinação da urina residual apõe o esvaziamento e comparação do volume eliminado com o volume residual obtido por cateterismo ou ultra-som.

Em pacientes totalmente paralisados, os principais parâmetros usados são a cistometria e os perfis de pressão uretral. A cistometria registra as pressões intravesicais durante o enchimento da bexiga mediante a técnica a seguir: a) introduz-se um cateter pela uretra; b) injeta-se lentamente 20 a 40 ml de fluido à temperatura do corpo. Durante este enchimento, a pressão intravesical não passa de 20 ml em H_2O antes da contração da bexiga. Em pacientes com alterações fibróticas (causadas por infecções) da parede vesical, a pressão eleva-se subitamente a mais de 20 ml em H_2O.

O perfil da pressão uretral é a curva da pressão obtida pela determinação da pressão intrauretral durante a retirada de um sensor de pressão através do colo vesical, da uretra prostática e do restante do trajeto da uretra.

Outras informações obtidas com a cistometria: estado da sensibilidade vesical, grau de complacência vesical, capacidade cistométrica, existência de contração involuntária do detrusor, ausência de contração do detrusor, ocorrência de dor ou desconforto durante o enchimento vesical.

Na avaliação urodinâmica incluem-se também: a urofluxometria, a pressão de perda (pressão de micção), a pressão uretral e a eletromiografia.

▪ Urofluxometria

Mede o volume urinário em função do tempo. A técnica é simples. O paciente urina em um vaso onde está um disco rotatório dotado de velocidade constante. O aumento da corrente elétrica necessário para manter a velocidade do disco é proporcional à força do fluxo urinário, que é registrado graficamente. Esta técnica permite a medida do fluxo urinário máximo (ponto mais alto do gráfico) e do fluxo urinário médio, este último configurando o volume total dividido pelo tempo de micção. A diminuição do fluxo urinário pode significar uma obstrução vesical ou uma contração vesical inadequada. Desta forma, tem-se a medida da capacidade de contração do detrusor.

Pressão de perda (pressão da micção)

Representa a pressão necessária para ocorrer perda urinária. A medida é feita por uma sonda vesical fina que não obstrui a uretra.

Pressão uretral

É medida mediante o emprego de um cateter de membrana ou de um cateter multiperfurado conectado ao transdutor do cistômetro.

Eletromiografia

É empregada para medir o potencial elétrico da despolarização dos músculos esqueléticos do períneo e a integridade da inervação desses músculos.

Reabilitação da disfunção vesical

1. **Bexiga neurogênica:** na fase de choque medular.
2. **Bexiga neurogênica reflexa:** lesão do neurônio motor superior.
3. **Bexiga neurogênica autônoma:** lesão do neurônio motor inferior.

▪ Bexiga neurogênica

A medula lesada sofre depressão de sua atividade nervosa durante um período de tempo variável. A depressão se traduz pela abolição de toda a atividade voluntária ou reflexa da bexiga. A bexiga não se contrai apropriadamente à distensão causada pelo acúmulo de urina e não há desejo de urinar. Em conseqüência, há retenção de urina, e é eliminado somente o volume que excede a capacidade vesical máxima, freqüentemente três a quatro vezes superior à capacidade máxima normal. Este período varia entre 2 semanas a 2 ou 3 meses.

Conduta de tratamento

Evitar a hiperdistensão vesical, as infecções e outras complicações do trato genitourinário inferior. A hiperdistensão pode ser evitada mediante cateterizações intermitentes (rigorosamente asssépticas), de 4 em 4 horas. As infecções são dominadas pelo uso de bacteriostáticos, acidificantes urinários e abundante ingestão hídrica.

▪ Bexiga neurogênica reflexa

É causada pela interrupção de todos os feixes sensitivos e motores acima do centro sacral da micção. O paciente perde a percepção das sensações neste nível e não consegue voluntariamente controlar (iniciar ou inibir) a micção. A função vesical é reflexa. A bexiga apresenta capacidade diminuída. O esvaziamento pode ocorrer de duas maneiras: de forma síncrona (jato urinário forte e contínuo e volume residual de urina zero, ou incoordenada, em que o volume residual é alto.

Conduta de tratamento

Pesquisa de "zonas-gatilho" localizadas na região suprapúbica ou na região medial superior das coxas. Percussões destas zonas desencadeiam a micção por mecanismo reflexo. Quando a bexiga reflexa apresenta dissinergia vesicoesfincteriana, o cateterismo intermitente (de 4 em 4 horas) se impõe.

- **Bexiga neurogênica autônoma**

Resulta de lesão localizada no centro sacral da micção (cone ou cauda eqüina) ou de lesão nas vias de conexão entre a bexiga e o centro sacral. Nestas condições, o esvaziamento dependeria da inervação intramural da bexiga, que é incapaz de gerar contrações eficazes do detrusor. Além disso, haveria retenção de urina.

O paciente não percebe o enchimento vesical e perde urina por gotejamento contínuo ou escorrimento durante um aumento da pressão abdominal. Mas tem capacidade de usar os músculos acessórios da micção e a ação do esfíncter vesical externo para controlar a perda de urina. A cistometria mostra um volume residual variável de urina.

Conduta de tratamento

Treinar a musculatura abdominal e o diafragma para desencadear a micção. Em certos casos de refluxo vesical ou esvaziamento incompleto da bexiga, é aconselhável o autocateterismo intermitente.

LOCOMOÇÃO

Os objetivos essenciais das pessoas com lesão medular são a deambulação e a independência econômica. A deambulação somente pode ser alcançada nos pacientes que apresentam lesão abaixo da medula cervical e num centro de reabilitação provido de pessoal treinado e equipamentos adequados para a realização deste processo.

A escolha de equipamentos para a locomoção recaiu de início sobre as órteses em lugar da cadeira de rodas, com a idéia de permitir a marcha independente, uma esperança perene do paciente. A questão sofreu muitas controvérsias entre os especialistas, e alguns preferiram o uso da cadeira de rodas, considerada um meio seguro, mais prático e fisicamente menos desgastante para o paciente. Veio no entanto a compreensão dos malefícios do uso exclusivo deste equipamento: acúmulo de gordura no corpo, aumento dos lipídios (colesterol, especialmente) e predisposição a doenças cardiovasculares.

Nos dias atuais, a conduta está marcada pela indicação de órteses e uso de cadeira de rodas manual sempre que for oportuno. Contudo, as órteses para a marcha devem ser indicadas somente quando existirem as seguintes condições: lesões medulares abaixo de T1 e bom ou ótimo desenvolvimento muscular dos membros superiores. Obviamente, a idade do paciente deve ser também considerada.

Nestas condições, o treino da marcha com órteses deve ser precedido pela avaliação cardiológica, na qual sobressai necessariamente o teste de esforço.

Ressalte-se que a marcha com órteses, associada à prática de esportes (natação, musculação, bicicleta), na qual contribui visivelmente para a obtenção e manutenção do bom condicionamento físico e das boas condições cardiocirculatórias. Ademais, ambas minimizam as alterações do metabolismo ósseo, reduzem os empecilhos criados pelas deformidades e melhoram as alterações tópicas da pele e as funções gastrointestinais.

Treinamento para a locomoção

Envolve a indispensável participação ativa do indivíduo na realização seqüencial das seguintes etapas de treinamento: ortostatismo em prancha, treino para a independência na colocação de órteses, treino entre paralelas, treino com andador, treino com muletas, treino com muletas em ambiente interno, treino com muletas em ambiente externo e aprendizado das técnicas de mudança de posição.

ESPINHA BÍFIDA (ESPINHA BÍFIDA OCULTA, ESPINHA BÍFIDA ABERTA, MENINGOCELE E MIELOMENINGOCELE)

Espinha bífida é a designação dada ao defeito do tubo neural representado pelo desenvolvimento incompleto do cérebro, medula espinhal e de suas coberturas anatômicas. O referido defeito é causado pela falta de fechamento apropriado da parte posterior da espinha fetal durante o 1º mês de gestação.

Em outra conceituação, o termo espinha bífida é expresso como um grupo de defeitos congênitos em que sobressai a ausência de fechamento da linha média da coluna vertebral dos tecidos moles, ósseo e neural. Esta falha congênita, dependendo de sua extensão, pode ser assintomática ou acompanhada de severos estados de incapacidade física relacionados com duas categorias de defeito anatômico: a espinha bífida oculta e a espinha bífida acompanhada de meningocele ou de mielomeningocele.

A espinha bífida oculta é a designação do defeito congênito quando não existe exposição das meninges ou de tecido nervoso na superfície cutânea. Em alguns pacientes, pode existir apenas um tufo piloso, um angioma ou um nevo pigmentado.

Na espinha bífida acompanhada de disrafia subjacente importante, existem dois tipos de lesão: a meningocele e a mielomeningocele.

A meningocele se caracteriza pela exposição direta das meninges ou não, quando existe a cobertura da pele. A meningocele é uma extensão causada pela protrusão das meninges através dos arcos vertebrais em que a fusão não se completou. Não há mielodisplasia nem sinais clínicos de disfunção neural.

A mielomeningocele aparece quando há falta completa de fusão dos arcos vertebrais e distensão das meninges e da medula espinhal e dos nervos. Tem o aspecto de uma massa localizada na linha média da coluna vertebral. Há mielodisplasia da medula e/ou da cauda eqüina, e observam-se sinais e sintomas neurológicos.

A esses defeitos do SNC associam-se com muita freqüência a hidrocefalia congênita e a síndrome da medula acorrentada, que fica presa ao local defeituoso da espinha. A hidrocefalia é o fator mais complicador no curso da mielomeningocele em face do risco de morte e do prognóstico desfavorável das funções motora e intelectiva.

MIELOMENINGOCELE

A mielomeningocele é um achado reconhecido logo após o nascimento, mas seu aspecto varia consideravelmente. O defeito pode apresentar-se apenas por uma membrana que recobre a abertura óssea. O mais usual, contudo, é encontrar-se um saco com tamanho e distensão variáveis. Os elementos neurais podem estar totalmente expostos na superfície ou com a parte externa parcialmente epitelizada, granulante e de aspecto ulcerante. Acima do referido saco os segmentos da medula encontram-se freqüentemente anormais. A displasia revela-se pela presença de degeneração do cordão, formação de cistos e cavitação e proliferação e crescimento exagerado dos elementos neurais.

A meningocele e a mielomeningocele podem localizar-se em qualquer nível da coluna vertebral (cervical, dorsal, dorsolombar, lombar, lombossacro, sacro), mas são mais freqüentemente encontradas na região lombossacra.

Etiologia

É desconhecida a causa das alterações do tubo neural responsáveis pela espinha bífida oculta e espinha bífida aberta (meningocele, mielomeningocele). Atualmente, já existem trabalhos que discutem sobre o potencial envolvimento conjunto do cérebro e do eixo neural em indivíduos com mielomeningocele. Tais concepções do envolvimento multifocal do sistema nervoso central nas alterações acima mencionadas dariam vez a diversos e complexos problemas, a seguir mencionados: deformidades musculoesqueléticas, osteoporose, paralisias, alterações da sensibilidade, hidrocefalia, disfunção cognitiva, incoordenação dos membros superiores, deficiências visuais, paralisia de nervos cranianos, espasticidade, disfunção neurológica progressiva, convulsões, bexiga neurogênica, intestinos neurogênicos, úlceras de decúbito, obesidade.

Quadro clínico

As lesões da mielomeningocele causam sinais e sintomas variáveis. No tocante à extensão das alterações motoras e sensitivas, a aparente ausência de sintomas ou um grave comprometimento podem ser observados na presença deste defeito congênito. Ademais, indivíduos portadores de qualquer uma dessas lesões, independentemente do nível inicial da lesão, encontram-se em risco de maior perda de função posteriormente.

Os problemas da mielomeningocele (MM) citados na seção Etiologia (deformidades musculoesqueléticas, osteoporose, paralisias, alterações da sensibilidade) merecerão os breves comentários neste quadro clínico.

- *Deformidades musculoesqueléticas*: são freqüentes as deformidades espinhais e a contratura dos membros inferiores. Tais condições ortopédicas comprometem o posicionamento, a imagem corporal, a sustentação do peso do corpo, as AVDs, o consumo energético e a mobilidade por toda a vida. Os membros superiores também podem ser afetados pela espasticidade e pela habitual postura defeituosa.
- *Osteoporose*: é também comum. É atribuída aos efeitos secundários da hipotonia muscular, da redução da carga corporal sobre os ossos longos, e muitas vezes é indutora de fraturas.
- *Paralisias*: a manifestação principal é a paraplegia causada pela malformação da medula espinhal. Os membros superiores podem também se apresentar paréticos, independentemente do nível da lesão medular.

- *Alterações sensitivas*: existem mas são difíceis de detectar por causa da falta de correspondência dos níveis de sensibilidade com os níveis motores.
- *Alterações intelectivas*: crianças com mielomeningocele apresentam valores baixos de QI. Dez a 15% apresentam déficits de fala e 13%, deficiências sensorioneurais. São observados também déficits visuais, motores e de percepção.

Tratamento

O tratamento é medicamentoso, neurocirúrgico e reabilitatório. A intervenção neurocirúrgica para a correção do defeito do canal vertebral *in utero* torna-se atualmente mais e mais freqüente nos centros mais adiantados.

▪ Tratamento reabilitatório

Serão motivo de atenção somente as alterações posturais, as deformidades e a mobilidade. Tendo em conta as duas primeiras condições e sua relação com o desempenho da mobilidade da criança, devem merecer cuidados a estabilidade e a posição vertical da coluna vertebral, a estabilidade e o alinhamento das extremidades inferiores, mormente quando estas atuam sustentando o peso do corpo, e o apoio completo dos pés no solo. Para obter este resultado, é preciso evitar o desenvolvimento de contraturas ao nível dos quadris e dos joelhos.

Nestas considerações está a meta de possibilitar a marcha do paciente a quem são prescritas órteses adequadas e muletas canadenses ou de apoio axilar. Na fase adulta há preferência pela cadeira de rodas, cujas vantagens são reduzir o custo energético e facilitar o deslocamento em distâncias mais longas. As órteses e as muletas ficam restritas à mobilidade em espaços limitados.

Atenção primordial deve ser dispensada para manter a mobilidade das articulações e induzir precocemente o paciente a adotar a posição ereta do corpo, visando à redução da atrofia muscular e da osteoporose pela ação da carga do corpo. Se houver eqüinismo fixo ou contraturas em flexão dos joelhos, tais problemas devem ser resolvidos cirurgicamente. A mesma solução é empregada quando existe grave deformidade cifótica em torno da espinha bífida. A cifose congênita não-tratada é progressiva.

As anormalidades espinhais encontradas em alguns pacientes incluem: falta de fusão de vértebras, de segmentação, fusão de costelas adjacentes e hemimielocele.

Outras deformidades importantes se relacionam com os quadris e com os membros inferiores. A deformidade dos quadris costuma resultar da luxação coxofemoral e da contratura muscular. A deformidade dos membros inferiores (equinovaro) pode ser observada ao nascer a criança.

No que concerne à paralisia motora, a determinação do nível da lesão é bastante difícil em crianças. Por esta razão, é preciso lançar mão da observação dos grupos musculares comprometidos e considerar que os níveis sensitivos não estão em correspondência com os níveis motores.

Esta situação é diversa daquela encontrada nas lesões medulares traumáticas dos adultos. Havendo paraplegia estará presente também a perda do controle vesical e dos intestinos.

▪ Deambulação

São dispositivos especiais para a deambulação: o andador com rodízio ou o parapódio, usados a partir de 1 ano de idade. Ambos ajudam a ficar de pé e a caminhar com muletas de apoio axilar; órtese de reciprocação da marcha (veja Órteses para a Marcha).

▪ Prognóstico

Constitui um impacto desagradável para os pais o nascimento de uma criança com mielomeningocele. E para toda a família. A situação força os pais a tomar várias decisões preocupantes e dolorosas. Afeta a estabilidade da família, tanto do casal como dos outros filhos.

A qualidade de vida do paciente irá depender de sua capacidade de locomoção e de sua inteligência.

LESÕES TRAUMÁTICAS DO PLEXO BRAQUIAL

O plexo braquial é constituído pelas raízes cervicais 5ª, 6ª, 7ª e 8ª e pela 1ª raiz torácica. As referidas raízes formam três troncos: o superior (C5-C6), o médio (C7) e o inferior (C8 e T1), responsáveis pela formação dos cordões lateral, posterior e medial, que originam os nervos do membro superior. Ramos colaterais das raízes e troncos dão origem aos nervos dos músculos do ombro e da escápula e às fibras para o gânglio cervicotorácico.

O cordão lateral dá origem aos nervos musculocutâneo e à cabeça lateral do mediano; o cordão posterior origina os nervos axilar e radial; o cordão medial origina os nervos cutâneo braquial e cutâneo do antebraço, o nervo ulnar e a cabeça medial do nervo mediano.

ETIOLOGIA

As raízes do plexo braquial podem ser lesadas por cortes, ferimentos por armas de fogo, traumas diretos ou compressão por tumores e aneurismas. No que tange aos traumas, as raízes estão sujeitas a distensões ou rupturas (por arrancamento) devidas a movimentos violentos do ombro em quedas, fraturas e luxações. Tais eventos são relativamente comuns nesta época em que os veículos desenvolvem alta velocidade nas estradas ou nas ruas das cidades.

Outras causas incluem uma formação neoplásica, um aneurisma, um câncer de mama, sem descartar uma lesão do plexo durante um trabalho de parto laborioso (paralisia obstétrica), ocorrência felizmente rara nos dias atuais. As lesões do plexo braquial são explicadas também pela existência de condições anatômicas particulares: a localização dos ramos primários anteriores das raízes C5-C6-C7-C8-T1 entre os músculos escalenos e os troncos na fossa supraclavicular, tornando-se assim susceptíveis às distensões e às compressões de natureza mecânica. As lesões traumáticas podem ser classificadas em superiores ou inferiores (altas ou baixas), conforme o nível da lesão, e completas (toda a musculatura inervada pelas raízes lesadas encontra-se paralisada) ou incompletas (existe algum movimento), dependendo da extensão da paralisia.

QUADRO CLÍNICO

O quadro clínico varia portanto com o nível, a extensão da lesão e o número de raízes lesadas. Há dois tipos principais de lesão: a síndrome radicular alta ou superior (síndrome de Duchenne-Erb) e a síndrome radicular baixa ou inferior (síndrome de Dejerine-Klumpke). Pode haver também a paralisia total do plexo braquial.

Síndrome radicular alta ou superior (síndrome de Duchenne-Erb)

Caracteriza-se pelo comprometimento da 4ª, 5ª e 6ª raízes cervicais. Neste caso, o paciente não realiza os movimentos de flexão do antebraço, abdução e rotação interna e externa do braço. (Músculos comprometidos: deltóide, bíceps do braço, coracobraquial, braquial, peitoral maior, supra-espinhal, infra-espinhal, subescapular e redondo maior. Outros músculos afetados: serrátil anterior, rombóides, elevador da omoplata e outros inervados pelo nervo radial.)

Síndrome radicular baixa ou inferior (síndrome de Dejerine-Klumpke)

Estão comprometidas as raízes C8 e T1 e a paralisia está circunscrita à mão, ao antebraço e ao cotovelo (extensão). Músculos comprometidos: flexor ulnar do carpo, flexor dos dedos da mão, interósseos, músculos das regiões tenar e hipotenar. A deficiência motora é semelhante à observada nas lesões combinadas dos nervos mediano e ulnar. Aos distúrbios motores e sensitivos das lesões do plexo braquial vistos acima se acrescentem os achados neurológicos a seguir: sinal de Horner, a dor fantasma e o sinal de Tinnel-Hoffman.

O sinal de Horner caracteriza-se pela presença de miose, ptose palpebral e enolftalmia, demonstrativas de comprometimento das fibras simpáticas no trajeto ganglionar C6T1T2.

▪ Dor fantasma

Ou dor de deaferentação é sintoma que caracteriza a avulsão de uma ou mais raízes do plexo braquial.

▪ Sinal de Tinnel-Hoffman

A ausência deste sinal aponta para uma maior possibilidade de lesão pré-ganglionar.

PARALISIA OBSTÉTRICA

Estima-se que a incidência de paralisia obstétrica no Brasil seja de 1% dos nascidos vivos. Há dois fatores principais de risco: o peso elevado do recém-nascido e o parto pélvico. Segundo os autores, as lesões na apresentação pélvica são mais graves do que na apresentação cefálica.Três síndromes complexas podem ocorrer em conseqüência de lesões em diferentes níveis do plexo braquial:

- ❑ Síndrome de Duchenne-Erb (tipo superior).
- ❑ Síndrome de Remak (tipo médio).
- ❑ Síndrome de Dejerine-Klumpke (tipo inferior).

Obviamente, deve ser considerada também a lesão de todas as raízes do plexo, traduzida pelo comprometimento motor e sensitivo de todo o membro superior e pela abolição dos reflexos.

Nas síndromes superior, inferior ou média são freqüentes as paralisias parciais e anestesia incompleta devido ao fato de diversos músculos do membro superior receberem inervação de duas ou mais raízes.

Em suma, ressalte-se que as lesões do plexo que ocorrem durante o parto são geralmente incompletas e comprometem mais freqüentemente o ombro e o cotovelo do que a mão.

Etiologia

No que diz respeito às lesões da paralisia obstétrica, há algumas considerações de valia: primeira, a criança é geralmente grande, de alto peso, hipotônica, e o parto é via de regra, laborioso, tornando o membro superior suscetível à separação dos segmentos ósseos, ao estiramento e lesão de tecidos moles. De outro lado, a tração do ombro durante a liberação da cabeça também tracionada lateralmente pode lesar as raízes C5 e C6. As manobras durante o parto podem também lesar o nervo facial, fraturar a clavícula, luxar o ombro ou causar dano ao nervo frênico e conseqüentemente prejudicar a função do diafragma.

Tratamento

No tocante ao tratamento de cada uma das três síndromes citadas anteriormente, têm importância as considerações a seguir. Nas lesões recentes são recomendadas essencialmente, desde o início, a prevenção de contraturas, a conservação da força dos músculos indenes e o reforço da consciência da criança sobre o membro afetado, a fim de limitar a influência da desnervação e da agnosia. Nos outros casos, obviamente, justifica-se também a reabilitação tanto antes como depois da cirurgia.

As medidas a seguir têm valor intrínseco no tratamento e incluem:

- Posicionamento adequado da criança (do membro superior e cabeça).
- Proteção para evitar posteriores estiramentos do plexo.
- Mobilizações passivas.
- Estimulação de movimentos ativos.
- Estimulação sensorial.
- Estimulação do desenvolvimento motor.
- Exercícios aquáticos.
- Uso de órtese.

Posicionamento adequado

Recomenda-se *ab initio* repouso do membro superior durante ao menos 1 semana após a lesão a fim de propiciar a redução da hemorragia e do edema. Uma opção para a imobilização do membro superior é deixá-lo ligeiramente fletido sobre o abdome para evitar a luxação do ombro. Após este período inicia-se a fisioterapia. Outros autores recomendam colocar o braço em posição neutra mediante o uso de uma tipóia que deixe o cotovelo em flexão de 30°C. Não é aconselhável um *splint* que posicione o ombro em abdução e rotação externa. Esta posição causa contratura da cápsula posterior e aumenta a tendência de luxação anterior da cabeça umeral.

Outra recomendação é colocar o membro superior em leve abdução e o cotovelo ligeiramente fletido durante o sono e colocar a criança também em decúbito lateral sobre o membro afetado.

Proteção contra estiramentos do plexo braquial

Prender a manga da blusa do membro comprometido com um alfinete de fralda à própria blusa para evitar movimentos abruptos de abdução do braço.

Mobilizações passivas

Exercícios passivos lentos e delicados precisam ser administrados várias vezes ao dia com o intuito de tratar as contraturas. As manobras preferidas são a abdução e a rotação externa do ombro.

No cotovelo e no punho, especialmente no cotovelo, a possibilidade de contratura merece atenção. Anote-se que esta condição não é devida à ação do bíceps do braço e do braquial (se estiverem paralisados), mas ao deslocamento da cabeça do radial acompanhado pelo encurvamento gradual da ulna. Os movimentos passivos de supinação não trazem resultados para restaurar a função e podem agravar o deslocamento do radial. Com referência ao punho, não esquecer que este segmento precisa também de atenção mediante amplos movimentos das articulações metacarpofalangianas e interfalangianas.

Mobilizações passivas suaves e lentas podem ser feitas também pela família várias vezes por dia.

- **Estimulação de movimentos ativos**

Colocar a criança em decúbito ventral, lateral, dorsal e provocar suas reações de apreender objetos e brinquedos em todas as direções.

- **Estimulação sensorial**

Utilizar estímulos cutâneos no membro superior através de contatos com algodão, espuma de borracha, escova etc.

- **Estimulação do desenvolvimento motor**

Utilizar a reeducação muscular e os reflexos motores não-condicionados transitórios propostos por Gatcheva. Entre estes reflexos parecem ser úteis: o ato de levar a mão à boca, o reflexo de preensão, os reflexos de apoio sobre os braços (engatinhar) e o reflexo tônico assimétrico do pescoço.

- **Exercícios em tanque ou piscina**

Devem ser iniciados somente quando já houver controle do pescoço.

- **Órtese**

Colocar uma órtese durante o sono para evitar encurtamentos musculares – paralisia obstétrica braquial.

- **Neurocirurgia**

Em crianças que não apresentam melhoras após os primeiros 6 meses, a microcirurgia deve ser cogitada.

TRATAMENTO NEUROCIRÚRGICO

Anteriormente a 1960, a reconstrução do plexo braquial havia sido abandonada em conseqüência de sua alta complexidade e dos seus resultados desastrosos. Posteriormente, cirurgiões europeus e asiáticos retomaram este tipo de tratamento com a introdução de técnicas microcirúrgicas para viabilizar o reparo dos nervos lesados.

Ainda que se considerem esses avanços, a recuperação de uma lesão traumática do plexo braquial é prevista para alguns meses e anos.

Etiologia

Os traumatismos do plexo braquial (PB) resultam em sua grande maioria de acidentes de veículos de alta velocidade (motocicletas, automóveis) e causam três tipos de lesão: a) trauma direto com ou sem fratura da clavícula; b) tração e/ou arrancamento das raízes da medula cervical; c) ou associação das lesões citadas anteriormente (trauma direto e tração e/ou arrancamento das raízes).

As forças de tração podem causar lesões pré-ganglionares ou pós-ganglionares. As lesões pré-ganglionares referem-se àquelas que ocorrem próximo ao gânglio espinhal e envolvem a dura-máter e a aracnóide. As pós-ganglionares localizam-se distalmente ao gânglio espinhal e assemelham-se fisiologicamente às dos nervos periféricos.

O mecanismo dessas lesões traumáticas consiste em uma tração violenta de todo o membro superior, tal uma força de arrancamento. A posição do braço no instante do trauma condiciona os níveis das estruturas nervosas envolvidas, conforme visto a seguir:

- Braço em abdução: a força de tração atua na direção de C7.
- Braço estendido ao lado do corpo: a força de tração atua sobre os componentes superiores do plexo. A 1ª costela atua como apoio para dirigir a força de tração na linha desta parte do plexo.
- Braço estendido acima da cabeça: a tração atua sobre os componentes inferiores do plexo. O processo coracóide atua como apoio para a tração ocorrer na linha desta parte do plexo.

Indicação da neurocirurgia e conduta cirúrgica

A indicação de neurocirurgia baseia-se em critérios já consolidados pela experiência, especialmente quanto ao grau de recuperação espontânea após o trauma.

Duas situações devem ser consideradas no tocante à indicação da cirurgia:

1. A ocorrência de evidente reinervação de grupos musculares após os primeiros 6 meses da lesão justifica a continuação da fisioterapia de recuperação motora e afasta a neurocirurgia.
2. Ausência de reinervação após os primeiros 6 meses da lesão aconselha a intervenção neurocirúrgica. Este período de 6 meses é considerado hoje o tempo recomendável ou máximo de espera para o tratamento cirúrgico. Os resultados da cirurgia após 6 meses pioram gradativamente.

O tratamento cirúrgico envolve três tipos de intervenção: neurólise, transplantação e neurotização.

1. **Neurólise:** é indicada quando não há avulsão ou qualquer perda da continuidade das raízes nervosas, existindo apenas tecido cicatricial que precisa ser retirado para eliminar a compressão que determina sobre as estruturas nervosas e o impedimento da recuperação.
2. **Transplantação:** é efetuada quando há descontinuidade anatômica das raízes cervicais no nível supraclavicular ou infraclavicular. As estruturas nervosas proximais e distais precisam ser dissecadas e preparadas para uma ou mais de uma anastomose. A distância da separação entre as extremidades proximal e distal é preenchida com um nervo retirado de outra parte do corpo, o nervo sural, por exemplo.
3. **Neurotização:** é usada quando ocorre arrancamento de todas as raízes do plexo braquial (C5,C6,C7,C8,T1). Este procedimento encontra dificuldade no limitado número de nervos apropriados para os enxertos.

Alguns cirurgiões selecionam os nervos acessório espinhal, um nervo intercostal, o nervo longo torácico.

Gustavo Adolfo Carvalho e Madjid Samii propõem uma solução para garantir apenas as funções mais importantes, como:

- Nervo musculocutâneo para garantir a função do bíceps (flexão do antebraço).

- Nervo supra-escapular para a abdução do braço.
- Nervo radial para a extensão do antebraço pelo tríceps.

Os resultados da neurocirurgia dependem em parte da cooperação, motivação e compreensão do paciente, consideradas de "importância vital". E dependem também da idade do paciente, pois a capacidade do nervo enxertado para restaurar a função reduz-se dramaticamente com o avanço da idade. Este o motivo para se reservar a cirurgia para indivíduos jovens.

Uma recuperação motora significativa após a enxertia de nervo pode exigir mais de um ano e meio, período em que o paciente receberá tratamento para manter a mobilidade das articulações, reduzir o edema e combater a dor da deaferentação.

No tocante à decisão do momento mais propício para a cirurgia, no parecer de alguns cirurgiões os resultados são melhores quando é executada 4 a 5 semanas após a lesão, pois a avaliação pré-operatória torna-se mais confiável depois da ocorrência da degeneração walleriana. Ademais, a formação de um neuroma proximal permitiria definir os limites exatos da ressecção do nervo.

Contra-indicações da neurocirurgia

Incluem as condições a seguir: contraturas articulares, edema grave, idade avançada, falta de motivação ou falta de compreensão do paciente sobre as metas da cirurgia.

Tratamento

O tratamento conservador das lesões do plexo braquial ou aquele feito após a neurocirurgia exige uma equipe multidisciplinar em que estão envolvidos: o técnico de órtese, a terapeuta ocupacional, o fisioterapeuta e o médico.

Entre os problemas já mencionados a exigirem tratamento está a dor de deaferentação, um dos problemas mais difíceis a ser enfrentado. Este tipo de dor se caracteriza pela intensa sensação de queimação na extremidade do membro paralisado e se manifesta em períodos paroxísticos. Os medicamentos utilizados incluem os antidepressivos, os anticonvulsivantes e os narcóticos.

A fisioterapia pode usar os recursos a seguir:

- TENS (eletroestimulação nervosa transcutânea). Os eletródios devem ser colocados na parte anterior do tórax (nível C3-C4) e no dorso (nível T2).
- outros recursos incluem: a acupuntura, a hipnose, o *biofeedback*, outros métodos de dessensibilização.

LESÕES DE NERVOS PERIFÉRICOS

ESTRUTURA DO NERVO PERIFÉRICO

O nervo periférico é constituído por quatro componentes:

1. Axônios dos neurônios motores inferiores, situados nas raízes anteriores da medula espinhal.
2. Axônios dos neurônios do sistema nervoso autônomo, localizados nos gânglios simpáticos paravertebrais.
3. Dendritos dos neurônios sensitivos, oriundos das raízes dorsais.
4. Tecido de sustentação (células de Schwann e tecido conjuntivo).

A unidade funcional do nervo é a fibra nervosa, constituída por um prolongamento do neurônio (axônio ou dendrito) recoberta pelo neurolema (bainha de Schwann), e sob a qual se encontra a bainha de mielina.

O nervo é envolvido pelo epineuro (uma bainha de tecido conjuntivo denso). Cada conjunto de fibras nervosas (fascículos) que compõem o nervo é envolvido por sua vez pelo perineuro. Cada fascículo é envolvido pelo endoneuro.

ANATOMIA DOS NERVOS PERIFÉRICOS

Os nervos espinais originam-se de 2 raízes espinhais da medula dentro do canal raquiano, uma anterior, motora, e outra posterior, sensitiva. Os referidos nervos emergem através dos forames intervertebrais. São 31 pares de nervos agrupados do seguinte modo: 8 cervicais, 12 torácicos, 5 lombares, 5 sacrais e 1 coccígeo.

A raiz ventral ou motora emerge da face anterior da medula com diversas radículas que formam dois feixes próximos ao forame intervertebral. A raiz dorsal ou sensitiva é mais longa que a raiz anterior. Suas radículas emergem do sulco lateral posterior da medula, unem-se e formam dois feixes que penetram no gânglio espinhal. Ambas as raízes são revestidas pela pia-máter e encontram-se envolvidas pela aracnóide até o ponto em que atravessam a dura-máter.

Depois de passarem pelo gânglio espinhal, as raízes se unem e formam o nervo espinhal, que a seguir emerge do forame intervertebral.

O gânglio espinhal, que está localizado no forame intervertebral, é constituído por um conjunto de células nervosas e situa-se na raiz dorsal que origina o nervo espinhal.

Divisões primárias dorsais dos nervos espinhais

▪ 1. Nervos cervicais

- *1º nervo cervical:* emerge do canal vertebral acima do arco posterior do atlas e abaixo da artéria vertebral.
- *2º nervo cervical:* emerge entre o arco posterior do atlas e a lâmina do áxis.
- *3º nervo cervical:* origina o terceiro nervo occipital. Atravessa o trapézio medialmente ao occipital maior e com ele se anastomosa.
- *4º a 8º nervos cervicais:* contêm ramificações que originam ramos mediais e laterais. Os ramos mediais inervam músculos da cabeça e pescoço; os ramos laterais dos 5 nervos espinhais inervam o esplênio, o iliocostal do pescoço e os longos dorsais da cabeça e pescoço.

▪ 2. Nervos torácicos

As divisões primárias dorsais de todos os nervos torácicos contêm ramos mediais e laterais. Os ramos mediais dos 6 primeiros nervos torácicos passam entre o semi-espinhal e o multífido, atravessam o rombóide e o trapézio, ramificam-se lateralmente e inervam a pele do dorso. Os ramos laterais atravessam o músculo grande dorsal. As porções cutâneas de ambos os ramos mediais e laterais podem ter fibras para inervação cutânea.

▪ 3. Nervos lombares

Contêm ramos mediais e laterais. Os mediais surgem das divisões primárias dos nervos lombares, passam perto dos processos articulares das vértebras e terminam no músculo multífido. Os ramos laterais inervam a região sacroespinhal.

▪ 4 e 5. Nervos sacrais e coccígeos

As divisões dorsais destes nervos emergem dos forames sacrais dorsais (exceto a última) cobertos pelo músculo multífido.

Divisões primárias ventrais dos nervos espinhais

Inervam as partes anterior e lateral do tronco e todas as partes dos membros.

▪ Nervos cervicais

A divisão anterior do 1º nervo cervical emerge do canal raquiano cranial ao arco posterior do atlas e dirige-se rostralmente, ocupando posição medial à artéria vertebral. As divisões anteriores dos outros nervos cervicais saem entre os músculos intertransversários anteriores e posteriores e situam-se no sulco da face cranial dos processos transversos das vértebras. Os quatro primeiros formam o plexo cervical; os quatro últimos e o 1º nervo torácico formam o plexo braquial.

▪ Plexo cervical

É formado pelas divisões ventrais primárias dos quatro primeiros nervos cervicais. O plexo situa-se em frente às quatro primeiras vértebras cervicais. Anastomosa-se com os nervos vago, hipoglosso, acessório e outros nervos. Emite ramos cutâneos para a região do pescoço. Entre os numerosos nervos originários do plexo cervical está o frênico.

▪ Plexo braquial

Deste plexo se originam os nervos para o membro superior. É formado por divisões primárias do 5º ao 8º nervos cervicais e do primeiro nervo torácico. No todo, seus componentes compreendem: raízes, troncos, divisões, fascículos e nervos terminais. Os troncos originados pelas raízes recebem a denominação superior, médio e inferior, conforme suas posições relativas.

Serão enunciados aqui apenas os ramos supraclaviculares, infraclaviculares e os nervos principais.

- ❑ Ramos supraclaviculares: dorsal da escápula, longo torácico, supra-escapular.
- ❑ Ramos infraclaviculares: toracodorsal, cutâneo medial do antebraço, musculocutâneo; mediano, ulnar, radial.

▪ Nervos torácicos

Os 11 primeiros recebem a denominação de intercostais; o 12º denomina-se subcostal.

▪ Nervos lombares

As divisões primárias anteriores de cada lado têm um curso lateral e caudal, coberto pelo psoas. Os três primeiros nervos e grande parte do quarto então unidos entre si por alças comunicantes e formam o plexo lombar.

▪ Plexo lombossacral

Situa-se sobre a parte medial da parede posterior do abdome. É formado pelas divisões primárias anteriores dos três primeiros nervos lombares e a maior parte do quarto.

São ramos do plexo lombar: ílio-hipogástrico, ilioinguinal, genitofemoral, cutâneo lateral da coxa, obturatório, obturatório acessório, femoral. Destes ramos, têm relevo clínico o obturatório o femoral.

- **Nervos sacrais**

As divisões primárias anteriores dos nervos sacrais e coccígeos entram na formação dos plexos sacral e pudendo.

- **Plexo sacral**

É formado pelo tronco lombossacral do 4° e 5° nervos lombares e pelo 1°, 2° e 3° nervos sacrais. O plexo situa-se junto à parede póstero-lateral da pelve, entre o músculo piriforme e os vasos ilíacos internos.

São ramos deste plexo: o nervo para o quadrado do fêmur, nervos para o obturatório, para o piriforme, glúteo superior, glúteo inferior, cutâneo posterior da coxa, cutâneo perfurante, ciático e seus ramos fibular comum e pudendo.

Em suma, as raízes da medula espinhal dão origem aos nervos periféricos após se fundirem e formarem as raízes anterior (motora) e posterior (sensitiva). A fusão dessas raízes forma o nervo espinhal, que, por sua vez, origina os ramos ventrais e dorsais. Os ramos dorsais inervam a região paravertebral; os ramos ventrais dão origem aos plexos braquial, lombar e sacro, e estes, aos nervos para as extremidades superiores e inferiores.

Etiologia das lesões dos nervos periféricos

São muito diversas as causas das lesões nervosas periféricas. À guisa de classificação, poderiam ser enunciadas as exibidas a seguir:

A) Substâncias tóxicas (metais pesados, substâncias orgânicas e colas industriais – arsênico, chumbo, mercúrio; acrilamida, hexano, anilina).
B) Medicamentos (aminotriptilina, anfotericina, cimetidina), doenças sistêmicas (alcoolismo crônico, beribéri, insuficiência hepática etc.).
C) Doenças de origem genética (disautonomia familiar, doença de Charcot-Marie-Tooth etc.).
D) Doenças inflamatórias e infecciosas (síndrome de Guillain-Barré, difteria, mononucleose infecciosa etc.).
E) Compressões e traumas (hérnia de disco, compressões, avulsão etc.).
F) Doenças do tecido conjuntivo (periarterite nodosa, lúpus eritematoso sistêmico etc.).
G) Polineuropatia de causa obscura.

As causas mais freqüentes de lesões localizadas são os traumatismos que acometem um único nervo (mononeuropatia). Os distúrbios tóxicos e metabólicos acometem, via de regra, vários nervos e neste caso dão origem às mononeuropatias múltiplas, também chamadas de polineuropatias simétricas.

As alterações patológicas que se desenvolvem em um nervo após uma lesão traumática derivam da natureza da injúria.

As lesões traumáticas são classificadas, segundo Seddon, em três tipos: neuropraxia, axonitmese e neurotmese, condições que serão estudadas adiante.

Quadro clínico

O exame clínico das lesões dos nervos periféricos mostra os dados a seguir: atrofia muscular, fraqueza de grupos musculares, ausência ou diminuição dos reflexos profundos, alterações da sensibilidade, dor à palpação dos trajetos nervosos, presença do sinal de Tinel (parestesia irradiada quando se percute o trajeto do nervo).

As manifestações clínicas variam conforme o grau da lesão (parcial ou total) e o tipo de nervo afetado: sensitivo, motor ou misto.

São sintomas da lesão de um nervo motor: paralisia flácida e atrofia muscular. Se o nervo for sensitivo, haverá perda da sensibilidade na área cutânea de sua distribuição.

Uma lesão parcial do nervo pode vir acompanhada de dores de natureza pulsátil, disestesias ou dores urêmicas (causalgia). Na interrupção completa ou incompleta ocorrem também alterações tróficas da pele, das mucosas, dos ossos e das unhas.

(O estudo isolado da lesão de cada nervo periférico conterá maiores detalhes sobre a sintomatologia.)

Prognóstico das lesões dos nervos periféricos

Depende do grau de lesão axonial e, até certo ponto, do local da lesão. Quanto mais próxima do sistema nervoso central a lesão completa do nervo, menor a possibilidade de regeneração. Esta asserção é válida sobretudo para os nervos cranianos.

No que tange à recuperação funcional, podem ocorrer as seguintes variações:

A) Quando não há perda de axônio ou há uma pequena perda, a recuperação acontece num prazo de alguns dias ou semanas.
B) Se houver grave perda axonial, a recuperação é lenta.
C) Se houver secção do nervo, a recuperação pode não ser completa ou não ocorrer absolutamente, a menos que a continuidade anatômica do nervo seja refeita.

Tratamento

O tratamento pode ser medicamentoso ou consistir em intervenção neurocirúrgica e fisioterápica motora ou somente reabilitação motora.

O tratamento neurocirúrgico/microcirúrgico varia conforme a intensidade da lesão e envolve as seguintes condutas: epineurólise externa, epineurólise interna, reparo término-terminal, reparo com interposição de enxertos e transferência ou neurotização.

Após a cirurgia, é necessário imobilizar o membro operado com uma tala durante um período de aproximadamente 3 semanas.

▪ Fisioterapia motora

Após o período de imobilização, a fisioterapia motora deve ser iniciada, e consiste em assistência postural, cinesioterapia, reeducação muscular (para músculos paréticos), eletroestimulação e terapia ocupacional.

▪ Órteses

As órteses são utilizadas com intuitos funcionais ou meramente estáticos e bloqueadores da articulação.

FISIOPATOLOGIA DAS LESÕES DOS NERVOS PERIFÉRICOS

Estruturas macro e microscópicas do nervo periférico

O nervo periférico é constituído por elementos neurais e não-neurais: os axônios condutores, as células de Schwann e a matriz de tecido conjuntivo. As fibras do nervo podem ser mielínicas ou amielínicas. As mielínicas são recobertas pelas células de Schwann; as amielínicas são recobertas por feixes de mielina. Ambas são envolvidas pelo endoneuro e o perineuro. O perineuro divide o nervo em fascículos (feixes de fibras nervosas), cada um envolvido pelo endoneuro. O conjunto de fascículos é envolvido pelo epineuro interno, que, por sua vez, está envolto pelo epineuro externo; ambos, epineuro interno e epineuro externo, contêm fibroblastos, macrófagos, mastócitos, vasos sanguíneos e gordura.

As possibilidades de injúria traumática a um nervo periférico estão envolvidas de forma importante com a freqüência de exposição aos riscos de trauma, e, conquanto mínima em extensão e profundidade, qualquer lesão pode romper parcial ou completamente a continuidade anatômica entre os cotos proximal e distal e determinar a instalação da degeneração walleriana.

Classificação das lesões neurais

Obviamente, deve considerar-se nesta seção a intensidade das lesões (leves, de média gravidade ou graves) tendo em vista, de um lado a capacidade regenerativa do tecido nervoso e de outro as condições existentes nas porções proximal e distal do nervo no sítio da lesão.

A classificação de Seddon, baseada nas condições anatômicas, histológicas e fisiológicas do nervo, apresenta três tipos de lesão: neuropraxia, axoniotmese e neurotmese.

▪ Neuropraxia

É o grau mais leve de lesão neural. É definida como o bloqueio transitório da condução nervosa causado comumente por pressão mecânica direta, isquemia devido a comprometimento vascular, alterações metabólicas, doenças e toxinas que desmielinizam o nervo. Neste caso, inexiste degeneração walleriana, pois o axônio conserva sua continuidade e não há ruptura da membrana celular. Em geral, a recuperação funcional costuma ser rápida e completa (dias ou semanas).

▪ Axoniotmese

A lesão é mais grave do que na condição anterior. Há interrupção dos axônios. As bainhas de proteção do nervo – o endoneuro e o perineuro – encontram-se intactas, mas os axônios foram rompidos ou fragmentados, e instalou-se o processo de degeneração walleriana das estruturas condutoras distais. Entretanto, estando conservada a arquitetura interna do nervo, podem ocorrer regeneração e, por conseqüência, recuperação funcional quase completa.

▪ Neurotmese

É a modalidade mais grave de lesão. Pode ser evidente ou inaparente. Em certos casos, macroscopicamente, não há interrupção do nervo, e portanto poder-se-ia supor sua continuidade preservada. Entretanto, um exame apurado pode confirmar a secção completa do nervo. Em conseqüência, ocorreria a perda da condução dos impulsos aferentes e eferentes e o nervo apresentaria o quadro completo de degeneração walleriana. Contudo, a cicatrização que pode ocorrer evolui para a fibrose intraneural e o bloqueio da regeneração axonial. De qualquer forma, considerando a desorganização e a interrupção da estrutura do nervo, há necessidade de cirurgia para restaurar a continuidade dos fascículos.

Degeneração walleriana e regeneração nervosa

A secção (interrupção anatômica) do nervo determina dois fenômenos neuropatológicos: a degeneração primária, que ocorre no coto proximal, e a degeneração secundária ou walleriana, que ocorre no coto distal.

No coto proximal ocorre a cromatólise, caracterizada pela redução da substância de Nissl, migração do núcleo para a periferia e aumento do volume celular e do tamanho das mitocôndrias. Não havendo regeneração desaparecem os estímulos para a proteossíntese e ocorre atrofia da célula e sua substituição pela neuróglia.

A degeneração walleriana no coto distal inicia-se com a retração da bainha de mielina ao nível dos nódulos de Ranvier, as mitocôndrias e os lisossomas se acumulam, ocorrem dilatação das incisuras de Schmidt-Lantermann e ruptura da placa motora. Após 24 horas inicia-se também a degeneração walleriana ao nível do axônio, com a ruptura dos neurofilamentos, dos neurotúbulos e do retículo endoplasmático.

A bainha de mielina começa a sofrer fragmentação em cerca de 48 horas e é removida nos primeiros 8 dias após a secção.

Regeneração

Quando é possível, o processo de regeneração ocorre paralelamente ao processo de degeneração. A velocidade de regeneração do axônio é variável, mas é estimada em 3 mm por dia nas mãos e 0,5 mm por dia nos pés.

BASES DO TRATAMENTO DAS LESÕES DOS NERVOS PERIFÉRICOS

Nas lesões traumáticas dos nervos periféricos, alguns cuidados preliminares incluem o uso de tipóia (provisória) no membro superior e a colocação do membro inferior na horizontal ou em posição elevada quando for necessário, ou a utilização de *splint* para manter o membro em posição fisiológica.

Paralelamente, o paciente precisa manter-se afastado das fontes de calor acima de 40°C ou do gelo e deve ficar atento aos riscos do manuseio de cigarros ou cachimbos acesos; do fogão quando prepara alimentos cozidos; e do manuseio demorado de alimentos congelados.

Programa de tratamento

Prevê a avaliação das condições motoras, sensitivas e tróficas do segmento corporal comprometido e inclui necessariamente o exame da sensibilidade, o teste muscular manual, a eletroneuromiografia e a medida da velocidade de condução nervosa.

Em princípio, são adotadas as medidas a seguir:

A) Evitar as complicações (edema e contraturas).
B) Emprego de recursos para estimular a volta das funções motora e sensitiva.
C) Aplicação de uma órtese adequada.
D) Assistência clínica e psicológica ao paciente.
E) Informação de que a recuperação motora pode ser demorada.

Prevenção de edema e das contraturas

A prevenção das contraturas constitui foco de atenção. Esta complicação é evitada com o posicionamento adequado e a administração de mobilizações passivas duas ou três vezes ao dia. O edema é tratado mediante a elevação do membro afetado e a aplicação de massagens para acelerar o retorno do sangue venoso.

Recursos empregados para obter a volta da função

Reeducação muscular, eletroestimulação trófica, reeducação da sensibilidade, órtese, servomecanismo.

▪ Reeducação muscular

O critério para iniciar a reeducação muscular é o sinal comprovante de reinervação: aparecimento de contração muscular voluntária. A facilitação neuromuscular proprioceptiva (FNP) é um método neurofisiológico que acelera o mecanismo neuromuscular pelo estímulo dos proprioceptores. Consiste em executar manobras terapêuticas inseridas numa série de padrões de facilitação e de sinergias para fortalecer os músculos afetados.

Simultaneamente ou numa etapa ulterior da recuperação motora procede-se à reaprendizagem dos movimentos através de exercícios seqüenciais: inicialmente, com exclusão da gravidade, a seguir, sem carga e posteriormente com pesos, nesta ordem, de acordo com o grau da recuperação motora.

▪ Eletroestimulação trófica

Tem sua indicação justificada pelos benefícios que oferece aos músculos afetados e pelo efeito psicológico sobre o paciente. O principal argumento contrário está no conceito de que a eletroestimulação não contribui para o crescimento axonal. Contudo, se for respeitada a escolha da corrente elétrica adequada às condições da função muscular, são atribuídas à estimulação elétrica as seguintes vantagens: diminui a aglutinação intra e interarticular e a esclerose areolar; melhora a circulação sanguínea e linfática da musculatura; promove o retorno venoso e retarda ou evita a atrofia muscular. A eletroestimulação obedece a alguns princípios: 1) a corrente elétrica deve ser do tipo monofásica pulsátil (exponencial); 2) a intensidade do estímulo deve ser suficiente para provocar contração muscular visível e 3) a contração muscular deve ser a isométrica. Obviamente, a eletroestimulação deve ser empregada somente quando a lesão possui algum grau de reversibilidade.

▪ Reeducação da sensibilidade

Envolve duas etapas: a reeducação da sensibilidade protetora e da sensibilidade discriminativa.

O início da reeducação da sensibilidade protetora depende da resposta ao teste de vibração, exibidas a seguir:

1. Quando houver resposta positiva ao teste de 30 ciclos por segundo sem sentir o toque em movimento na mesma área.
2. Quando houver resposta ao teste de vibração de 256 ciclos por segundo sem perceber o toque estático no mesmo ponto.

A reeducação da sensibilidade protetora está indicada nos pacientes que não percebem os estímulos nocivos (calor, frio, pressão profunda, estímulos dolorosos).

São objetivos deste tratamento:

A) Ensinar ao paciente o emprego de métodos apropriados para compensar a falta de sensibilidade.
B) Treino do toque estático ou em movimento.
C) Treino do movimento e a localização do segmento no espaço.

Métodos para compensar a perda da sensibilidade

1. Conservar a pele hidratada imergindo-a em água e óleo.
2. Evitar atividades com equipamentos muito quentes ou muito frios e objetos pontiagudos ou cortantes.
3. Evitar o uso de objetos de dimensões muito pequenas.
4. Examinar detidamente o objeto a ser usado potencialmente suscetível de causar trauma.
5. Se sofrer uma lesão ou aparecer uma vesícula na pele, evitar infecção.

Treinamento para percepção do estímulo e sua localização

A) Treino para percepção do estímulo:
   É efetuado com a ponta do dedo do terapeuta ou com uma borracha alongada, conforme as etapas a seguir:
   1. Se o paciente acusa a percepção, o estímulo é feito estando o paciente com os olhos abertos.
   2. Efetua-se estímulo idêntico estando o paciente com os olhos vendados.
   3. Efetua-se estímulo idêntico estando o paciente com os olhos abertos para confirmar a correção da resposta.
   4. Se houver acerto, amplia-se a dificuldade do teste. Se for incorreta, faz-se o mesmo estímulo com os olhos abertos para integrar a experiência tátil à visão.
   5. Repetir o estímulo com os olhos vendados para reforçar o aprendizado.

B) Treino para a localização do estímulo na pele:
   É iniciado logo que o paciente consiga perceber o estímulo cutâneo sem o localizar.
   1. Usa-se o estímulo estático e em seguida o estímulo dinâmico, pedindo ao paciente para apontar com um dedo da mão sadia o ponto que foi estimulado.

Reeducação da sensibilidade discriminativa

Este treino se inicia quando a percepção dos estímulos estáticos e dinâmicos tiver sido alcançada. A indicação deste treinamento aponta para os pacientes que apresentam perda da sensibilidade discriminativa, da discriminação de dois pontos e da gnosia tátil.

Reeducação da estereognosia

O treino da estereognosia é viabilizado pelas atividades motoras que envolvem o uso de brinquedos e objetos usuais da vida cotidiana. São as seguintes as etapas.

1. Inicialmente, colocam-se sobre uma mesa vários blocos de madeira e pede-se ao paciente para apanhá-los um a um e identificar suas formas, tamanhos e texturas. Este treino pode

servir para o paciente reaprender a formar uma imagem na cabeça através de estímulos táteis. Caso não consiga identificar o objeto, ele deve abrir os olhos e relacionar o que vê com o que sente.

2. Posteriormente, oferecem-se outras texturas tais como feltro, lã, lona, pele de carneiro, borracha, e o paciente deve descrever suas impressões táteis. Se tiver êxito nesta tarefa, descreve os objetos com minúcia, dizendo sua textura, tamanho, temperatura, forma etc.

As sessões de tratamento devem ser feitas duas vezes ao dia. É recomendável que o paciente aprenda a técnica e faça o treinamento em casa.

A existência de hiperestesia constitui um sério problema para a recuperação da estereognosia. Neste caso, a eletroestimulação nervosa transcutânea aplicada próxima ao nervo pode ser útil para inibir a dor.

A reeducação da sensibilidade toma geralmente 3 a 4 semanas.

A administração diária deste conjunto de técnicas de tratamento traz os seguintes benefícios: aumento da circulação cutânea e profunda, estímulo do tônus muscular, inibição da contratura dos músculos antagonistas, prevenção de aderências inflamatórias e manutenção da amplitude dos movimentos articulares, prevenção da amiotrofia.

Outros agentes reabilitatórios devem ser incluídos neste programa comentado anteriormente: os exercícios terapêuticos ativos feitos ao menos duas vezes por dia, pelo próprio doente ou auxiliado pelo fisioterapeuta; a terapia ocupacional para adaptar o indivíduo às AVD e AVP que contribuem valiosamente para a recuperação funcional habilitando-o para voltar ao trabalho.

Em determinados casos, ao final do tratamento estão indicados os treinos para o domínio de movimentos substitutos (servomecanismo), que serão comentados adiante.

▪ Órteses

Como já mencionado, no início podem ser empregados os *splints* para assegurar a posição fisiológica da extremidade afetada. Numa etapa adiante, empregam-se a órtese estática e posteriormente, quando indicada, a órtese dinâmica. A órtese estática funciona como um *splint,* porém exibe um aspecto estético mais conveniente. A órtese dinâmica pode ajudar ou até mesmo substituir a função.

Movimentos por "servomecanismo" (SM) (movimentos substitutos)

Muito antes de se aperfeiçoar a técnica para aproveitar a ação de músculos sadios para realizar movimentos perdidos por lesões de nervos periféricos já os pacientes utilizavam instintivamente alguns artifícios funcionais (servomecanismos) para realizar suas atividades da vida diária.

Em vários casos de neuropatias periféricas, músculos sadios podem substituir a função de músculos paralisados e realizar movimentos que estes faziam antes de se tornarem desnervados.

O estudo destas condições provoca alguma curiosidade por dois motivos: 1) porque a ignorância deste fato pode levar ao engano de se atribuir uma ação muscular que de fato não está efetivamente ocorrendo, e pode ser feito um diagnóstico errado; 2) porque seria lastimável abandonar este potencial de atividade motora do paciente ao deixar de treiná-lo para usar esses movimentos de substituição muscular para as funções diárias.

Os movimentos conseguidos através da ação de músculos substitutos (servomecanismo) são aplicados com maior freqüência no membro superior sem exclusão do inferior. No membro superior, eles podem ocorrer no ombro, no cotovelo e na mão (particularmente nas paralisias do ulnar e do mediano); no membro inferior, particularmente no pé e na perna.

Paralisia da flexão do antebraço

- Quando há paralisia dos flexores do cotovelo por lesão do músculo cutâneo ou das raízes C5-C6.
- Quando ocorre lesão do nervo musculocutâneo – que inerva o bíceps –, a flexão pode ser feita pelo músculo braquiorradial (inervado pelo radial) colocando-se o antebraço entre a pronação e a supinação.
- Nas lesões de C5-C6, todos os músculos flexores do cotovelo estão paralisados, mas um ligeiro movimento de flexão pode ser obtido mediante a ação dos seguintes músculos: extensor longo radial e extensor curto radial do carpo e do extensor ulnar do carpo. O paciente deve adotar forte pronação do antebraço, extensão do punho e flexão dos dedos.

Neste último caso, os flexores e extensores longos e o redondo pronador, cujas origens estão na parte inferior do úmero, podem determinar o movimento de flexão do cotovelo.

Paralisia do movimento de pinça da mão (lesão do radial ou dos nervos interósseos posteriores)

O movimento de extensão das articulações interfalangianas do polegar pode ser conseguido com o paciente colocando seu polegar em abdução no plano palmar.

Paralisia da abdução e adução dos dedos (lesão do radial)

O movimento de abdução do polegar pode ser feito pelo longo flexor deste dedo em lugar de seu músculo abdutor paralisado, e desta forma ocorre sua flexão ao nível das articulações interfalangianas.

Paralisia do movimento de extensão da perna (paralisia do quadríceps por lesão do nervo crural)

Neste caso, o tensor da fáscia lata poderá realizar a extensão da perna, contanto que a coxa esteja em rotação interna. Caso exista apenas fraqueza do quadríceps, a rotação externa da coxa propiciará a extensão do joelho pela ação do costureiro.

Paralisia da flexão dorsal do pé (paralisia do n. fibular ou tibial anterior)

No caso de paralisia do movimento de flexão dorsal do pé, a inversão do pé provocada pelo músculo tibial posterior e a dorsoflexão do pé por meio dos extensores dos dedos produzem um movimento similar ao do tibial anterior.

LESÃO DE NERVOS DO MEMBRO SUPERIOR

Lesão do nervo mediano

O mediano é um nervo misto composto de fibras das raízes cervicais 6ª, 7ª e 8ª e da primeira raiz torácica. Depois de sair da cavidade axilar, o nervo desce pela parte medial do braço e alcança a face anterior da epitróclea; percorre a face anterior do antebraço e termina na palma da mão. Em sua distribuição, o mediano dá origem a ramos musculares e cutâneos.

Os ramos musculares inervam todos os músculos da região anterior do antebraço (exceto o ulnar anterior e os dois feixes internos do flexor profundo dos dedos), dos dois primeiros lumbricais e quase todos os músculos da eminência tenar.

Movimentos controlados pelo nervo mediano: pronação do antebraço, flexão da mão, flexão do polegar, do indicador e dedo médio; oposição do polegar.

A área cutânea inervada pelo mediano abrange: a área radial da palma da mão, a face palmar do polegar e do indicador; a face dorsal e as falanges terminais do indicador e a metade radial do anular.

▪ Etiologia

O mediano raramente é lesado. As causas mais comuns de lesão são: luxação do ombro, projéteis de arma de fogo, pressão demorada por torniquete, constrição do carpo. A lesão traumática mais freqüente ocorre por laceração do punho por pedaços de vidro em tentativas de suicídio, na fratura de Colles mal consolidada e na síndrome do túnel do carpo.

▪ Quadro clínico

Dedos estendidos, parecendo adelgaçados, polegar em extensão, encostado ao indicador. No conjunto, a mão se coloca no prolongamento do eixo do antebraço.

A cúpula metacarpiana é normal, mas a eminência tenar está diminuída. Observa-se atrofia dos músculos epitrocleanos.

Ocorre alteração da sensibilidade nas seguintes regiões: borda radial da palma da mão, da face palmar do polegar, indicador, dedo médio e anular; face dorsal do dedo médio e das falanges distais do indicador e da metade radial do anular. Na constrição do túnel do carpo há queixas de dor e parestesias. A causalgia está usualmente associada a lesão do mediano.

Observa-se fraqueza dos movimentos do polegar, do indicador e do dedo médio, além de incapacidade parcial da pronação do antebraço, fraqueza da flexão do punho, incapacidade de flexão das falanges distais. Os movimentos do polegar estão apenas parcialmente afetados.

A capacidade funcional está preservada: a pronação do antebraço não está abolida; pode ser realizada pela ação de servomecanismo do deltóide. A flexão do punho é realizada pela ação do flexor ulnar do carpo. Alguns dos movimentos ainda podem ser executados à custa de músculos vizinhos inervados pelo radial e pelo ulnar.

▪ Tratamento

Consiste em colocar uma órtese apropriada, indicar o tratamento de fisioterapia e TO e, nos casos de lesão irreversível, executar o transplante tendinoso.

- ❑ *Órtese*: terá por objetivo manter o polegar em abdução palmar e oposição ao indicador. Desta forma o paciente poderá desenvolver alguma função de pinça. À noite, indica-se uma órtese em C e durante o dia a órtese curta (funcional).
- ❑ *Fisioterapia*: fará a reeducação muscular para fortalecer os movimentos de pronação do antebraço, de flexão palmar do punho, de flexão dos dedos e do polegar. Os exercícios devem ser dosados de forma gradual. A terapia ocupacional e as atividades da vida diária (AVD) devem ser incluídas. Está indicada a reeducação da sensibilidade.
- ❑ *Transferência tendinosa*: serão comentadas apenas as mais importantes. Consiste em deslocar a inserção tendinosa original de um músculo em direção a outro tendão ou osso. Quando estiver

preservada a função dos músculos extensores do punho, o músculo radial longo do carpo e o braquiorradial podem ser utilizados para uma tenodese dinâmica. Quanto à perda da oposição do polegar, a transferência de oposição é fixada ao tendão do abdutor curto do polegar. A essas intervenções podem associar-se também as transferências do flexor comum superficial e do extensor próprio do indicador.

Obviamente, após a cirurgia é necessária a reeducação motora da mão e do braço, bem como, da sensibilidade.

Lesão do nervo musculocutâneo

O musculocutâneo é um nervo misto, principal ramo do tronco secundário superior do plexo braquial. Surge no cavo axilar originário da C5 e C6, segue medialmente o músculo coracobraquial e alcança o cotovelo. Inerva os músculos coracobraquial, bíceps braquial e braquial anterior. Fornece sensibilidade à face ântero-externa e póstero-externa do antebraço.

▪ Etiologia

As lesões isoladas deste nervo são raras. Podem ocorrer nas lesões traumáticas do plexo braquial.

▪ Quadro clínico

Pequena área de hipoestesia ou anestesia na face ântero-externa do antebraço; atrofia dos músculos da face anterior do braço (bíceps braquial, braquial anterior, coracobraquial); perda do reflexo bicipital; fraqueza dos movimentos de flexão e supinação do antebraço. Se o antebraço estiver em pronação, os movimentos de flexão podem ser feitos pelo músculo braquiorradial.

▪ Tratamento

Exercícios passivos e autopassivos em toda a amplitude da articulação; fortalecer a musculatura deficiente: eletroestimulação por corrente exponencial dos músculos paréticos do antebraço. Na lesão definitiva, cabe reeducar o paciente para fazer a compensação dos movimentos através do músculo braquiorradial.

Lesão do nervo radial

O nervo radial se origina do tronco secundário posterior do plexo braquial (raízes C5-C6-C7-C8). Parte de seu trajeto é feita na goteira de torção do úmero seguindo até a dobra do cotovelo, onde se bifurca e emite ramos colaterais e terminais.

O radial é um nervo predominantemente motor e inerva os principais músculos extensores do antebraço, punho e dedos da mão citados a seguir: tríceps, ancôneo, braquiorradial, extensores radiais longo e curto do punho, supinador, extensor comum dos dedos e outros músculos do punho, polegar e indicador.

▪ Etiologia

A causa mais comum de lesão do radial é a compressão na goteira de torção do úmero. Recorde-se a famosa paralisia dos amantes. São outras causas freqüentes: cortes, ferimentos por arma de fogo, calo ósseo após fratura do úmero, pressão de muleta ou contra uma superfície dura durante o sono.

▪ Quadro clínico

Uma lesão completa do radial na axila causa paralisia do tríceps. Esta lesão acompanha-se, via de regra, de lesões de outros nervos da região. A lesão do nervo ao nível do terço médio do braço acarreta fraqueza da flexão do antebraço e paralisia da extensão do punho, polegar e dedos nas articulações metacarpofalangianas.

A lesão do radial no antebraço ou no punho se traduz por fragmentos do quadro clínico anteriormente descrito. A alteração da sensibilidade limita-se apenas a uma pequena área na face dorsal da mão e dos três primeiros dedos.

A postura do membro superior é característica: o antebraço conserva-se em pronação permanente, o punho fica um tanto flexionado, as primeiras falanges dos dedos um pouco fletidas sobre os metacarpianos, e o polegar está pendente em adução ao longo do indicador.

▪ Tratamento

- *Órtese*: o uso de uma órtese estática para prevenir a queda do punho e o conservar em leve flexão dorsal é indicação rotineira.
- *Fisioterapia*: a recuperação espontânea após a regeneração do nervo poderá ocorrer num prazo de 6 meses ou menos e será auxiliada pela reeducação muscular precedida por exercícios passivos de extensão do punho, das articulações metacarpofalangianas e dos dedos.
  A eletroestimulação com corrente exponencial dos músculos extensores do punho pode ser útil em alguns casos.
- *Transferências tendinosas*: a paralisia do radial na lesão do nervo na goteira do úmero compromete o tríceps, o braquiorradial, os extensores radiais longo e curto do carpo, o extensor comum dos dedos e os extensores do polegar. Há indicação para três transferências tendinosas: uma para restabelecer a extensão do punho (músculo transferido: redondo pronador); uma para a extensão dos dedos (músculo transferido: flexor ulnar do carpo) e outra para a extensão do polegar (secção do extensor do polegar e fixá-lo no processo estilóide do rádio).

Lesão do nervo ulnar

O nervo ulnar forma-se ao nível da axila pelas fibras de C8 e T1. É o principal ramo do tronco inferior do plexo braquial. Percorre a face medial do braço, desce por trás da epitróclea e depois segue pela borda medial do antebraço até o punho. Os ramos motores inervam os músculos: flexor ulnar do carpo, flexor profundo dos dedos, curto palmar, abdutor do 5° dedo, oponente do 5° dedo, flexor do 5° dedo. Os ramos sensitivos inervam a pele do 5° dedo (faces palmar e dorsal), a metade interna do 4° dedo (anular) e a borda ulnar da mão.

▪ Etiologia

O ulnar pode ser lesado por projéteis de arma de fogo, ferimentos diretos por armas brancas, fraturas da epífise inferior do úmero, do olécrano ou da cabeça do rádio, e ainda pode ser comprimido na fossa axilar por uma costela cervical. A lesão mais freqüente é a compressão ao nível do cotovelo durante o sono, anestesia geral ou atividades ocupacionais.

▪ Quadro clínico

Observa-se atrofia dos músculos interósseos e hipotenares, atrofia evidente do 1° interósseo no dorso da mão (entre o polegar e o indicador).

A deficiência sensitiva é mais evidente no 5º dedo. Não se mostram evidentes os sintomas vasomotores e tróficos, mas podem ocorrer hiperceratose ou alterações da região palmar. A causalgia é rara.

São características da lesão completa do ulnar: fraqueza da flexão e adução do punho, fraqueza da flexão dos dedos anular e mínimo, paralisia da adução polegar e da adução e abdução dos dedos.

Há forte tendência para instalação de mão em garra, na qual se observam: achatamento da cúpula metacarpiana, depressão das eminências tenar e hipotenar e dos espaços interósseos, diminuição do diâmetro transversal da mão.

▪ Tratamento

Na lesão deste nervo, a indicação da órtese reveste-se de características próprias. Diante da limitação motora das articulações interfalanginas, uma órtese deve ser aplicada para evitar a instalação de deformidade (mão em garra), que deverá ser modificada periodicamente para manter a eficiência mecânica. Posteriormente, usa-se uma órtese que bloqueie a hiperextensão das articulações metacarpofalanginas.

Emprega-se uma órtese que também conserve o punho em ligeira flexão dorsal e as articulações metacarpofalangianas em flexão com extensão das interfalangianas; polegar em posição neutra. Conservar em flexão o 4º e o 5º dedo.

Deve ser tentada a reeducação dos músculos da mão, punho e antebraço, associada a mobilizações passivas amplas das articulações do membro superior.

Estão também indicados: a reeducação da sensibilidade, a terapia ocupacional e o treino das atividades da vida diária.

Lesão do nervo axilar (circunflexo)

O nervo axilar ou circunflexo é o último ramo do cordão posterior do plexo braquial e inclui fibras do 5º e 6º nervos cervicais. Depois de formado, deixa o cavo axilar e dirige-se para baixo e para fora e passa entre o músculo deltóide e o úmero. Emite dois ramos colaterais: um motor, para os músculos deltóide e pequeno redondo; um sensitivo, para o coto do úmero.

▪ Etiologia

A lesão do axilar associa-se geralmente a uma lesão do plexo braquial causada por fratura ou luxação da cabeça do úmero, fratura da escápula. O nervo pode ser também afetado isoladamente na trombose da veia axilar ou juntamente com outros nervos na neurite causada pelo tratamento por soro antitetânico.

▪ Quadro clínico

Observam-se: área de anestesia no coto do ombro, luxação parcial do ombro, relevo anormal do acrômio e da borda lateral da clavícula. Ocorre paresia ou paralisia dos movimentos de elevação do braço para adiante, para fora e para trás devido à paralisia do deltóide. Em casos de paralisia de maior duração, observa-se elevação do ombro por ação do trapézio e do grande denteado.

▪ Tratamento

Manter o braço abduzido mediante o emprego de uma órtese para evitar a distensão do deltóide. O tratamento consistirá em: movimentação passiva ou ativo-assistida do ombro, eletroestimulação trófica do deltóide e exercícios de fortalecimento dos músculos da cintura escapular.

Lesão do nervo toracodorsal

O toracodorsal origina-se de C5-C6 e C7. É o nervo motor do músculo serrátil anterior. Após sua origem, o nervo desce pela parede lateral do tórax e distribui-se pelo serrátil anterior.

▪ Etiologia

A lesão do nervo toracodorsal poucas vezes ocorre de forma isolada. É mais freqüente em pessoas que carregam objetos pesados de bordas agudas sobre o ombro. A lesão pode ocorrer nos traumatismos do ombro junto ao plexo braquial. O nervo pode ser também lesado por um esforço muscular continuado com o braço estendido.

▪ Quadro clínico

Nesta paralisia, é característica a presença de escápula alada durante a abdução completa do braço ou sua elevação para diante. Observam-se também desnível dos ombros e, por vezes, desvio da coluna vertebral e até certo grau de cifose. Em certos casos, ocorre fraqueza da elevação do braço acima da horizontal. O exame físico mostra retração dos músculos adutores do braço e possível atrofia de músculos da cintura escapular.

▪ Tratamento

Massagem antes dos exercícios para relaxar os músculos do dorso, da cintura escapular e do braço.

Eletroestimulação do serrátil, movimentos dos braços na horizontal e em rotação externa, exercícios de fortalecimento dos músculos da cintura escapular.

LESÃO DE NERVOS DO MEMBRO INFERIOR

Lesão do nervo ciático

O ciático é o nervo mais longo do corpo e tem origem nas raízes L4-L5-S1-S2-S3. Forma-se ao nível da chanfradura ciática e desce entre o trocanter e o ísquio sob o músculo grande glúteo. Seus ramos terminais são o nervo fibular comum e o nervo tibial. O tronco principal inerva os músculos semitendíneo, as cabeças (longa e curta) do bíceps femoral, o adutor da coxa e o semimembranáceo.

▪ Etiologia

São causas principais de lesão do nervo ciático: ferimentos por arma de fogo ou por arma branca, fratura da pelve ou do fêmur, luxação do quadril, pressão da cabeça do feto sobre o plexo nervoso, tumores pélvicos, injeção intramuscular de medicamento na região glútea, especialmente em latentes.

▪ Quadro clínico

A lesão total do nervo ciático causa paralisia completa do pé e dos dedos do pé (queda do pé, perda da dorsiflexão do pé), dos flexores do joelho. Contudo, a flexão do joelho ainda é possível pela ação do sartório e do semitendíneo. Ocorre perda da sensibilidade nos 2/3 inferiores da face lateral da perna, na parte medial e na planta do pé e dedos do pé. Ocorrem também distúrbios vasomotores e tróficos.

▪ Tratamento

Nas lesões que não evoluem para a recuperação motora está indicada uma órtese genupodálica (de polipropileno) ou de estrutura mais forte.

Lesão do nervo femoral

O nervo femoral é mais longo e o mais volumoso ramo do plexo lombar. Origina-se das raízes L2-L3-L4 e estende-se até a vizinhança do grande dedo do pé. É um nervo misto. Inerva o iliopsoas, o pectíneo, o sartório, o adutor médio e principalmente os músculos do quadríceps. Responde pela sensibilidade da face anterior da coxa, da face medial do joelho e da perna e da face medial do pé.

▪ Etiologia

O nervo femoral pode ser lesado por fratura do ramo pubiano do ilíaco ou do fêmur, mas essas ocorrências são escassas. Lesões da pelve e tumores podem causar-lhe compressão. Na ausência de trauma, deve-se pensar em diabetes, febre tifóide ou gota.

▪ Quadro clínico

Há importante deficiência funcional do membro inferior, caracterizada por paralisia da extensão da perna e fraqueza da flexão da coxa sobre a bacia. Observa-se dificuldades para a marcha, para subir e descer escadas ou levantar de uma cadeira e sentar. Na posição ereta, o paciente mantém o membro inferior em posição de extensão rígida por contração do tensor da fáscia lata e do reto interno ou mediante o apoio da mão sobre o joelho. A marcha só é possível em terreno plano e enquanto o paciente puder manter o membro inferior em extensão. Ao menor movimento de flexão do joelho ele desaba sobre a perna por falência do quadríceps. A marcha sobre uma rampa ou subir e descer escadas são extremamente difíceis.

▪ Tratamento

Órtese e adaptações domiciliares: A órtese indicada destina-se a bloquear o joelho em extensão. Paralelamente, pode ser recomendada uma bengala canadense para evitar quedas. Para as AVD são aconselhados: cadeira ou poltrona mais alta que as comuns, aumento da altura da cama, bem como do sanitário. Quando a paralisia é irreversível, pode ser indicada a cirurgia para transposição de tendões.

Lesão do nervo obturador

O nervo obturador é um nervo misto originário das raízes lombares L2-L3 e L4. Inerva os músculos obturador externo, adutores longo e curto, grácil e grande adutor. Fornece sensibilidade a uma pequena área da face medial da coxa e da articulação do joelho.

▪ Etiologia

As lesões do nervo obturador são raras. São causas de lesão: tumores pélvicos, hérnia do músculo obturador ou pressão da cabeça do feto durante o trabalho de parto.

▪ Quadro clínico

Grave fraqueza do movimento de adução da coxa e diminuição da força dos movimentos de rotação interna e externa.

Por vezes, pode ocorrer dor na articulação do joelho devido ao comprometimento pélvico de um ramo do obturador ou ela irradia-se da virilha para a face medial da coxa.

▪ Tratamento

O tratamento pela fisioterapia analgésica pode trazer alguma melhora. Caso contrário, deve-se cogitar do emprego de bloqueio por infiltração.

Lesão do nervo fibular

O nervo fibular comum é um dos dois ramos do nervo ciático que atravessa obliquamente a fossa poplítea e rodeia o colo da cabeça da fíbula, dividindo-se em três ramos: o nervo fibular superficial e o nervo fibular profundo e o anastomótico.

O nervo fibular superficial inerva os músculos fibulares (eversores do pé), a pele da parte lateral distal da perna e o dorso do pé. O nervo fibular profundo segue pelo compartimento ântero-lateral da perna, atravessa o tornozelo e alcança o dorso do pé. É o nervo motor dos músculos flexores dorsais do pé e dos dedos (tibial anterior, extensor longo do hálux, extensor longo dos dedos).

▪ Etiologia

O nervo fibular é mais freqüentemente sujeito a traumatismos do que outros nervos periféricos. São causas mais freqüentes de lesão: traumatismo na face lateral do joelho; compressão contra superfícies duras durante o sono; compressão, durante uma anestesia geral; lesão por projétil de arma de fogo; fratura da cabeça da fíbula; estiramento durante longa permanência nas posições de cócoras ou sentado com as pernas cruzadas. Outras causas: gânglios e cistos na face lateral do joelho.

▪ Quadro clínico

Há alteração da sensibilidade, porém numa área menor do que a de distribuição do nervo. Podem ser observados distúrbios vasomotores e tróficos traduzidos por edema, cianose local e anidrose.

Observam-se queda do pé, incapacidade de elevação da ponta do pé, do movimento de eversão. Pé escarvante durante a marcha (o paciente o arrasta o pé no chão). O movimento de flexão plantar é possível quando o pé não toca o solo.

▪ Tratamento

Consiste em: colocar o membro inferior em posição elevada quando em repouso; melhorar a circulação sanguínea do segmento afetado (massagem e mobilizações passivas do pé e do joelho); reeducação do músculo fibular. A eletroestimulação pode oferecer algum benefício nas lesões parciais. Há indicação de órtese tornozelo-pé para evitar a queda do pé e a eversão do pé. Nas lesões irreversíveis, pode-se indicar a artrodese tríplice do pé ou a transposição do músculo tibial posterior fixando-o no dorso do pé. Este transplante tendíneo torna possível a flexão dorsal ativa do pé.

Lesão do nervo tibial posterior

O nervo tibial posterior origina-se do fibular comum ao nível do anel do músculo solear e desce verticalmente até o tendão do calcâneo, onde fica separado da pele por uma aponeurose dupla. Ao chegar ao canal do tarso, bifurca-se em ramos colaterais e ramos terminais. O tibial posterior inerva os músculos da panturrilha e da região plantar. É responsável pela sensibilidade de toda a planta do pé, do terço médio inferior da panturrilha, da superfície dorsal lateral do pé e das falanges distais dos dedos.

▪ Etiologia

São escassas as lesões do tibial posterior. São causas principais os projéteis de arma de fogo, as fraturas da perna e a constrição ao nível do maléolo medial, causa aliás mais comum de comprometimento deste nervo.

▪ Quadro clínico

Caracteriza-se pela paralisia dos movimentos de flexão plantar e adução do pé, flexão e separação dos dedos do pé.

A área de perda da sensibilidade é menor do que a da distribuição do nervo. Ocasionalmente, pode sobrevir causalgia, uma dor ardente e persistente.

▪ Tratamento

Quando está em causa a compressão do nervo no túnel do tarso, a cirurgia descompressiva pode ser a opção de tratamento.

SÍNDROME DE GUILLAIN-BARRÉ

É uma polirradiculoneurite aguda cuja incidência pode ser observada em todas as faixas etárias. Em 50% dos casos a síndrome se manifesta 8 ou 10 dias após uma vacinação, uma injeção de soro ou uma doença infecciosa definida. Um elemento diagnóstico importante é o achado da dissociação albuminocitológica.

A recuperação pode ser esperada, mas alguns pacientes podem morrer em conseqüência de insuficiência respiratória. Uns poucos terão uma deficiência motora residual.

Nos casos de instalação aguda, a recuperação é habitualmente mais rápida. Em contrapartida, um início insidioso prenuncia uma recuperação demorada, que terá a duração de 1 ano ou mais.

QUADRO CLÍNICO

Caracteriza-se por parestesias das extremidades, dores nos membros e déficit motor, principalmente nos membros inferiores. No prazo de 8 a 10 dias, as manifestações neurológicas exibem rápida progressão e atingem o desenvolvimento máximo. A deficiência motora é simétrica e acomete tanto os músculos proximais como os distais dos quatro membros, sem poupar os músculos da nuca e do tronco. A amiotrofia é muito discreta. A paresia se acompanha de hipotonia e arreflexia tendinosa. As dores profundas e as parestesias distais são explicadas pela lesão das fibras sensitivas.Os nervos cranianos também podem ser atingidos sob a forma de uma diplegia facial e de parestesias trigeminais. Alterações esfincterianas não ocorrem ou se restringem a uma retenção transitória de urina.

EVOLUÇÃO

Acidentes respiratórios podem ocorrer e são causados pela paralisia dos músculos respiratórios, que pode afetar igualmente o tubo digestivo.Habitualmente, após 2 ou 3 semanas, a polirradiculoneurite evolui para a estabilização das alterações. Depois de 2 semanas de estabilidade, o quadro clínico regride lentamente durante várias semanas ou meses, e a regressão pode ser total ou deixar apenas seqüelas menores.

TRATAMENTO

Durante a fase aguda, atenção especial precisa ser dispensada ao posicionamento no leito para evitar as úlceras de decúbito; os exercícios passivos ou ativo-assistidos amplos são feitos duas ou três vezes ao dia. Os encurtamentos musculotendinosos são evitados pelo posicionamento adequado e o alongamento precoce. Deve-se atentar para os exercícios respiratórios.

A ventilação mecânica na insuficiência respiratória deve ser providenciada da forma semelhante à usada na DMD.

A dor é tratada da mesma forma que na poliomielite, mediante a aplicação de compressas enxutas quentes.

A fraqueza muscular é geralmente reversível e pode ocorrer no período de 2 meses ou demandar muito mais tempo, 2 anos.

Observada a estabilidade da doença, têm indicação os exercícios ativos combinados com exercícios contra-resistência, treino para transferências e cadeira de rodas. Contudo, exercícios excessivos ou por demais vigorosos podem agravar a fraqueza muscular ou determinar recaída.O passo seguinte é o treino para o ortostatismo em piscina e posteriormente apenas ortostatismo em prancha, seguido de marcha entre paralelas e com muletas ou bengalas, sem paralelas.

Nesta ocasião, constituem auxílios temporários: a colocação de faixas nos pés e as talas temporárias nos joelhos.

SÍNDROME DE CHARCOT-MARIE-TOOTH

Trata-se de uma amiotrofia neurogênica progressiva, caracterizada por amiotrofias e fraqueza dos músculos da perna e posteriormente dos pequenos músculos das mãos. Tem início habitualmente na infância ou no começo da idade adulta e afeta mais predominantemente as pessoas do sexo masculino (3:1). A doença tem evolução muito lenta e raramente leva à incapacidade total. As lesões acometem as fibras mielinizadas das raízes e dos nervos periféricos. As fibras não-mielinizadas não estão afetadas. Os músculos apresentam atrofia neurogênica de evolução muito lenta. A atrofia revela-se inicialmente nos músculos da parte lateral da perna; posteriormente, instala-se na parte posterior, deixando a impressão de ausência de panturrilha. A atrofia das mãos é precoce ou tardia.

QUADRO CLÍNICO

A afecção se acompanha de cãibras, dores parestesias desde o início. O comprometimento funcional atinge inicialmente os músculos dorsiflexores dos pés e provoca a queda dos pés e conseqüentemente a marcha escarvante.

As coxas adquirem o aspecto de pernil e a perna, o aspecto de garrafa de champanhe invertida.

Tardiamente, os membros superiores são igualmente afetados, conforme se pode observar pela atrofia da musculatura interóssea, das regiões tenar e hipotenar e até dos antebraços. Eventualmente, podem ocorrer manifestações sensitivas moderadas.

TRATAMENTO

Não há tratamento específico para a doença de Charcot-Marie-Tooth. Entretanto, cabem algumas medidas de ordem cirúrgica ou fisioterápica, a saber:

- Prevenção de deformidades dos pés mediante orientação ao paciente para a realização de exercícios amplos e uso de *splint* nos pés durante a noite para evitar o eqüinismo.
- Uso de órteses para resolver o problema da queda dos pés; órtese para os punhos.
- Se necessário, indicar bengalas canadenses ou cadeira de rodas.

NEUROPATIAS POR COMPRESSÃO

As neuropatias por compressão resultam de lesão e inflamação localizadas sobre um sítio restrito do nervo periférico causadas por irritação mecânica.

A compressão atua diretamente sobre os tecidos do nervo, lesando-os, ou afeta a circulação intrínseca do tronco nervoso. A reação inflamatória pode variar entre a exsudação e o edema localizados até a degeneração e a fibrose do nervo.

No que tange à ação mecânica da compressão, anote-se que a elasticidade dos nervos é menor do que a dos vasos sanguíneos, que possuem uma capacidade maior de alongamento exigido pelo movimento dos segmentos anatômicos. Na verdade, um ponto de compressão pode configurar uma região de bastante pressão e interferência sobre as funções do nervo.

A compressão pode ocorrer em diversos pontos ao longo do percurso do nervo. Há porém certos sítios em que o nervo pode ser mais vulnerável. As causas da compressão podem ser internas ou externas. São internas quando a compressão ocorre ao nível de um túnel fibroso ou ósseo ou num ponto em que o nervo muda seu curso no interior de uma faixa muscular ou fibrosa; externas quando a causa da pressão resulta de posições impróprias do segmento do corpo, como aquela do apoio sobre os cotovelos, das pernas cruzadas, dos gessados inadequadamente colocados.

QUADRO CLÍNICO

Sobressaem no quadro clínico a dor e a incapacidade física. A dor manifesta-se usualmente quando o paciente está em repouso e se exacerba durante a noite. Pode ocorrer com distribuição retrógrada.

Existem algumas particularidades sintomáticas relacionadas com o tipo de nervo (sensitivo, motor ou misto) afetado pela compressão. Estando em causa um nervo sensitivo, a dor ocorre na área de sua distribuição e se manifesta de forma aguda ou urente (queimação), podendo ser acompanhada por parestesias. São freqüentes a hiperestesia, a hipoestesia ou a disestesia. Os nervos sensitivos comumente afetados são: o cutaneofemoral, o safeno e o interdigital (pé).

Quando o nervo afetado é motor, a dor pode ser apenas incômoda, mas pode ser forte e não se apresenta bem localizada. Abarca uma região maior do que aquela correspondente ao músculo inervado e abrange também estruturas articulares importantes.

Tratando-se de um nervo misto, observa-se uma combinação dos sintomas dos dois anteriores.

TRATAMENTO

A técnica mais freqüentemente utilizada é a infiltração paraneural com uma substância antiinflamatória (corticosteróide) ou analgésica no local da compressão nervosa. A opção antiinflamatória é melhor do que o analgésico. O alívio dos sintomas é devido à redução da inflamação. Quando está afetado um nervo da mão ou do pé, associa-se a este tratamento a colocação de uma órtese, notadamente durante o sono noturno. Ainda vem sendo usado algum tipo de fisioterapia; são exemplos o ultra-som, a iontoforese e as técnicas de manipulação. Estas últimas têm indicação mais evidente nos membros superiores. Outra opção de tratamento diversas vezes formal é a cirurgia de descompressão, indicada quando se confirma clínica e eletromiograficamente o diagnóstico de compressão neural importante.

COMPRESSÃO DE NERVOS DO MEMBRO SUPERIOR

Compressão do nervo mediano

1. Síndrome do túnel do carpo (sítio de compressão: punho).
2. Síndrome do redondo pronador (sítio de compressão: antebraço).
3. Síndromes do nervo interósseo anterior (sítio de compressão: antebraço).
4. Compressão pelo ligamento de Struthers.

O nervo mediano é constituído por elementos de C5-T1 e pelo tronco inferior do plexo braquial. Ocupa posição medial ao longo do braço, cruza a face anterior do cotovelo e segue entre as duas cabeças do pronador redondo na parte superior do antebraço, onde origina o nervo interósseo anterior. Ao nível do punho, juntamente com os tendões flexores dos dedos, segue por baixo do ligamento transverso que origina o túnel do carpo. Alcançando a mão, inerva os músculos da região tenar e fornece ramos digitais palmares para o polegar, o indicador, dedo médio e metade do dedo anular. Na parte superior do antebraço, o mediano inerva o pronador redondo e os músculos responsáveis pelo movimento de flexão do punho e dos dedos. O nervo interósseo anterior (nervo motor) situa-se profundamente na membrana interóssea anterior e inerva o flexor profundo dos dedos (2º e 3º dedos), o longo flexor do polegar e o pronador longo.

▪ Síndrome do túnel do carpo

O túnel do carpo é um canal osteofibroso formado pelos ossos do carpo e pelo ligamento transverso do punho. Este túnel dá passagem ao nervo mediano, ao tendão flexor do polegar e aos tendões dos flexores comum superficial e comum profundo dos dedos. Qualquer aumento de volume das estruturas continentes deste túnel carpiano ou a diminuição do seu diâmetro pode determinar compressão do nervo mediano.

A síndrome do túnel do carpo configura a compressão mais freqüente do mediano. Incide usualmente em mulheres sadias, é muitas vezes bilateral e acomete em primeiro lugar a mão dominante. A compressão é mais freqüente principalmente naquelas que exercem ocupação em que se exigem repetidos movimentos de flexão, extensão e rotação do punho.

São condições mais freqüentes responsáveis pelo estreitamento do canal do carpo: a artrite reumatóide, uma doença da tireóide, a menopausa, os traumatismos, a gravidez, uma torção do punho.

Quadro clínico

No início, só existem queixas subjetivas, manifestadas por dormência, sensação de queimação e, por fim, parestesias no punho e na mão, presentes com maior intensidade no período do sono noturno. A dor pode espalhar-se também para todos os dedos e para o antebraço. Posteriormente, os sintomas podem se agravar e surgir no decorrer do dia, especialmente durante ou após atividades que demandam uso indevido do punho. Pode ocorrer também hiperatividade simpática.

O paciente se queixa de dormência nos dedos da mão na área de inervação do mediano, ou até mesmo de todos os dedos, o que acontece com freqüência de manhã cedo e se agrava com a atividade física. Pode ocorrer dor ao nível do cotovelo, do ombro e pescoço.

As queixas sensitivas costumam exacerbar-se à noite. A dor e o formigamento podem ser provocados, ainda que ligeiramente, pelo sinal de Tinel e pelo sinal de Phalen (flexão forçada do punho). Associada aos sinais sensitivos, como já foi dito, o paciente pode queixar-se também de dor no antebraço e no pescoço. Neste último caso, deve-se pensar na superposição de estreitamento do canal vertebral cervical e nas anormalidades do tecido conjuntivo do cotovelo de tenista. Agravando-se a compressão aparecerá também hiperestesia ou disestesia no território de distribuição do mediano.

O exame físico revela: fraqueza do abdutor curto do polegar, atrofia da eminência tenar, presença do sinal de Tinel e do sinal de Phalen e diminuição da sensibilidade cutânea.

As alterações eletromiográficas traduzem-se por diminuição da velocidade da condução sensitiva ou abolição da condutibilidade.

Tratamento

Nos casos leves ou quando se presume que a compressão é temporária (gravidez), pode ser tentado inicialmente o tratamento conservador: imobilização do punho com o auxílio de uma órtese para o manter em posição neutra ou levemente fletida e infiltrações locais com corticosteróide para diminuir a reação inflamatória. A infiltração pode determinar um efeito terapêutico temporário ou permanentemente curativo.Outra terapêutica postulada por alguns autores americanos utiliza técnicas de manipulação baseadas em três elementos: a) extensão transversa ou abertura do canal do carpo através de três pontos de oposição obtida por pressão manual; b) combinar esta primeira manobra com a tração do polegar em abdução e extensão; c) alongar diretamente a região do carpo.

Nos pacientes em que há persistência dos sintomas deve ser indicada a cirurgia de descompressão (divisão cirúrgica do ligamento transverso). A dor e as parestesias desaparecem prontamente. A volta da sensibilidade normal e da força muscular é demorada.

▪ Síndrome do redondo pronador

O nervo mediano pode sofrer compressão na parte superior do antebraço, ao nível das duas cabeças do músculo redondo pronador. Todo o nervo pode estar comprimido ou pode haver compressão apenas do nervo interósseo anterior. A síndrome do redondo pronador pode assemelhar-se em parte à do encarceramento do mediano no punho. O que a diferencia principalmente desta última é a localização do sinal de Tinel, que é produzido sobre o redondo pronador. A particularidade anatômica da compressão do mediano neste local está no fato de que, na região do antebraço, o citado nervo passa entre as cabeças superficial e profunda do músculo redondo pronador e por baixo da rafe membranosa do flexor comum superficial dos dedos. Torna-se assim susceptível de compressão relacionada com trauma direto, com hemorragia muscular traumática, com ruptura e de fáscia, de tenossinovite.

Quadro clínico

Caracteriza-se pelo dolorimento e dor na face ventral do antebraço piorada pela atividade física, particularmente pelos movimentos repetidos de pronação. Podem ser observados: dor à palpação do músculo redondo pronador, sinal de Tinel no local da compressão, mas é raro encontrar parestesias, acentuada fraqueza ou atrofia.

Tratamento

A conduta terapêutica depende da gravidade do caso e do mecanismo da lesão. Se houver esporão supracondilar está indicada a excisão.

Podem ser tentados: infiltração local com corticosteróide (algumas vezes faz desaparecer os sintomas), calor profundo (diatermia de ondas curtas ou ultra-som) para aliviar a dor. Quando há sinais de déficit progressivo, é necessário pensar na cirurgia descompressiva.

As técnicas de manipulação também podem ser usadas. Baseiam-se essencialmente na idéia de que é possível liberar a banda miofascial do flexor dos dedos e deste modo relaxar a porção tendinosa proximal deste músculo e reduzir a pressão sobre o nervo interósseo anterior.

▪ Síndrome do nervo interósseo anterior

Outra neuropatia compressiva do mediano envolve o nervo interósseo anterior após sua saída do músculo redondo pronador. Este nervo pode ser lesado isoladamente ou juntamente ao mediano. As fraturas ou lacerações são as causas mais comuns. Mas a compressão pode também resultar de compressão de faixa fibrótica dos músculos redondo pronador, flexor comum superficial dos dedos ou músculos anômalos do antebraço.

Quadro clínico

O início dos sintomas deste tipo de compressão relaciona-se com esforço físico exagerado, (carregar pesada bolsa de feira com a alça sobre o antebraço, traumatismo sobre o antebraço ou fratura do rádio).

Tratamento

A conduta terapêutica é idêntica à adotada na síndrome do pronador redondo.

▪ Compressão do mediano no ligamento de Struthers

Um tipo raro de compressão do mediano situada na região distal do úmero ao nível do epicôndilo. É causada pelo ligamento de Struthers, que liga o epicôndilo a um esporão ósseo. Nesta situação, pode ocorrer também compressão da artéria braquial.

Compressão do nervo ulnar

Sítios de compressão: punho (canal de Guyon), cotovelo (túnel do ulnar no sulco do epicôndilo umeral).

O nervo ulnar é constituído pelas raízes de C7-C8-T1. Surge na axila como ramo do tronco medial do plexo braquial. No braço, o nervo conserva uma posição medial e não emite ramificações. No cotovelo, passa por trás do epicôndilo umeral medial e penetra no túnel do ulnar, cuja abóbada é formada pelo ligamento medial do cotovelo e o assoalho, pelo músculo flexor ulnar do carpo.

No punho o nervo passa entre o osso pisiforme e o gancho do osso hamato através do túnel de Guyon, cujo assoalho e abóbada são formados por ligamentos e fáscia. Neste túnel, o ulnar bifurca-se em um ramo superficial terminal sensitivo e um ramo profundo motor. Este último inerva os músculos hipotenares, atravessa a palma da mão e inerva os músculos intrínsecos da mão. Os dois ramos sensitivos (ramo cutâneo palmar e ramo cutâneo dorsal) inervam a palma e o dorso da mão.

O punho e o cotovelo são os sítios principais de compressão do nervo ulnar. O mais freqüente é o punho.

▪ Compressão do ulnar no punho

Síndrome de Guyon

A compressão do ulnar é rara no punho, mas os traumas repetidos oriundos do uso de instrumentos mecânicos (alicates, chaves de fenda ou muletas, bengalas etc.) podem lesar o nervo em seu trajeto no punho. Outra causa está na pressão do material usado para imobilização do punho no caso de fratura ou ainda a presença de processo inflamatório, na tendinite do flexor ulnar do carpo etc.

Quadro clínico

Somente os músculos da mão acham-se comprometidos. No início, o paciente se queixa de dormência no 4° e 5° dedos e fraqueza dos músculos intrínsecos da mão, percebida mais acentuadamente quando segura um objeto sólido. Por vezes, há queixa de dor urente. O 4° e 5° dedos ficam em hiperextensão ao nível das articulações metacarpofalanginas, e ocorre diminuição da separação dos quatro últimos dedos. Observa-se também atrofia da eminência hipotenar.

Tratamento

Podem estar indicadas três opções de tratamento: a infiltração com corticosteróide, as técnicas de manipulação e a cirurgia descompressiva. Caso haja apenas manifestações sensitivas, pode bastar o tratamento por infiltrações com corticosteróide. A manipulação também pode ser empregada. Havendo porém importante comprometimento motor, a intervenção cirúrgica deve ser cogitada.

- *Técnica de manipulação do punho*: o fundamento desta técnica consiste em segurar firmemente (e estabilizar) a mão e palpar o pisiforme com um polegar e o osso hamato com o outro polegar. Executar então movimentos de "rolamento" para baixo e para cima alternadamente nos dois ossos. Esta manobra poderá ocasionar deslocamento dos ossos mencionados e liberar sua mobilidade pelo alongamento dos ligamentos.

■ Compressão do ulnar no cotovelo

Existem dois sítios onde o nervo ulnar pode sofrer compressão ao nível do cotovelo: o sulco do côndilo medial e o túnel do ulnar. O sulco do epicôndilo umeral é muito raso, e o nervo é recoberto apenas pela gordura subcutânea e a pele. Esta situação torna-o, portanto suscetível de compressão.

São causas mais comuns de compressão do ulnar: os traumatismos recorrentes (ocupacionais), a compressão por fratura do cotovelo, posições inconvenientes do paciente na mesa cirúrgica, uma longa permanência no leito, o apoio demorado dos cotovelos sobre uma mesa. A lesão pode resultar também de pequenos traumas repetidos sobre o nervo.

Quadro clínico

A queixa mais freqüente é a sensação de dormência e queimação no 4º e 5º dedos. Há hiperestesia, e com a evolução da neuropatia instala-se a anestesia. Ocorrem também fraqueza muscular e movimento desajeitado.

Em pacientes que sofrem simultaneamente de neuropatia do ulnar no cotovelo e no punho pode haver queixa de uma faixa de dor na escápula e sensibilidade ao longo da coluna torácica.

Tratamento

Consiste essencialmente em adotar medidas preventivas, experimentar as técnicas de manipulação e considerar a validade de cirurgia.

Uma providência valiosa no tratamento da neuropatia do ulnar ao nível do cotovelo é evitar a pressão sobre o nervo e posições demoradas de hiperflexão do cotovelo.

É recomendável esclarecer o paciente sobre a localização do nervo e o aconselhar a não se apoiar sobre os cotovelos. Os apoios para os braços das cadeiras devem ser protegidos com espuma de borracha. Em alguns pacientes torna-se necessário o uso noturno de um *splint* leve para evitar a flexão do cotovelo durante o sono.

- ❑ *Técnicas de manipulação no cotovelo*: as técnicas de manipulação no tratamento da compressão do ulnar no cotovelo requerem uma posição especial: flexão do cotovelo,para aumentar a distância das inserções do flexor ulnar do corpo entre o olécrano e o epicôndilo medial; hiperextensão e abdução (radial) do punho para alongar o FCU. No limite de tolerância da extensão do punho, uma pequena contração de alguns segundos causa relaxamento.

Caso a neuropatia progrida a despeito destas medidas, é preciso considerar a conveniência de transpor o nervo ulnar do sulco do epicôndilo medial e do túnel do ulnar para uma posição na face anterior do antebraço. Há inconveniências nesta opção terapêutica.

Compressão do nervo radial

Sítios de compressão: goteira de torção do úmero, antebraço, face dorsal da mão e punho.

O nervo radial é continuação do tronco posterior do plexo braquial através das raízes C5-C6-C7-T1. Depois de sair da axila, o nervo rodeia a diáfise do úmero ao nível da goteira de torção, onde é bastante superficial e alcança o septo intermuscular lateral imediatamente abaixo da inserção do deltóide. Na parte superior do antebraço divide-se em dois ramos: o nervo interósseo posterior (motor) e os nervos radiais superficiais (sensitivos). O nervo interósseo posterior penetra no músculo supinador entre suas partes superficial e profunda. Depois de emergir deste músculo, inerva o extensor dos dedos e outros músculos do punho; o nervo radial superficial segue pela borda lateral do antebraço e inerva a pele de parte do dorso da mão.

▪ Paralisia dos amantes ou paralisia dos bêbados (sítio da compressão: braço)

É a compressão mais conhecida do radial. A lesão compressiva ocorre no trajeto do nervo pela goteira de torção do úmero, entre as cabeças medial e lateral do tríceps, onde ele ocupa uma posição relativamente superficial. Neste local a compressão é facilitada pelo fato de o nervo penetrar no septo intermuscular lateral logo após atravessar a goteira de torção. Esta eventualidade pode ocorrer principalmente em indivíduos anestesiados, alcoolizados, drogados ou durante o sono, quando adormecem com a cabeça apoiada sobre o braço numa superfície dura. Nestas circunstâncias, instala-se uma paralisia distal completa e a sensibilidade fica também comprometida. É a clássica paralisia dos bêbados ou dos amantes. O nervo radial pode ser também comprimido por um calo ósseo pós-fraturário junto ao periósteo na goteira de torção.

Quadro clínico

Paralisia da extensão do punho (queda do punho), do polegar e dos dedos ao nível das articulações metacarpofalangianas (a extensão dos dedos é feita pelos interósseos); fraqueza do movimento de flexão do antebraço; fraqueza da adução da mão e perda da supinação quando o antebraço encontra-se estendido; aparente fraqueza do movimento de flexão dos dedos; alterações da sensibilidade (modestas e confinadas à área da mão inervada pelo radial, 1° e 2° metacarpos do polegar, do 2° e 3° dedos); dor na região média do antebraço.

Tratamento

Vide final do texto.

▪ Síndrome do interósseo posterior

O nervo interósseo posterior penetra no músculo supinador entre suas partes superficial e profunda. Depois de emergir deste músculo, inerva o extensor dos dedos e outros músculos do punho. Ao passar pelo cotovelo ao nível da cabeça do rádio, o radial emite dois ramos: um superficial, sensitivo, e um ramo profundo, motor. O ramo superficial, sensitivo, inerva a pele da face dorsal do punho e da mão, onde apresenta aspecto gangliforme; o ramo profundo, motor, de localização posterior, é chamado em seu curso de nervo interósseo posterior.

O ramo superficial, que se distribui pela face dorsal do antebraço e da mão, pode sofrer encarceramento no antebraço, ou traumatismo na mão, e os sintomas manifestam-se apenas por dormência, sem nenhum déficit motor.

O ramo profundo, surgido após a bifurcação, passa pela borda fibrosa do extensor radial do carpo e depois por uma fenda do supinador. No trajeto seguinte, ele se torna imediatamente anterior à cabeça do radial, justamente abaixo da extensa borda de origem do extensor curto radial do carpo. Passa então através do corpo do supinador para alcançar a face posterior do antebraço.

As causas mais freqüentes de lesão do interósseo posterior são massas representadas por lipomas, gânglios, fibromas, sinovial hipertrofiada (AR) e calo pós-fraturário.

Tratamento

Em todos esses casos mencionados anteriormente o tratamento é cirúrgico.

▪ Compressão do ramo superficial do radial

O ramo superficial do radial se distribui pela face dorsal do antebraço e da mão e pode ser lesado nestas duas regiões. A compressão pode ocorrer devido a traumas do antebraço, por encarceramento pós-fraturário do nervo neste nível pelo tecido perivascular da artéria radial e por cateterismo de hemodiálise, ou até mesmo pelo uso de braceletes ou pulseira de relógio apertados. Estas modalidades de compressão provocam dor e fortes parestesias ao longo da borda distal radial da mão e do dorso da prega interdigital entre o polegar e o indicador.

A compressão pode ocorrer nas partes proximal ou distal do nervo. Ocorre na parte proximal quando ele passa anormalmente através e não sobre o extensor radial do carpo. Nesta altura a lesão resulta da compressão da fáscia que une o extensor radial do carpo e o tendão do braquiorradial durante o movimento combinado de pronação do braço e flexão do punho. Ocorre na parte distal quando o nervo pode ser comprimido ao nível do punho pelo uso de pulseiras, braceletes ou relógios que exercem pressão sobre o punho.

Quadro clínico

Não há perda da sensibilidade, mas observa-se queda dos três primeiros dedos da mão e dor. O paciente se queixa também de parestesias e dormência na face dorsal da mão.

Tratamento

As neuropatias do radial causadas por agentes externos evoluem geralmente para a recuperação no prazo de algumas semanas ou meses.

Uma opção de tratamento freqüentemente utilizada consiste em: colocar um *splint* para manter o punho e dedos em leve extensão, conservando abduzido o polegar, especialmente durante a noite; administrar manobras de massagens tônicas da mão e antebraço; exercícios passivos e ativo-assistidos quando oportunos e apropriados; eventualmente, poderiam ser indicadas sessões de eletroestimulação trófica com corrente galvânica.

Compressão do nervo supra-escapular (sítio de compressão: omoplata)

O nervo se origina do tronco superior do plexo braquial. A maioria de suas fibras vem de C5 e C6. A compressão deste nervo pode ocorrer ao nível do forame supra-escapular.

Após sua origem, o nervo supra-escapular passa pela borda superior da omoplata e em seguida pela fossa supra-escapular, transformada em forame mediante a cobertura oferecida pelo ligamento escapular transverso, local onde o nervo pode sofrer compressão. Após passar por este forame, o nervo alcança a fossa supra-espinosa e divide-se em três ramos: dois motores (para o supra-espinhal e para o infra-espinhal) e um ramo sensitivo (para as articulações glenoumeral e acromioclavicular).

Os músculos supra-espinhal e infra-espinhal podem estar separados em cerca de 50% dos indivíduos por uma faixa aponeurótica abaixo do ligamento espinoglenóide. A dita faixa obstrui o espaço entre os dois músculos, deixando apenas um orifício osteofibroso por onde passam o nervo supra-escapular e os vasos sanguíneos, favorecendo assim a possibilidade de compressão.

A respeito da compressão do supra-escapular, há dois aspectos a serem ressaltados: 1°, sua relação com o chamado ombro congelado; 2°, ser pouco reconhecida como causa de dor após um traumatismo do membro superior.

▪ **Quadro clínico**

O sintoma principal é a dor. Nos casos de duração apreciável, pode ser observada atrofia do supra-espinhal e do infra-espinhal, fraqueza dos movimentos iniciais da abdução do braço e dor no ombro, profunda e mal localizada.

▪ **Tratamento**

Consiste em tratar qualquer patologia associada que cause dor no ombro, providenciar a imobilização da escápula para evitar a tração do nervo e administrar bloqueios nervosos.

Têm indicação o calor profundo e a administração da eletroestimulação nervosa transcutânea.

Podem ser bastante úteis as infiltrações locais com corticosteróide na fossa supra-espinhosa e os antiinflamatórios não-esteróides por via oral.

COMPRESSÃO DE NERVOS DO MEMBRO INFERIOR

Compressão do nervo ciático

O ciático origina-se na região posterior da pelve das raízes L4-L5-S1-S2 e S3 e estende-se até o cavo poplíteo, onde se divide em dois ramos. O nervo sai da cavidade pélvica percorrendo a borda inferior da incisura isquiática, onde pode sofrer compressão. Após passar pela borda desta incisura, o nervo segue por baixo do músculo piriforme ou o atravessa. Dispostos anteriormente ao nervo encontram-se os músculos rotadores externos do quadril, os gêmeos e os obturadores internos.

Na nádega, o nervo passa na frente do glúteo maior, por trás dos gêmeos, do tendão do obturatório medial e do quadrado crural, descendo depois pela face posterior da coxa até a fossa poplítea. O nervo tibial inerva todos os músculos isquiáticos, exceto a cabeça do bíceps femoral.

▪ **Etiologia**

O nervo ciático acha-se protegido contra traumas tais como fraturas da articulação do quadril e procedimentos cirúrgicos de reparo. É rara a neuropatia deste nervo causada por um trauma externo sobre a incisura isquiática em vista da proteção oferecida pelos músculos glúteos. Contudo, são causas de lesão: uma neoplasia, fratura pélvica, lesões penetrantes, infecção pélvica, útero grávido, trauma cirúrgico, injeção intramuscular. E podem também sofrer compressão pelo músculo piriforme (síndrome do piriforme), compressão entre o grande trocanter e a tuberosidade isquiática ou entre os músculos do jarrete (bíceps, semimembranáceo e semitendíneo).

Entretanto, o nervo pode ser lesado pelo impacto da luxação posterior do fêmur. Outras causas que deveriam ser mencionadas são: compressão externa durante um período de coma, anestesia geral, prolongada posição sentada imprópria, fibrose muscular devida a uma injeção intramuscular. Acrescentem-se ainda as massas profundas que podem comprimir o nervo (hematomas), o uso de anticoagulantes, os lipomas, os aneurismas das artérias glúteas.

▪ **Quadro clínico**

Há concordância no que tange às dificuldades para diferenciar o diagnóstico de uma neuropatia ciática de uma radiculopatia por compressão. Existem, contudo algumas particularidades interessantes que ajudam a desvendar a questão: 1) a história pregressa pode ser similar. Porém, na neuropatia ciática a movimentação do quadril agrava a dor, enquanto na radiculopatia este sintoma não se revela importante; 2) se houver alteração da sensibilidade a distribuição é diferente. Na neuropatia ciática ocorrem alterações sensitivas na planta do pé; na radiculopatia ciática isto só ocorre se houver comprometimento de S1.

Nas lesões graves do ciático ocorre paralisia dos músculos isquiáticos e de todos os músculos da perna. Observa-se também perda da sensibilidade cutânea em toda a área de inervação dos nervos tibial e fibular comum.

O exame da região pélvica e o toque retal são recomendáveis e podem revelar a causa de uma neuropatia na parte proximal do ciático.

▪ Tratamento

Os cuidados terapêuticos devem se dirigir para evitar ou suprimir as causas de compressão do nervo mediante a melhoria das relações entre a pelve e o fêmur (suportes, exercícios, alinhamento). Evitar que o suporte cause pressão sobre o tronco ciático. Os antiinflamatórios não-esteróides podem ser muito úteis. Caso necessário, estará indicada a cirurgia de descompressão.

Compressão do nervo obturatório (sítio de compressão: membrana do buraco obturatório)

O nervo obturatório origina-se das fibras das raízes lombares L2, L3 e L4 na massa muscular do psoas. Segue pela parede pélvica, cruza a articulação sacroilíaca e atravessa a membrana do buraco obturatório. É neste local que ocorre a compressão. Inerva os músculos adutores da coxa e uma pequena área da parte superior interna da coxa. O canal obturador é um canal osteofibroso formado pelo hiato na membrana obturatória. A divisão do nervo em ramos anterior e posterior ocorre ao nível deste canal. Estes ramos inervam a face medial da coxa, acima da zona safena, e os músculos obturatório externo, os adutores longo e curto, o grácil e o grande adutor.

A neuropatia compressiva do nervo obturatório é rara. Pode ser causada por uma hérnia do músculo obturatório, por tumores intrapélvicos, por pressão da cabeça do feto durante o parto. Se não for encontrada uma causa aparente da neuropatia, deve-se pensar em tumor pélvico.

▪ Quadro clínico

Fraqueza dos movimentos de adução, rotação interna e externa da coxa. Os movimentos da coxofemoral causam dor. Há queixa de dor na virilha e alteração da sensibilidade na distribuição do nervo. A dor não alivia com o repouso.

▪ Tratamento

No início, pode ser tentada a infiltração com corticosteróide. É cirúrgico quando os sintomas dolorosos não melhoram com o repouso e com a medicação.

Compressão do nervo cutâneo lateral da coxa (meralgia parestésica) (sítio de compressão: região da espinha ilíaca ântero-superior)

O nervo cutâneo lateral da coxa é um nervo puramente sensitivo. Origina-se diretamente dos ramos L2 e L3 e se localiza no interior da pelve. Em seu percurso, atravessa o psoas e penetra na coxa, no espaço formado pelo ligamento inguinal entre as espinhas ilíacas anterior superior e inferior, (onde fica em íntimo contato com o osso inguinal) e a inserção do músculo sartório.

Após entrar na coxa, o nervo divide-se em dois ramos, um lateral e um ântero-lateral, que se dirige para a face ântero-externa da coxa. A compressão do nervo femorocutâneo causa a meralgia parestésica, uma síndrome de compressão relativamente rara encontrada em indivíduos obesos e gestantes. O nervo é comprimido ao passar anteriormente à espinha ilíaca ântero-superior, por baixo do ligamento inguinal.

▪ Quadro clínico

Freqüentemente, a síndrome está associada com a obesidade da gestação e pode surgir após trauma do osso ilíaco e no diabetes.

O exame físico revela alteração do tato e sensação dolorosa sobre a face ântero-lateral da coxa. A pressão sobre a espinha ilíaca ântero-superior provoca dor.

Os sintomas são: dor em queimação, parestesias e perda de sensibilidade na face ântero-externa da coxa. As queixas do paciente pioram com a demorada posição sentada e com a marcha, ou com a extensão e adução da coxa.

▪ Tratamento

Os sintomas tendem a desaparecer espontaneamente, não obstante a possibilidade de recorrência. O tratamento aconselhável resume-se principalmente em exercícios posturais (exercícios que alonguem os músculos abdominais) para reduzir a hiperlordose, o uso de um elevador de calcanhar (para aliviar a tensão sobre a fáscialata) e tranqüilizar o paciente, garantindo-lhe que não se trata de afecção grave. Recomenda-se também dieta para redução ponderal.

Podem ser tentadas as infiltrações com corticosteróide e a eletroanalgesia mediante administração da TENS (estimulação nervosa transcutânea) ou a iontoforese com solução anestésica.

Compressão do nervo fibular comum

Este nervo é um dos dois ramos do ciático. Desce obliquamente pela fossa poplítea, contorna a face lateral da perna e passa pela inserção do músculo fibular longo (túnel do fibular). Divide-se em dois ramos: os nervos fibular superficial e o nervo fibular profundo. O nervo fibular superficial inerva os músculos fibulares e desce para inervar a pele da parte lateral distal da perna e o dorso do pé. O nervo fibular profundo segue pelo compartimento ântero-lateral da perna, atravessa o tornozelo e alcança o dorso do pé. É o nervo motor dos músculos flexores dorsais do pé e dos dedos (tibial anterior, extensor longo do hálux, extensor longo dos dedos e extensor curto dos dedos).

A causa mais comum da neuropatia do fibular comum é o trauma direto sobre a região onde o nervo é mais superficial (colo da fíbula). Uma fratura espiral da epífise da fíbula pode oferecer risco de lesão do nervo. Contudo, segundo Koppell, a causa mais freqüente de lesão é a súbita e violenta inversão concomitante do pé e do tornozelo.

Uma outra causa é o encarceramento ao nível do túnel do nervo citado.

Considere-se também que o nervo está sujeito a compressão ou traumatismos diretos que se tornam mais prováveis em indivíduos magros, com acentuada redução ponderal. A falta da camada de gordura deixa o nervo sem proteção. A compressão ocorre também em indivíduo que mantém as pernas cruzadas ou adota a postura de lótus demoradamente. Outras causas que devem ser mencionadas: a violenta torção tibiotársica, as fraturas distais da tíbia e da fíbula, as fraturas das partes média e distal ou da cabeça do fêmur e o diabetes.

▪ Quadro clínico

O exame físico revela: ligeira alteração da sensibilidade na face lateral da perna direita, diminuição de força dos músculos flexores dorsais do pé, sinal de Tinel presente ao nível da cabeça da fíbula.Os sintomas principais são: dor na face lateral da perna direita e fraqueza dos movimentos de flexão dorsal do pé.

Quando a neuropatia é de longa duração, ocorrem perturbação da sensibilidade, fraqueza muscular e atrofia dos flexores dorsais e dos eversores do pé. Em alguns casos de comprometimento mais severo do nervo pode instalar-se a instabilidade do pé (inversão do pé).

▪ Tratamento

Via de regra, os pacientes que sofrem compressão externa do fibular se recuperam satisfatoriamente. No início, é recomendável apenas uma barra lateral no sapato para manter o pé em eversão e assim relaxar a tensão dos músculos fibulares e do nervo; pode-se indicar uma órtese tornozelo/pé (antiga curta de perna) para evitar a queda do pé. Eventualmente, caberia indicar um antiinflamatório não-esteróide.

O tratamento cirúrgico é indicado se houver compressão crítica do nervo. Demais disso, é preciso considerar que vários tecidos moles podem causar compressão do nervo fibular e não são facilmente identificados radiologicamente. Por este motivo, a exploração cirúrgica pode ser necessária algumas vezes.

Compressão do nervo tibial posterior (síndrome do túnel do tarso)

O nervo tibial posterior constitui outro ramo do ciático. Nasce no cavo poplíteo e desce verticalmente pela loja posterior da perna entre os músculos tibial posterior, o flexor longo do 1º pododáctilo e a artéria tibial posterior. Ao nível do terço inferior da perna, o nervo coloca-se na borda medial do tendão-de-aquiles, ficando separado da pele por uma dupla aponeurose. Ao chegar ao canal do tarso, bifurca-se em dois ramos: os nervos plantar interno e o plantar externo, que se dirigem para a planta do pé.

▪ Síndrome do túnel do tarso (compressão do nervo tibial posterior)

O tibial posterior e seus ramos podem sofrer encarceramento em sua passagem pelo túnel do tarso, atrás e imediatamente abaixo do maléolo medial. Essa síndrome não é comum; é muito menos freqüente do que a síndrome do túnel do carpo. A compressão externa pode resultar do uso de um sapato inapropriado ou de gessados mal colocados. Outras causas: fibrose pós-traumática, cistos da bainha tendinosa, tenossinovite, gânglio, artrite reumatóide, hipotireoidismo. A compressão dos ramos plantares pode ocorrer também no próprio túnel do tarso ou na região plantar (arco e planta do pé).

Quadro clínico

O exame físico revela alterações sensitivas da face plantar e fraqueza dos músculos intrínsecos do pé.

Os sintomas traduzem-se pela sensação de dor urente (queimação) no tornozelo e pé e parestesias na região plantar. A percussão leve dos nervos plantares médio e lateral sobre o túnel do tarso, atrás do maléolo medial, pode reproduzir a dor.

Tratamento

Correção postural do pé, supressão de sapatos que possam comprimir o nervo. Em alguns casos, infiltrar o túnel do tarso com corticosteróide.

Em casos selecionados, como a compressão resultar de tenossinovite, fazer a descompressão cirúrgica do nervo.

Compressão de nervos digitais

Os nervos interdigitais podem sofrer compressão entre as cabeças dos metatarsianos ou sofrer distensão ao atravessarem os ligamentos metatarsianos profundos. O nervo localizado no terceiro espaço metatarsiano é o mais comumente envolvido (neuroma de Morton).

Os sintomas se traduzem por dor no antepé e dormência e parestesias nos dedos próximos.

Compressão do nervo safeno

Ponto de compressão: junto ao côndilo medial femoral.

O nervo safeno é a designação dada ao femoral em sua terminação. Ele emerge póstero-medialmente do triângulo femoral e penetra por baixo do músculo sartório no canal de Hunter, onde se encontram os vasos femorais e o ramo motor do vasto medial. Antes de deixar este canal, o safeno divide-se em dois ramos: um infrapatelar e um descendente, que acompanha a veia safena. O safeno inerva a pele da face medial do joelho e uma porção profunda do ligamento medial desta articulação e pode sofrer compressão de um menisco protruso ou de um esporão da borda da tíbia. Exceto pelas lacerações, o safeno é raramente lesado, não obstante seu longo curso na perna desde o triângulo femoral. Pode contudo sofrer compressão ao nível do côndilo femoral medial em conseqüência de bandagens muito apertadas, uso de órteses impróprias, durante cirurgia perineal ou trabalho de parto.

■ Quadro clínico

A compressão do safeno pode ocorrer em adultos com excesso ponderal, *genu varum* e alterações artrósicas no joelho. Um trauma direto sobre o joelho pode ser também uma das causas da lesão.O sintoma característico da compressão do safeno é a dor localizada na face medial do joelho, por vezes irradiada para a face medial do pé ou até para a coxa.

Pressão exercida sobre a região do triângulo femoral pode não somente causar dor local mas também dor irradiada. A extensão do joelho ou a adução da coxa também pode exacerbar a dor.

■ Tratamento

É possível obter alívio da dor mediante o repouso, o uso de antiinflamatórios e de fisioterapia analgésica.

As infiltrações com corticosteróides mostram-se bastante úteis.

Não se conseguindo resultados expressivos com estes recursos, a cirurgia de descompressão deve ser indicada.

DISTROFIAS MUSCULARES PROGRESSIVAS

Sob a designação distrofias musculares progressivas reúne-se um grupo de doenças geneticamente determinadas que apresentam as características a seguir: fraqueza muscular progressiva, degeneração e atrofia dos músculos esqueléticos, sem envolvimento do sistema nervoso central ou periférico.

DIAGNÓSTICO

Baseia-se nos seguintes elementos: anamnese pessoal e antecedentes familiares, exame clínico, exames laboratoriais (dosagens das enzimas séricas ativas, eletromiografia, biopsia muscular, análise do DNA), aconselhamento genético.

CLASSIFICAÇÃO

A classificação das distrofias musculares progressivas é feita obedecendo aos critérios a seguir: tipo de herança genética, grupo muscular inicialmente envolvido, evolução e gravidade da fraqueza muscular, idade do paciente no início da doença.

Eis as doenças que serão comentadas: distrofia muscular de Duchenne, distrofia muscular de Becker, distrofia muscular congênita, distrofia miotônica, distrofia fascioscapuloumeral, distrofia de Emery-Dreyfuss, distrofia oculofaríngea.

Distrofia muscular de Duchenne (DMD)

É uma doença que tem início entre o primeiro e o quarto ano de vida. É uma miopatia ligado ao x, rapidamente progressiva, que afeta principalmente crianças do sexo masculino. Esta distrofia será descrita com detalhes em um capítulo próprio.

Distrofia muscular de Becker

Caracteriza-se por uma evolução lentamente progressiva, ao contrário da evolução da DMD. O comprometimento musculoesquelético, assim como a incapacidade física, se assemelha ao quadro da DMD e afeta predominantemente crianças do sexo masculino. O defeito genético localiza-se no mesmo gene da DMD, porém numa área diferente.

Os sintomas clínicos iniciais (quedas, marcha e movimentos desajeitados, pseudo-hipertrofia das panturrilhas) somente aparecem no final da infância ou na pré-adolescência e são idênticos aos da DMD, porém menos graves.

A orientação e as metas do tratamento da distrofia de Becker são semelhantes ás da DMD. Contudo, o paciente portador de distrofia de Becker tem vida mais longa e as perspectivas para a formação escolar e acadêmica são mais favoráveis; o mesmo ocorre, no tocante a uma atividade profissional.

Distrofia muscular congênita

A distrofia muscular congênita tem herança autossômica recessiva. Caracteriza-se por hipotonia generalizada, atrofia muscular, contraturas. A evolução é lentamente progressiva ou estável. A biopsia revela padrão miopático. O nível sorológico de creatinocinase (CK) acha-se elevado.

Atenção redobrada faz-se necessária no tocante ao diagnóstico desta afecção. Um déficit motor generalizado e uma extensa hipotonia muscular podem estar associados desde o nascimento e os primeiros meses de vida.

A hipotonia muscular pode estar relacionada com uma amiotrofia neurogênica (doença de Werdnig-Hoffmann) ou a uma anomalia congênita do desenvolvimento das fibras musculares.

Distrofia miotônica

A distrofia miotônica (DM) foi descrita por Steinert em 1909. Caracteriza-se por miotonia e fraqueza muscular lentamente progressiva que afeta principalmente os músculos distais dos membros e os faciais. Acompanha-se de calvície e determina a característica fácies miotônica (a miotonia caracteriza-se pela lentidão do relaxamento após a contração muscular).

A DM tem herança autossômica dominante com defeito genético do cromossomo 19 e acomete os dois sexos. As crianças afetadas são nascidas quase exclusivamente de mães portadoras de distrofia miotônica.

O diagnóstico de DMP é induzido pela existência de grave fraqueza muscular e paralisia do diafragma da criança ao nascer.

Parecem existir duas principais variações da distrofia miotônica na infância: a primeira é caracterizada por grave hipotonia e fraqueza ao nascer; a segunda revela-se apenas pelos sinais de retardo mental aos 5 anos, sem significativo comprometimento motor. Os sintomas da DMP se agravam com a fadiga, o frio e o estresse.

Quando sobrevive durante as primeiras semanas de vida, a criança pode apresentar bom desenvolvimento motor na primeira década, sendo capaz de andar de forma independente.

Distrofia facioescapuloumeral e escapuloperoneal

São distrofias de herança autossômica dominante. Acometem por igual os dois sexos. A primeira é a mais freqüente e se inicia na primeira ou na segunda década da vida. São sintomas característicos: uma discreta fraqueza lentamente progressiva dos músculos faciais, incapacidade de franzir os lábios, sorriso transversal e fechamento incompleto das pálpebras. A doença mostra algumas particularidades quando se inicia nos períodos da infância (pré-escolar e escolar) e na transição para a idade adulta. Na primeira infância, é característica a fraqueza muscular da face e da cintura escapular. A criança pode ser vista dormindo com os olhos parcialmente abertos e ter dificuldade em sugar pelo canudinho um refresco. O sorriso mostra-se alterado devido à fraqueza dos músculos labiais. Contudo, desenvolve a marcha sem significativo atraso.

Na idade escolar instaura-se progressiva incapacidade traduzida por fraqueza muscular generalizada no tronco, na cintura escapular e na cintura pélvica. A marcha independente pode tornar-se impossível no final dos 10 anos de idade.

Na fase de transição para a idade adulta parecem não ocorrer problemas importantes, e é razoável o planejamento no sentido da educação e até mesmo de um processo de reabilitação profissional, a menos que haja fraqueza grave generalizada.

Na forma adulta da doença, o nível de creatinina encontra-se elevado em metade dos pacientes e a eletromiografia revela padrão miopático.

Distrofia muscular de Emery-Dreyfuss

Tem herança recessiva ligado ao x. Assemelha-se à distrofia fascioescapuloumeral em certos pacientes. Tem início na primeira década de vida e a progressão é lenta. Caracteriza-se por fraqueza muscular predominantemente umerofibular e variável envolvimento facial.

Ocorrem contraturas da panturrilha (eqüinismo) e do cotovelo. A marcha independente e sem grande dificuldade se mantém na vida adulta. São comuns as anormalidades cardíacas, e a morte súbita pode ocorrer entre os 25 e os 56 anos, razão pela qual está indicado o uso de marca-passos.

Distrofia oculofaríngea

É uma distrofia autossômica dominante. Manifesta-se, via de regra, entre a quarta e sexta décadas da vida e progride lentamente. É caracterizada pela fraqueza dos músculos extra-oculares, dos músculos faríngeos e, de forma discreta, dos músculos das cinturas.

São achados da biopsia: diâmetro variável das fibras musculares, fibras angulares, presença de vacúolos em muitas fibras e fibras com alterações turbilhonares e em saca-bocado.

A dosagem de creatinina pode estar elevada no início da doença. É pobre o registro da EMG.

DISTROFIA MUSCULAR DE DUCHENNE

A distrofia muscular de Duchenne (DMD) caracteriza-se por fraqueza e atrofia muscular sem envolvimento do sistema nervoso central ou periférico. A sensibilidade não se acha afetada, e os reflexos tendinosos só estão alterados devido à incapacidade dos músculos de responder aos estímulos.

A DMD é uma doença observada quase exclusivamente no sexo masculino cujos sintomas aparecem antes dos 5 anos de idade. A perda da marcha ocorre entre os 9 ou 10 anos. A progressão é por vezes rápida e a morte do paciente ocorre via de regra no final da adolescência ou no final da segunda década de vida. Há registros de mais longa sobrevida após os avanços conseguidos na correção da grave escoliose e na vigilante assistência respiratória e cardiológica.

Etiologia

No que tange à causa da lesão muscular, buscava-se e obteve-se uma explicação: a falta de uma proteína, a distrofina, que está presente na membrana sarcolêmica do músculo. A ausência desta proteína amplia a permeabilidade da célula e causa um aumento descontrolado do cálcio e conseqüente ativação de enzimas proteolíticas.

A ação da distrofina reflete-se no reforço mecânico à superfície da membrana da fibra muscular durante a atividade física. É devido à sua ausência o aparecimento das lesões das fibras musculares.

A DMD possui um padrão de herança recessiva, e esta condição coloca a família sob risco de ter outros filhos afetados. A anormalidade genética ocorre no local Xp21 do braço curto do cromossoma X.

Diagnóstico

O diagnóstico é feito mediante a anamnese completa e outros dados mostrados a seguir: evolução da gestação, condições de nascimento, desenvolvimento neuropsicomotor, história de traumatismo, ingestão de substâncias tóxicas e/ou de drogas farmacêuticas, infecções, exames complementares (eletromiografia, biopsia, dosagem das enzimas e aconselhamento genético).

Quadro clínico

A debilidade começa simetricamente nos músculos proximais antes dos distais e atinge primeiro os extensores. São sinais preliminares: a fraqueza dos músculos flexores do pescoço, dos músculos abdominais, interescapulares, extensores dos quadris. A marcha, que só acontece após os 18 meses, é desajeitada, balouçante e lenta. Os passos são anormalmente altos, e ocorrem quedas freqüentes. A incapacidade já detectada se torna mais evidente por volta dos 5 anos de idade pela postura desajeitada, quedas freqüentes, incapacidade de acompanhar outras crianças da mesma idade em suas brincadeiras. Entre os 6 e os 8 anos sobrevém a dificuldade em subir escadas e levantar do chão, só conseguido através do levantar miopático (sinal de Gowers).

As progressivas alterações da marcha manifestam-se por: aumento da base de sustentação, acentuadas oscilações do tronco, marcha nas pontas dos pés, retração dos ombros e ausência dos movimentos recíprocos dos braços.

Progressão

Uma característica da DMD está no fato de os sintomas se manifestarem cronicamente sem períodos de reagudização e evoluírem para a invalidez e o êxito letal no final da segunda década de vida. É de fato uma afecção progressiva.

A particularidade progressiva decorre das condições anormais em que trabalham as fibras musculares, que, ao se contraírem, ficam sujeitas a necrose segmentar e conseqüente eliminação de sua propriedade contrátil.

Entre outras alterações o paciente apresenta: incapacidade de abdução dos braços, aparecimento de escápula alada e achatamento do tórax no sentido ântero-posterior. As panturrilhas se mantêm fortes durante alguns anos, talvez devido à hipertrofia muscular inicial. Esta situação muda, entretanto, à medida que se instala a infiltração gordurosa e de tecido conjuntivo.

Durante a progressão da DMD, a perda da função nos músculos pélvicos, a contratura em flexão dos quadris e a fraqueza da musculatura abdominal são observadas em primeiro lugar na deambulação e determinam instabilidade da bacia, projeção do tronco para trás e proeminência abdominal. Estando o paciente ereto ou andando, o quadro postural anormal se traduz por hiperlordose lombar, proeminência abdominal, projeção do tronco para trás, postura em flexão dos joelhos e dos quadris, aumento da base de sustentação, equinocalcâneo varo.

Encontram-se também claramente afetados: os músculos da cintura escapular, os grandes denteados, grandes peitorais, latíssimo do dorso e mais tarde os bíceps e os braquiorradiais.

Entre os 7 e os 11 anos de idade as contraturas musculares e as retrações tendinosas tornam-se muito evidentes, sobretudo nos tendões calcâneos e flexores dos joelhos.

Deformidades posturais

Resultam das alterações musculoesqueléticas e manifestam-se pelo encurtamento do tendão-do-aquiles, o aplainamento dos pés e a incapacidade de dorsiflexão dos tornozelos. As contraturas e os encurtamentos ocorrem também no tensor da fáscia lata e nos músculos isquiotibiais e causam deformidades em flexão plantar dos pés, em flexão dos quadris e joelhos e aumento da lordose lombar. Estas condições evoluem para o equinocalcâneo varo e a instalação da marcha digitígrada adotada para manter a postura ereta. Chama a atenção a acentuada escoliose, cuja evolução pode alcançar tal gravidade que o paciente fica condenado ao confinamento na cadeira de rodas ou no leito. Nesta etapa, os músculos respiratórios estão gravemente comprometidos, e o diafragma, apesar de poupado, não consegue manter a dinâmica respiratória.

De outro lado, a deterioração física torna-se muito rápida. Juntamente com as contraturas e as deformidades esqueléticas ocorrem descalcificação e osteoporose intensas com adelgaçamento da diáfise e da epífise dos ossos longos e involução dos ossos chatos. Nesta situação, podem ocorrer fraturas patológicas, principalmente do fêmur, ainda que diante de um trauma mínimo.

Na fase terminal observam-se também leve debilidade da musculatura facial e peribucal e graves problemas cardiorrespiratórios. A *causa mortis* mais comum advém de problemas cardiorrespiratórios.

Tratamento medicamentoso

No tocante a medicamentos, preconiza-se hoje a corticoterapia (1 mg de prednisona por quilo de peso), durante 10 dias consecutivos, com um intervalo de 20 dias e assim sucessivamente. Este tratamento feito na fase inicial da doença mostrou-se de apreciável validade na melhora funcional dos pacientes.

Ao lado desta terapêutica vem todo o processo de reabilitação e de fisioterapia. Na fase avançada da doença, a assistência clínica, especialmente a cardiorrespiratória, é posta em prática enfaticamente.

TRATAMENTO DE REABILITAÇÃO NAS DMP

Em princípio, a meta da reabilitação é conservar o paciente suficientemente ativo, mas no limite de sua tolerância, e propiciar-lhe a oportunidade de viver, na medida do possível, suas capacidades física, social, emocional e vocacional. O tratamento reabilitatório da DMD deve ser precedido por uma cuidadosa avaliação preliminar que, em suma, compreende: o exame da postura, o teste muscular manual, o exame de alguns movimentos funcionais peculiares ao miopata, o exame das habilidades funcionais através da Escala Funcional de Vignos & Archibald e do Protocolo adaptado da Escala Funcional de Siegel, a mensuração do índice de contratura de Archibald & Vignos.

Um aspecto valioso a ser considerado na assistência ao paciente é a oportunidade da administração dos meios terapêuticos que variam em cada fase, recomendados por Kakulas, baseado na Escala de Vignos & Archibald, mostrada a seguir:

- *Fase 1*: tratamento após a confirmação do diagnóstico até a incapacidade para dominar o passo (1 a 3 da Escala de Vignos & Archibald).
- *Fase 2*: tratamento após o final da fase 1 até a
- *Fase 3*: da marcha com órtese até sua inviabilidade (5 e 6 da Escala de Vignos & Archibald).
- *Fase 4*: da incapacidade de andar ainda que com o uso de órteses. Nesta etapa prescreve-se uma prancha ortostática ou um pódio apropriado para manter a postura ereta (8 e 9 da Escala de Vignos & Archibald).

O programa de reabilitação deve variar, portanto em conformidade com a progressão da doença e envolve os elementos a seguir:

1. Aconselhamento genético e orientação aos pais, escola e familiares.
2. Corticoterapia.
3. Fisioterapia:

- ❑ Mobilizações passivas, alongamentos, exercícios ativos.
- ❑ Prevenção das contraturas e deformidades.
- ❑ Exercícios respiratórios, natação, bicicleta estacionária.
- ❑ Ortostatismo.

4. Órteses para a marcha.
5. Fonoaudiologia.
6. Terapia ocupacional e treino de AVD e AVP.
7. Cadeira de rodas.
8. Assistência clínica geral.
9. Correção cirúrgica das deformidades.
10. Cirurgia para a escoliose.
11. Assistência especializada durante a fase crítica da doença.

1. Aconselhamento genético e orientação aos pais, escola e familiares

O aconselhamento genético da família do paciente tornou-se efetivo e factível somente após as conquistas alcançadas na identificação dos genes causadores das distrofias musculares. Serão descritos somente os genes de três tipos de distrofias:

- ❑ *Genes da DMD e da DMB*: a mutação (deleção ou multiplicação) do gene da distrofia localiza-se no braço curto do cromossomo X, *locus* 21 (Xp 21).
- ❑ *Gene da distrofia de Emery-Dreyfus*: as alterações ocorrem no braço longo do cromossomo X, *locus* 28 (Xq28).
- ❑ *Gene da distrofia facioescapuloumeral*: gene localizado no braço longo do cromossomo 4, *locus* 35 (4Q35).

De posse desses dados, será possível, através do aconselhamento à família, prevenir a procriação de novos filhos. O exame genético é feito preferencialmente nas mães de crianças portadoras de DMD e DMB. Idêntica providência se aplica a suas filhas.

Os cuidados da família devem ser mais acentuados quando a criança começa a andar, considerando-se as possibilidades de quedas e outros problemas intervenientes. Quando ela alcança a idade escolar, a direção do educandário precisa ser alertada para o problema do pequeno aluno.

2. Corticoterapia

Preconiza-se a corticoterapia (1 mg de prednisona por quilo de peso), durante 10 dias consecutivos, com um intervalo de 20 dias, e assim sucessivamente. Este tratamento mostrou-se de apreciável validade na melhora funcional dos pacientes.

3. Fisioterapia

Inicia-se, via de regra, a partir do momento em que é feito o diagnóstico, entre os 3 e os 5 anos de idade.

A meta da fisioterapia é manter o condicionamento físico (cardiovascular) e a capacidade de deambulação o maior tempo possível. Estes objetivos podem ser alcançados mediante a administração do tratamento citado a seguir:

- **Mobilizações passivas, alongamentos, exercícios terapêuticos**

Na administração destes exercícios é importante não causar fadiga, dosar conscienciosamente as mobilizações passivas e os alongamentos. Os músculos que devem merecer maior atenção nos exercícios são: os abdominais, os extensores e abdutores dos quadris e os quadríceps. Os músculos flexores do pescoço precisam ser também fortalecidos e carecem de assistência do fisioterapeuta (movimentos ativoassistidos).

- **Prevenção das contraturas e deformidades**

As contraturas são inexoráveis. A preocupação do fisioterapeuta é retardá-las durante o maior tempo possível. As manobras de alongamento manual dos flexores dos quadris, da fáscia lata e dos músculos da panturrilha são bastante recomendáveis.

Se houver tolerância do paciente, o decúbito pronado poderá contribuir para retardar o desenvolvimento das contraturas em flexão dos quadris e dos joelhos. Uma providência simples e objetiva para reduzir o desenvolvimento de deformidade dos membros inferiores é a aplicação de *splints* noturnos.

- **Exercícios respiratórios, natação, bicicleta estacionária**

Exercícios respiratórios – O objetivo é retardar a perda da capacidade vital. Usam-se largamente os exercícios de inflar balões, usar um espirômetro etc. A natação em piscina tépida configura-se como uma prática muito valiosa para os pacientes.

- **Ortostatismo**

Recomenda-se que o paciente fique de pé ou ande 2 a 3 horas por dia.

4. Órteses para a marcha

As órteses devem ser usadas antes que a criança fique incapacitada para andar.

5. Fonoaudiologia

Um auxílio valioso pode ser proporcionado neste setor: a respiração glossofaríngea, que permite ao paciente alcançar um volume respiratório muito próximo ao da respiração normal. O processo compreende essencialmente uma soma de engolidas de ar e possibilita a entrada de suficiente volume de ar nos pulmões.

6. Terapia ocupacional e treino de AVD e AVP

Nesta área de tratamento estão incluídos os treinos para AVD e para AVP (atividades de vida prática).

7. Cadeira de rodas

As quedas e a queixa de fadiga ao andar tornam-se mais freqüentes na idade dos 8 ou 10 anos. A vigilância deve ser grande, especialmente quando a criança sobe ou desce escadas. A partir deste momento, está indicada a cadeira de rodas.

8. Assistência clínica geral

Do ponto de vista clínico geral, incluem-se os elementos a seguir: a) orientação sobre a nutrição; b) a prevenção e tratamento da obesidade; c) o apoio psicológico e d) outros problemas clínicos intervenientes.

9. Correção cirúrgica das deformidades

A cirurgia tem indicação freqüente na deformidade dos membros inferiores, e na seqüência devem se incluir o uso de órteses e efetivo programa de exercícios. Ao lado disto, o ortostatismo deve ser continuado com equipamento próprio em associação com as órteses.

10. Cirurgia para a escoliose

A escoliose que aparece e progride depois que a criança deixa de andar é uma ocorrência extremamente temida, em vista das complicações do aparelho respiratório que a acompanham. Por este motivo, é obrigatória a providência de conservar a coluna vertebral em posição neutra ou em ligeira extensão. Neste ponto, cabe ressaltar a importância da indicação da cirurgia de Luque, que envolve a colocação de instrumentação espinhal.

11. Assistência especializada durante a fase crítica da doença

Nesta fase acentua-se a necessidade dos exercícios respiratórios, da respiração com ajuda mecânica, da drenagem postural. Está indicado também o uso de uma cama que permita a elevação do tronco para facilitar a respiração.

Tornam-se necessários igualmente o monitoramento cardiorrespiratório e a assistência ventilatória.

MIASTENIA GRAVE

É causada por um defeito da transmissão neuromuscular devido ao ataque de um anticorpo/mediado sobre os receptores nicotínicos/acetilcolínicos nas junções neuromusculares. A característica essencial da miastenia grave é a fraqueza muscular flutuante, que pode ser melhorada pela administração de inibidor de colinesterase. A miastenia grave é uma doença auto-imune caracterizada por déficit motor ao esforço que regride durante o repouso e é corrigido por medicações anticolinesterásicas. A miastenia poderá ser confundida com uma distrofia muscular devido ao comprometimento dos músculos craniofaríngeos e intercostais ou do ombro e de extremidades superiores e inferiores. A miastenia é mais freqüente no sexo feminino (2:1), mas a diferença é maior em pacientes jovens (5:1). Na idade adulta os dois sexos são afetados igualmente. A doença pode se desenvolver em qualquer idade, porém a freqüência máxima ocorre entre os 15 e os 20 anos. O fenômeno miastênico se caracteriza pelo tipo de alteração motora e pela distribuição. Em repouso ele não ocorre; é concomitante a uma atividade muscular sustentada ou repetida, apresenta caráter progressivo e pode chegar a uma paralisia total. O acometimento muscular obedece a uma seqüência: 1º, é afetada a musculatura ocular (diplopia, oclusão ineficaz das pálpebras); 2º, são acometidos os músculos da face (ausência de mímica, impossibilidade de assobiar), déficit da mastigação, da fonação e da deglutição; fácil fadiga dos músculos da nuca. Os músculos proximais dos membros superiores e inferiores são os mais afetados.

ETIOLOGIA

A doença é adquirida sem que haja predisposição genética. Aparece com freqüência ligada nas mulheres a fatores endócrinos. O início pode coincidir com uma infecção, uma intoxicação, um traumatismo. As manifestações da doença têm por mecanismo o bloqueio da transmissão neuromuscular, como já explicado no início. A alteração evolui por surtos, apresenta uma topografia eletiva, e sua gravidade é devida ao risco de falência muscular e acidentes respiratórios.

QUADRO CLÍNICO

Sinais físicos

A menos que o paciente esteja num período de crise, os sinais vitais e o exame físico mostram-se dentro dos limites normais.

O exame neurológico revela queda palpebral e fácies inexpressiva, causados por fraqueza dos músculos faciais e dos levantadores da pálpebra; fraqueza dos músculos oculares manifestando-se por paralisia de músculos isolados ou oftalmoplegia completa; fraqueza dos músculos orofaríngeos ou dos membros, que pode ser detectada por testes apropriados. A mesma conclusão é possível para as funções pulmonares (pressões inspiratória e expiratória).

Sintomas

Revelam-se por três características principais:

- A natureza oscilante da fraqueza muscular, não observada de forma análoga em nenhuma outra doença. As variações mais prolongadas recebem a designação de remissões (atenuação) ou exacerbações (agravamento). Algumas dessas variações parecem algumas vezes estar relacionadas com esforços exercícios. Entretanto, anote-se que os pacientes quase nunca referem queixas de fadiga, exceto quando existe incipiente fraqueza da musculatura respiratória. Neste caso, é possível a ocorrência de problemas emocionais, notadamente a depressão.
- Distribuição da fraqueza muscular, responsável pela ptose palpebral e pela diplopia. A musculatura ocular está comprometida em primeiro lugar em cerca de 40% e finalmente em 85% dos pacientes. Outros distúrbios comuns localizam-se na área orofaringiana (disfagia, disartria e limitação da mímica). Ademais, adiciona-se a esses problemas a fraqueza dos músculos cervicais e dos membros superiores e inferiores.
- Reação da fraqueza muscular (desaparecimento) às drogas colinérgicas. Esta particularidade tornou-se tão conspícua que praticamente define o diagnóstico.

FORMAS DE MIASTENIA GRAVE

Existem a miastenia juvenil e adulta, a miastenia neonatal, a miastenia congênita e aquela induzida por certas drogas.

Miastenia juvenil e adulta

A miastenia típica pode ter início em qualquer quadra da vida. É porém mais comum entre a segunda e quarta décadas. É menos comum antes dos 10 anos de idade e depois dos 65 anos.

Os anticorpos AchR são demonstrados em 85% a 90% dos pacientes com miastenia generalizada e em 50% a 60% dos que apresentam uma miastenia ocular restrita.

Miastenia neonatal

Acomete cerca de 12% de crianças nascidas de mães miastênicas. Os bebês exibem dificuldades para mamar, choro débil, membros flácidos e excepcionalmente insuficiência respiratória. Os sintomas aparecem nas primeiras 48 horas e podem perdurar por vários dias ou até semanas, após as quais as crianças se mostram normais. Os elementos-chave do tratamento dessas crianças são o suporte respiratório e a nutrição.

Miastenia congênita

É uma doença rara, freqüentemente de origem familiar. As crianças afetadas revelam algumas características: não apresentam sintomas no período neonatal; em contrapartida, a oftalmoplegia é sintoma dominante. A flacidez muscular pode ser evidente. As drogas anticolinesterásicas podem ajudar em alguns casos.

Miastenia induzida por droga

Os melhores exemplos ocorrem em pacientes com artrite reumatóide, esclerodermia ou degeneração hepatolenticular tratados com penicilamina.

EVOLUÇÃO DA MIASTENIA

A evolução da miastenia é irregular e imprevisível. O início pode ser gradual ou súbito. O agravamento do quadro clínico pode ser espontâneo ou desencadeado por acentuado esforço físico, traumatismo, cirurgia, doença intercorrente ou fatores endócrinos.Os acidentes respiratórios configuram o risco maior dos agravamentos por se acompanharem de dois processos que ameaçam a função respiratória: a obstrução traqueobrônquica (alteração da deglutição, hipersecreção, ineficácia da tosse) e a hipoventilação (paralisia dos músculos intercostais e do diafragma). A evolução da miastenia é caprichosa. Admite-se de modo geral que o potencial evolutivo da doença é mais grave durante os primeiros 5 anos. Após este prazo, a doença pode evoluir de forma crônica. As alterações produzidas pela doença são permanentes, via de regra estáveis, corrigidas parcialmente pelas medicações específicas. A atrofia muscular pode ser vista algumas vezes, configurando a forma miopática da miastenia.

TRATAMENTO

Tratamento medicamentoso e reabilitatório

Existem cinco diferentes tipos de tratamento medicamentoso: a administração de anticolinesterásico e a plasmaférese, caracterizadas pela ação apenas sintomática. As outras compreendem: a timectomia, os esteróides e as drogas imunossupressoras. Mencione-se ainda o suporte respiratório.

- Anticolinesterásico: o tratamento por esta droga (neostigmina, prostigmina e ambenônio), segundo opinião geral, deve ser logo feito após o diagnóstico.
- A timectomia é indicada atualmente para todos os casos de miastenia com sintomas generalizados. Cerca de 80% dos pacientes sem timoma tornam-se assintomáticos ou evoluem para a remissão após a cirurgia.
- Os corticosteróides vêm sendo usados na preparação dos pacientes para serem submetidos a timectomia, plasmaférese ou terapêutica pela imunoglobulina intravenosa.

- A prednisona em dose de 25 a 35 mg em dias alternados também é usada em pacientes portadores de miastenia ocular.

- **Suporte respiratório**

Um aspecto importante a mencionar no âmbito do tratamento refere-se ao suporte respiratório. Anteriormente à introdução desta medida terapêutica (suporte respiratório sob pressão), as crises miastênicas constituíam um sério perigo de morte para os pacientes. Após os avanços da assistência respiratória, é raro acontecer atualmente um óbito em pacientes miastênicos.

SÍNDROME DE DOWN

A síndrome de Down resulta de um distúrbio cromossômico causado por uma falha na divisão celular e surgimento de um terceiro cromossoma 21, fenômeno também chamado de trissomia do 21. Inexplicavelmente, ocorre um desvio do desenvolvimento das células, donde resulta a produção de 47 cromossomos em lugar de 46, número considerado normal. O cromossomo adicional altera totalmente o desenvolvimento ordenado do corpo e do cérebro e causa a síndrome ora estudada. A síndrome de Down afeta 1 em cada 800 a 1.000 crianças nascidas vivas nos EUA. Breve exposição sobre o cromossoma facilitará a compreensão da síndrome de Down. Os cromossomas são estruturas que transmitem informação genética. De modo geral, todas as células contêm 23 pares de cromossomas, dos quias cada metade é herdada de cada progenitor. A exceção é encontrada nas células reprodutoras masculinas e femininas: os espermatozóides e os óvulos têm apenas cromossomas individuais, XX nas mulheres e XY nos homens. Os cromossomas de 1 a 22 são autossomos. Na maioria dos casos (92%) a síndrome de Down é causada pela presença de um cromossomo 21 adicional. A incidência se eleva com a idade da mãe.

PROVAS DIAGNÓSTICAS DA SÍNDROME DE DOWN

Exame pré-natal

É realizado mediante o exame de uma gota de sangue da mãe, no qual se determina a maior probabilidade de sobrevir a síndrome de Down. Neste exame mede-se o nível de três marcadores: a alfa-fetoproteína do soro (MSAFP); a gonadotropina coriônica (hCG) e o estriol não-conjugado (uE3). Outras provas de diagnóstico pré-natais compreendem: a amniocêntese, a tomada de mostras de vilosidades coriônicas (CVS) e mostras percutâneas de sangue umbilical (PUBS).

QUADRO CLÍNICO

As características marcantes da síndrome de Down incluem: redução do tônus muscular, olhos oblíquos, hiperflexibilidade das articulações, mãos pequenas e largas com uma única linha na palma, pés largos com dedos curtos, aplainamento da raiz do nariz, orelhas pequenas e situadas na parte inferior da cabeça, pescoço curto, cabeça pequena, cavidade oral pequena, choros curtos durante a infância. Os comentários a seguir ilustram alguns aspectos importantes da criança com síndrome de Down. Em recém-nascidos é patente a hipotonia muscular. A ocorrência de hipotonia lingual ou de uma língua proeminente causa dificuldades para a sucção durante a mamada. Pode haver também hipotonia da musculatura digestiva, dando origem ao problema de constipação intestinal. Outros achados clínicos: a existência de instabilidade atlantoaxial e uma deformidade da coluna vertebral abaixo da base do crânio suscetível de causar compressão da medula espinhal. Nesta fase de lactante (1º ano de vida), as crianças com síndrome de Down podem apresentar problemas que exigem vigilância: as afecções cardíacas, digestivas e ortopédicas. Nestas últimas encontram-se maiores possibilidades de desenvolver mielodisplasia. Na segunda fase da infância há o risco de desenvolver leucemia e câncer. Ademais, podem contrair doenças infecciosas (respiratórias crônicas, do ouvido médio, amigdalites recidivantes) devido às anormalidades do sistema imunológico.

DESENVOLVIMENTO FÍSICO

As crianças com síndrome de Down são via de regra menores que seus companheiros normais e apresentam um desenvolvimento físico tardio. Notam-se de pronto suas dificuldades para girar o corpo, sentar-se, levantar-se e responder. A capacidade de falar desenvolve-se lentamente, mas afinal as crianças alcançam as habilidades para a comunicação de que necessitam.

ESTIMULAÇÃO ESSENCIAL E EDUCAÇÃO

Consulte o capítulo com este título em outra parte do livro.

SÍNDROME DE DOWN NA ADOLESCÊNCIA

Na adolescência, os indivíduos com síndrome de Down, como seus pares, também apresentam as alterações hormonais da idade. Por conseqüência, devem receber educação sobre seus impulsos sexuais. As moças, por seu lado, apresentam períodos menstruais normais e podem engravidar e levar a termo a gravidez. Atualmente, os indivíduos com síndrome de Down conseguiram um aumento apreciável de sua esperança de vida e podem viver 50 anos ou mais. Ademais, com os avanços da medicina, usufruem uma qualidade de vida muito superior à que possuíam até alguns anos atrás. Vivem bem na comunidade, e com ajuda apropriada podem ter um emprego e constituir família.

DEFICIÊNCIA MENTAL

"Deficiência mental é um estado de acentuada redução das funções intelectivas claramente inferiores à média, associada a limitações, no mínimo, em vários aspectos do funcionamento de adaptação: comunicação, cuidados pessoais, competências domésticas, habilidades sociais, utilização de recursos comunitários, autonomia, saúde e segurança, aptidões escolares, lazer e trabalho (Associação Americana de Deficiência Mental).

É condição para confirmar o diagnóstico de deficiência mental que os aspectos supracitados ocorram durante o desenvolvimento infantil.

O diagnóstico de deficiência mental constará de três etapas: 1) a primeira etapa será feita por um psicólogo mediante o emprego de testes especializados de inteligência; 2) a segunda etapa avaliará as condições de força e fraqueza da pessoa em quatro dimensões: habilidades intelectuais e capacidades de adaptação, aspectos psicológico/emocionais, saúde física/etiologia, aspectos ambientais; 3) a terceira etapa será feita por uma equipe interdisciplinar para determinar os apoios necessários; 4) a quarta etapa analisará os aspetos ambientais.

CONSIDERAÇÕES SOBRE ESTATÍSTICAS

Nos EUA, o Comitê da Presidência calculou que 3% da população apresenta retardo mental, uma estimativa controversa naquele país. No tocante às crianças deficientes mentais, calcula-se que 70% a 90% apresentam apenas leve retardo mental, 20% apresentam moderado retardo mental, 5% grave retardo mental e 1% profundo retardo mental.

Num estudo da população dos países em desenvolvimento a Organização Mundial de Saúde (OMS) informa que 10% dos habitantes do planeta são portadores de algum tipo de deficiência e que a metade desses deficientes apresenta deficiência mental.

No Brasil, o censo demográfico 2000 do IBGE registra uma incidência de 24,5% de pessoas portadoras de deficiência numa população de 169.872.256 habitantes. A deficiência mental permanente afeta 2.845.000 pessoas.

ETIOLOGIA

Causas e fatores de risco na deficiência mental

A deficiência mental pode ocorrer em qualquer uma das três fases a seguir:

- *Fase pré-natal (desde a concepção até o trabalho de parto)*: desnutrição materna, assistência materna inadequada, doenças infecciosas, uso de tóxicos, fatores genéticos, alterações cromossômicas.
- *Fase perinatal (início do trabalho do parto até o 30º dia de vida do bebê)*: assistência inadequada ao parto, trauma do parto, hipóxia ou anóxia, pré-maturidade e baixo peso, kernicterus.
- *Fase pós-natal (do 30º dia de vida até a adolescência)*: desnutrição, desidratação grave, ausência de estimulação global, infecções do SNC, intoxicações exógenas, acidentes de trânsito, afogamento, infestações parasitárias.

CONDIÇÕES CLÍNICAS CAUSADORAS DE DEFICIÊNCIA MENTAL

Síndrome do grito do gato

Hipotonia na primeira infância, hipertonia em fase posterior, convulsões, microcefalia; pequenas anomalias nas extremidades, escoliose; cardiopatia congênita.

Infecção (pré-natal) por citomegalovírus

Hipertonia, convulsões, microcefalia; problemas neuromusculares secundários; estenose valvular pulmonar, estenose mitral, defeito do septo atrial.

Síndrome de Large

Espasticidade, tremores intencionais, convulsões, microcefalia, idade óssea reduzida, pequena estatura, mãos, dedos e pés pequenos, problemas respiratórios neonatais, malformações cardíacas.

Síndrome de Down

Hipotonia, pouca força muscular, reações posturais lentas, aumento do atraso motor com a idade; frouxidão ligamentar, hiperflexibilidade articular, deformidades dos pés, escoliose; cardiopatia congênita, hipoplasia pulmonar com hipertensão pulmonar.

Síndrome fetal do álcool

Disfunções motoras finas, preensão fraca, déficit visual, ptose palpebral; anomalias articulares, hipoplasia maxilar; sopros cardíacos.

Síndrome de Hurler

Hidrocefalia; contraturas que afetam as articulações, mãos em garra, dedos curtos, cifose; deformidades cardíacas, morte por falência cardíaca.

Síndrome de Lesch-Nyhan

Hipotonia seguida por espasticidade e coréia, atetose, comportamento auto-agressivo; problemas neuromusculares secundários.

Síndrome de Prader-Willi

Hipotonia grave, problemas de alimentação na infância, ingestão excessiva de alimentos, obesidade na infância, coordenação motora carente; estatura baixa, mãos e pés pequenos; *cor pulmonale*.

Síndrome de Rett

Hipotonia na infância, posteriormente crescente hipertonia; ataxia, apraxia, coreoatetose; reações lentas, movimentos estereotipados das mãos, babar-se involuntariamente, movimentos rítmicos da língua, convulsões; escoliose, cifose, contraturas articulares, luxação do quadril, eqüinovarismo; padrões respiratórios imaturos.

Síndrome de Williams (face de duende)

Disfunção neurológica moderada, pobre coordenação motora; hálux valgo, cardiopatia congênita variável.

CLASSIFICAÇÃO

A antiga classificação da deficiência mental estava balizada em função do quociente intelectual da forma exposta a seguir:

- *QI inferior a 30*: corresponde aos idiotas.
- *QI entre 30 e 50*: corresponde aos imbecis.
- *QI entre 50 e 70*: corresponde aos deficientes mentais.

Sob uma outra perspectiva veio a classificação mostrada a seguir: deficientes mentais leves, aqueles que poderão ter uma vida relativamente normal por conta de uma educação apropriada. Sendo cumprida esta exigência, os pacientes poderão adaptar-se a uma atividade laboral e até conseguir fazer o primeiro grau. Os deficientes fronteiriços podem aprender uma profissão simples à qual se adaptem razoavelmente; deficientes mentais médios, pacientes capazes de desenvolver certas habilidades manuais (simples) e uma certa autonomia; deficientes mentais graves, aqueles que se adaptam de maneira muito incerta à sociedade. Na maioria dos casos, sobrevivem somente dentro de uma coletividade protegida.

Nos dias de hoje, esta tradicional classificação de deficiência mental como leve, moderada, grave e profunda, já comentada, perdeu sua validade e tende a ser abandonada. O diagnóstico de um determinado indivíduo deficiente mental poderia ser expresso desta forma, por exemplo: "uma pessoa com deficiência mental que precisa de apoios limitados em habilidades de comunicação e habilidades sociais". "O sistema reflete o fato de que muitas pessoas deficientes mentais não apresentam limitações em todas as áreas das habilidades adaptativas e portanto não precisam de apoios nessas áreas não-afetadas" (Irene McEwen).

Em verdade, a concepção mais moderna de avaliação da deficiência mental tem atualmente bases científicas mais sólidas e adota o conceito de que um quociente de inteligência (QI) inferior a 70, média apresentada pela população, caracteriza a deficiência mental. Este conceito foi padronizado em testes psicométricos ou pela observação de uma defasagem cognitiva concernente às respostas esperadas correspondentes à idade e à realidade sociocultural. Isso significa, portanto, que um indivíduo possuidor de um nível intelectual abaixo de 70-75 deve ser considerado deficiente mental.

Este conceito mais pragmático da deficiência mental objetiva propiciar uma metodologia de apoios e tratamentos mais adequados dos efeitos variáveis causados por esta condição a uma pessoa e revelados principalmente na menor capacidade de aprendizagem (informações e habilidades) ou outras dificuldades, tais como viver de forma independente na comunidade.

Ademais, esta visão mais adiantada da deficiência mental volta-se para outros aspectos do quadro clínico e ressalta também as alterações neuromotoras e musculoesqueléticas que ocorrem nos deficientes mentais graves traduzidas por: perturbação do equilíbrio estático e da marcha, deficiência de coordenação motora, impossibilidade de relaxamento, hipertonia abdominal, desvios vertebrais e deformações articulares e torácicas, respiração curta e bucal.

Conseqüentemente, cria-se uma nova conduta de atendimento em que os apoios prestados são prestados sob um critério de maior flexibilidade, quase que adaptados a cada indivíduo ou grupo de indivíduos que apresentem limitações mentais.

APOIOS AOS DEFICIENTES MENTAIS

Os apoios aos deficientes mentais poderão ser: intermitentes, quando necessário; limitados, quando necessitam ser regularmente prestados por tempo limitado mas não intermitentes; extensos, quando regularmente prestados em pelo menos algumas áreas e sem limitação temporal e incluem apoio familiar em longo prazo; generalizados, quando os apoios precisam ser constantes, de elevada intensidade e prestados em diferentes áreas por maior número de pessoas.

TRATAMENTO NEUROMOTOR DE CRIANÇAS DEFICIENTES MENTAIS

Em suma, o programa de tratamento consistirá de cinesioterapia, terapia ocupacional e psicomotricidade e compreenderá também a reeducação psicomotora (funcional e convencional), a educação respiratória, os jogos esportivos.

Dando ênfase à reeducação, eis os pontos que merecem maior atenção: a reeducação psicomotora deve iniciar-se precocemente, tendo em vista sua valiosa influência no desenvolvimento intelectual; a reeducação funcional compreende o treino constante no sentido de a criança desenvolver sua independência para as atividades da vida diária (AVD), envolvendo a independência para a alimentação, o controle esfincteriano, mudar de roupa, aprendizagem de uma profissão futura; a reeducação convencional deve ser empregada para corrigir as deficiências musculares, as afecções esqueléticas, as seqüelas traumáticas; a educação respiratória está incluída neste programa e se mostra de grande importância em vários sentidos.

BIBLIOGRAFIA

A ergonomia que funciona – LER/DORT http://www.aergonomiaquefunciona.com.br/ler.html

Augustine E. Linfedema. In: O'Young B, Young MA, Stiens SA. *Segredos em Medicina Física e Reabilitação*. Porto Alegre: Artmed, 2000. 271-274p.

Barraquer-Bordas L. *Neurologia Fundamental*. Barcelona: Ediciones Toray S.A., 1963. 85-92p.

Botelho LA de Arruda, Granero LH, Costa M, Mariotti VB, Rotermund K. *Bloqueio Neuromuscular – Espasticidade*. EPM – Editora de Projetos Médicos Ltda. S/d.

Brandt R. Tratamento neurocirúrgico da espasticidade. In: Casalis MEP. *Reabilitação-Espasticidade*. São Paulo: Atheneu, 1990. 133-136p.

Camargo PA Jr, Ghoraye N, Lima EV, Moffa P. Eletrocardiograma e arritmias no atleta. In: Yazbek Jr P, Battistella LR. *Condicionamento Físico*. São Paulo: Sarvier, APM, 1994.

Cambier J, Masson M, Dehen H. *Neurologia Fundamental*. São Paulo: Masson-Atheneu, 1988. 45-46p.

Casalis MEP. Aspectos clínicos da espasticidade. In: *Reabilitação/Espasticidade*. São Paulo: Atheneu, 1990. 25-32p.

Corcoran P. Imobilização e efeitos adversos do repouso no leito. In: O'Young B, Young MA, Stiens S. *Segredos em Medicina Física e Reabilitação*. Porto Alegre: Artmed, 2000. 570-572p.

Dourado MP, Gonçalves A, Shinzato GT, Kedor HH. Princípios biológicos do treinamento físico e formas de solicitação muscular. In: Yazbek Jr P, Battistella L. *Do Atleta ao Transplantado – Condicionamento Físico*. São Paulo: Sarvier-APM, 1994. 67-79p.

Ferraretto I. Tratamento ortopédico do membro inferior. In: Casalis MEP. *Reabilitação Espasticidade*. São Paulo: Atheneu, 1990. 103-132p.

Garden FH, Gillis TA. Reabilitação em outras condições crônicas. In: O'Young B, Young M, Stiens SA. *Segredos em Medicina Física e Reabilitação*. Porto Alegre: Artmed, 2000. 523-524p.

Jacques H. Angiopatias periféricas. In: Leitão RE de Araújo, Leitão AV Araújo. *Clínica de Reabilitação*. São Paulo: Atheneu, 1995. 147-148p.

Katz RT. Espasticidade. In: O'Young B, Young MA, Stiens SA. *Segredos em Medicina Física e Reabilitação*. Porto Alegre: Artmed, 2000. 577-579p.

Lianza S. Consenso Nacional Espasticidade – Diretrizes para o Diagnóstico e Tratamento. *Sociedade Brasileira de Medicina Física e Reabilitação – Gestão* 1999-2001. 15p.

Lianza S. Medicina Física aplicada na terapêutica da espasticidade. In: *Consenso Nacional Espasticidade*. SBM & R. Gestão, 1999-2001. 19-20p.

Lianza S, Casalis MEP, Greve JM, D'Andrea, Eichberg R. A lesão medular. In: Lianza S. *Medicina de Reabilitação*. Rio de Janeiro: Guanabara Koogan, 2001. 315-318p.

Lippmann HI. Reabilitação da vasculopatia periférica. In: O´Young B, Young MA, Stiens SA. *Segredos em Medicina Física e Reabilitação*. Porto Alegre: Artmed, 2000. 269p.

Mello NA. *Doenças microcirculatórias da pele. Linfedemas*. Rio de Janeiro: Revinter, 2002. 252-254p.

O'Brian CF. *Fisiologia e Tratamento da Espasticidade, Discovery International*, 1996. p. 1-3, 15-18, 19-22.

O'Shaughnessy EJ, Heimbach D. O tratamento e reabilitação das queimaduras. In: Kottke F, Stillwell G, Lehmann K, Justus FK. *Tratado de Medicina Física e Reabilitação.* São Paulo: Manole, 1984. 967-984p.
Priebe MM. Úlceras de decúbito. In: O'Young B, Young M, Stiens S. *Segredos em Medicina Física e Reabilitação.* Porto Alegre: Artmed, 2000. 585-590p.
Queimaduras http://www.ujf-grenoble.fr/SANTE/hand/CHAPITRS/Z-VIIªHTM 10-04-004
Rivers EA, Fisher SV. Reabilitação de queimados, In: O'Young B, Young MA, Stiens S. *Segredos em Medicina Física e Reabilitação.* Porto Alegre: Artmed, 2000. 501-513p.
Rodelle B. *Vademecum de Kinesitherepie.* Paris: Maline Éditeur-Prodim Éditeur, 1981. 561-562p.
Rodelle B. *Vademecum de Kinesitherepie.* Paris: Maline Éditeur-Prodim Éditeur, 1981. 561-562p.
Roucourt S, Oliveira VM. Etiologia, prevenção e tratamento do linfedema pós-mastectomia. *Medicina de Reabilitação* 1999;49:11-14.
Santos ACS, Braga AMW, Wayngarten M, Serro-Azul LG. Condicionamento físico no idoso. In: Yazbek Jr P, Battistella LR. *Do Atleta ao Transplantado – Condicionamento Físico.* São Paulo: APM Sarvier. 1994. 187-190p.
Savioli Nt F, Ghorayeb N, Carvalho LCC. Atleta idoso. In: Ghorayeb N, Barros T. *O Exercício.* São Paulo: Atheneu, 1999. 387-392p.
SBMFR – Reabilitação funcional de paciente após mastectomia. *Folheto distribuído pela SBMF & R,* São Paulo.
Shahzadi S, Valbona C. Immobilization. In: Garrison SJ. *Handbook of Physical Medicine and Rehabilitation.* 3. ed. Philadelphia: Lippincott Co., 1995. 185-196p.
Sposito MMM. Úlceras de decúbito – revisão. *Trabalho apresentado para candidatar-se a membro titular da Academia Brasileira de Medicina de Reabilitação,* 1995.
Stein BD, Felsenthal G. Reabilitação geriátrica. In: O´Young B, Young MA, Stiens S. *Segredos em Medicina Física e Reabilitação.* Porto Alegre: Artmed 2000. 514-515p.
Stone RH, Fretwell MD. Exercise and aging. In: Ferry FF, Fretwell MD, Wachtell TJ. *The Care of Geriatric Patient.* London: Mosby's Practical Guides, 1997. 44-49p.
Tan JC. Deconditioning. *Practical Manual of Physical Medicine and Rehabilitation.* London:Mosby, 1998. 425-430p.
Tan JC. *Practical Manual of Physical Medicine and Rehabilitation.* London: Mosby, 1998. 431-459p.
Vidal MCR. *Ergonomia na Empresa.* 2. ed. Rio de Janeiro: Editora Virtual Científica. COPPE – UFRJ, 2002. 180-181p.
Xhardez Y. *Vade-Mecum de Kinesitherapie.* Paris: Maloine Éditeur – Prodim Éditeur. 1984. 666-672p.
Xhardez Y. *Vademécum de Kinesitherapie.* Paris: Maloine Éditeur – Prodim Éditeur. 1985. 561p.
Yeng LT, Teixeira MJ, Romano MA, Barboza HFG. Distúrbios osteomusculares relacionados com o trabalho. In: Lianza S. *Medicina de Reabilitação.* Rio de Janeiro: Guanabara Koogan, 2001. 420-430p.

REUMATOLOGIA

ARTRITE CRÔNICA JUVENIL

Trata-se de uma doença da infância que tem início antes dos 16 anos de idade, rara, de longa evolução e invalidante. O diagnóstico é freqüentemente custoso no início, uma vez que a tumefação das articulações pode ser sutil ou estar ausente.

A artrite crônica juvenil exibe três padrões clínicos principais:

1. *Com início pauciarticular,* afeta até quatro articulações.
2. *Com início poliarticular,* afeta cinco ou mais articulações.
3. *Com início sistêmico,* acompanha-se de manifestações extra-articulares, mormente febre e exantema.

QUADRO CLÍNICO

A doença caracteriza-se, em sua forma mais sintomática, pela tendência a causar certas deformidades, como por exemplo: contratura em flexão dos joelhos e das coxofemorais, dos punhos e dedos, dos cotovelos, contratura em flexão do pescoço. O comprometimento das epífises pode retardar ou acelerar anormalmente o crescimento de um ou mais ossos.

A criança pode mancar durante a marcha, apresentar disfunção dos membros superiores, torcicolo e outros sintomas não-articulares tais como exantema, pericardite ou organomegalia.

Uma boa percentagem dos pacientes pode evoluir para a forma adulta da doença, embora a maioria possa estar livre na idade adulta. Por esta razão, a prevenção das deformidades é de importância fundamental. De toda maneira, o prognóstico é melhor do que o da artrite reumatóide do adulto.

O diagnóstico é feito mediante a exclusão de outras afecções articulares, tais como a febre reumática.

TRATAMENTO

Compreende o emprego de antiinflamatórios não-esteróides, corticosteróides intra-articulares, educação da família sobre a doença, enfermagem, fisioterapia, TO, assistência social e psicológia, técnico em talas e órteses. Inclua-se também o acesso imediato à cirurgia ortopédica, à cirurgia ortodôntica, à oftalmologia e à psiquiatria.

O tratamento de fisioterapia é semelhante ao aplicado na artrite reumatóide do adulto e será essencialmente preventivo das deformidades. Assim, atenção especial é dispensada à amplitude dos movimentos das articulações afetadas, à tendência para atrofia dos músculos dos membros afetados, à função física, escolar e social da criança.

Quando necessário, desde o início deve-se providenciar a colocação de talas ou órteses para evitar as deformidades.

Fisioterapia

O seguinte programa poderá ser adotado:

- ❑ Aplicação de gelo (nos surtos dolorosos) ou calor para aliviar a dor.
- ❑ Prevenção da contratura dos joelhos, quadris, tornozelos, joelhos e pescoço durante a fase aguda segundo a mesma orientação adotada na artrite reumatóide adulta.
- ❑ exercícios isométricos apropriados ou exercícios contra-resistência para fortalecimento muscular durante a fase subaguda.
- ❑ exercícios em piscina aquecida.

ARTRITE REUMATÓIDE

A artrite reumatóide (AR) é uma doença sistêmica de causa desconhecida caracterizada principalmente pelos achados patológicos a seguir: sinovite crônica com formação de *pannus* e precoce erosão da cartilagem.

A AR é via de regra uma doença severa e progressiva cuja maior incidência ocorre entre mulheres com idade entre 35 e 45 anos. Causa importante incapacidade, morbidade e mortalidade e responde pela redução da duração de vida de 4 anos nos homens e de 10 anos nas mulheres. Trata-se de uma doença que acomete principalmente as articulações, podendo causar-lhes sérias deformidades e afetando também outros órgãos: coração, pulmões, pele, nervos, olhos, tecidos subcutâneos.

Constituem fatores de mau prognóstico: o início poliarticular insidioso, doentes do sexo feminino, manifestações extra-articulares, incapacidade funcional ao fim de 1 ano após o início da doença, presença de HLA-DR4 e evidência radiográfica de erosões ao fim de 3 anos da doença.

ETIOLOGIA

Persistem dúvidas sobre a etiologia da AR, mas existem provas de predisposição genética para a doença. Considera-se muito relevante a presença de HLA-DR4, mais comum entre indivíduos de raça branca.

Chahade e Giorgi afirmam que a artrite reumatóide deve ser considerada primariamente desconhecida do ponto de vista etiológico e acrescentam: "Especula-se que possa ser induzida num indivíduo geneticamente predisposto por diversos agentes artritogênicos." Múltiplos mecanismos desencadeados a partir do complexo ternário molecular com a ativação de citocinas e moléculas de adesão participam ativamente dos complexos patogênicos.

QUADRO CLÍNICO

Via de regra, o início da doença é insidioso, mas pode ser agudo ou episódico. Pode simular a polimialgia reumática, a síndrome fibromiálgica; pode manifestar-se sob a forma de poliartrite e afetar somente as pequenas articulações ou simultaneamente estas e as grandes articulações.

Constituem sintomas prodrômicos da AR: fadiga, mal-estar, disestesias, rigidez, astenia, sudorese, febrícula, adinamia. Qualquer articulação sinovial pode ser afetada, e surgem queixas de poliartralgias e rigidez articular.

A evolução da doença acentua os sintomas iniciais, e aparecem dor e sinais básicos da inflamação (calor, tumefação, perda funcional, eritema). Caso a doença não seja controlada, a inflamação irá se propagar para as juntas vizinhas, ocorrerão lesão gradual irreversível dos tecidos, deformação e instabilidade das articulações. É freqüente a inflamação das estruturas sinoviais e também das bainhas tendinosas.

Manifestações articulares

Constituem deformidades periféricas típicas da artrite reumatóide: o desvio ulnar dos dedos, a deformidade dos dedos tipo pescoço de cisne, a deformidade do polegar em Z, o espessamento dos tendões das mãos.

Podem ocorrer derrame do joelho e aparecimento de quisto poplíteo, que, ao se romper, provoca dor difusa e tumefação da panturrilha, semelhante à trombose venosa profunda.

No que tange à coluna vertebral, a artrite reumatóide pode afetar os discos vertebrais da região cervical, propiciando a luxação atlantoaxial (acompanhada de dor irradiada até o occipital) ou em níveis inferiores e subseqüente compressão medular.

Manifestações não-articulares

São relativamente comuns. Podem ocorrer:

- Nódulos reumatóides nos locais de pressão (superfícies extensoras dos antebraços, tendão calcâneo).
- Doença dos pequenos vasos sanguíneos.
- Complicações oculares (síndrome de Sjögren, epiesclerite, esclerite).
- Síndrome de Felty.
- Complicações neurológicas (compressões de nervos periféricos, da medula espinhal), respiratórias, cardíacas, gastrointestinais.

TRATAMENTO DE REABILITAÇÃO

Objetivos do tratamento

- Aliviar os sintomas.
- Preservar a função.
- Prevenir lesões e deformidades estruturais.
- Manter o estilo normal de vida.

Recursos utilizados

- Controle medicamentoso da doença.
- Emprego de agentes fisioterápicos.
- Órteses.
- TO.
- Indicação cirúrgica em alguns casos.
- Educação do paciente.

Recursos fisioterápicos mais comumente empregados

- *Termoterapia (calor ou o frio)*:
  - calor: pode ser usado sob a forma de compressas quentes ou imersões das articulações em parafina quente nos casos crônicos;
  - frio: usado principalmente nos surtos de inflamação aguda das articulações. Finalidade: reduzir a dor;
- *Eletroterapia*: principalmente a eletroestimulação nervosa transcutânea.
- *Exercícios terapêuticos*: são indicados para aumentar a força muscular e encorajar a mobilidade das articulações afetadas, mormente das mãos, pés e tornozelos.

FISIOTERAPIA EM ALGUMAS ARTICULAÇÕES ACOMETIDAS

Tornozelo

Esta articulação exibe tendência a desenvolver a posição de flexão plantar, especialmente em pacientes obrigados a permanecer acamados. Nestes casos, providenciam-se:

- Colocação de apoio para os pés ou *splints* para manter os pés em posição fisiológica.
- Compressas quentes ou imersões do tornozelo em água quente ou em parafina quente.
- Exercícios ativos ou ativo-assistidos da articulação tibiotársica.
- Uso de órtese, caso haja dor e instabilidade do pé durante a marcha.

Joelho

Em alguns doentes pode haver deformidade do joelho, especialmente quando se desenvolve uma sinovite aguda. Usualmente, esta situação ocorre porque o paciente adota a semiflexão do joelho para obter maior conforto. Por esta razão, é preciso evitar a colocação de travesseiros debaixo dos joelhos.

Tratamento

Compressas quentes duas ou mais vezes por dia; exercícios ativos ou ativo-assistidos, envolvendo principalmente a extensão da articulação. Nos pacientes acamados com dor intensa, é aconselhável o uso de *splints* para manter os joelhos estendidos e aplicação de gelo ou TENS; tendo havido melhora, pensar no fortalecimento muscular mediante exercícios contra-resistência progressiva dos quadríceps e isquiotibiais.

- *Indicar, caso o paciente tolere*:
  - fortalecimento dos quadríceps e isquiotibiais mediante exercícios isométricos;
  - muletas ou bengalas para uso temporário.

Articulação coxofemoral

O comprometimento do quadril não é comum na AR; quando ocorre, costuma ser extremamente incapacitante por causa da dor e das contraturas.

Tratamento

- Aplicação de calor local mediante o emprego de compressas quentes, diatermia de OC ou US.

- Exercícios ativos ou ativo-assistidos visando principalmente aos movimentos de abdução e extensão.
- Manutenção das coxas em abdução mediante o emprego de travesseiros entre as pernas.

Coluna cervical

Costuma sediar dor difusa, irradiando-se para o occipital. É preciso estar atento para a ocorrência de subluxação da apófise odontóide e subseqüente compressão medular. Por este motivo, é recomendável *radiografaria o pescoço sempre que houver queixa de dor* neste local. Inexistindo este problema, indicar:

- Compressas quentes.
- Moderados exercícios ativos do pescoço.
- Uso de um colar cervical para manter o pescoço em posição neutra.

Dedos das mãos

É comumente ao nível das articulações metacarpofalangianas e interfalangianas proximais que se desenvolve o comprometimento da AR, com as respectivas deformidades. Podem aparecer dedos em forma de *pescoço de cisne*, por deformidade em hiperextensão das interfalangianas proximais e flexão das interfalangianas distais.

▪ Tratamento

Consiste em:

- Imersão das mãos em parafina quente ou em água quente, seguida de exercícios ativos ou ativo-assistidos.
- Exercícios para fortalecer os músculos do desvio radial do punho.
- Alongamento cuidadoso dos tendões.
- Uso de um *splint* leve durante a noite para manter os dedos em ligeira flexão, o punho em ligeira extensão e o polegar em moderada abdução e extensão. Quanto ao polegar, podem ocorrer atrofia e fraqueza da eminência tenar e hiperextensão ao nível da articulação interfalangiana.

Punhos

Estão freqüentemente comprometidos os tendões do dorso, de modo particular o tendão do extensor longo do polegar, que às vezes se rompe. O punho apresenta comumente tendência para a deformidade em flexão.

▪ Tratamento

- Administração de calor mediante imersão das mãos em água quente, parafina quente.
- Exercícios ativo-assistidos ou ativos, compreendendo especialmente os de extensão do punho.
- Uso de um *splint* leve para manter o espaço entre o polegar e os dedos.
- Uso de um *splint* leve à noite.

Cotovelos

Nesta articulação, nota-se freqüentemente a incapacidade para a supinação do antebraço e para a extensão do cotovelo, esta última usada pela contratura em flexão.

Tratamento

- Calor sob a forma de compressas quentes.
- Exercícios ativo-assistidos ou ativos amplos visando a manter os movimentos de flexão e supinação.
- Uso de *splints* progressivos nos casos graves.

Ombro

Nesta articulação o comprometimento é principalmente extra-articular e manifesta-se pelo aparecimento de tendinite bicipital, lesões da bainha rotadora e bursites.

ÓRTESES

Visam essencialmente a propiciar a capacitação funcional. Inclui-se aqui a prescrição de bengalas, muletas e calçados adaptados. Os *splints* são órteses para posicionamento, mormente do membro superior (punho).

TERAPIA OCUPACIONAL (TO)

Tem por objetivo a educação do paciente com vistas à melhor compreensão de sua doença e a desenvolver expectativas realistas dos benefícios e desvantagens da terapêutica a que se submete. Destina-se também à educação do paciente, à proteção das articulações, a ensinar o uso de apoios e utensílios adaptados para AVD, estando indicados: garfos, facas, escovas, pentes etc.

CIRURGIA NA ARTRITE REUMATÓIDE

Tem por objetivo o alívio da dor e o restabelecimento da função. São indicações cirúrgicas imediatas: a artrite séptica, a ruptura de um tendão, a compressão de um nervo ou da medula espinhal.

As osteotomias e as próteses em pacientes severamente incapacitados mostram-se muito pouco gratificantes.

ARTROSE

A artrose ou osteoartrite é a mais comum dentre as afecções reumáticas e constitui a causa isolada mais importante de incapacidade locomotora. É uma doença das articulações sinoviais e caracteriza-se pela perda focal da cartilagem e resposta óssea reparadora. Não é uma doença do atrito das estruturas articulares, mas uma condição metabolicamente ativa com um equilíbrio variável entre os processos anabólicos e catabólicos em diferentes estágios. A atividade dos tecidos das articulações, da cartilagem, do osso, da sinovial, da cápsula e dos músculos está aumentada.

Relacionam-se com a patogenia da osteoartrose uma predisposição genética, alterações da bioquímica articular e fatores mecânicos como traumatismos, instabilidade e incongruência articular, lesões ocupacionais e esportivas.

A osteoartrose pode ser também secundária a fatores e anormalidades articulares preexistentes, tais como: displasia epifisária, luxação congênita do quadril, doença de Legg-Perthes, doenças inflamatórias articulares (AR) e distúrbios metabólicos (ocronose, gota, acromegalia).

ETIOLOGIA

Até recentemente, a osteoartrose era considerada uma doença degenerativa resultante do envelhecimento e dos microtraumatismos. Seu conceito atual é o de uma doença que resulta de um processo metabolicamente dinâmico e resposta óssea reparadora. O processo não é causado simplesmente pelo atrito das estruturas articulares como se pensava anteriormente, mas sim é a conseqüência de uma situação metabolicamente ativa na qual existe um equilíbrio entre os processos anabólicos e catabólicos em diferentes estágios.

Na maioria dos casos o processo da osteoartrite é lento, mas mantém o ritmo através de vários estímulos desencadeantes. Contudo, não é progressivo, mas pode não ser capaz de compensar a situação e dar lugar à falência das articulações (sintomas e incapacidade).

São fatores de risco da osteoartrite: a idade, o sexo, o grupo étnico e determinadas condições individuais.

Idade

Embora não seja conseqüência do envelhecimento, a osteoartrite está fortemente relacionada com a idade. Este fato traduz-se pela lesão acumulada na articulação "possivelmente agravada pelo declínio da função neuromuscular ou pela senescência dos mecanismos de reparação homeostática" (Adrian Jones; Michael Doherty).

Sexo

Observa-se uma predominância acentuada no sexo feminino para os achados radiológicos graves de osteoartrite (mãos e joelhos) e de sintomas.

Grupos étnicos

Nas populações de raça negra ou asiática é rara a osteoartrite do quadril em comparação com a raça branca. A osteoartrite das mãos é rara nos africanos negros e nos malaios.

Condições individuais

Há dois tipos de fatores: aqueles relacionados com a obesidade, com os fatores genéticos, com o sexo; e os fatores localizados, tais como a lesão dos meniscos, a instabilidade dos joelhos e a displasia.

TIPOS DE OSTEOARTROSE

É difícil enquadrar a doença em tipos diferentes, mas certas distinções podem ser propostas. Jones e Doherty sugerem a classificação que se segue.

Osteoartrose da menopausa

Caracteriza-se pelos nódulos de Heberden (nas articulações interfalangianas distais) e nódulos de Bouchard (nas articulações interfalangianas proximais), seguidos pelo acometimento do joelho, quadril e articulações apofisárias.

A causa desta artrose é desconhecida, mas apóia-se na idéia de uma agressão isolada de mediação imunológica em indivíduos predispostos geneticamente aos seguintes fatores: associação com gene HLA AIB8, ocorrência de complexos imunes nos tecidos articulares e elevada prevalência de soropositividade para o fator reumatóide IgG.

Osteoartrose destrutiva associada a apatite

Localiza-se quase totalmente nas coxofemorais, ombros e joelhos de mulheres idosas. Nas juntas osteoartríticas acumulam-se grandes quantidades de apatite. A progressão é rápida e dolorosa, e observam-se grandes derrames frios e instabilidade articular progressiva.

Osteoartrose associada a cristais

Cristais de cálcio (diidrato pirofosfato de cálcio e apatite) podem depositar-se na cartilagem. Estes cristais surgem provavelmente das alterações físico-químicas nas articulações afetadas pela osteoartrose. Este tipo de artrose é predominante nas mulheres idosas, afeta principalmente o joelho e associa-se com inflamação.

Osteoartrose de início precoce

De localização isolada, pode surgir em seguida a um traumatismo grave ou alteração da biomecânica da articulação após meniscectomia ou anomalia do desenvolvimento. O início precoce em várias articulações cria a suspeita de causas metabólicas, hormonais ou outras causas predisponentes.

QUADRO CLÍNICO

A dor, a deficiência funcional e os sinais físicos constituem os principais elementos do quadro clínico das artroses. As localizações encontram-se nas articulações acromioclaviculares, dos tornozelos, dos cotovelos, da coluna vertebral, dos ombros, femoropatelares, interapofisárias e interespinhosas, das mãos, dos pés, sacroilíacas e subastragalianas.

As articulações que mais provavelmente causam deficiência são aquelas que sustentam peso: o joelho e a coxofemoral.

A dor pode localizar-se em qualquer ponto da articulação. Os mecanismos que a provocam estão no aumento da pressão capsular e intra-óssea, na microfratura subcondral, na entesopatia ou bursite secundária à fraqueza muscular e alteração estrutural. A gravidade da dor é influenciada pela ansiedade ou depressão.

A deficiência funcional manifesta-se nas atividades da vida diária e na atividade profissional.

Os sinais revelam-se pela presença de crepitação, deformidade, instabilidade articular e restrição dos movimentos. Outros elementos são a presença de calor, derrame, espessamento sinovial e fraqueza ou edema muscular. O processo inflamatório algumas vezes encontrado parece relacionar-se com a irritação sinovial mediada por fagocitose de restos da cartilagem lesada, cristais e fatores imunológicos.

TRATAMENTO

Nos pacientes com artrose importante o tratamento deve ser planejado levando em conta os fatores biomecânicos e o alívio da dor. Neste caso, é preciso o apoio dos fármacos modificadores da doença e até mesmo a cirurgia, associados à fisioterapia e ao apoio psicológico.

Quando existem alterações posturais dos joelhos e dos pés, torna-se necessária a prescrição de palmilhas e de bengalas ou muletas. Nos pacientes obesos é recomendável a redução ponderal.

O alívio da dor constitui a razão primordial da busca de ajuda pelo paciente. A administração dos antiinflamatórios (AINS) é a decisão mais comum mas não a melhor, segundo Jones e Doherty. Doses adequadas de paracetamol talvez sejam mais adequadas. Os AINS tópicos têm ação semelhante ao mesmo medicamento por via oral. Podem ser aplicados várias vezes ao dia e apresentam menores efeitos colaterais.

Quanto aos fármacos modificadores da doença, poder-se-ia dizer que pode ser de apreciável utilidade a infiltração intra-articular de corticosteróides em pacientes com artrose complicada (com sinovite aguda associada a cristais), em pacientes que se encontram incapacitados ou aguardando cirurgia.

FISIOTERAPIA

Quanto aos agentes fisioterápicos, podem ser usados: a crioterapia, a termoterapia (diatermia, ultra-som, radiação infravermelha), a eletroterapia (TENS, correntes eletroestimulantes), a cinesioterapia, a mesoterapia.

A crioterapia e o calor superficial têm finalidades analgésicas; os exercícios isométricos e o alongamento passivo melhoram as condições musculares. A piscina é útil para a marcha e a movimentação articular.

Têm indicação também os exercícios de fortalecimento muscular e o aumento da capacidade aeróbica.

CIRURGIA ORTOPÉDICA

A cirurgia ortopédica e as substituições protéticas das articulações têm sido realizadas com bons resultados na artrose terminal do joelho e do quadril. Também podem ser úteis a lavagem artroscópica, a osteotomia e a artrodese. Isoladamente, a idade não constitui contra-indicação para estes procedimentos.

APOIO PSICOLÓGICO

Está cada vez mais claro nos dias de hoje que o estado psicológico do paciente constitui fator determinante da evolução funcional e sintomática da osteoartrose. A oferta de apoio social, mesmo o mais simples, pode também melhorar o sofrimento do doente.

ARTROSE COXOFEMORAL

A coxartrose é mais freqüente no sexo masculino e costuma aparecer após os 45 ou 50 anos de idade. No início não apresenta transtornos subjetivos. Surge em grande parte devido a uma incompatibilidade (congênita ou adquirida) entre a cabeça femoral e a cavidade cotilóide. Tal situação provoca um desequilíbrio na atuação de forças, dando lugar a "pontos de carga" e à conseqüente sobrecarga sobre as superfícies articulares, seguida de degeneração ou desaparecimento da cartilagem.

Veja este tema em Quadril Doloroso.

ARTROSE DO JOELHO

A gonartrose, designação freqüentemente usada para a artrose do joelho, pode ser de causa primária ou secundária. Esta última é mais freqüente no sexo feminino, é bilateral e está associada freqüentemente à obesidade. Outras patologias que podem dar origem à gonartrose são: a disjunção femoropatelar, as fraturas, as lesões meniscais, fraturas viciosas dos membros inferiores, incongruência dos platôs tibiais, meniscectomia, lesões ligamentares, luxação recidivante da rótula, joelho valgo ou varo.

Quadro clínico

A gonartrose pode ser classificada em artrose femoropatelar e femorotibial. Os sintomas da primeira traduzem-se por dor, atrofia do quadríceps, derrame, perda da mobilidade lateral da patela e limitação dos movimentos de flexão e extensão do joelho.

Na artrose femorotibial a dor é igualmente a manifestação principal, porém é mais evidente na face medial do que na lateral da articulação, e no cavo poplíteo. A semiologia pode revelar: alargamentos irregulares e duros, atrofia e contratura reflexa do quadríceps, derrames pequenos, instabilidade articular, infiltração gordurosa periarticular. Nota-se também deficiência funcional, particularmente em joelhos notadamente valgos ou varos.

Tratamento

O objetivo do tratamento é aliviar a sintomatologia dolorosa. Para tal fim é preciso limitar os trajetos percorridos pelo paciente, aconselhando-o também a intercalar períodos de repouso durante sua atividade diária.

Os recursos fisioterápicos têm indicação com vistas à manutenção da amplitude articular e do tônus muscular. Tais resultados podem ser esperados mediante a administração de: a) crioterapia várias vezes ao dia com finalidade analgésica; b) exercícios de fortalecimento da musculatura da coxa, graduais e bem dosados para evitar trauma articular; c) exercícios de balanceio das pernas na posição sentada; d) marcha em piscina. Em diversos casos é recomendável o uso de bengalas canadenses ou muletas.

A termoterapia pela diatermia de ondas curtas ou o ultra-som estão contra-indicados quando houver sinais inflamatórios.

Cirurgia ortopédica

Avanços importantes foram alcançados na artrose terminal do joelho, principalmente na substituição protética. Aparentemente, não há critérios definidos para sua indicação, mas certamente deve incluir a dor descontrolada e o grave comprometimento da função. O sucesso, contudo, não é garantido.

ARTROSES PERIFÉRICAS

Artrose da mão

É afecção que atinge mais significativamente as mulheres após a menopausa. Pode afetar todas as articulações da mão, mas as interfalangianas distais e proximais e as trapeziometacarpianas (punho) são as mais freqüentes. Nas interfalangianas distais localizam-se os nódulos de Heberden e nas interfalangianas proximais, os nódulos de Bouchard, ambos situados nas faces dorsomediais e dorsolaterais das citadas juntas.

▪ Nódulos de Heberden e nódulos de Bouchard

Os nódulos de Heberden e os nódulos de Bouchard podem ser solitários ou múltiplos e caracterizam-se por alargamento osteocartilaginoso das interfalangianas distais e deformidade em flexão, em desvio lateral ou medial da falangeta. Tais nódulos têm consistência sólida e a pele que os recobre é lisa e brilhante devido à distensão do conteúdo de líquido espesso.

No início, os dedos mais acometidos são o indicador e o médio, mas posteriormente estende-se aos demais. As mãos são atingidas por igual, apesar de não haver sincronismo.

A artrose trapeziometacarpiana pode ser secundária a fraturas ou luxação. Traduz-se pela ocorrência de dor na raiz do punho e relaciona-se com a movimentação do 1ª quirodáctilo e com o trauma de certas atividades profissionais (costurar, fazer tricô).

▪ Quadro clínico

Chama a atenção a dureza dos nódulos, que por vezes são dolorosos. Com o decorrer do tempo surgem as deformidades em flexão e até mesmo subluxações dos dedos. As dores ocorrem principalmente nos períodos inflamatórios e estão associadas à movimentação excessiva.

▪ Tratamento

Tem por objetivo aliviar a dor. Não visa à regressão dos nódulos. Na fase aguda, é recomendável imobilizar os dedos em posição funcional, sobretudo no período noturno.

O tratamento consiste em administrar analgésicos e fisioterapia pelo calor (banhos de parafina ou banhos de contraste) associados às mobilizações passivas e ativas dos dedos.

O uso tópico de antiinflamatórios e analgésicos e um creme à base de capsaicina (a 0,025% ou 0,075%) provoca ardência mas pode aliviar a dor das mãos ou dos joelhos. Os resultados começam a surgir após 3 a 4 semanas.

Artrose do pé

Não é freqüente e costuma ser assintomática. A artrose do tarso ou do tornozelo poderá surgir em conseqüência de um traumatismo que deforme as superfícies articulares.

Os problemas mais encontrados na artrose do pé são o hálux valgo, estando presente ou não o joanete, o hálux rígido, com dedos amontoados, as calosidades na cabeça metatarsiana e as abrasões nos dorsos dos dedos.

Segundo Hilton Seda, a localização mais comum é nas articulações astragaloescafoidiana e metatarsofalangiana do 1º pododáctilo.

O tratamento deve ser dirigido contra a patologia causal.

ATM – DISFUNÇÃO TEMPOROMANDIBULAR

A disfunção temporomandibular (ATM) resulta do desequilíbrio fisiológico da juntura e se acompanha de comprometimentos de intensidades variáveis na articulação e nas demais estruturas craniomandibulares envolvidas na mastigação.

A articulação temporomandibular é uma juntura sinovial bicondilar. Suas superfícies são cobertas por tecido fibroso e compreendem o tubérculo articular e a fossa mandibular do osso temporal e a cabeça da mandíbula. O disco articular é uma placa fibrocartilaginosa elíptica, não-reparável. A cápsula está representada por um invólucro fibroso inserido nos limites das superfícies articulares e nas bordas do disco articular. Os músculos da mastigação (masseter, temporal, pterigóideos medial e lateral) e os das regiões supra e infra-hióideas mobilizam a articulação. Os movimentos da articulação envolvem as superfícies articulares, o disco, a cápsula, os ligamentos e os músculos.

As lesões do menisco variam desde perfurações, adelgaçamento, espessamento, dobras ou deslocamento até a anquilose. As alterações capsulares e da cartilagem evoluem para a artrite degenerativa.

A dor tem origem nos tecidos da articulação e nos músculos que operam a mandíbula. Os nervos desta articulação provêm do auriculotemporal, ao qual se reúnem ramos do nervo massetérico, e do temporal posterior profundo, que se origina do trigêmeo. Na gênese da ATM podem estar envolvidos vários elementos proprioceptivos dos ligamentos e da estrutura articular.

ETIOLOGIA

A causa da ATM é considerada multifatorial, pois inclui fatores psicológicos, morfológicos (má oclusão estrutural) e más oclusões funcionais (interferências dentárias aos movimentos da mandíbula). Como fatores predisponentes citam-se os estruturais, metabólicos e/ou condições psicológicas que afetam a mastigação.

A ATM pode ocorrer sem componente orgânico ou disfunção articular, o que lhe justifica o termo "disfunção".

Uma ação defeituosa da mandíbula pode danificar o disco do côndilo subjacente e deslocá-lo para a frente pela ação do músculo pterigóideo lateral. De início, ocorre disfunção articular, mas não necessariamente dor. A dor se manifesta quando os músculos da articulação reagem à disfunção mecânica.

QUADRO CLÍNICO

São sinais e sintomas mais freqüentemente encontrados: ruídos articulares, dor na região da articulação temporomandibular, sensibilidade desta articulação à palpação, dor na face e mandíbula, desvio ou limitação da abertura da boca, cefaléia, dor no ouvido, sensação de cansaço muscular para mastigar, bruxismo.

A dor pode ser intra ou extracapsular. É intracapsular quando ocorre luxação da articulação e conseqüente trancamento. É extracapsular quando é predominantemente muscular.

TRATAMENTO

Inicialmente, é preciso corrigir a oclusão da boca e tratar a inflamação, a tensão ou "espasmo" muscular, a fraqueza muscular, a atrofia e a contratura dos músculos mastigatórios. A tensão ou "espasmo muscular" é provocada por tensão emocional, estímulo doloroso e trauma responsáveis pela isquemia por compressão dos vasos sanguíneos e dor, que aumentam a contração.

A crepitação responde bem a uma órtese para abrir, manter aberta ou reposicionar a mandíbula. Os sintomas do trancamento da articulação podem ser reduzidos pela manipulação através da mobilização ativo-passiva da articulação, mantendo-se a boca aberta com os dedos e imprimindo-se uma força de cisalhamento ao ângulo da mandíbula para a frente.

ESPONDILITE ANQUILOSANTE

É uma doença inflamatória que incide com maior freqüência em adolescentes ou adultos jovens do sexo masculino e acomete essencialmente as articulações axiais (sacroilíacas, intervertebrais e costovertebrais) e acessoriamente as periféricas. A incidência é três vezes maior nos homens do que nas mulheres.

ETIOLOGIA

A causa não é ainda conhecida, contudo, relaciona-se com as espondiloartropatias, e estas têm um padrão genético devido à existência de um marcador genético comum, o HLA-B27, encontrado na maioria dos pacientes.

Admite-se que a doença pode ser desencadeada por fatores precipitantes tais como colite ulcerativa ou outras doenças (infecções urogenitais, microtraumatismos, exposição continuada a condições climáticas desfavoráveis) em indivíduos geneticamente predispostos. A doença poderia ser assim perpetuada por alguma forma de mecanismo imunopatológico ainda não identificado.

A EA ataca principalmente a bacia (articulações sacroilíacas) e a coluna vertebral (articulações interapofisárias e costotransversárias), e quase de forma simultânea. Na fase evolutiva final as articulações sacroilíacas apresentam anquilose de tal forma completa que se estabelece uma ponte óssea entre o ilíaco e o sacro, desaparecendo assim a funcionalidade da articulação.

Em sua evolução na coluna vertebral, o processo patológico expande-se em sentido caudocranial e alcança a coluna cervical, ao nível da articulação entre a segunda e terceira vértebras cervicais, que acaba por ficar também anquilosada. Entretanto, além disso, são também comprometidos pelo processo patológico os discos e os ligamentos paravertebrais, assim também as articulações periféricas e até mesmo as vísceras.

No estágio final das alterações que ocorrem nos discos intervertebrais, pode-se observar a formação de uma estrutura há muito conhecida como "coluna de bambu".

QUADRO CLÍNICO

Os sintomas se originam no aparelho osteoarticular afetado ou fora dele. Na área do aparelho osteoarticular, os primeiros sintomas dolorosos resultam do comprometimento da coluna vertebral e da bacia, mas podem advir também de uma artrite periférica isolada que atinge os joelhos ou as coxofemorais.

A queixa mais freqüente são as dores ao longo da coluna vertebral, sobretudo na região lombossacra ou na região pélvica, irradiando-se para os membros inferiores. mais acentuadas no final da noite ou ao amanhecer. Outros sintomas são: ciática bilateral; talalgia, um dos primeiros sintomas da doença; dor em outras regiões do pé. São complicações ou associações da espondilite anquilosante: insuficiência aórtica, irite, colite ulcerativa, infecções genitais, psoríase, síndrome de Reiter, luxação atlantoaxóidea, amiloidose secundária, síndrome da cauda eqüina, fraturas vertebrais.

EXAME FÍSICO

A limitação dos movimentos da coluna ou das coxofemorais torna-se patente logo no início da doença. Num estágio mais avançado, o que primeiro chama a atenção é o encurvamento da coluna e a cabeça projetada para a frente e para baixo. Notam-se perfeitamente: ausência da lordose lombar, aumento da cifose dorsal e também da coluna cervical, báscula posterior da pelve, extensão das coxofemorais e leve flexão dos joelhos. Eventualmente observa-se também uma escoliose, o paciente sentado apenas sobre uma nádega, devido à presença de entesopatia sobre ossos ilíacos e tuberosidades isquiáticas, ou o paciente sentado inclinado para trás, evitando apoiar-se sobre as duas nádegas.

TRATAMENTO

- O tratamento medicamentoso baseia-se na administração de antiinflamatórios não-hormonais (AINH), eventualmente corticosteróides. A indometacina parece ser de grande utilidade.

- Uma vez confirmado o diagnóstico, o paciente deve ser informado sobre a natureza e a cronicidade de sua doença e sobre a necessidade de um tratamento regular e disciplinado. O apoio psicológico é importante, tendo-se em vista que a maioria dos pacientes é constituída de pessoas jovens e que terão de renunciar, por vezes, a muitos hábitos e atividades e até a uma atividade profissional.

- A doença requer a utilização de vários recursos para combater a dor, as contraturas, evitar deformidades e atrofias e conservar as funções musculares.

- Ademais, é preciso prevenir as alterações posturais e orientar o adequado posicionamento no leito, oferecer apoio psicológico e tratar os possíveis distúrbios respiratórios.

Em suma, estão em jogo, principalmente, os seguintes problemas: dor, contraturas, atrofias, deformidade e limitação da mobilidade da coluna vertebral, alterações psicológicas e distúrbios do aparelho respiratório.

Os recursos terapêuticos utilizados são os antiinflamatórios, a termoterapia e os exercícios, a correção postural e o apoio psicológico. Outros cuidados incluem a prescrição de repouso, do posicionamento correto no leito e a atenção às infecções (intercorrentes) respiratórias e genitais no homem.

FISIOTERAPIA

A termoterapia tem indicação no alívio da dor e envolve a administração de diatermia ou ultra-som sobre a coluna vertebral, a articulação coxofemoral ou outra região dolorosa. Estes mesmos agentes contribuem para reduzir as contraturas musculares.

Cinesioterapia

Cabem aqui especialmente os exercícios para manter a correção postural e a mobilidade da coluna vertebral e prevenir contraturas. Os exercícios respiratórios são de grande valia, em vista das complicações broncopulmonares.

Repouso

É necessário, mas deve ser relativo. É preciso evitar excessos físicos. Em geral, os pacientes devem repousar 1 ou 2 horas durante o dia. Nas formas mais ativas da espondilite, uma grande restrição das atividades físicas é recomendada.

Correção postural

A espondilite é potencialmente deformante. Por esta razão, é preciso que o doente procure adotar posturas corretas para evitar as deformidades. Seria interessante obedecer às seguintes recomendações: evitar atitudes de flexão do tronco e da cabeça; adotar boa postura para dormir, evitando a posição fletida do tronco; usar travesseiro de altura moderada; praticar natação em piscina aquecida ou uma atividade esportiva semelhante que demande extensão da coluna vertebral; adotar postura correta em todos os momentos.

Problemas respiratórios

Atenção médica importante deve ser dispensada às infecções respiratórias e genitais masculinas. Tendo em vista a grave hipercifose, a correção pela cirurgia poderia ser a solução. Contudo, ela se acompanha de sérios inconvenientes, em face das complicações sobre a medula espinhal. Até mesmo a artroplastia da coxofemoral pode trazer problemas devidos ao aparecimento das calcificações ectópicas.

Em princípio, eis o resumo de um esquema essencial de tratamento para a espondilite anquilosante:

A) Diminuir o movimento da coluna vertebral e de outras articulações. Atividade física reduzida.

B) Exercícios de alongamento e fortalecimento. Os alongamentos devem ser feitos duas vezes ao dia, visando principalmente às grandes articulações (ombros quadris), e incluem também movimentos de extensão da coluna vertebral. Os exercícios de fortalecimento dirigem-se sobretudo aos músculos dos ombros, dos quadris e da coluna vertebral.

C) Boa postura. Envolve dormir em colchão de consistência firme, sem travesseiro. Se possível, o paciente deve deitar em posição pronada (barriga para baixo) durante 20 minutos duas vezes ao dia.

FIBROMIALGIA

A síndrome miofascial é uma patologia muscular regional que se manifesta pela dor aguda ou crônica causada pelos chamados "pontos-gatilho" (PGs), em atividade no músculo ou na fáscia.

Os "pontos-gatilho" podem estar latentes ou em atividade. No segundo caso, constituem um foco de irritabilidade do músculo ou da fáscia e são responsáveis por um padrão de "dor referida" específico para cada músculo.

A fibromialgia é um distúrbio dos mecanismos serotonérgicos da modulação da dor e tem por critérios diagnósticos a ocorrência de dor à palpação digital em 11 dos 18 pontos referidos a seguir: suboccipital, processos transversos de C5-C6, trapézio, supra-espinhoso, junção costocondral da 2ª costela, epicôndilos, glúteos, trocanter femoral, joelhos em sua face medial. A dor é generalizada nos lados direito e esquerdo do corpo.

QUADRO CLÍNICO

Os sintomas fundamentais da fibromialgia são: dor, sensação de fadiga, cefaléia, dor abdominal difusa e freqüência urinária.

Os pacientes com fibromialgia crônica se queixam de dor e desconforto recorrentes na mesma região desencadeados por uma atividade física ou tensão emocional. A dor pode ser espontânea ou provocada pelo movimento, determina restrição da amplitude dos movimentos, reduz a força muscular, é dolorosa à palpação do "ponto-gatilho".

O quadro doloroso varia de acordo com a evolução da afecção e pode ser dividido em três fases:

- *Fase I*: que resulta de um "ponto-gatilho" hiperirritado; a dor é constante e profunda. Em repouso ocorre apenas "dolorimento".
- *Fase II*: é provocada por um PG pouco irritado; a dor manifesta-se somente em certos movimentos.
- *Fase III*: existem apenas PGs latentes; o paciente queixa-se somente de "dolorimento", desconforto e restrição dos movimentos.

Os aspectos clínicos a merecer maior atenção estão citados a seguir: desacordo entre os sintomas, a incapacidade e os achados objetivos; ausência de fraqueza muscular; hipersensibilidade ao rolar da prega cutânea e os locais não-hipersensíveis: regiões frontal, do antebraço distal e da cabeça do perônio.

Os achados clínicos não são importantes. O principal sinal se traduz pela presença de múltiplos locais de hipersensibilidade dolorosa que submetidos a pressão firme causam resposta de fuga. Contudo, o exame físico pode revelar tensão de faixas musculares que se mostram endurecidas à palpação.

Os locais comuns de "pontos-gatilho" são: parte inferior da coluna cervical, parte inferior da coluna lombar, músculo suboccipital, parte medial do supra-espinhoso, parte medial do trapézio superior, inserção do peitoral máximo, epicôndilo lateral, glúteo médio, grande trocanter, almofada adiposa do joelho.

FISIOPATOLOGIA

Baseia-se no estudo de três fatores: a dor "referida", a natureza do "ponto-gatilho" e da banda muscular tensa e a causa da hipersensibilidade do "ponto-gatilho". A dor referida e a hipersensibilidade dos "PGs" são devidas à excitação dos nocirreceptores e à alteração da microcirculação local. Quanto à tensão da banda muscular, não se trata de espasmo muscular, mas de contratura dolorosa.

TRATAMENTO

Não existe tratamento específico para a fibromialgia. A maioria dos pacientes espera uma explicação pessimista para seus sintomas. "A única intervenção importante é uma explicação compreensiva", tranqüilizando-o de que ele não é portador de câncer, inflamação ou lesão estrutural.

Contudo, o doente precisa ser ajudado, e uma forma de tratamento usada em nosso meio baseia-se em três pontos: inativação dos "PGs", reeducação postural do paciente e remoção de fatores perpetuantes da afecção.

A inativação dos "PGs" pode ser alcançada mediante a associação de exercícios de alongamento ativos e passivos e reeducação postural; massagens, acupuntura, TENS, ultra-som, calor úmido, compressas de gelo; aerossol congelante; infiltração anestésica dos PGs.

Para envolver o próprio doente no tratamento é interessante explicar que a dor pode ser reduzida mediante a prática de medidas simples: períodos curtos de repouso, alongamentos lentos, atividades físicas leves e administração de calor local.

BURSITES E TENDINITES

Bursite é a inflamação de uma bolsa serosa. A bolsa é uma cavidade em forma de saco que contém um líquido viscoso situada em determinados sítios anatômicos onde pode ocorrer fricção. A bursite pode desenvolver-se no punho, cotovelo, ombro, coxofemoral, joelho, pé.

BURSITE SUBACROMIAL

Estudada em Ombro Doloroso.

BURSITE TROCANTERIANA

É a inflamação de uma ou mais bolsas localizadas na inserção dos músculos glúteos no trocanter maior do fêmur. A dor pode ser inicialmente confundida com o acometimento do grande ciático ou a artropatia coxofemoral.

Etiologia

O microtrauma crônico se afigura o agente mais comum na gênese desta bursite (paciente que permanece em decúbito lateral em superfície dura).

Quadro clínico

O início é via de regra insidioso, podendo ou não ser precedido de trauma. Costuma ser muito dolorosa. A queixa do paciente localiza-se na face lateral do quadril e coxa do lado afetado.

Ao exame físico não há queixa de dor aos movimentos de flexão e extensão da coxa. Contudo, a dor aparece quando se pressiona a região trocanteriana ou se realizam movimentos de rotação externa e abdução da articulação. Observa-se também sensibilidade dolorosa sobre a região da grande tuberosidade trocanteriana. Piora com a marcha.

Tratamento

- *Na fase aguda*: recomendam-se repouso relativo, aplicações de gelo durante 15 minutos 4 a 6 vezes ao dia; antiinflamatórios não-esteróides e analgésicos.
- *Na fase crônica*: aplicações diárias de OC ou ultra-som, exercícios da articulação coxofemoral, infiltração com corticosteróide e lidocaína.

BURSITE PRÉ-PATELAR

A bursite pré-patelar é a inflamação da bolsa superficial situada entre a pele e a patela ou o tendão patelar. Resulta geralmente de traumatismos repetidos (hábito de ajoelhar-se, de genuflexões). A afecção é acompanhada de dor à pressão e discreto aumento de volume.

Tratamento

Consiste em administrar antiinflamatório não-esteróide, gelo, repouso e evitar pressões sobre a área inflamada. Em certos casos, considerar a conveniência de aspiração por agulha ou infiltração de corticosteróide de mistura com lidocaína.

BURSITE CALCANEANA

Trata-se de uma inflamação da bolsa localizada na inserção calcaneana do tendão-de-aquiles. A sintomatologia é semelhante à bursite do joelho. Observam-se sensibilidade dolorosa, inchação e vermelhidão ao nível da parte posterior do calcanhar.

Tratamento

- Compreende a administração de antiinflamatório não-esteróide (AINS).
- Aplicação de gelo.
- Em casos resistentes, infiltração com solução de lidocaína e corticosteróide.
- Suprimir o uso de sapato que traumatize o calcanhar.

COTOVELO DE TENISTA (EPICONDILITE LATERAL DO COTOVELO)

Cotovelo de tenista ou tendinite do cotovelo é um termo geral freqüentemente empregado para designar as afecções traumáticas dolorosas do cotovelo, não apenas daqueles que praticam o tênis mas igualmente dos praticantes de esgrima, golfe, pólo e até trabalhadores manuais, tais como metalúrgicos, tecelões, massagistas e artistas refinados como os pianistas. A referida afecção é devida a uma lesão do extensor radial curto do carpo ao nível do epicôndilo lateral. A disposição anatômica destes músculos propicia a atuação de grande quantidade de força num pequeno ponto de inserção, causando rupturas fibrilares e determinando inflamação.

Nos casos graves podem ocorrer ruptura da inserção dos músculos extensores ou rupturas fibrilares do ligamento anular, deslocamento anterior da cabeça do rádio, encarceramento do nervo musculocutâneo e até fratura osteocondral da cabeça do rádio.

QUADRO CLÍNICO

O foco da lesão localiza-se sobre uma pequena área fixa do cotovelo: ponto de inserção dos extensores do antebraço (músculos longo supinador, radiais, extensor comum dos dedos, extensor próprio do 5º dedo e ulnar posterior).

Sintomas

Dor no cotovelo, principalmente aos movimentos contra-resistência de supinação do antebraço e extensão do punho. A dor é máxima quando se pressiona a proeminência óssea do epicôndilo lateral. Pode ocorrer também dor espontânea, que interfere com as atividades normais e o sono.

TRATAMENTO

Supressão temporária das atividades esportivas ou laborais relacionadas com a afecção em causa; imobilização do punho em ligeira extensão na fase de dor aguda; gelo ou calor superficial ou profundo, ultra-som subaquático; massagem suave com geléia antiinflamatória. Recomendam-se o alongamento excêntrico e fortalecimento dos músculos extensores do punho, correção ergonômica no trabalho, uso de braçadeira de contraforça.

Em alguns casos indicam-se a medicação antiinflamatória e a infiltração com corticosteróide.

OSTEOPOROSE

A osteoporose é uma doença osteometabólica localizada ou generalizada que se caracteriza por redução progressiva do volume ósseo e modificações da arquitetura trabecular, donde resultam um estado de fragilidade óssea e maior risco de fraturas.

ETIOLOGIA

A osteoporose se estabelece de forma localizada ou generalizada. A osteoporose generalizada tem causas primárias e secundárias.

1. Causas primárias:
   - ❑ Tipo I (pós-menopausa).
   - ❑ Tipo II (senil), idiopática, hereditária.
2. Causas secundárias:
   - ❑ Endocrinopatias, tumores, doenças gastrointestinais crônicas, imobilização prolongada induzida por drogas, doenças reumáticas, doenças renais crônicas, outras.

A osteoporose localizada tem as seguintes causas: imobilização prolongada, neurorreflexia, tumores, reação inflamatória localizada.

Osteoporose generalizada

▪ Primária

A osteoporose tipo I ou pós-menopausa mostra-se de alta reabsorção óssea, em função de uma intensa atividade osteoclástica relacionada com a insuficiência estrogênica do climatério.

Afeta com maior evidência o osso trabecular. Havendo na coluna maior número de trabéculas, este segmento ósseo torna-se mais suscetível a fraturas.

A osteoporose tipo II ou senil caracteriza-se pela reabsorção óssea normal ou levemente aumentada devido a uma atividade osteoblástica diminuída. Incide em homens e mulheres acima dos 70 anos. Acomete tanto o osso trabecular como o vertical e por este motivo faculta a ocorrência de fraturas da coluna vertebral, da pelve, dos ossos longos, costelas, quadril e punho.

- **Secundária**

A osteoporose secundária relaciona-se com apreciável número de condições mórbidas primárias responsáveis por distúrbios da absorção intestinal de cálcio ou com hipoestrogenismo precoce.

QUADRO CLÍNICO

O quadro clínico da osteoporose caracteriza-se por alguns aspectos peculiares: é mais freqüente nas mulheres acima dos 50 anos; compromete com mais freqüência a parte axial do esqueleto sem poupar a parte apendicular; exibe a presença de vértebras bicôncavas e possíveis fraturas vertebrais por compressão.

Sinais físicos

Devem ser mencionadas a deformidade vertebral ou de osso periférico, a diminuição da altura do paciente, as fraturas de ossos periféricos, impotência funcional e transparência óssea exagerada aos raios X.

- *A deformidade vertebral* se caracteriza essencialmente pela cifoescoliose dorsal baixa, que aparece de forma progressiva na face inicial da doença. Ao cabo de certo tempo, o paciente desenvolve uma corcunda, em razão da adaptação da coluna às microfraturas de T7 e T8.
- *A diminuição da altura do paciente* é causada pelas microfraturas trabeculares na região superior da coluna torácica associadas aos colapsos por fratura de vértebras dorsais inferiores e lombares superiores.
- *As fraturas de vértebra* atingem mais freqüentemente T12 e L1; a fratura do fêmur ocorre preferentemente no colo; outros locais: epífise inferior do rádio e muito raramente a extremidade superior do úmero.

Sintomas

Constitui sintoma de maior relevo a dor nas costas, aguda ou moderada. A dor aguda pode ser cruciante e é causada por fratura de corpo vertebral (com maior freqüência T12, L1) após pequeno trauma (o esforço de abrir uma janela, rodar o tronco). A dor irradia-se para os flancos, agrava-se com a tosse, o espirro, o esforço para defecar etc.

A dor moderada é provocada por microfraturas trabeculares. Manifesta-se apenas como "desconforto" na coluna vertebral, é aliviada eventualmente pelo repouso e agravada pela posição de pé ou pelo esforço físico.

Outras queixas apresentadas pelo paciente incluem principalmente: limitações físicas, fadiga desproporcional ao esforço despendido, dificuldade para carregar peso, para andar e se abaixar, restrição ou redução da capacidade para realizar atividades domésticas, medo de cair, medo de fratura, restrição no nível social.

PREVENÇÃO

A orientação para prevenir a osteoporose baseia-se na experiência clínica e nos conhecimentos acumulados a respeito do assunto. De início, considera-se importante a acumulação do patrimônio ósseo. Desde a infância os indivíduos devem receber dieta rica em cálcio e habituar-se aos exercícios físicos. Esta recomendação se fundamenta no princípio de que uma musculatura bem-desenvolvida induz a formação de ossos mais fortes através do efeito piezoelétrico.

No tocante aos idosos, muita atenção deve ser prestada à dieta, à exposição ao sol e à prática de exercícios físicos individualizados para cada idade. Aditar a esses cuidados a prevenção de quedas, tendo em vista que esses pacientes, ao lado da desmineralização óssea, apresentam perda da força muscular e maior risco de cair. Exercícios apropriados poderão reduzir apreciavelmente este problema.

O condicionamento cardiovascular, o tratamento da dor aguda e da dor crônica, a reeducação respiratória são outros tantos motivos de atenção. Assim também o uso de calçados, bengalas ou órteses para prevenir quedas.

Ao lado da dieta adequada no tocante ao cálcio, a exposição ao sol é uma providência que não pode ser descurada. A reposição hormonal ocupa aqui papel muito importante nas mulheres que desenvolvem menopausa precoce e nos homens com hipogonadismo.

Nessas condições, cabem aqui as medidas voltadas para a prevenção secundária e a atenção para os problemas clínicos apresentados. Sobre esta tela, inscrevem-se com maior relevo os cuidados para a limitação da osteoporose, para a prevenção de quedas, melhora da flexibilidade corporal, da coordenação motora, do equilíbrio e do condicionamento cardiovascular e o tratamento das incapacidades já mencionadas.

TRATAMENTO

Deve-se reconhecer a evidência dos efeitos benéficos dos exercícios e das atividades físicas na osteoporose, mas o tratamento não pode limitar-se à cinesioterapia e ao alívio da dor. Estão em jogo no paciente as limitações físicas, a fadiga desproporcional ao esforço, a dificuldade para carregar peso, para andar e se abaixar, as restrições para a execução das AVDs, as alterações respiratórias, a alteração postural da coluna vertebral, o desfavorável estado emocional provocado pelo medo de cair e de sofrer uma fratura e as restrições às atividades sociais. Tais problemas só encontrarão adequado tratamento sob uma visão clínica e reabilitatória.

Exercícios físicos

Alguns pontos básicos devem ser antes postos em tela: 1) recomendar um programa regular de atividades físicas; 2) caminhadas de 20 minutos e subir escadas em posição ereta (usando calçado adequado); 3) natação.

Resumidamente, os exercícios que devem ser executados metodicamente são:

- Exercícios de extensão da coluna vertebral associados com exercícios isométricos para reduzir a lordose lombar.
- Exercícios isométricos de fortalecimento da musculatura abdominal.
- Exercícios com pesos para fortalecimento muscular dos membros (aumentar 250 g a cada 20 dias, mas não exceder 2 quilos).
- Exercícios a serem evitados na osteoporose vertebral: exercícios de impacto e sobrecarga articular.

Recomendações acerca da dor, das fraturas e do repouso

- Reduzir ao mínimo o período de tempo de imobilidade após qualquer traumatismo, no pós-operatório ou durante uma doença.
- Durante períodos de imobilização obrigatória, administrar diariamente:
    - trabalho muscular isométrico dos diferentes grupos musculares, especialmente dos paravertebrais;
    - ortostatismo diário durante pelo menos 2 horas, divididas em quatro períodos de 20 a 30 minutos (na medida do possível).
- Conduta nos surtos dolorosos da osteoporose após uma fratura.
- Imobilização em leito ortopédico.
- Exercícios isométricos dos músculos da ereção da coluna vertebral.
- Exercícios respiratórios; termoterapia.
- Mobilização passiva dos membros contra leve resistência.
- Caso seja possível, providenciar:
    - ortostatismo progressivo precoce;
    - reeducação respiratória e talvez hidroterapia quente.

Prevenção e tratamento da osteoporose localizada

Durante todo o período de imobilização administram-se: massagem circulatória, exercícios ativos corporais, contrações musculares isométricas e isotônicas.

POLIMIALGIA REUMÁTICA

É uma condição clínica freqüentemente relacionada com a grave arterite de células gigantes. A incidência é maior em indivíduos da raça branca e afeta mais mulheres do que homens com idade acima dos 50 anos. A média de idade do início da doença é de 70 anos. As enzimas são normais nos músculos. O EMG e a biopsia são normais.

ETIOLOGIA

Ainda é desconhecida a causa da polimialgia reumática. Especula-se que a doença esteja ligada a algum fator relacionado com o envelhecimento associado a um fator genético e a anormalidades do sistema imunológico.

Os achados revelam processo inflamatório da sinovial e de outros tecidos articulares.

QUADRO CLÍNICO

O início é via de regra insidioso, e as manifestações clínicas caracterizam-se por polimialgias e artralgias simétricas que envolvem as costas, os ombros, o pescoço, as coxas e a cintura pélvica. Podem ocorrer febre, indisposição e perda de peso.

A dor e a rigidez são mais intensas após prolongados períodos de repouso, tal como acontece após o despertar pela manhã.

A este quadro clínico associam-se freqüentemente sensação de fadiga, perda de peso, indisposição e depressão, donde resulta um estado de incapacidade e de alterações psicológicas.

O exame físico dos músculos e das articulações é via de regra completamente normal, o que propicia o diagnóstico de doença funcional. Não se observa redução da amplitude de movimento das articulações. Nos casos avançados ocorre atrofia muscular das extremidades superiores e inferiores, secundária à imobilidade adotada pelo paciente para minorar a dor.

Entre os exames laboratoriais, o que se encontra de mais importante é o elevado aumento da velocidade da hemossedimentação.

A análise do líquido sinovial revela acima de 21.000 células por ml.

A artroscopia mostra evidência de sinovite. A ocorrência de moderada proliferação sinovial e de inflamação crônica significa polimialgia menos intensa.

TRATAMENTO

Tem por objetivo aliviar a dor e a rigidez. A medicação de escolha são os corticosteróides (prednisona) em baixas doses (10 a 20 mg), que trazem melhora efetiva de todo o quadro clínico em breve espaço de tempo. A duração do tratamento varia entre 6 meses e 2 anos.

Os antiinflamatórios não-esteróides têm também indicação, mas sua eficácia é parcial e revela-se em apenas 20% dos pacientes.

FISIOTERAPIA

Alcançada a melhora da sintomatologia dolorosa e da rigidez, o paciente retoma suas atividades anteriores e acrescenta um programa de exercícios leves e a seguir moderados. Os exercícios são feitos diariamente, sem carga para as articulações mas em dose suficiente para desenvolver massa muscular.

POLIMIOSITE

A polimiosite é uma doença do músculo estriado resultante de várias causas. Tem início agudo ou subagudo e evolui com possíveis intervalos de melhoras dos sintomas. Sua característica típica é a infiltração dos músculos por linfócitos. Pode ocorrer isoladamente ou como parte de uma doença sistêmica, especialmente uma doença vascular do colágeno.

É uma doença pouco freqüente em nosso país. Acomete adultos e crianças, mas é predominante em indivíduos com idade acima de 40 anos.

ETIOLOGIA

A polimiosite é considerada uma doença auto-imune relacionada com distúrbio da imunidade celular. A associação com as doenças vasculares do colágeno reforça esta probabilidade. A natureza dos antígenos ou da aberração imunológica é desconhecida.

Devido à semelhança da evolução e do acometimento muscular, a polimiosite e a dermatomiosite são consideradas juntas. Contudo, há diferenças: a dermatomiosite é homogênea e só raramente está associada a outra causa conhecida além do carcinoma, enquanto a polimiosite se associa geralmente a alguma outra doença sistêmica.

A polimiosite é freqüentemente uma manifestação de doença vascular do colágeno, enquanto a dermatomiosite quase nunca se associa a uma doença vascular do colágeno, além da esclerodermia; a polimiosite é rara antes da puberdade, a dermatomiosite pode ocorrer em todas as idades, incluindo a infância; a miopatia da polimiosite é menos grave do que a da dermatomiosite; a miopatia sem erupção cutânea apresenta menor tendência a associar-se a neoplasia maligna do que a dermatomiosite.

QUADRO CLÍNICO

Os sintomas se assemelham aos de uma miopatia que acomete a musculatura proximal dos membros e se traduzem por dificuldade para subir escadas, levantar de uma cadeira baixa, erguer pacotes, exercer atividades com os braços acima da cabeça.

O paciente pode encontrar dificuldade em manter a cabeça ereta devido à fraqueza dos músculos do pescoço. Estando poupados os músculos distais, é possível ao paciente executar atividades manuais. As pálpebras e os músculos oculares também estão poupados. Pode ocorrer disfagia, mas não se observa disartria. Podem ocorrer também artralgia e sintomas de Raynaud. Raramente a respiração é afetada.

Em alguns casos observam-se acometimento intersticial pulmonar, fibrose pulmonar, miocardite. Os sintomas podem persistir durante anos e depois evoluir para um estado quiescente.

DIAGNÓSTICO

Constituem elementos essenciais para o diagnóstico da polimiosite: fraqueza muscular simétrica e os dados laboratoriais a seguir: eletromiografia com padrão miopático, elevação da creatinocinase e a presença de inflamação na biopsia muscular.

A eletromiografia é de importância diagnóstica e oferece três informações valiosas:

1. Potenciais miopáticos de pequena amplitude.
2. Aumento da irritabilidade da membrana (irritabilidade insercional, fibrilações espontâneas e ondas positivas).
3. Descargas de alta freqüência.

TRATAMENTO

A polimiosite é tratada com corticosteróides e substâncias imunossupressoras. A cinesioterapia pode ter indicação, mas implica a necessidade de moderação e só para algumas particularidades da doença.

Até passado recente, os exercícios terapêuticos não eram recomendados devido ao receio de causar inflamação muscular. Há alguns anos, observou-se que a realização de exercícios isométricos é benéfica, pois aumenta a força muscular de pacientes com miosite inativa instável ou inativa e não induz a elevação sustentada da creatinocinase. Com base nessa conclusão, compreendeu-se portanto que é aceitável administrar em pacientes com polimiosite ativa estável ou crônica um esquema de exercícios isométricos obedecendo as seguintes especificações: seis a dez contrações isométricas, durando cada uma 6 segundos, seguidas de repouso de 20 segundos entre cada contração.

Principais músculos a serem exercitados: deltóides, bíceps, adutores e extensores das coxas, quadríceps. Nos pacientes com polimiosite ativa, estável ou crônica têm indicação também os exercícios isotônicos com pesos de 500 gramas três vezes por semana, além de exercícios aeróbicos de baixo nível em piscina. Outra forma de cinesioterapia são os exercícios de alongamento moderado.

DOENÇA DE PAGET

A doença de Paget é um distúrbio localizado de remodelação óssea que aparece depois dos 50 anos de idade e afeta tanto as pessoas do sexo feminino como do masculino. Os homens têm uma probabilidade 50% maior de apresentar a doença do que as mulheres.

A doença de Paget é de evolução lenta, de causa desconhecida, caracterizada por hipertrofia e deformação de certos ossos. As lesões encontram-se disseminadas mas não difusas. Podem localizar-se no ombro: clavícula, omoplata; braço: úmero; antebraço: rádio, ulna; região pélvica e sacroilíaca: fêmur, pelve; perna: perônio e tíbia; pé. Mas poderão atingir apenas uma única região, um pequeno osso. Certas zonas dos ossos afetados poderão permanecer intactas. O crânio pode aumentar de tamanho, alterando as feições do paciente pela proeminência da fronte e das sobrancelhas.

Existem também a doença de Paget mamária e a extramamária, que não serão estudadas aqui.

ETIOLOGIA

A etiologia continua mal esclarecida. O componente genético é significativo e possui herança autossômica dominante.

O processo tem início por aumento acentuado da reabsorção óssea mediada pelos osteoclastos, subseqüente aumento de formação óssea resultando num tecido altamente desorganizado, sem a estrutura lamelar habitual. Ocorrem aumento do volume do osso, menor compactação e maior risco de fraturas e de deformidades.

A doença incide preferencialmente na população caucasiana e é mais comum na Europa, EUA e Austrália.

QUADRO CLÍNICO

A maioria dos casos é assintomática, e a doença é descoberta acidentalmente em exames radiológicos ou achados de fosfatase alcalina elevada.

Contudo, em certos casos podem ocorrer dores ósseas profundas e compressões de nervos espinhais ou periféricos pelo aumento do volume do osso. Ademais, uma osteoartrite dolorosa pode desenvolver-se nas articulações adjacentes.

As deformações são mais encontradas nos membros inferiores (encurvamento da tíbia), no crânio (saliência da bossa frontal) e na raque (hipercifose dorsal).

A complicação mais comum se traduz por fraturas transversais incompletas dos ossos de carga (fissuras) que se consolidam rapidamente. Em sua localização vertebral, a doença de Paget manifesta-se principalmente por dor lombar crônica com ou sem comprometimento radicular. Se houver lesão lombar surge ciatalgia uni ou bilateral sugestiva de protrusão discal; se a lesão assesta-se na coluna torácica, a dor poderá irradiar-se para o tórax ou abdome.

A imobilização do osso fraturado na doença de Paget é problemática porque faz cessar o estímulo para a formação óssea, e a destruição óssea não cessa. A osteoporose pode ser intensa.

TRATAMENTO

A administração de medicamentos limita-se aos pacientes que apresentam dor intensa, fraqueza muscular ou paralisia.

A aspirina ou outros agentes antiinflamatórios não-esteróides ajudam a combater a dor. Substâncias tais como o bifosfonato, etidronato, pamidronato ou calcitonina podem ser usadas para retardar a evolução da doença.

Casa haja encurtamento de um membro inferior, o uso de salto apropriado pode ser útil para melhorar a marcha.

COCCIGODINIA

A coccigodinia é uma síndrome dolorosa crônica de intensidade variável que se localiza na articulação sacrococcigiana e tem localização subjetiva imprecisa. Afeta de preferência pessoas do sexo feminino (90% dos casos), nas quais alcança uma incidência apreciável entre os 20 e os 50 anos de idade.

Os estudos da fisiopatologia da coccigodinia não revelam alterações articulares inflamatórias e são normais os tecidos conjuntivo e ósseo.

Para muitos especialistas, a coccigodinia é uma síndrome psicógena e pode ser incluída no grupo das acroparestesias noturnas da perda de força nos membros, das dores hemicorporais etc., mas aconselham cautela no diagnóstico destas alterações.

ETIOLOGIA

A coccigodinia pode ser causada por microtraumatismos, trabalho de parto, microtraumatismos, conflito discal de L5-S1.

Causas diretas como uma queda sobre as nádegas ou um traumatismo obstétrico podem lesar os ligamentos sacrococcígeos.

As lesões lombossacras (espondilolistese, vg) podem gerar dor coccigiana.

QUADRO CLÍNICO

Existem casos em que as dores podem ser agudas e tornar-se crônicas se não forem tratadas adequadamente. Em geral, a dor, que se instala após um traumatismo de uma queda sobre as nádegas, irradia-se para o cóccix e para o períneo. Sua intensidade e persistência são variáveis, e ocorre exacerbação na posição sentada sobre superfícies duras.

O exame clínico deve incluir o toque retal, em que é comum o achado de hipertonia dos músculos do assoalho pélvico e miofascialgia traumática confirmada pela existência de "pontos-gatilho". De fato, há referência a espasmo dos músculos coccígeos em mais de 90% das pacientes, ocorrendo a mesma coisa no músculo piriforme em quase 100% das vezes.

TRATAMENTO

A afecção revela tendência para a cura espontânea. Persistindo a sintomatologia, o tratamento é essencialmente clínico e deve compreender: repouso, balneoterapia, técnica de manipulação de Maigne, massagens relaxantes das regiões lombossacra e intra-retal, relaxamento neuromuscular e acupuntura.

- *O repouso* deve ser recomendado especialmente nos casos em que haja ocorrido traumatismo na posição sentada.

- *A balneoterapia* é administrada mediante banhos de assento com água quente.
- *As técnicas de manipulação de Maigne* feitas na região coccigiana e/ou na região lombossacra podem ser valiosas.
- *As massagens* podem ser úteis de duas formas: *a massagem intra-retal dos músculos pericoccigianos* e a *massagem relaxante da região lombossacra.*
- *Técnicas de relaxamento neuromuscular corporal.*
- Eventualmente, dão bom resultado as *infiltrações locais de "pontos-gatilho" com uma solução de um anestésico e um esteróide.*

TRATAMENTO CIRÚRGICO

Só é aceitável em casos excepcionais em que os sintomas perturbam a vida da paciente.

HEMOFILIA

A hemofilia é uma doença rara, vitalícia, de tratamento complexo e custoso. Apresenta gravidade variável, mas os pacientes não parecem doentes.

A hemofilia é uma doença hemorrágica hereditária por déficit de um fator plasmático da coagulação transmitido pela mulher. Somente os filhos homens são atingidos. A doença manifesta-se usualmente na época em que a criança dá os primeiros passos, ao surgirem os dentes de leite, quando sobrevêm as quedas, os hematomas subcutâneos, as hemorragias gengivais.

A primeira hemartrose importante costuma ocorrer entre 12 e 18 meses de idade e, como as seguintes, é provocada por um traumatismo, ou aparece espontaneamente. A princípio, são freqüentes, espaçando-se depois à medida que o paciente se adapta a condições de menor risco de se machucar.

São motivos de consideração desta doença as particularidades a seguir:

- Variabilidade e gravidade.
- Complexidade.
- Necessidade de tratamento especializado.
- Facilidade de acesso a suprimento sanguíneo.
- Incidência de HIV.
- Necessidade de tratamento refinado em muitos casos.

CLASSIFICAÇÃO DOS TIPOS DA HEMOFILIA

São três os tipos mais comuns de hemofilia:

1. **Tipo A**: a conhecida hemofilia clássica caracterizada pela ausência do fator VIII de coagulação ou globulina anti-hemofílica.
2. **Tipo B**: também conhecida como doença de Christmas, em que está ausente o fator hemofílico B ou fator IX.
3. **Tipo C**: uma forma de hemofilia determinada pelo gene autossômico dominante, não relacionado com o sexo. O fator ausente é o PTA.

Na terminologia da classificação dos pacientes, usam-se a letra H (maiúsculo) para representar o gene para a normalidade e o h (minúsculo) para representar o gene recessivo, causador da hemofilia. O quadro a seguir expõe as especificações.

Fenótipos	*Genótipos*
Homem normal	xHy
Homem hemofílico	xhy
Mulher normal	xHxH
Mulher portadora	xHxh
Mulher hemofílica	xhxh

QUADRO CLÍNICO

A doença começa geralmente desde a infância, antes dos 3 a 6 meses de idade, e torna-se evidente quando a criança começa a caminhar ou a surgir os primeiros dentes, a cair, a sofrer os primeiros traumatismos. Manifesta-se essencialmente por sangramentos ou hemorragias, que podem ser precoces, espontâneos, ou provocados por traumatismo. Estas hemorragias podem ser: externas, precoces e repetidas; musculares (podem acometer músculos profundos, como o psoas, ou músculos superficiais, como o glúteo máximo); hemartroses, nas articulações do joelho, cotovelo etc.; e vasculares (intestinais, hematêmeses, hemoptises).

A intensidade e a gravidade da hemorragia são muito semelhantes nos membros de uma mesma família. O sintoma mais importante é o aparecimento de hemorragias causadas por traumas, via de regra sem relação de causa e efeito com a grave perda de sangue. As mais importantes e mais freqüentes ocorrem nas massas musculares. Em alguns pacientes, o hematoma contém grande quantidade de sangue, podendo criar risco de anemia aguda.

CLASSIFICAÇÃO DOS GRAUS DA HEMOFILIA

A gravidade da hemofilia varia de acordo com os níveis plasmáticos do Fator VIII e do Fator IX. Pode-se classificar a doença clinicamente em três tipos:

1. **Forma leve**: níveis plasmáticos acima de 5%, com sangramento excessivo durante uma cirurgia (a hemartrose somente acontece em face de um trauma violento).
2. **Forma moderada**: níveis plasmáticos de 1% a 5%, com sangramento durante uma cirurgia ou após trauma (as hemartroses ocorrem a intervalos longos e estão relacionadas com um traumatismo).
3. **Forma grave**: nível plasmático de 0% a 1%, com episódios de sangramento espontâneo ou sangramento após leve trauma não-reconhecido (hemartroses precoces, freqüentes).

OUTROS ELEMENTOS DO QUADRO CLÍNICO

O paciente hemofílico sangra mais tempo que uma pessoa normal. Pequenos cortes ou esfoladuras param de sangrar mediante um pouco de pressão ou curativo compressivo. A hemorragia assume aspecto grave quando ocorre numa articulação, numa massa muscular ou em outros tecidos moles. Se não for tratada, causa dor aguda, grave lesão articular e deficiência física.

Uma manifestação importante da hemofilia está na deficiência motora resultante de três situações: as hemartroses, as artropatias crônicas e os hematomas musculares. As hemartroses ocorrem em geral no joelho, no tornozelo, cotovelos ou quadris. E acometem dois em cada três pacientes; as artropatias crônicas resultam de hemartroses repetidas e apresentam lesões sinoviais, cartilaginosas e ósseas; os hematomas musculares ocorrem mais freqüentemente no psoas ilíaco (com paralisia do nervo crural), no grande glúteo (com paralisia do ciático), tríceps sural e músculos do antebraço (com paralisia do mediano).

TRATAMENTO DA HEMOFILIA

Atualmente, a hemofilia tipo A só pode ser tratada com o Fator VIII administrado duas a três vezes por semana em crianças. Em adultos esta rotina não é necessária; só precisam deste tratamento quando sofrem uma hemorragia articular. As tentativas de emprego da terapia genética falharam até agora. Continua, entretanto, sendo usado apenas uma pequena parte do gene RNA.

ARTRITE HEMOFÍLICA

As alterações musculares e articulares que resultam das hemartroses na hemofilia requerem obviamente tratamento de fisioterapia e de reabilitação. Como já mencionado, estes derrames sanguíneos podem ocorrer também nos tecidos moles e nas vísceras.

Dentre as articulações afetadas na hemofilia, o joelho é o mais freqüentemente acometido, e sua lesão se traduz por alterações da marcha e das condições funcionais.

A hemartrose pode ocorrer de forma aguda ou crônica.

FORMA AGUDA

É observada em 70% dos pacientes hemofílicos do tipo A ou B e pode surgir sem traumatismo ou após microtraumatismos. O quadro clínico revela-se por dor aguda e impotência funcional, e o joelho mostra-se quente, tumefeito e doloroso à mobilização. Nestas circunstâncias, a regressão se opera em 10 a 12 dias, e a marcha pode ser retomada após 3 semanas.

FORMA CRÔNICA

Compreende quatro estágios:

- *Estágio I*: hemartrose simples e reversível mas em que já ocorreram erosões da cartilagem e osteoporose.
- *Estágio II*: notam-se pinçamento da interlínea articular, entalhes e osteoporose pouco nítida.
- *Estágio III*: notam-se aparecimento de geodos, alargamento da chanfradura intercondiliana e erosão das espinhas tibiais.
- *Estágio IV*: aumento da destruição óssea e desvio de eixo, aparecimento de anquilose e osteofitose.

TRATAMENTO REABILITATÓRIO

No que concerne à deficiência motora, o tratamento de reabilitação constitui elemento de grande valia. A assistência de reabilitação deve dividir-se em três fases: atenção precoce, cuidados durante os episódios hemorrágicos e tratamento reabilitatório.

Atenção precoce

Compreende a profilaxia da deformidade e o correto desenvolvimento do aparelho locomotor através da manutenção do trofismo muscular e da amplitude dos movimentos articulares.

Cuidados durante os períodos hemorrágicos

Durante os episódios hemorrágicos, o objetivo principal é a prevenção da artropatia hemofílica, sendo necessário para tal fim deter o sangramento, eliminar a dor e evitar a deformidade. No princípio, naturalmente, predomina o cuidado com a imobilização. Quando esta é suspensa, administra-se a cinesioterapia (exercícios isométricos), que deverá respeitar as manifestações álgicas, evitando os exercícios isotônicos contra-resistência para prevenir a artrose femoropatelar.

Tratamento reabilitatório

Nos casos de pacientes portadores de evidente incapacidade física, o tratamento deve ser feito em um centro de reabilitação onde estão naturalmente disponíveis os recursos necessários a um paciente portador de uma doença crônica. Neste centro, o paciente receberá os benefícios de um programa em que serão considerados os aspectos físicos, sociais, psicológicos e profissionais.

No tocante ao aspecto físico, uma apurada avaliação funcional precede a administração dos recursos fisioterápicos. Pesquisa-se a localização da dor e aplica-se o agente capaz de minorá-la ou fazê-la desaparecer; indicam-se os exercícios terapêuticos (isométricos) visando ao fortalecimento muscular e ao ganho da amplitude articular. Posteriormente, são indicados os exercícios contra-resistência progressiva, evitando os exercícios isotônicos contra grande resistência.

Em casos especiais, podem ser indicados os *splints*, com a finalidade de manter a amplitude articular, ou adaptações para aumentar a funcionalidade. Eventualmente, o paciente poderá ser estimulado a praticar algum esporte. Em alguns pacientes é necessário o apoio psicológico. Em todos, são úteis a assistência social e o aconselhamento profissional.

BIBLIOGRAFIA

Akil M, Amos RS. ABC da Reumatologia, Artrite reumatóide I – Quadro clínico e diagnóstico. *BMJ-British Medical Journal* 1997;2(8):52-56.

Akil M, Amos RS. ABC da Reumatologia - Artrite Reumatóide II – Tratamento. *BMJ-British Medical Journal* 1997;2(9):50-56.

Almeida JR, Scala C. Sposito MMM, Imamura M, Lianza S. Reabilitação do aparelho osteoarticular. In: Lianza S. *Medicina de Reabilitação.* Rio de Janeiro: Guanabara Koogan, 2001. 197-200p.

Amaral ALH, Teixeira IA. Osteoporose. In: *Tratado de Medicina de Reabilitação.* Lianza S. Rio de Janeiro: Guanabara Koogan, 2001. 209-223p.

Ares MJJ. Utilização de órteses nos pacientes portadores de osteoporose vertebral. *Acta Fisiátrica* 1997;4(2):148-152.

Battistella LR. Reabilitação em Hemofilia – Contribuição ao estudo da recuperação funcional da articulação do joelho. *Tese de Livre Docência apresentada ao Departamento de Medicina Geral da Uni-Rio.* Rio de Janeiro, 1990.

BBC NEWS/Health/Haemophilia treatment hope http://news.bbc.co.uk/1/hi/healthe/2030051.stm

Brandão C, Vieira JGH. Doença de Paget. In: *Fleury Manual de Doenças Osteometabólicas.* http://www.fleury.com.br/htmls/cdrom/capitulo9.htm

Cailiet R. *Dor – Mecanismo e Tratamento.* Porto Alegre: Artmed, 1999. 164-169p.

Cailliet R. *Síndromes Dolorosos – Joelho: Dor e Incapacidade.* São Paulo: Manole, 1976. 99-104p.
Cailliet R. *Tecidos moles – Dor e Incapacidade.* São Paulo: Manole, 1979.
Chahade WH, Giorgi RDN. Como diagnosticar e tratar a doença reumatóide (artrite reumatóide) do adulto, Série. *Diagnóstico e Tratamento Atual de Doenças Reumáticas.* Fascículo 1. Apoio Boehringer Ingelheim. S/data.
Cruz Fº A. Espondilite anquilosante. In: Cruz A. *Clínica Reumatológica.* Rio de Janeiro: Guanabara Koogan, 1980. 267-291p.
Cruz A. *Clínica Reumatológica.* Rio de Janeiro: Gunabara Koogan, 1980. 693p.
Doherty M, Jones A. ABC da Reumatologia: Síndrome de fibromialgia. *BMJ – British Medical Journal Edição Portuguesa* 1996;1(6):60-64.
Ferri FE. Polymialgia rheumatica. In: Ferri FE, Fretwell MD, Wachtel TJ. *The Care of Geriatric Patient.* London: Mosby´s Practical Guide, 1997. 223-224p.
da Gama GG, Diniz PR. Artroses periféricas. In: Cruz Fº A. *Clínica Reumatológica.* Rio de Janeiro: Guanabara Koogan, 1980. 491-507p.
Grève JMD, Oliveira RP, Taricco MA, Barros TEP. Síndromes dolorosas miofasciais da região cervical-diagnóstico e tratamento. *Medicina de Reabilitação* 1995.42:19-24.
Habu NS, Battistella LR. Roteiro de exercícios para pacientes com osteoporose. *Acta Fisiátrica* 1997;4(2):153-161.
Health/Hemophilia treatment hope http://news.bbc.co.uk/1/hi/healthe/2030051.stm
Hicks JE, Shah JP. Osteoartrite. In: O´Young B, Young MA, Stiens S. *Segredos em Medicina Física e Reabilitação.* Porto Alegre: Artmed, 2000. 475p.
Hicks JE, Shah JP. Tratamento clínico de reabilitação das doenças reumáticas. In: O´Young B, Young MA, Stiens S. *Segredos em Medicina Física e de Reabilitação.* Porto alegre: Artmed, 2001. 475-476p.
Hicks JE, Shah JP. Tratamento clínico e reabilitação das doenças reumáticas. In: O´Young B, Young MA, Sitens S. *Segredos em Medicina Física e Reabilitação.* Porto alegre: Artmed, 2000.
Jones A, Doherty M. ABC da reumatologia – osteoartrite. *BMJ-British Medical Journal* 1997;2(7):52-56.
Junqueira Jr G, et al. Doença de Paget extramamária em região períneo-ínguino-escotal. *Revista Brasileira de Cancerologia* (MS) http://www.inca.gov.br/rbc/n_45/v03/artigo7.htmj
Lianza S. Reabilitação na artrite reumatóide. In: Lianza S. *Medicina de Reabilitação.* Rio de Janeiro: Guanabara Koogan, 2001. 241-248p.
Manual Merck. Distúrbios dos ossos, das articulações e dos músculos. *Doença de Paget dos Ossos.* http://www.msd-brazil.cm/msd43/m_manual/mm_sec5_48.htm
Marques Nt JF. Osteoporose, epidemiologia. *Acta Fisiátrica* 1997;4(2):119-122.
Mazie RC, Chahade WH, Battistella L. osteoporose. *Acta Fisiátrica* 1997;4(2):127-134.
McGee S. Hemophilia. In: Kampbell S. *Physiotherapy for Children.* Philadelphia: WB Saunders Co., 1999. 227-236p.
Musse CAI. Síndrome dolorosa miofascial. In: Lianza S. *Medicina de Reabilitação.* Rio de Janeiro: Guanabara Koogan, 2001. 151-168p.
Musse CAI. Síndrome miofascial. In: Leitão RE de Araújo, Leitão AV de Araújo. *Clínica de Reabilitação.* São Paulo: Atheneu, 1995. Págs. 156-165.
Nunes CV. Lombalgia-ciática, hérnia discal, coccigodinia, meralgia parestésica, nevralgia crural e obturadora. In: Seda H. *Reumatologia.* Rio de Janeiro: Cultura Médica, 1982. 580-581p.
de Oliveira WA, Brunetti RF. Disfunção craniomandibular: atividade solidária ou campo de divergência entre Medicina e Odontologia. *Aparelho Locomotor – Clínica e Cirurgia.* Ano 1. n. 1. p. 39-43.
Polimialgia Reumática http://www.nlm.nih.gov/medlineplus/spanish/ency/article/000415.htm

Polymialgia Rheumática – New Treatments. March, 2- 2004. http://www.medical-library.org/journals2a//polymialgia_rheumatica.htm

Press JM, Young JL. Medicina esportiva. In: O'Young B, Young MSS. *Segredos em Medicina Física e Reabilitação.* 1997. 350-352p.

Provision of Haemophilia Internet http://www.medicine.ox.ac.uk/ohc/hsg9330.htm

Rachid A. Espondilite anquilosante. In: Seda H. *Reumatologia.* Rio de Janeiro: Cultural e Científica, 1982. 700-717p.

Rodelle B. *Um Joelho Doloroso.* São Paulo: Organização Andrei Editora Ltda, 1983. 104p.

Rodelle B. *Vademecum de Kinesitherapie.* Paris: Maloine Éditeur – Prodin Éditeur, 1981. pp. 48-63; 384-387.

Rodellle B. *Coccygodinie, Vademecum.* Paris: Editeur Maloine – Editeur Prodim, 1981. 469-471p.

Rowland LP. Polimiosite, miosite por corpos de inclusão e miopatias relacionadas. In: Rowland LP. *Meerit Tratado de Neurologia.* Rio de Janeiro: Guanabara Koogan, 2002. 662-665p.

Seda H. *Reumatismos não articulares. Reumatologia.* Rio de Janeiro: Cultura Médica, 1982. 1394-1396p.

Seda H. Quadro clínico – diagnóstico – tratamento. In: _____. *Artrite Reumatóide.* Rio de Janeiro: Cultura Médica, 1984. 471-525p.

Seda H. Artroses. In: Seda H. *Reumatologia.* Rio de Janeiro: Cultura Médica, 1982.

Seda H, Klein B, Houli J, de Oliveira RL. Artrite reumatóide juvenil. In: Seda H. *Reumatologia.* Rio de Janeiro: Cultura Médica, 1982. 556-571p.

Seda H, Seda AC. Osteoartrite. In: Moreira C, Carvalho MAP. *Reumatologia – Diagnóstico e Tratamento.* Rio de Janeiro: Medsi, 2001. 289-307p.

Slaten W. Joelho. In: O´Young Bryan, Young MA, Stiens S. *Segredos em Medicina Física e Reabilitação.* Porto Alegre: Artmed, 2000. 364, 537p.

Sociedade Brasileira de Reumatologia. Acerca da espondilite enquilosante. http://www.reumatologia.com.br/doe15.htm

Sociedade Española de Reumatologia http://www.ser.es/pacientes/pdf/07.pdf

Souithwood TR. ABC da reumatologia – artrite infantil. *BMJ-British Medical Journal* 1997;2(8):48-55.

Tan JC. *Practical Manual of Physical Medicine and Rehabilitation.* London: Mosby, 1998. 115p.

Trigo JA, Zeidler EV, Pacheco DF, Woltmann M. Cinesioterapia associada ao tratamento cirúrgico da anquilose temporomandibular. *Medicina de Reabilitação* 2002;58:18-19.

Turek S. *Ortopedia – Princípios y Aplicaciones.* Barcelona: Salvat S.A., 1982.

Vasconcelos HA. Disfunção temporomandibular: aspectos anatomosemiológicos. *Medicina de Reabilitação* 1991;28:7-8.

Xhardez Y. *Vademecum de Kinesitherapie.* Paris: Maloine Éditeur-Prodim Éditeur, 1982. 482-483p.

ORTOPEDIA

ALTERAÇÕES POSTURAIS

A postura corporal pode ser definida como uma questão de alinhamento ou de harmonia esquelética. A posição ereta é o alinhamento composto em um indivíduo de pé e permite o exame da postura pela frente (aspecto anterior), por trás (aspecto posterior) e pelos lados. Nesta posição, uma linha sagital divide o corpo em duas metades simétricas. Vista no aspecto posterior, essa linha passa no meio do crânio, bossa occipital, segue a linha espondiléia, passa pelo sulco interglúteo, desce entre os membros inferiores e a igual distância dos calcanhares.

O equilíbrio postural resulta da normotonicidade dos músculos estensores cervicais e torácicos, abdominais, glúteos, quadríceps, gastrocnêmio e solear e da extensibilidade normal dos flexores cervicais, adutores e rotadores mediais do ombro e abdutores da escápula, dos extensores lombares, flexores do quadril e do joelho. Qualquer desvio deste padrão traduz uma alteração postural e pode determinar o surgimento de sintomatologia.

ANATOMIA E FISIOPATOLOGIA DAS ALTERAÇÕES POSTURAIS

A coluna vertebral se compõe de uma porção móvel (constituída pelos segmentos cervical, torácico e lombar) e uma fixa (o segmento sacro). A porção móvel exibe as curvas cervical (de convexidade anterior), torácica (de convexidade posterior) e lombar (de convexidade anterior). A porção fixa (sacro) tem convexidade posterior. A conexão entre a porção móvel e a porção fixa se faz no ângulo lombossacro de cerca de 30°. Do aumento deste ângulo provém a ampliação das curvas móveis para melhor distribuição das cargas.

Em conjunto, as curvas vertebrais proporcionam equilíbrio das cargas que se formam em vários níveis (cabeça, caixa torácica, membros superiores, vísceras abdominais) e as distribuem ao sacro, que as transmite aos membros inferiores.

A báscula da pelve para a frente provoca aumento da lordose lombar; a báscula para trás provoca retificação da curva. As articulações coxofemorais participam deste ritmo, realizando a flexão no primeiro caso e a extensão no segundo.

Os defeitos posturais da coluna vertebral e de outros segmentos corporais dão lugar ao desequilíbrio de tensão, devido à sobrecarga nestas áreas (pressões, distensões exageradas). Com o passar do tempo, pode ocorrer o sintoma dor.

Segundo Messias, "os defeitos posturais devem ser considerados variações da postura normal quando podem ser corrigidos pelo esforço consciente do paciente". Seria "doença da postura" toda condição que implique quebra do alinhamento corporal considerada estaticamente normal.

Na linha dessas considerações, têm lógica clínica os termos propostos por esse autor para os distúrbios posturais: "vícios da postura" são aqueles que dependem da situação interna emocional, dos hábitos, dos valores estéticos... que têm por característica poderem ser corrigidos pela vontade do paciente. Anomalias posturais ou defeitos posturais seriam alterações definitivas da postura que não podem ser corrigidos pelo esforço consciente do paciente, só acessíveis a correção mediante tratamento médico ou cirúrgico.

ETIOLOGIA DAS ALTERAÇÕES POSTURAIS

Patologias traumáticas (distensões, fraturas, luxações); Patologias inflamatórias (espondilites, vasculites, miofascites, fibrosites); Patologias degenerativas (espondilartrose, hérnia discal); Patologias vasculares (trombose arterial e venosa, aneurisma); Neoplasias (mieloma múltiplo, metástases tumorais); Infestações parasitárias; Malformações congênitas (espinha bífida, vértebras transicionais, espondilólise, espondilolistese).

QUADRO CLÍNICO

Caracteriza-se pela presença de alterações morfológicas (deformidades), limitação de alguns movimentos (alterações da função) e dor, que no início se manifesta de forma difusa. Acompanham essas deformidades as alterações da força muscular, as retrações musculotendinosas, as alterações tróficas e as alterações respiratórias.

A dor não é uma queixa que se aplique a todos os pacientes. Há alterações posturais da coluna vertebral ou de outras partes do corpo totalmente destituídas de sintomas. Exemplo: a cifose torácica.

A dor resulta de um processo inflamatório representado por infiltrados celulares mononucleados que excitam a inervação receptora e causam o aparecimento de fibrosite secundária. Ademais, em conseqüência das alterações da circulação local devidas às alterações da pressão intra-articular, ocorrem em longo prazo degeneração da cartilagem articular e dos tecidos periarticulares, instalação de processo artrósico e conseqüente agravamento da dor. As alterações respiratórias podem ser observadas quando há importante acometimento da coluna torácica.

ALTERAÇÕES POSTURAIS MAIS COMUNS

Em princípio, as alterações posturais mais comuns incluem a hiperlordose cervical, as escápulas abduzidas, o dorso curvo, a escoliose, a hiperlordose lombar e as deformidades dos membros inferiores. Serão agora resumidamente descritas estas e outras alterações posturais clássicas em algumas regiões.

Pescoço

Pode estar inclinado para a frente ou para os lados. No primeiro caso, a cabeça fica deslocada para a frente, a fim de compensar o exagero da lordose cervical e horizontalizar a visão.

A inclinação lateral é determinada pela ação do esternocleidomastóideo, que também causa rotação do rosto para o lado oposto e extensão da cabeça.

Cintura escapular

Aqui, devem ser vistos os ombros e as escápulas.

- Os ombros podem estar desnivelados, deslocados para a frente ou arredondados. Arredondados quando se deslocam para baixo e para a frente seguindo o contorno das primeiras costelas. Neste caso, a alteração é devida a fraqueza e hipotonia dos músculos escapulares, fato verificado numa alteração postural total, quando então se observa igualmente cifose torácica.
- As escápulas podem mostrar-se em abdução acentuada ou em báscula. Neste último caso, ocorrem elevação do seu ângulo inferior e projeção da sua borda interna, dando lugar à escápula alada.

Coluna dorsal e lombar

Podem ser observados os seguintes quadros: desvios ântero-posteriores (cifose dorsal, hiperlordose lombar) e desvios laterais (escoliose estrutural e escoliose por obliqüidade pélvica).

Membros inferiores

- Joelhos: podem apresentar várias condições anormais: *genu recurvatum, genu flexum, genu valgum, genu varum*, torção tibial.
  - *genu recurvatum*: caracteriza-se pela hiperextensão do joelho. O fêmur e a tíbia formam um ângulo de vértice posterior;
  - *genu flexum*: caracteriza-se por posição de pequena flexão. É encontrado nas lesões do nervo crural;
  - *genu valgum*: exagero do ângulo de vértice interno do joelho, impedindo que os maléolos se toquem;
  - *genu varum*: exagero do ângulo de vértice externo dos joelhos, impedindo que ambos se toquem.
- Torção tibial (externa ou interna): a externa é a mais comum. Falta de coincidência entre os eixos do joelho e do tornozelo.
- Pés: podem apresentar duas situações anormais: a) alteração do arco longitudinal e pronação do pé e b) alteração do arco transverso.
- No item "a", o arco longitudinal encontra-se aplainado no pé plano e valgo, ou mais alto que o normal no pé cavo. No pé plano e valgo existe também alteração do arco transverso. No pé cavo o arco longitudinal encontra-se mais alto que o normal.
- Na alteração do arco transverso verifica-se a descida das cabeças de alguns ou de todos os metatarsianos, determinando repercussões sobre a coluna vertebral e os joelhos.

REEDUCAÇÃO DOS VÍCIOS POSTURAIS

O início do tratamento deve ser precedido pelo exame clínico e pela avaliação musculoesquelética prévia a fim de se conhecer a intensidade e as causas da alteração postural.

A este respeito, deve-se pensar também em afecções da visão e da audição (que podem provocar defeitos da postura) e em outros fatores como local de trabalho, esportes, nos quais é preciso verificar as condições dos assentos, das bancadas, das carteiras, tempo de permanência, iluminação.

O tratamento baseia-se num programa de exercícios de reeducação postural apoiado pela atenção que deve ser dispensada ao problema dor, ao apoio psicológico e à educação respiratória.

Quando a dor prejudica as atividades normais do paciente, tem vez o emprego de antiinflamatórios e relaxantes musculares, eventualmente associados a recursos fisioterápicos (crioterapia, calor superficial, massagem relaxante) e a órteses.

São objetivos do tratamento: restabelecer o equilíbrio musculoesquelético e portanto o alinhamento correto dos segmentos do corpo e buscar os seguintes resultados: a) eliminar a rigidez articular provocada pelos encurtamentos musculares e ligamentares; b) fortalecer a musculatura e alcançar o domínio inconsciente da postura correta. Em relação aos exercícios, considerem-se também a idade, o sexo, o biotipo e as condições físicas do paciente.

Exercícios de reeducação postural

Constituem o recurso essencial do tratamento e devem ser próprios para cada região afetada. Visam a produzir: o alongamento dos músculos encurtados, o fortalecimento muscular, o relaxamento e finalmente a correção da postura.

Os fundamentos dos exercícios para cada região estão descritos sumariamente a seguir.

▪ Coluna vertebral

- ❑ *Coluna cervical*: exercícios de relaxamento seguidos de mobilizações passivas. Depois, passa-se aos exercícios reeducativos.
- ❑ *Coluna dorsal*: os exercícios visam ao problema da escoliose e da cifose. Nestas alterações posturais observam-se rigidez do tórax e diminuição da amplitude respiratória. Agindo sobre a coluna e a caixa torácica e reduzindo estes problemas, os exercícios trazem também melhoria da capacidade vital. Os benefícios citados sobressaem também nos indivíduos portadores de tórax plano e escápula alada.
- ❑ *Coluna lombar*: o problema postural mais importante desta região é o aumento da lordose. Outro é a inversão das curvaturas. Os exercícios reeducativos envolvem enfaticamente a musculatura abdominal (mormente os retos anteriores e os grandes oblíquos), uma vez que estes são flexores do tronco e rotadores quando a pelve está fixa.

Note-se que os músculos abdominais atuam em muitos movimentos dos membros e da cabeça, e o fazem como fixadores. Entretanto, para desencadear sua ação exigem-se duas condições: 1) que eles sejam acionados quando atuam como motores primários e 2) que se evite a hiperextensão da coluna lombar. Caso a parede abdominal esteja fraca, é aconselhável evitar excesso de pressão intra-abdominal, mantendo-se a glote aberta durante a atividade física.

Os exercícios para corrigir a hiperlordose lombar devem ser feitos em decúbito supino ou de pé. Envolvem a ação combinada dos abdominais e dos glúteos, mantendo-se porém relaxados os músculos psoas e alongadas as massas sacrolombares.

▪ Inversão das curvaturas vertebrais

Como diz o próprio título, esta alteração se caracteriza pela inversão das curvaturas vertebrais ântero-posteriores, de onde resultam a cifose lombar e ligeira lordose dorsal. Obviamente, os exercícios reeducativos destinam-se a fortalecer os músculos eretores da região lombar.

- ❑ *Ombros*: a alteração postural mais comum é o deslocamento para a frente. Os exercícios devem envolver a ação dos músculos adutores das escápulas, de onde resulta a posição normal do ombro.
- ❑ *Membros inferiores*: nos membros inferiores pode ser observado principalmente o encurtamento do grupo de músculos flexores do quadril, que influi sobre a inclinação pélvica e é responsável pelo exagero da lordose lombar.

  Os músculos que devem ser exercitados para melhorar a postura são os rotadores externos, os abdutores e os extensores do quadril e os extensores do joelho. Obviamente, em contrapartida, convém alongar os rotadores internos, os adutores, os flexores do quadril e os flexores do joelho.
- ❑ *Pés*: os pés chatos valgos constituem a alteração postural mais freqüente. Os músculos envolvidos na sustentação do arco longitudinal são o tibial posterior e os flexores plantares longos e curtos e os flexores dos dedos. A biomecânica revela que o efeito da gravidade força o pé para a

posição de pronação e abdução e diminui a altura do arco longitudinal. A esta ação se opõem os músculos inversores do pé, que entretanto não conseguem manter sozinhos a posição contra o peso do corpo. A ajuda vem dos músculos extensores e rotadores externos do membro inferior, que devem ser fortalecidos pelos exercícios.

▪ **Órteses e cirurgia**

Em vários desvios da coluna torácica, é preciso cogitar-se do emprego das órteses (coletes). Nos desvios graves, é necessária a cirurgia ortopédica.

ESCOLIOSE

A escoliose é um "desvio lateral da raque associado a uma deformação das estruturas ósseas nos três planos do espaço, acrescentando-se a isso a rotação dos corpos vertebrais".

As curvaturas anormais da coluna vertebral são classificadas em estruturais ou funcionais. Na escoliose estrutural, um segmento da coluna tem uma curvatura fixa que não se retifica na flexão lateral ou na posição supina. A escoliose funcional pode ser transitória ou persistente, mas não se acompanha de alteração estrutural. A curvatura pode ainda ser primária ou secundária; a primária é considerada a primeira curvatura a aparecer. A curvatura secundária ou compensatória se desenvolve acima ou abaixo da curvatura principal da escoliose.

As escolioses funcionais (por vício postural ou antálgicas), ao contrário das estruturais, cedem em geral ao tratamento pelos exercícios, tração e medicamentos.

Outras alterações da coluna vertebral:

- *Cifose*: aumento da angulação convexa posterior da coluna no plano sagital. A variação de 20° a 40° de cifose e considerada normal.
- *Lordose*: é a curva normal com convexidade anterior. É considerada anormal quando exagerada (hiperlordose).

ETIOLOGIA

A escoliose pode ser funcional ou estrutural.

- A escoliose funcional é secundária a problemas osteomusculoesqueléticos (encurtamento de um membro inferior), vícios posturais ou patologias acompanhadas por espasmo muscular, distensão da musculatura paraespinhal. É um tipo de escoliose que não progride significativamente.
- A escoliose estrutural tende a progredir e pode advir das causas a seguir:
  - *idiopática* (de causa desconhecida): é encontrada nas fases infantil, juvenil e na adolescência;
  - *congênita*: causada por anomalia do desenvolvimento vertebral;
  - *neuromuscular*: é causada por afecção neurológica, (paralisia cerebral, doença de Friedreich);
  - *miopática*: distrofias musculares.

Os tipos principais da escoliose estrutural são a idiopática, a paralítica (neuromuscular) e a miopática.

QUADRO CLÍNICO

A escoliose pode não ser inicialmente percebida na infância, mas os indícios revelados a seguir podem chamar a atenção: assimetria dos ombros (altura desigual), clavículas proeminentes, quadril elevado unilateralmente (cintura desigual), presença de curvatura lateral da coluna vertebral. Estes sinais de alerta são importantes porquanto é na infância ou na puberdade que ocorre a vasta maioria das escolioses idiopáticas, cuja incidência é mais comum nas meninas. Contudo, a escoliose idiopática pode também ocorrer no adulto, mas, então, ela representa a progressão de uma condição iniciada na infância e não-diagnosticada.

DIAGNÓSTICO

O exame radiológico é indispensável e inclui o estudo da medida do ângulo de Cobb, da rotação da coluna, dos centros de crescimento pélvico e espinhal e da alteração do ângulo costovertebral.

O ângulo de Cobb é medido traçando-se linhas perpendiculares às placas terminais dos corpos vertebrais mais inclinados da curva. A interseção das linhas fornece o ângulo de Cobb.

A rotação das vértebras é avaliada tendo como referência a simetria da posição dos pedículos e dos processos espinhosos, que normalmente se encontram na linha média.

O ângulo costovertebral é formado pela extremidade da costela, quando se articula com a faceta articular da vértebra.

Um aspecto importante da escoliose estrutural se revela na deformidade e constitui um achado comum. Com o mesmo grau de encurvamento, a deformidade vertebral costuma ser mais importante na coluna dorsal. Neste contexto, três elementos são relevantes: a má aparência física, a dor e as complicações cardiopulmonares secundárias à deformidade.

Em verdade. a deformidade desloca o coração, os pulmões e os grandes vasos, determinando alterações cardiovasculares e diminuição da capacidade vital. Esses sintomas raramente se encontram em escoliose de menos de 40°.

Em crianças ou em pacientes muito jovens, a avaliação da escoliose deve ser feita a cada 6 meses ou a cada ano através da medida da estatura, do comprimento dos membros inferiores e do ângulo da curva escoliótica; determinam-se também a capacidade vital e a força dos músculos extensores da coluna e dos músculos abdominais.

TRATAMENTO

Varia apreciavelmente a conduta terapêutica no tocante à escoliose funcional e à estrutural. De qualquer modo, uma escoliose deve ser tratada quando estão em jogo os seguintes elementos em condições anormais: o tipo da curva, a deformidade estética, a intensidade e a localização das curvas, a idade do paciente, os sintomas provocados pela deformidade.

Nestas condições várias modalidades de tratamento têm sido empregadas e incluem a manipulação vertebral, as massagens, os exercícios, a eletroestimulação. Nas escolioses estruturais, tais recursos não se mostraram efetivamente úteis ou eficazes, e atualmente a conduta terapêutica fundamenta-se no uso de coletes e da cirurgia, cuja oportunidade de indicação se fundamenta em critérios abonados pela experiência.

Por exemplo, numa escoliose mínima diagnosticada precocemente, é aconselhável dar ao tratamento um caráter preventivo da evolução da deformidade. Teriam vez nesta fase os coletes tipo Boston, Denver, Milwaukee, para aumentar a estabilidade e o conforto, e o calçado elevador quando houver discrepância do comprimento de um membro inferior.

Nos casos em que já existe curvatura acentuada (acima de 45°), a cirurgia está indicada para corrigir a curvatura lateral e a deformidade rotatória e manter a correção conseguida durante o restante do crescimento.

EXERCÍCIOS

À guisa de esclarecimento, é conveniente acentuar que os exercícios, isoladamente, não substituem a cirurgia, porém merecem um comentário, tendo em conta sua longa história de indicação no tratamento da escoliose. Sua indicação pode justificar-se porque melhoram a postura, aumentam a flexibilidade e melhoram o tônus geral.

Os exercícios para a escoliose são de dois tipos: aqueles indicados para condicionamento padrão, executados com o intuito de manter a força dos músculos do tronco (que podem ser feitos com ou sem colete); outros prescritos para reduzir as curvaturas principais: a lordose lombar, a giba costal torácica. Ademais, podem contribuir para reduzir a depressão torácica contralateral da giba. Aos exercícios citados associam-se os respiratórios, quando necessário.

FRATURAS

As fraturas traumáticas podem resultar de uma lesão direta, de um choque direto em que o osso é quebrado no ponto de impacto ou de uma lesão indireta em que o choque incide sobre um ponto e a fratura ocorre em local distante. Outras causas de fraturas estão em *Etiologia*.

Existem numerosos tipos de fraturas, mas a princípio podem ser classificadas em: transversas ou oblíquas, em espiral e de compressão.

As fraturas podem ainda ser abertas ou fechadas. Nas fechadas, a pele permanece intacta, recobrindo o osso quebrado. É considerada aberta a fratura ainda que existam apenas laceração ou um pequeno ferimento no local da fratura, que aliás podem acompanhar-se de hemorragia e são vulneráveis a infecções.

ETIOLOGIA DAS FRATURAS

O trauma (pancada, queda, outros agentes traumáticos) é a causa principal. Há contudo as causas patológicas citadas a seguir: a osteoporose, tumores ósseos, doença de Paget, osteogênese imperfeita.

Quadro clínico

Os sintomas de uma fratura variam conforme o osso atingido e a gravidade da lesão, mas essencialmente se manifestam pela presença de: dor, sudorese e palidez da face, edema local, sinais físicos de contusão, deformidade do segmento atingido, incapacidade para usar o membro fraturado.

Via de regra, as fraturas podem acompanhar-se de uma tríade, representada pelas seguintes alterações quando não-tratadas adequadamente: edema, amiotrofia e bloqueio articular. Acrescentem-se ainda outras situações possíveis que não podem ser minimizadas: os encurtamentos musculares e a osteoporose provocada pelo desuso.

Edema

Este parece ser o grande vilão no processo de reabilitação das fraturas. Caracteriza-se pela tumefação causada pelo extravasamento de sangue para os tecidos, de líquidos para os interstícios e comprometimento da circulação regional.

O edema pode evoluir de duas formas: a) desaparecimento por reabsorção, caso haja bom fluxo circulatório de retorno; b) persistência do edema e surgimento de complicações. Neste caso diz-se que ocorreu "organização" do edema, que então assume seu papel de "cola", propiciando a formação de tecido fibroso cicatricial. Esta "cola", "fundamental para a formação do calo ósseo, pode configurar um desastre caso desenvolva aderências entre os tecidos móveis como tendões, cápsulas articulares ou entre fáscias e ossos". Quando isso ocorre, materializa-se o fenômeno da rigidez pós-fraturária. (Roberto Bonfatti.)

Bloqueio articular

É muito menos comum atualmente do que no passado devido à administração precoce de cinesioterapia, tornada viável pelos avanços no tratamento cirúrgico das reduções e fixações internas, que reduziram sobremaneira a incidência desse problema: as osteossínteses metálicas realizadas com placas, parafusos, hastes, grampos, pinos e fios metálicos.

Amiotrofia, osteoporose e encurtamento muscular

A amiotrofia de desuso caracteriza a diminuição do volume muscular provocada pela imobilização prolongada. É condição muito mais rara nos dias de hoje, assim como a osteoporose. O mesmo pode ser dito a respeito dos encurtamentos musculares.

COMPLICAÇÕES DAS FRATURAS

As mais comuns são as lesões de nervos periféricos e de vasos sangüíneos, que podem ocorrer no momento da lesão durante a manipulação para redução, para a troca do gesso ou a aplicação de outro procedimento ortopédico. Outras complicações incluem: constipação devida aos analgésicos administrados, úlceras de pressão nos grandes traumatizados, anemia devido a perdas sanguíneas, embolia gordurosa, trombose venosa superficial ou profunda pneumonia.

Tratamento

Constituem objetivos imediatos do atendimento: o controle da dor, a correção da deformidade mediante redução, a tração ou redução cruenta e a proteção dos tecidos lesados.

No acompanhamento do paciente, é preciso atentar para o surgimento de duas situações: a síndrome compartimental, suspeitada quando houver queixa de dor intensa na perna, entorpecimento dos dedos, incapacidade para movê-los e palidez ungueal. Outra questão é o atraso da união dos ossos.

O tratamento conservador envolve geralmente imobilização prolongada e pode determinar rigidez articular, fraqueza muscular e perdas funcionais, e impõe classicamente duas providências: a redução incruenta e a imobilização gessada e/ou por órtese funcional.

Serão examinadas a fase de imobilização e a fase imediatamente posterior à retirada da imobilização.

■ Fase de imobilização

Exige a administração de exercícios isométricos e assistência postural. Os primeiros mostram-se eficazes para combater a atrofia muscular e são possíveis ainda que o membro esteja engessado. Os exercícios envolvem principalmente grupos musculares mais importantes.

A assistência postural possibilita a prevenção do edema e dos encurtamentos musculares e consiste em manter elevado o segmento fraturado, propiciando deste modo o retorno da circulação venosa, sem esquecer o cuidado de evitar a sobrecarga das estruturas anatômicas adjacentes.

Um recurso valioso e de elevado poder antitrombótico usado no tratamento das fraturas dos membros inferiores está nos exercícios isométricos ativos envolvendo trabalho da musculatura do tornozelo e do pé, os conhecidos exercícios de "bombeamento de panturrilhas".

■ Fase imediatamente posterior à retirada da imobilização

Nesta fase consideram-se ainda os problemas do edema e da atrofia muscular de desuso e o bloqueio articular.

O edema continua a merecer atenção, seguido dos cuidados com a atrofia muscular e o bloqueio articular. Para vencer o edema, emprega-se a meia elástica para o membro inferior ou luva elástica para a mão, além dos exercícios e da assistência postural já mencionados. (Atenção para evitar o excesso de compressão das meias elásticas, o conhecido garroteamento.)

Outros recursos disponíveis são: o banho de turbilhão e a administração simultânea de exercícios do membro submerso; a crioterapia administrada quatro ou cinco vezes ao dia; os banhos de contraste e a massoterapia.

PREVENÇÃO DA ATROFIA MUSCULAR

O recurso mais valioso são os exercícios isométricos realizados num serviço de reabilitação ou na residência do paciente, várias vezes ao dia. No momento devido, indicam-se os exercícios isotônicos e, eventualmente, a eletroestimulação trófica.

Prevenção e tratamento do bloqueio articular

Empregam-se os exercícios passivos, ativo-assistidos e ativos. Em alguns casos são necessários os alongamentos, precedidos ou não de um recurso analgésico ou relaxante (TENS, termoterapia).

Tratamento cirúrgico

Em certos casos, a cirurgia (fixação interna dos segmentos ósseos) precisa ser indicada no tratamento das fraturas. Tal providência tem a vantagem de acelerar o período de consolidação óssea e de reabilitação. Nesses casos, o tratamento costuma ser mais fácil, contanto que haja atenção para o grau de fixação e de estabilidade dos fragmentos ósseos, avaliado pelo exame radiológico e pelo exame físico direto.

Na maioria dos pacientes com fratura do membro inferior tratados cirurgicamente, é possível iniciar a descarga parcial de peso precocemente, mas sempre com o apoio de duas muletas ou de um andador.

Quanto aos fixadores externos aplicados a ossos fraturados, trata-se de um recurso ortopédico de muita valia. É um procedimento de osteossíntese em que o material de fixação é colocado externamente. Nessas situações, o tratamento fisiátrico é idêntico ao aplicado no tratamento cruento.

FRATURAS MAIS COMUNS

Fratura da clavícula

Ocorre com maior freqüência entre desportistas e crianças, via de regra devido a uma queda ou um choque direto sobre o ombro. Pode ocorrer acavalamento das partes, até mesmo uma angulação, devido ao deslocamento causado pela tração dos músculos e pelo peso do membro superior. Complicações vasculares (vasos subclávios) e nervosas (plexo braquial) podem ser encontradas.

Fratura do úmero

Pode ser simples ou fragmentada e associar-se a fratura da cabeça ou do colo umeral.

Fratura do punho (fratura de Colles)

É a fratura da extremidade distal do rádio causada por uma queda sobre a mão aberta. É a mais comum do punho. Ocorre deslocamento do fragmento do osso para trás e para fora.

O tratamento é feito pela redução da fratura sob anestesia e imobilização.

Fratura da bacia

Podem ter várias localizações e serão: isoladas estáveis, sem interrupção do anel pélvico; e fragmentárias instáveis, com interrupção do anel pélvico. As fraturas isoladas estáveis resultam de um trauma violento direto e se localizam na crista ilíaca, num ramo do púbis ou do ísquio, no sacro. O tratamento é essencialmente ortopédico e pode exigir uma imobilização pelvicrural durante 3 a 4 semanas.

Fratura do colo do fêmur

A conduta recomendada é a cirurgia imediata com artroplastia e reabilitação.

Fratura do joelho

As fraturas podem ocorrer na extremidade inferior do fêmur ou na extremidade superior da tíbia e na rótula. Poderão ser supracondilianas, intercondilianas e condilianas e apresentar ou não uma cominuição fragmentar ou deixar intactas ou não as superfícies articulares. Na maior parte das vezes essas fraturas se acompanham de lesões importantes dos ligamentos.

- **Tratamento**

É cirúrgico.

Fratura do tornozelo

Podem ocorrer em conseqüência de movimentos forçados do pé em abdução, adução, pronação, supinação, isolados ou combinados, ou de um choque vertical. Estas fraturas podem ser supramaleolares ou articulares. As supramaleolares poderão acarretar rigidez após a imobilização, enquanto as articulares podem determinar conseqüências funcionais mais graves caso a redução não seja perfeita.

Nas fraturas sem deslocamento ósseo, o tratamento é a imobilização. Nas fraturas com deslocamento ósseo, o tratamento é cirúrgico (osteossíntese).

Fraturas mais comuns nos idosos

Fratura de compressão da coluna vertebral, fratura do colo do fêmur, fratura distal do rádio, fratura do colo do úmero.

Na coluna vertebral, a fratura ocorre freqüentemente na flexão da coluna osteoporótica; no colo do fêmur, a fratura tem alta incidência, e a artroplastia de substituição deve ser feita imediatamente; no punho é freqüente a fratura de Colles devida à queda sobre o braço estendido; no colo do úmero, a fratura pode causar importante limitação funcional.

OSTEOGÊNESE IMPERFEITA

A osteogênese imperfeita é causada por um defeito genético que compromete a produção do colágeno, a maior proteína do tecido conjuntivo, que pode ser considerada o arcabouço de uma estrutura em construção. Em uma pessoa com osteogênese imperfeita (OI), há menos colágeno ou menos qualidade de colágeno do que em uma outra normal. Esta condição enfraquece os ossos e torna-os suscetíveis à fratura fácil.

QUADRO CLÍNICO

São componentes do quadro clínico: fraturas de ocorrência fácil, baixa estatura, perda da audição, dentes descoloridos e quebradiços, escleróticas azuis, deformidades dos membros, do tórax e do crânio, escoliose, alterações respiratórias, fraqueza muscular, hiperidrose, constipação, frouxidão ligamentar, voz aguda, tendência do paciente a contundir-se.

Poucas pessoas exibem todos os sintomas mencionados acima, e a intensidade de cada sintoma varia extraordinariamente entre os pacientes.

Ademais, é preciso considerar os problemas que podem surgir nas funções pulmonares, cardíacas, da visão, do aparelho digestivo, os cálculos renais, a impressão basilar, que depois serão estudados.

TIPOS DE OSTEOGÊNESE IMPERFEITA

Tipo I

É a mais comum; manifesta-se de forma moderada, há predisposição dos ossos a fratura, frouxidão das articulações e hipotonia muscular, escleróticas brancas, azuis ou cinzentas, tendência à curvatura espinhal, possível perda da audição.

Tipo II

É a forma muito grave. É letal ao nascer ou após o nascimento devido a problemas respiratórios; apresenta numerosas fraturas e deformidades ósseas, pequena estatura e pulmões mal desenvolvidos.

Tipo III

Fácil ocorrência de fraturas, escleróticas de cor azul, púrpura ou cinzenta, frouxidão articular e hipotonia muscular, curvatura espinhal, problemas respiratórios, hipoacusia.

Tipo IV

As principais características estão entre os tipos I e III.

TRATAMENTO

Não há cura para a osteogênese imperfeita. O tratamento tem por objetivos principais: maximizar a função, minimizar a incapacidade, encorajar a independência e a sociabilidade e manter a saúde em bom nível.

O tratamento visa enfaticamente à prevenção e ao controle dos sintomas. É individualizado e depende da gravidade da doença e da idade do paciente. Bastante atenção é dispensada ao desenvolvimento de massa óssea e da força muscular e à mobilidade independente.

Tratamento das fraturas e da escoliose

Em sua maior parte, o tratamento das fraturas é não-cirúrgico. A imobilização gessada ou o *splinting* é sempre necessário para propiciar consolidação óssea. Contudo, logo que possível, o paciente é induzido a executar movimentos ou apoiar o peso do corpo nas pernas, para fortalecer os músculos e os ossos e afastar o risco de nova fratura. A repetição de fraturas no mesmo osso, a deformidade ou a falta de consolidação impõem a intervenção cirúrgica, resumida então à inserção de vareta metálica ao longo do osso longo (membro inferior ou superior).

A escoliose é um problema importante. Via de regra, o tratamento é feito com um colete, freqüentemente ineficaz. Nestas condições, há necessidade de fusão espinhal de uma ou mais vértebras.

Tratamento da dor

A dor é um sintoma associado às múltiplas fraturas da osteogênese imperfeita. Manifesta-se de forma aguda, tem curta duração, mas se não for tratada pode evoluir para uma condição crônica. Nestas circunstâncias, a dor persiste, ainda que os tecidos lesados estejam inteiramente cicatrizados.

Associam-se às fraturas o colapso vertebral, a deformidade articular, a osteoartrite, as contraturas, o desalinhamento dos membros e dor abdominal recorrente.

O tratamento inclui medicamentos analgésicos, fisioterapia (calor ou frio, TENS, cinesioterapia, massagem) acupuntura. Outras técnicas disponíveis envolvem o relaxamento, o *biofeedback* e a hipnose.

A medicação analgésica deve antecipar-se à execução de procedimentos que possam causar dor. Em certos casos, precisa ser administrada continuamente. Os bloqueios anestésicos podem ser também necessários.

Fisioterapia

A imobilidade após uma fratura representa uma causa de osteoporose e atrofia muscular. Por conseqüência, é recomendável adotar bons posicionamentos e administrar algum tipo de exercício que fortaleça a musculatura.

A marcha com ou sem órteses constitui excelente exercício e deve ser encorajada. A natação também, em face de suas muitas vantagens. Ademais, não oferece risco.

Cadeira de rodas e órteses

A cadeira de rodas contribui vantajosamente para os deslocamentos do paciente. Deve ser usada quando se impõe sua indicação. As órteses para a marcha, também.

RECOMENDAÇÕES GERAIS

Os pacientes devem ser estimulados a praticar exercícios regularmente com o objetivo de melhorar a força muscular e evitar fraturas. A natação é altamente recomendada, considerando-se a vantagem de facilitar ampla movimentação e a ausência de risco, como já foi mencionado.

Outras recomendações importantes: manter o peso corporal normal (evitando a obesidade), usar uma alimentação nutritiva e abster-se de bebidas alcoólicas, de café em excesso e do tabagismo.

PRECAUÇÕES

Nunca levante uma criança com OI pelas axilas. Para trocar de posição no leito ou aplicar tratamento de fisioterapia, não puxe pelo braço ou perna; apóie as mãos entre as pernas e sobre os glúteos.

Use uma cadeira ou um carrinho que permita à criança ficar recostada. (O carrinho deve ter espaço para acomodar as órteses.)

Não esquecer que a natação e a marcha são exercícios assaz recomendáveis. A criança precisa se desenvolver, e pode ocorrer fratura apesar dos cuidados que lhe são dispensados.

PROGNÓSTICO

Depende da intensidade e do número de sintomas. A despeito das fraturas e das limitações das atividades físicas impostas pela doença, muitos pacientes podem usufruir uma vida produtiva e de sucesso.

OSTEOGÊNESE IMPERFEITA (NO ADULTO)

As fraturas múltiplas na osteogênese imperfeita (OI) continuam a ocupar parcela importante das atenções médicas no adulto, e outros problemas ortopédicos (comprometimento dos tendões, dos músculos e das articulações) podem assumir relevo.

Ademais, há necessidade de atenção aos cuidados gerais de saúde que devem ser prestados pelo médico clínico e os especialistas, particularmente o ortopedista, o endocrinologista, a nutricionista, o fisiatra e o fisioterapeuta, em face das patologias citadas a seguir: osteoporose, problemas musculoesqueléticos e articulares, dor crônica, perturbações pulmonares, função cardíaca, audição, visão, função gástrica, cálculos renais, impressão basilar. As recomendações exigidas para manter um bom estado de saúde são descritas sumariamente no final deste capítulo.

OSTEOPOROSE

A permanente preocupação é o risco de fraturas. Por este motivo, a conservação de uma boa massa óssea constitui prioridade para o adulto. E a melhor forma de medir esta condição é a densitometria óssea em vários sítios do esqueleto. Os exames realizados anualmente podem orientar sobre a necessidade de administração de cálcio, suplementos vitamínicos, fármacos, dieta e exercícios.

Problemas musculoesqueléticos – dor crônica

As compressões que ocorrem na coluna vertebral, a escoliose, a deterioração articular, antigas fraturas ou uma fratura não-consolidada podem causar dor nas costas, nos quadris e em outros locais. Sintomas dolorosos podem estar também localizados no joelho. A instabilidade do tornozelo é igualmente freqüente, resultante da frouxidão articular e da excessiva flexibilidade. Uma solução para esses problemas é o uso de órteses apropriadas para alinhar as articulações comprometidas.

Função pulmonar – função cardíaca

Os problemas respiratórios encontram-se principalmente no tipo III da osteogênese imperfeita e nos pacientes com escoliose importante. Uma doença restritiva pulmonar pode causar a redução do volume da caixa torácica (fratura de costela, fraqueza da musculatura respiratória) e a bronquite crônica. A apnéia do sono nesses pacientes pode estar relacionada com esses problemas. Os exercícios que promovem incursões respiratórias profundas e a administração de oxigênio sob pressão têm indicação categórica.

Alguns pacientes portadores de OI apresentam anormalidades valvulares cardíacas. A mais comum é o prolapso. Pode ser encontrada também uma dilatação da aorta.

Audição e visão

As alterações da audição já estão mencionadas na introdução. A causa encontra-se no comprometimento dos ossos do ouvido. A visão é igualmente suscetível de alteração. A doença pode afetar a forma da lente e a força da camada externa da esclera (esclerótica).

Cálculos renais

Cerca de 20% dos pacientes podem sofrer de cálculos renais. Uma medicação especial e uma dieta adequada constituem a conduta recomendada em tais casos.

Impressão basilar

Assunto já estudado no capítulo das cervicalgias altas. Nos adultos com OI tipo III, a impressão basilar assume um caráter especial. Os sintomas estão representados por cefaléia, fraqueza muscular, formigamento nas mãos e nos pés.

Recomendações para manter a saúde em adultos com OI

Evitar o aumento ponderal, incluir na dieta alimentos que forneçam quantidades apropriadas de cálcio e vitamina D, evitar o fumo e o álcool, praticar musculação adequada e exercícios aeróbicos, vigiar a função renal, vigiar a densidade óssea através de exames especiais, testar a visão e a audição a cada 2 ou 3 anos, adotar uma dieta alimentar saudável, checar as funções cardíaca e pulmonar, atentar para os sintomas da apnéia do sono, tratar energicamente as infecções respiratórias.

SÍNDROMES DO DESFILADEIRO (SÍNDROMES DE COMPRESSÃO NEUROVASCULAR)

DESFILADEIRO TORÁCICO

É a abertura superior da caixa torácica, e pode apresentar alterações das estruturas nervosas, ósseas e musculares. O que origina as ditas alterações é o desenvolvimento anormal e a forma assimétrica de um lado da abertura superior da caixa torácica, que se mostra mais estreita e de maior altura do que o lado normal. Em conseqüência, os componentes inferiores do plexo braquial, a artéria subclávia e eventualmente a veia subclávia sofrem compressão em seu trajeto pelo espaço compreendido entre a borda superior do tórax e a clavícula.

São síndromes do desfiladeiro:

- Síndrome da costela cervical.
- Síndrome do escaleno anterior.
- Síndrome da hiperabdução, síndrome costoclavicular.

Fatores que podem desencadear síndromes do desfiladeiro:

- Dinâmicos (movimentos forçados de hiperabdução do braço).
- Estáticos (trabalho com grande esforço físico com os braços acima da cabeça).
- Congênitos (costela cervical, escaleno anterior).
- Traumáticos (fratura da clavícula consolidada defeituosamente).
- Circulatórios (arteriosclerose) em indivíduos que exercem atividade enérgica não-usual com os membros superiores, causando trombose ou estreitamento de um vaso sanguíneo.

QUADRO CLÍNICO

Os sinais e sintomas comuns a todas as síndromes de compressão neurovascular compõem-se de um conjunto de elementos vasculares e neurológicos, podendo qualquer um deles apresentar-se de forma predominante.

Sintomas neurológicos

Caso os sinais e sintomas neurológicos sejam mais acentuados que os vasculares, a porção inferior do plexo braquial (C8-T1) é a responsável pelas alterações sensitivas na face medial do braço, antebraço e mão (dormência, formigamento e dor). É rara a deficiência motora.

Sintomas vasculares

Frialdade nos dedos da mão, intolerância ao frio, palidez dos dedos da mão, fenômeno de Raynaud (raro).

PROVAS SEMIOLÓGICAS

Prova da claudicação intermitente

O paciente executará exercícios com os braços elevados e em abdução e em rotação externa, flexionando repetida e rapidamente, ao mesmo tempo, os dedos das mãos.

A prova será positiva caso apareçam em alguns segundos dor e parestesias no antebraço seguidas de claudicação provocada pela fadiga e pelas alterações sensitivas resultantes da síndrome do plexo braquial.

Nestes casos positivos, a palpação da fossa supraclavicular poderá revelar uma proeminência óssea causada pela costela cervical.

Manobra costoclavicular

Paciente sentado, mãos apoiadas nas coxas; jogar os ombros para trás e para baixo. Palpar o pulso radial dos dois lados, antes e depois da manobra, e realizar ausculta também das fossas supra e infra-escapular, além de procurar a ocorrência de sopro. O pulso poderá desaparecer ou ficar reduzido.

Manobra de Adson

Paciente sentado, tendo a cabeça voltada para o lado afetado. Estender a cabeça, respirar profundamente e reter a inspiração. Neste momento, palpar o pulso radial.

SÍNDROME DA COSTELA CERVICAL

A costela cervical supranumerária é uma costela anômala, oriunda habitualmente da 7ª, raramente da 5ª ou 6ª vértebra cervical, que dificulta a passagem do plexo braquial e da artéria subclávia. É freqüentemente bilateral.

A maioria dos pacientes com costela cervical é constituída por mulheres jovens ou na meia-idade e nestas a queda dos ombros e a existência de fraco tônus muscular podem ser causadoras da síndrome. O tipo de atividade ocupacional deve ser também considerado.

Uma das teorias propostas para explicar a ocorrência da costela cervical é a derivação segmentar do plexo braquial.

Quadro clínico

Constituem sinais clínicos da presença de costela cervical: proeminência óssea da costela cervical na fossa supraclavicular (base do pescoço); sensibilidade do plexo braquial à pressão digital profunda moderada, feita por fora e atrás da borda do esternocleidomastóideo; atrofia dos músculos inervados pelos nervos dos troncos inferiores do plexo braquial, especialmente dos lumbricais e dos interósseos; provável debilidade dos movimentos de flexão das articulações metacarpofalangianas, da abdução e adução dos dedos e adução do polegar; diminuição da sensibilidade cutânea na borda ulnar do antebraço, da face ventral do punho e da metade ulnar do 5º dedo; alterações vasculares (frialdade, cianose, redução do volume do pulso); massa palpável, pulsátil e dotada de sopro na fossa supraclavicular.

Sintomas

O paciente pode referir: dor e parestesias na borda ulnar da mão, do punho e do anular; formigamento no antebraço e na mão (atribuível à deficiência circulatória); debilidade da mão e dos dedos; acentuação dos sintomas com o deslocamento dos ombros para baixo (por fadiga, por carregar objetos pesados); o sinal de Adson intensifica os sintomas.

Tratamento

A conduta terapêutica varia de acordo com a intensidade dos sintomas. Caso sejam mínimos, pode-se estabelecer um tratamento conservador, mediante a administração de exercícios para aumentar o tônus do trapézio e do angular da omoplata; evitar atividades que incluem levantar objetos pesados.

Caso os sintomas sejam agudos, cabe pensar em intervenção cirúrgica para extirpação da costela anômala.

SÍNDROME DO ESCALENO ANTERIOR

É condição rara. Resulta da posição e inserção anômalas do músculo escaleno anterior, sem a presença de costela cervical. Note-se que a artéria subclávia deixa o tórax passando sobre a primeira costela e neste ponto passa entre o escaleno anterior, na frente, e o plexo braquial e o escaleno médio, atrás. Tanto o escaleno anterior como o escaleno médio podem exibir volumoso tendão e uma ampla inserção. A conseqüência disto é o estreitamento do espaço por onde passam a artéria subclávia e o plexo braquial, submetidos à compressão e forçados a adotar posição angulosa.

QUADRO CLÍNICO

É idêntico ao da costela cervical. A manobra de Adson é positiva.

TRATAMENTO

Cirúrgico (escalenectomia?).

SÍNDROME COSTOCLAVICULAR

Caracteriza-se por sintomas semelhantes às outras síndromes do desfiladeiro. O feixe neurovascular formado pelo plexo braquial e a artéria subclávia pode ser comprimido no espaço entre a 1ª costela e a clavícula.

A etiologia é atribuída à alteração postural, à fadiga e ao trauma.

A obliteração do pulso radial pode ser reproduzida fazendo-se o paciente posicionar o ombro para trás e para baixo.

O tratamento consiste essencialmente em exercícios de correção postural.

SÍNDROME DA HIPERABDUÇÃO

A síndrome de hiperabdução resulta da compressão neurovascular entre o peitoral menor e a caixa torácica.

A abdução do braço se opera mediante o giro da clavícula em redor do seu eixo ao nível da articulação esternoclavicular. Nesta posição de abdução, ocorrem duas situações: 1) o músculo subclávio e o ligamento costocoracóide sofrem estiramento; 2) as estruturas neurovasculares (artéria e a veia subclávia e o plexo braquial) do pescoço ficam comprimidas contra a 1ª costela. Se o braço estiver em hiperabdução, acentua-se a compressão das estruturas mencionadas acima em sua passagem por baixo da apófise coracóide até o músculo peitoral menor e entre a clavícula e a 1ª costela.

PROVAS SEMIOLÓGICAS

Prova de Allen

O paciente eleva o braço acima da cabeça e fecha o punho várias vezes, a fim de esvaziar o sangue da mão; ocluem-se por pressão digital as artérias radial e ulnar. Descer o braço e abrir a mão. Neste momento, as artérias se abrem e o fluxo sanguíneo chega à mão pálida, demonstrando assim a permeabilidade das artérias.

Prova de Wright

Paciente sentado, braços colados ao corpo. O examinador colocado atrás move o braço através de um arco de 180° palpando simultaneamente o pulso e atento para sua possível diminuição ou desaparecimento.

QUADRO CLÍNICO

Os sintomas se manifestam por: dor nos dedos, antebraço e braço e, eventualmente, parestesias; e desaparecimento do pulso radial na postura de hiperabdução. Os sintomas vasculares podem incluir frio e palidez.

TRATAMENTO

O tratamento baseia-se na liberação da tensão mecânica muscular do peitoral menor mediante um enfaixamento em 8 (oito) do ombro. Associam-se a esta providência a administração de antiinflamatório não-esteróide, infiltração com lidocaína na área em conflito, reeducação postural e a eliminação de atividades que exijam a elevação dos braços para o alto.

Em princípio, é fundamental evitar a posição de hiperabdução durante o sono ou o trabalho e recusar tarefas com o uso dos braços acima da cabeça.

BIBLIOGRAFIA

Adams R, Victor M. *Principles of Neurology.* New York: McGraw-Hill Book Co., 1977. 127-129p.

Bonfatti R. Fraturas. In: Leitão RE de Araújo, Leitão AV de Araújo. *Clínica de Reabilitação.* São Paulo: Atheneu, 1995. 167-174p.

Brito Jr., CA de. Alterações posturais. In: Lianza S. *Medicina de Reabilitação.* Rio de Janeiro: Guanabara Koogan, 2001. 245-264p.

Cailliet R. Coluna vertebral: Doenças e deformidades. In: Krusen KF, Stillwell KG, Lehmann J. *Tratado de Medicina Física e Reabilitação.* São Paulo: Manole, 1986. 343-347p.

Cailliet R. *Escoliose.* São Paulo: Manole, 1976. 17-100p.

Cailliet R. Exercícios na escoliose. In: Basmajian JV. *Terapêutica por Exercícios.* São Paulo: Manole, 1980. 557-566p.

Cailliet R. *Ombro.* São Paulo: Manole, 1976. 126-127p.

Cailliet R. *Pescoço e Braço.* São Paulo: Manole, 1976. 108-116p.

Fonseca GA, de Araújo DP. In: Cruz Fº A. *Clínica Reumatológica.* Rio de Janeiro: Gunabara Koogan, 1980. 632-645p.

Katz JF. Escoliosis. In: Downey JA, Low NL. *Enfermidades Crônicas Incapacitantes en el Niño – Princípios de Rehabilitacion.* São Paulo: Editorial Pediátrica, 1977. 419-433p.

Mehta AJ. Reabilitação após fraturas. In: O'Young B, Younh MA, Stiens S. *Segredos em Medicina Física e Reabilitação.* Porto Alegre: Artmed, 2000. 415-421p.
Messias AR. Dores posturais – doenças posturais. In: Seda H. *Reumatologia.* 2. ed. Rio de Janeiro: Cultura Médica, 1982. 1409-1419p.
OI Foundation – Osteogenesis imperfecta – Pain management. http://www.oif.org/site/PageServer?pagename=PainMgmt - 29-03-004.
Orthopedic Connection American Academy of Orthopaedic Surgeons http://orthoinpho.aaos.org/fact/thr_report_cfm?Thread_ID=308&topcategory=About%20Orth... 29-03-004)
Osteogenesis Imperfecta Foundation – http://www.oif.org/site/PageServer?pagename=AdultHealth)
Osteogenesis Imperfecta Foundation http://www.oif.org/site/PageServer?pagename=InfChild
Osteogenesis Imperfecta OI Foundation http://www.oif.org/site/PageServer?pagename=FastFacts 21-03-004
Patil JPJ. Neuropatia por bloqueio. In: O'Young B, Young MA, Stiens S. *Segredos em Medicina Física e Reabilitação.* Porto Alegre: Artmed, 2001. 237p.
Patrick C. Spinal conditions. In: Campbell SK. *Physical Therapy for Children.* Philadelphia: WB Saunders Co., 1994. 240-250p.
Rodelle B. *Dorsalgias.* São Paulo: Organização Andrei Editora Ltda., 1984. 55-64p.
Rosenthal MS. http://www.geocities.com/quackwatch/escoliose.html
Thomas MA. Escoliose. In: O'Young B, Young MA, Stiens SA. *Segredos em Medicina Física e Reabilitação.* Porto Alegre: Artmed, 2000. 384-389p.
Turek SL. *Ortopedia – Principios y Aplicaciones.* Tomo II. Barcelona: Salvat Editores S.A., 1982. 941-960p.
Walshe F. *Diseases of the Nervous System.* Edinburgh: Churchill Livingstone, 1973. 336-340p.
Xhardez Y. *Vademecum de Kinesitherapie.* Paris: Maloine Éditeur-Prodin Éditeur, 1981.

PNEUMOLOGIA

ASMA BRÔNQUICA

A asma é uma doença reativa das vias respiratórias acompanhada de problemas respiratórios recorrentes. Caracteriza-se por exagerada resposta a diversos estímulos sob a influência de um processo inflamatório preexistente e se acompanha de obstrução do fluxo respiratório e tosse intermitente, dispnéia, respiração sibilante, pressão torácica ou episódios recorrentes de respiração curta.

ETIOLOGIA

A despeito dos consideráveis avanços, não se alcançou ainda a compreensão total do mecanismo da asma. Reconhece-se entretanto que a inflamação é o fator etiológico mais importante na gênese do broncoespasmo.

Os fatores de maior relevo na instalação da crise asmática são os de natureza alérgica e psicossomática. Acrescentem-se os fatores endócrinos, infecciosos e genéticos.

Devem ser considerados também os agentes precipitantes e agravantes a seguir: os alérgenos, os irritantes, as condições climáticas, as infecções, os exercícios físicos, as condições emocionais, o refluxo gastroesofágico, a hipersensibilidade não-alérgica a fármacos e produtos químicos, os fatores endócrinos.

QUADRO CLÍNICO

A doença pode manifestar-se de forma leve, moderada ou grave:

- *Leve*: quando o paciente tem vida normal, os sintomas são discretos, e só excepcionalmente sobrevém crise asmática. Podem ocorrer episódios intermitentes, de curta duração, asma noturna e fases sem sintomas entre as exacerbações.
- *Moderada*: a mais comum, quando a atividade do paciente continua normal mas à custa de maior esforço. Podem ocorrer mais de dois episódios de asma por semana, asma noturna até duas vezes por mês e necessidade de β_2-adrenérgico quase diariamente.
- *Grave*: quando o indivíduo não consegue realizar todas as suas atividades em vista dos episódios freqüentes de asma, asma noturna freqüente, hospitalização por asma nos último 12 meses, exacerbação com risco de vida.

É oportuno mencionar dois aspectos importantes: a crise asmática e o estado de mal asmático. A crise asmática se caracteriza por dispnéia, constrição torácica e chiado torácico. A inspiração é incompleta, a expiração é difícil, prolongada (2-3 vezes mais longa que a inspiração), sibilante, e pode ocorrer bradipnéia expiratória. O ritmo respiratório está diminuído. Associam-se a estas manifestações a ansiedade, a busca de diversas posturas e a tosse, por vezes com expectoração de pequena quantidade de secreção clara e altamente viscosa. Essas crises têm predominância noturna e são freqüentemente anunciadas por sinais precursores tais como: náuseas, tosse, enxaqueca, corrimento nasal. As crises acompanham-se de distúrbio neurovegetativo (broncoespasmo, edema brônquico) que acarreta bloqueio inspiratório (bloqueio diafragmático, tensão extrema dos músculos inspiratórios, em particular do ECM). Ao final da crise vêm a tosse e parca e laboriosa expectoração. Alguns pacientes podem apresentar astenia e lassidão, acompanhadas de depressão.

O estado de mal asmático é um estado prolongado de angústia respiratória com formação de tampões mucosos que necessita de reanimação respiratória de urgência mediante intubação nasotraqueal.

TRATAMENTO

O tratamento tem por objetivos: manter a atividade normal do paciente, manter normal ou quase normal a função respiratória, prevenir a cronicidade dos sintomas (a tosse e a dispnéia), prevenir a exacerbação da asma e o risco de óbito. Para alcançá-los, busca-se diminuir as complicações funcionais e proporcionar ao paciente o máximo de possibilidade para respirar melhor.

Os medicamentos mais comumente utilizados no tratamento da asma compreendem: os broncodilatadores, os mucolíticos e fluidificantes, os antibióticos, os corticóides.

A doença pode alcançar variações sintomáticas que exigem o emprego de outros recursos, além dos mencionados anteriormente, e outras orientações. De um lado estaria o tratamento ambulatorial ou domiciliar; de outro, a internação hospitalar para os pacientes graves.

Em conclusão, deve-se enfatizar que um tratamento bem orientado é importante no tratamento do asmático. E algumas dicas podem ser formuladas a seguir:

- ❑ O paciente deve tomar parte ativa no tratamento de sua doença.
- ❑ Submeter o paciente a mensurações da função pulmonar a intervalos apropriados.
- ❑ Vigiar a ocorrência de fatores desencadeantes de crise asmática e evitá-los.
- ❑ Proteger o paciente contra a ansiedade, considerando sua ação exacerbante da crise asmática.

BRONQUIECTASIA

As bronquiectasias caracterizam-se pela dilatação irreversível de um ou de vários brônquios, freqüentemente nos dois pulmões. A doença tem várias causas, entre as quais predominam as inflamações persistentes, e associam-se via de regra à produção crônica de escarro purulento.

As bronquiectasias acompanham-se de expressiva morbidez e têm relação direta com o número e a gravidade das infecções respiratórias. Localizam-se com mais freqüência nos lobos pulmonares inferiores e associam-se por vezes com a fibrose cística, a síndrome de discinesia ciliar, a síndrome de Young e várias outras doenças. Caracterizam-se também pelas modificações da estrutura brônquica que se espessou, atrofia muscular e destruição de cílios vibráteis.

ETIOLOGIA

As causas ainda não estão claras na grande maioria dos pacientes, mas caberia classificá-las em idiopáticas, congênitas e adquiridas.

As principais causas da bronquiectasia adquirida são: obstrução brônquica mecânica (corpo estranho, muco inspissado), estenose pós-tuberculose e a síndrome do lobo médio. São consideradas idiopáticas aquelas em que não se encontra uma causa evidente do desenvolvimento da doença. A causa congênita é atribuída a uma pequena parte dos doentes.

As bronquiectasias adquiridas se originam de infecções primitivas dos brônquios ou de processos que facilitam as infecções. Em todos os casos, o principal fator determinante é o obstrutivo.

São principais causas da bronquiectasias: a obstrução mecânica intrínseca (corpo estranho, muco inspissado); estenose pós-tuberculose e a obstrução mecânica extrínseca.

QUADRO CLÍNICO

As bronquiectasias representam um grupo de condições clínicas diferentes, tendo porém em comum a dilatação brônquica irreversível, uma característica que determina o diagnóstico final.

Uma classificação prática estabelece dois tipos especiais da doença: a) as pseudobronquiectasias, que podem aparecer em atelectasias segmentares ou processos pneumônicos agudos, e a bronquiectasia seca, na qual falta a expectoração abundante.

A doença pode ser progressiva e é de caráter irreversível. Bronquiectasia reversível só em algumas condições, como nos casos agudos (pneumonia) ou quando o fator obstrutivo é removido antes de ocorrerem as dilatações destrutivas.

TRATAMENTO

Na maioria dos casos o tratamento será médico e deve vigorar por tempo indeterminado. Somente em um número pequeno de doentes está indicada a cirurgia.

O tratamento clínico pode incluir a retirada de algum corpo estranho intrabrônquico ou de tampões mucosos e também prevenir as aspirações gástricas crônicas.

O controle dos sintomas visa à melhoria da qualidade de vida do paciente. O alívio é conseguido mediante a combinação de várias terapias em que sobressaem: os antibióticos, os broncodilatadores, os mucolíticos, a fisioterapia respiratória e a cirurgia em casos especiais (remoção de todos os segmentos lesados, preservando ao máximo a função pulmonar).

FISIOTERAPIA

Consiste em administrar a tapotagem, a cinesioterapia respiratória e a drenagem postural visando à expulsão das secreções acumuladas nos brônquios e posterior eliminação pela tosse e expectoração.

ENFISEMA PULMONAR

É uma afecção crônica irreversível e de apreciável importância médico-social. Em sua condição mais avançada, pode apresentar um grau máximo de invalidez, tornando o paciente incapaz de realizar as atividades mais simples da vida quotidiana. Incide com maior freqüência em indivíduos do sexo masculino com idade acima de 50 anos. É rara em não-fumantes.

O enfisema caracteriza-se pela dilatação permanente dos alvéolos e dos bronquíolos, acompanhada de perda das estruturas conjuntivo-elásticas dos pulmões. Ocorrem comprometimento da ventilação pulmonar e o conseqüente transtorno do intercâmbio gasoso. Associam-se neste quadro os processos de infecção brônquica e pulmonar e destruição gradual de pequenos brônquios, infecção de vasos sangüíneos pulmonares, de alvéolos, e perda da elasticidade pulmonar e conseqüente interferência com a mecânica respiratória.

QUADRO CLÍNICO

As fases iniciais do enfisema pulmonar podem passar despercebidas. A sintomatologia caracteriza-se pela dispnéia de esforço em graus variáveis, fácil instalação de fadiga e diminuição da capacidade para todas as atividades. Tais sintomas se ampliam à medida que se reduz a oxigenação. A dispnéia se acompanha de tosse e surge quando importante parte do parênquima pulmonar encontra-se alterada (± 50%). Este é o sinal mais freqüente e costuma diminuir no decúbito dorsal. A cianose é freqüente.

Em função da grande dificuldade respiratória, surgem o comprometimento cardíaco e sua evolução para o *cor pulmonale.*

O exame físico mostra que a força expiratória encontra-se muito reduzida, a caixa torácica fixa em inspiração, com diâmetro ântero-posterior muito aumentado. O pescoço muito curto e o tórax em tonel são achados comuns. O paciente apresenta expiração prolongada, músculos esternocleidomastóideos protrusos, veias jugulares ingurgitadas. São freqüentes a cifose e a cifoescoliose.

TRATAMENTO

As medidas terapêuticas essenciais do tratamento do enfisema envolvem: os corticóides, os antimicrobianos, os antibióticos, o oxigênio, a reabilitação pulmonar, a imunização e a cirurgia.

REABILITAÇÃO PULMONAR

Há três dificuldades para se administrar um programa de reabilitação aos enfisematosos: a rara hospitalização, o diagnóstico tardio e a demora dos resultados favoráveis da fisioterapia. O referido programa deve incluir: avaliação geral, correção nutricional, educação do paciente e da família, proscrição do tabagismo, drogas na dispnéia, ventilação, oxigenoterapia, apoio psicológico, técnicas de relaxamento, fisioterapia, temas que receberão atenção no item sobre reabilitação.

CIRURGIA

No tocante à cirurgia devem ser consideradas três situações diferentes: a presença de enfisema lobar congênito, em que está indicada a ressecção do lobo correspondente; enfisema obstrutivo bolhoso, em que se ressecam a bolha ou todo o lobo, e o enfisema difuso, que comporta a indicação de transplante pulmonar.

FIBROSE CÍSTICA

A fibrose cística (FC) ou mucoviscidose é doença sistêmica, hereditária, de evolução crônica progressiva, que se manifesta por disfunção difusa das glândulas endócrinas. A presença de doença pulmonar obstrutiva crônica, a má absorção e as alterações eletrolíticas do suor constituem a tríade característica dessa doença.

A FC tem substrato genético e mostra as alterações a seguir: transporte anormal de íons de cloreto pelo epitélio, excessiva reabsorção de íons de sódio e a subseqüente desidratação extracelular, de onde resulta produção de suor salgado e muco espesso que embaraça o fluxo dos ductos, tubos e túbulos.

Os dois órgãos mais afetados adversamente por essa situação são o pâncreas e os pulmões. No primeiro, o muco impede o acesso das enzimas que digerem as gorduras e proteínas no intestino delgado e causa deficiência de nutrição e prejuízo do crescimento; nos pulmões, o muco obstrui as vias aéreas e favorece as infecções, a inflamação e a fibrose, causando perda de suas funções.

Epidemiologia

A fibrose cística é doença de alta e precoce mortalidade no âmbito da pediatria. Tem forte incidência entre adolescentes e adultos jovens. Na América Latina, os registros feitos em 12 países revelaram a presença de 2.117 pacientes entre os anos de 1967 a 1990. Esse dado não representa a incidência real da fibrose cística. Em nosso país, num estudo retrospectivo de 1967 a 1989, há o registro de 345 pacientes. Outros estudos feitos em 1991, 1992, 1993 e 1994 mostraram um total de 1.558 pacientes. No Rio de Janeiro, no Instituto Fernandes Figueira (Fiocruz), verificou-se de setembro de 1967 a junho de 1991 a presença de 199 casos que se mostraram positivos ao teste do suor.

Nos EUA a incidência é de 1 para 2.500 nascidos vivos.

Genética

O gene da fibrose cística é um gene anormal que se transmite como um fator recessivo autossômico localizado no braço longo do cromossomo 7 e codifica uma proteína anormal que recebe o nome de Cystic Fibrosis Transmembrane Regulation, que contém 1.480 aminoácidos e é responsável pelo transporte de iontes pela membrana apical das células epiteliais.

Patogenia e anatomopatologia

Depois de haverem reconhecido o gene anormal, vários autores demonstraram a existência de um defeito no transporte de iontes (Cl e Ca) nos tecidos epiteliais, regulado pela proteína a que eles atribuíram o código mencionado acima. Tornou-se clara a ocorrência de uma perturbação da permeabilidade na membrana apical das células ao ionte cloro e conseqüente maior reabsorção do ionte sódio. Esse defeito atinge tanto as glândulas serosas como as glândulas mucosas. As conseqüências fisiológicas dessas alterações variam amplamente e são especialmente importantes nos pulmões. Resultam disso uma limitada secreção de cloro e maior reabsorção de sódio e água e alterações físico-químicas do muco, que se torna mais espesso e viscoso. Desenvolvem-se então fenômenos obstrutivos e surgimento de infecção, por certo o evento mais importante. Ademais, há uma resposta inflamatória à infecção, que tende ao agravamento do quadro.

As alterações anatomopatológicas têm caráter evolutivo e dependem não somente da intensidade e da época do comprometimento acima citado como principalmente do controle terapêutico. Repercutem principalmente nos pulmões, pâncreas, fígado e intestinos.

Os pulmões mostram-se enfisematosos e ocupam toda a caixa torácica. O estudo microscópico revela: distensão e obstrução das glândulas traqueobrônquicas, enfisema difuso, atelectasia, lesões inflamatórias, bronquiectasia e bronquioloectasia. O pâncreas apresenta consistência endurecida e até aspecto lobulado. O fígado pode apresentar-se com volume reduzido. Nos intestinos observa-se íleo distendido no segmento proximal e médio em forma de rosário; no segmento terminal, o cólon encontra-se vazio e colapsado.

Tratamento

O tratamento convencional inclui a administração dos recursos a seguir: remoção das secreções, terapia com antibióticos, vitaminas, enzimoterapia, suporte nutricional, aconselhamento psicossocial. Atualmente, novos agentes terapêuticos surgiram e serão mencionados adiante.

A profilaxia e o controle dos sintomas pulmonares são feitos com fisioterapia respiratória, ginástica respiratória, atividades físicas, aerossolterapia, antibioticoterapia.

Fisioterapia

A fisioterapia respiratória compreende a drenagem postural segmentar, a tapotagem, a vibração torácica durante a expiração, a ginástica para aumentar a capacidade respiratória e reduzir ou prevenir as deformidades da caixa torácica, as atividades físicas, que podem evitar o acúmulo de secreções, e a aerossolterapia.

Os exercícios físicos (ginástica) oferecem os seguintes benefícios: aumento da capacidade de trabalho e do pico de consumo de O_2, aumento da *endurance* muscular, melhora da eficiência cardiopulmonar para uma determinada carga de trabalho, aumento temporário de certos índices da função pulmonar ou deterioração desses índices. Contudo, devem ser preconizados obedecendo ao critério da tolerância, que diminui com a deterioração da função pulmonar.

Em princípio, durante os exercícios, os pacientes devem usar uma maior ventilação por minuto a fim de compensar a obstrução das vias aéreas e o aumento do espaço morto. A probabilidade de a dessaturação da oxiemoglobina cair para 91% durante o exercício aumenta com o volume expiratório forçado por segundo, o que representa menos de 50% do valor previsto. Contudo, em doentes com comprometimento pulmonar acentuado, os fatores ventilatórios podem evitar que o sistema cardiovascular sofra a ação de um estresse demasiado.

A antibioticoterapia é usada com grande freqüência visando principalmente à melhora da sintomatologia, não obstante sua ineficácia para a erradicação bacteriana.

Outras medidas terapêuticas incluem a cirurgia e medidas gerais.

A cirurgia compreende a ressecção pulmonar, a ressecção intestinal, a embolização (oclusão) de artérias brônquicas nos casos de hemoptises e as infusões endovenosas de emulsão de óleo de soja.

Devem ser mencionadas a terapêutica antiinflamatória ou a terapêutica imunossupressora e cogitar do transplante pulmonar em pacientes cuidadosamente selecionados.

Desde 1989, após o reconhecimento do gene da fibrose cística surgiu a possibilidade da genoterapia, inegavelmente uma alternativa muito atraente.

As medidas gerais direcionam-se sobremodo para proteger as crianças contra as infecções e providenciar as vacinações de rotina. Ademais, ressalte-se a importância da assistência psicológica ao paciente e à família.

REABILITAÇÃO E FISIOTERAPIA NAS DOENÇAS PULMONARES CRÔNICAS, OBSTRUTIVAS E RESTRITIVAS

As doenças pulmonares crônicas podem ser causadas primariamente por comprometimento da oxigenação ou da ventilação. As primeiras são designadas doenças pulmonares obstrutivas crônicas e as segundas, doenças pulmonares restritivas crônicas. São consideradas obstrutivas crônicas: o enfisema, a bronquite crônica, a bronquiectasia, a asma, a fibrose cística. São restritivas crônicas: a) as causadas por afecções neurológicas que envolvem o neurônio motor superior, o neurônio motor inferior ou ambos simultaneamente; b) as miopatias (distrofias musculares, polimiosite, miopatia congênita); c) os defeitos da caixa torácica ou do diafragma.

DOENÇAS PULMONARES OBSTRUTIVAS CRÔNICAS (DPOC)

As mais freqüentes são a bronquite crônica e o enfisema pulmonar.

A bronquite crônica se manifesta pelas características a seguir: tosse crônica, acompanhada de expectoração mucosa ou mucopurulenta com duração de no mínimo 3 meses que se repete durante 2 anos consecutivos, sem relação com tuberculose, bronquiectasia.

O enfisema pulmonar se caracteriza pelo aumento anormal dos espaços aéreos distais ao bronquíolo terminal, acompanhado por alterações destrutivas das paredes alveolares. Trata-se de uma afecção crônica irreversível e de apreciável importância médico-social. Em sua condição mais avançada, esta doença pode acarretar um grau máximo de invalidez, tornando o paciente incapaz de realizar as atividades mais simples da vida quotidiana. Incide com maior freqüência em indivíduos do sexo masculino com idade acima de 50 anos. É rara em não-fumantes.

No que tange ao tratamento, embora se reconheça a insuscetibilidade de cura da maioria dos doentes respiratórios crônicos, é possível oferecer-lhes uma melhora da qualidade de vida através da melhora da respiração, pressupondo obviamente a intervenção de outros fatores que contribuem para melhorar a saúde do indivíduo: a nutrição, o apoio psicológico e social e as mudanças no estilo de vida.

Com efeito, é sabido que muitos dos parâmetros da função pulmonar não podem ser significativamente alterados mediante um programa de reabilitação, mas são evidentes os benefícios enunciados a seguir: aumento da tolerância aos exercícios (aumento da resistência física); diminuição da freqüência do pulso da capacidade de resistir melhor a uma crise de insuficiência respiratória (os pacientes sofrem menos dispnéia). Esclareça-se contudo que a reabilitação não alonga a vida do paciente.

Normas do tratamento

A reabilitação de pessoas que sofrem de doença pulmonar em fase aguda deve ser feita em serviços organizados e apropriadamente equipados. Tais serviços encontram-se em hospitais e devem possuir uma equipe multidisciplinar (médico, enfermeira, fisioterapeuta, psicólogo, nutricionista, assistente social) atuando com o objetivo de alcançar e manter um nível de independência máxima do indivíduo na comunidade. Em muitos casos, o tratamento pode ser feito em ambulatório ou em domicílio, mas envolvendo pessoal técnico especializado e acompanhamento médico.

Nos casos crônicos, em que se identifica claramente o quadro clínico de DPOC pela obstrução das vias respiratórias, diante da necessidade de "dessensibilizar" o paciente do pânico da dispnéia, de melhorar as condições nutricionais e o estado do condicionamento físico, é extremamente recomendável indicar a reabilitação programada com os recursos e técnicas a seguir enunciados:

- ❑ Fisioterapia (exercícios respiratórios, tosse, drenagem postural).
- ❑ Terapia ocupacional e estratégias para facilitar as atividades físicas.
- ❑ Apoio psicológico e social.
- ❑ Relaxamento.
- ❑ Nutrição orientada.
- ❑ Estímulo às atividades e exercícios físicos.
- ❑ Educação contra o tabagismo.

▪ Fisioterapia

São recomendações importantes a cumprir nesse momento: a) a sessão de fisioterapia deve ser iniciada somente após um período de inalação respiratória com broncodilatador; b) atentar para a posição do paciente quando estiver em execução a drenagem brônquica.

Outro ponto importante refere-se à freqüência. A fisioterapia deverá ser administrada duas vezes por dia, a percussão e a vibração durando de 15 a 20 minutos. Esta freqüência deverá ser aumentada quando houver exacerbação da doença.

Há duas modalidades de recursos usados na fisioterapia respiratória:

1. Técnicas de desobstrução das vias aéreas.
2. Técnicas de reeducação.

▪ Técnicas de desobstrução

Incluem aerossoterapia e a nebulização, as massagens por pressões, percussões e vibrações, a drenagem postural, a tosse provocada e expectoração e a aspiração.

Aerossoterapia e nebulização

Consiste em usar um medicamento sólido ou líquido sob a forma de finíssimas partículas dispersas em um gás. O tamanho das partículas e sua densidade precisam adaptar-se aos diâmetros das vias respiratórias. O tamanho dessas partículas varia entre 0,5 a 10 micra de diâmetro. O tamanho ideal é de 1 a 2 micra.

A deposição das partículas nos pontos terminais dos bronquíolos é facilitada por inspirações lentas e profundas e precisa de um nebulizador, cuja escolha está condicionada ao tipo de patologia e à participação do paciente durante a nebulização. A aerossoterapia é empregada essencialmente no tratamento do broncoespasmo, na retenção de secreções, no edema de mucosa e nas infecções.

Massagem

Compreende três tipos de manobras: a percussão, as pressões e a vibração. A percussão é feita sobre a caixa torácica com as mãos em concha e tem por intuito o deslocamento das secreções das vias brônquicas e expelidas pela expectoração. Exigem cautelas no tocante a problemas circulatórios (distúrbios da coagulação, problemas osteoarticulares, osteoporose). Atenção também para os casos de pacientes com insuficiência cardíaca, hemoptise, aneurisma aórtico; as pressões devem ser feitas de cima para baixo sobre áreas específicas do tórax correspondentes ao lobo pulmonar afetado e devem respeitar as contra-indicações das percussões; as vibrações são feitas preferencialmente com vibradores mecânicos sobre áreas específicas do tórax durante a expiração.

Drenagem postural

A drenagem postural tem por finalidade a abertura das vias respiratórias e a criação de condições para atividades ventilatórias ulteriores. Trata-se de uma medida que deve antecipar-se a qualquer procedimento cinesioterápico.

Envolve a prática de posições pró-gravitacionais assistidas do paciente destinadas a deslocar as secreções de determinados lobos pulmonares. A estratégia de tais posições consiste em colocar a região para drenagem em condições de aproveitar a ação da gravidade e a oxigenação. A posição mais freqüentemente usada é a de Trendelenburg, em que o paciente é posto em decúbito supino, prono ou lateral em variáveis graus de rotação com o corpo inclinado, estando as pernas em ângulo de 10 a 45° em relação à cabeça. A experiência mostrou que os pacientes toleram até a inclinação de 25°. Contudo, devem ser adotadas precauções em relação a pacientes suscetíveis de apresentar edema pulmonar, insuficiência cardíaca congestiva, hipertensão e problemas abdominais.

Tosse e expectoração

A tosse deve ser recomendada, uma vez que se afigura a melhor técnica de tratamento dos doentes. Neste particular, observe-se que o ar precisa ser eliminado em alta velocidade. Obviamente, esta atividade predispõe à fadiga em pacientes com bronquite crônica ou enfisema. Neste caso, a tosse pode ser substituída por manobras de expiração forçada. A eliminação da secreção durante a tosse pode ser auxiliada pela compressão das paredes laterais do tórax feita por uma pessoa da família ou pelo próprio doente.

Aspiração

É executada com aspirador.

Técnicas de reeducação respiratória

Exercícios respiratórios

São exercícios destinados a conservar ou recuperar a função respiratória normal tanto do ponto de vista quantitativo quanto qualitativo. através dos seguintes mecanismos: facilitar a eliminação de secreções, expandir o tecidos pulmonares colapsados, acelerar a absorção dos derrames pleurais, aumentar o grau de mobilidade da caixa torácica, ampliar a capacidade funcional total, e por conseqüência o volume corrente, e fortalecer a musculatura.

É conveniente ressaltar que os exercícios não recuperam as lesões pulmonares existentes, apenas ampliam a capacidade respiratória do paciente. Ademais, é preciso ter em mente que a manutenção dos resultados obtidos depende da prática regular e diária.

Os exercícios respiratórios incluem essencialmente:

- Exercícios de expansão diafragmática executados em associação com a respiração com os lábios semicerrados.
- Exercícios para expansão das bases pulmonares, idênticos ao anterior, porém incluem a participação do fisioterapeuta, que pressiona com as mãos as últimas costelas durante a expiração do paciente.
- Exercícios de expansão dos ápices pulmonares – as mãos do terapeuta pressionam o tórax abaixo das clavículas.
- Respiração com os lábios semicerrados (inspirar pelo nariz e expirar pela boca com os lábios quase ocluindo a boca). Este simples expediente aumenta o tempo de expiração.
- Respiração com mudança do ritmo respiratório (usado em asmáticos e pneumopatas crônicos) – consiste em respirar de forma prolongada (com os lábios semicerrados), seguida de inspiração máxima através da respiração diafragmática.

Equipamentos de ajuda para os exercícios respiratórios

- Treinadores de musculatura inspiratória:
  - pequenos tubos de diâmetros diferentes que oferecem resistência ao fluxo de ar;
  - aparelho dotado de mola que controla o limiar pressórico do ar.
- *Flutter*: usado para mobiliar secreções. Fluidifica o muco e auxilia sua eliminação.
- Vibradores ou percussores mecânicos.
- Inspirômetros de incentivo ao volume.

▪ Terapia ocupacional e estratégias para facilitar as atividades físicas

A terapia ocupacional tem importante indicação para pacientes internados. Por outro lado, neste setor de tratamento o paciente pode receber orientação sobre estratégias para facilitar a atividade física. Uma delas refere-se à redução do dessincronismo toracoabdominal explicado a seguir. Pacientes com obstrução pulmonar crônica apresentam este problema durante uma atividade com os membros superiores estendidos sem apoio. Supõe-se que os músculos acessórios da respiração participam do trabalho mencionado, provocando o aparecimento de dispnéia. Surgiu a idéia de recomendar estratégias práticas para minorar esta ocorrência: tomar banho sentado, enxugar-se moderadamente, usar sapatos sem cadarço e calçadeira com cabo longo, apoiar os cotovelos quando usar o braço, realizar qualquer atividade mecânica durante a expiração, respirar com os lábios semicerrados durante qualquer esforço físico.

▪ Apoio psicológico e social

A reabilitação pulmonar depende também da motivação psicológica. Uma atitude positiva e disciplinada do paciente é de fundamental importância para se obter resultados favoráveis com a administração dos medicamentos e da fisioterapia. Obviamente, a reabilitação psicológica deverá ajustar-se à realidade do paciente mediante a adoção de três princípios: apoio, sugestão e aconselhamento, que precisam ser estendidos também à família.

▪ Relaxamento

Técnicas de relaxamento são recomendadas com o objetivo de reduzir a ansiedade associada à atividade do sistema nervoso autônomo. O relaxamento promove a diminuição da freqüência cardíaca, da pressão arterial e da freqüência respiratória, e proporciona menor consumo energético e menor produção de CO_2.

▪ Nutrição orientada

É comum o baixo peso dos pacientes com DPOC e importante a nutrição orientada como fator coadjuvante na reabilitação desses pacientes.

As causas do baixo peso parecem advir das causas a seguir: estado de hipermetabolismo, diminuição do débito cardíaco e do leito capilar, alteração da função gastrointestinal, inadequação da ingesta e elevação dos mediadores químicos.

A má nutrição pode ser responsável pelo desequilíbrio do sistema protease-antiprotease pulmonar devido à alteração do sistema antioxidante. A carência de ferro, cobre e selênio e de vitaminas C e E numa alimentação inadequada pode causar a alteração mencionada. Outros fatos importantes são: o comprometimento dos mecanismos de defesa humoral e celular nos malnutridos, alteração da função dos músculos esqueléticos, inclusive dos músculos respiratórios, diminuição dos estoques celulares de glicogênio e proteína. Em contrapartida, uma boa nutrição proporciona aumento da pressão inspiratória máxima e melhor capacidade física geral.

Em suma, o processo de reabilitação deve envolver os componentes básicos a seguir: eliminar o tabagismo; exercícios respiratórios e condicionamento físico; auxiliares para as AVDs para os doentes em fase aguda da doença; educação do paciente e da família; orientação dietética para melhorar a nutrição; apoio psicológico e treino de técnicas de relaxamento; orientação sobre oxigenação e ventilação assistida quando necessário; apoio social.

- **Educação contra o tabagismo**

Todos os esforços devem ser levados a cabo para eliminar o tabagismo do paciente.

DOENÇAS PULMONARES CRÔNICAS RESTRITIVAS

Estas doenças têm por características a redução dos parâmetros a seguir: capacidade pulmonar total, capacidade vital, volume residual, volume expiratório de reserva, capacidade funcional residual, ventilação por minuto e a adesão do paciente ao programa de tratamento. O quadro clínico de tais doenças se manifesta pela ocorrência de fadiga, dispnéia, cefaléia, perda de concentração e da memória, ansiedade, distúrbios respiratórios do sono, dificuldade para eliminar secreções das vias aéreas.

São doenças pulmonares restritivas crônicas:

- As causadas por afecções neurológicas que envolvem neurônio motor superior, o neurônio motor inferior ou ambos simultaneamente.
- As miopatias (distrofias musculares, polimiosite, miopatia congênita).
- Os defeitos da caixa torácica ou do diafragma.

Nas doenças mencionadas, o índice Capacidade vital forçada/Volume respiratório forçado permanece normal porque as taxas de ventilação continuam normais. Contudo, há necessidade de aumento do consumo de energia para alongar os tecidos elásticos dos pulmões, pois o paciente procura compensar o problema através de incursões respiratórias rápidas. Esta situação pode evoluir para a atelectasia e para a hipóxia, a menos que os pulmões sejam expandidos por inspirações profundas.

BIBLIOGRAFIA

Bach JR. Reabilitação respiratória. In: Young B, Young MA, Stiens SA. *Segredos em Medicina Física e de Reabilitação.* Porto alegre: Porto Alegre: Artmed, 2000. 254-263p.

Cardoso AP, Lemle A, Bethlem N. Doenças pulmonares obstrutivas crônicas. In: Bethlem N. *Pneumologia.* São Paulo: Atheneu, 2001. 613-620p.

Hetzel JL, Palombini BC, Alves MRA. Asma brônquica. In: Tarantino AB. *Doenças Pulmonares.* 4. ed. Rio de Janeiro: Guanabra Koogan, 1997. 563-572p.

Jardim JR de Brito, Cendon SP. Reabilitação pulmonar em doenças pulmonares. In: Tarantino AB. *Doenças Pulmonares.* Rio de Janeiro: Guanabara Koogan, 1997. 627-639p.

Lemle A, França AT, Lapa e Silva JR, Bethlem EP, Bethlem N. Asma. In: Bethlem N. *Penumologia.* São Paulo: Atheneu, 2000. 641-668p.

Lemle A, Pinto AC, Bethlem N. Doenças pulmonares obstrutivas crônicas. In: Bethlem N. *Pneumologia.* São Paulo: Atheneu, 2000. 600-621p.

Martins G, Lapa e Silva JR, Bethlem E, Bethlem N. Supurações broncopulmonares. In: Bethlem N. *Pneumologia*. São Paulo: Atheneu, 2000. 371-377p.
Moreira JS, Camargo JS, Porto NS. Bronquiectasias. In: Affonso. *Pneumologia, de Tarantino*. Rio de Janeiro: Guanabara Koogan, 1997. 607-613p.
Oliveira J. Fisioterapia respiratória. In: Bethlem N. *Pneumologia*. São Paulo: Atheneu, 2000. 717-724p.
Santos AC, Simone Z. Reabilitação nas disfunções respiratórias. In: Lianza S. *Medicina de Reabilitação*. 3. ed. Rio de Janeiro: Guanabara Koogan, 2001. 394-408p.
Sridhar MK. Reabilitação pulmonar. *BMJ-British Medical Journal* 1997;9:11-12.
Stein MD. Asthma. In: Ferri FF, Fretwell MD, Wachtel TJ. *The Care of Geriatric Patient*. Mosby's Practical Guides 1997. 344-345p.
Tan JC. *Practical Manual of Physical Medicine and Rehabilitation*. London: Mosby, 1998. 692-700p.
Tarantino AB, Sobreiro MC. Doença pulmonar obstrutiva crônica. In: Tarantino AB. *Doenças Pulmonares*. Rio de Janeiro: Guanabara Koogan, 1997, 509-548p.

OUTRAS AFECÇÕES

LER/DORT (LESÃO POR ESFORÇO REPETIDO)

A implantação do trabalho com esforços repetidos remonta ao final do século XIX, no início da revolução industrial, quando os operários eram obrigados a realizar tarefas que exigiam infindáveis movimentos repetidos durante várias horas por dia.

O surpreendente incremento industrial que ocorreu após a Segunda Guerra Mundial propiciou o reconhecimento de um tipo novo de doenças sofridas pelos trabalhadores: a LER, ou seja, as lesões por esforços repetidos e invariáveis. Posteriormente, escolheu-se a designação DORT para o tipo de lesão relacionada especificamente com o trabalho manual, estando incluídos nesse grupo digitadores, pianistas, artistas plásticos etc.

As definições a seguir esclarecem a conceituação de LER/DORT.

LER é a designação de um conjunto de síndromes causadas por várias atividades que afetam os nervos, músculos e tendões, juntos ou isoladamente. As lesões são degenerativas e cumulativas.

DORT é um distúrbio osteomuscular relacionado especificamente com o trabalho.

As lesões por esforços repetidos (LER) estão representadas por um conjunto de afecções que podem acometer os tendões, as sinoviais, os músculos, as fáscias, os ligamentos, os nervos periféricos, de forma isolada ou associada com outra doença, e com ou sem degeneração tissular. Trata-se de afecções crônicas e sujeitas a recidivas.

Uma característica particular da LER encontra-se em sua localização: os membros superiores, um lado da cintura escapular e o pescoço, sem exclusão dos membros inferiores.

ETIOLOGIA

São principais causas da LER: esforços repetidos e demorados realizados por estruturas anatômicas delicadas e suscetíveis de lesão:

- Uso repetido de força de um grupo muscular específico.
- Uso repetido de um gesto profissional durante uma jornada de trabalho.
- Postura viciosa do membro superior; posturas forçadas exigidas por determinadas tarefas: elevação dos braços acima da cabeça, abdução forçada dos braços com emprego de força.
- Falta de pausas para repouso da musculatura; impossibilidade de mudança da postura durante o trabalho; insatisfação com o tipo de trabalho realizado.
- Sobrecarga de horas extras de trabalho; tensão nervosa, principalmente aquela oriunda de cobrança de tarefa.

QUADRO CLÍNICO

A instalação da sintomatologia é insidiosa, mas a anamnese revela dados esclarecedores: queixas de dor, parestesias, sensação de peso e fadiga nos membros superiores e na coluna cervical. Por vezes, há queixas de dor na coluna dorsal e nos membros inferiores. Outros sintomas referidos incluem: dormência, distúrbios neurovegetativos, alterações tróficas e sensitivas e motoras regionais.

PRINCIPAIS AFECÇÕES

As afecções estão relacionadas com músculos, tendões e nervos e, portanto, com sinoviais, ligamentos, tendões, fáscias e nervos, e poderão ser classificadas em três grupos: afecções tendinosas inflamatórias, neuropatias opressivas, síndrome dolorosa miofascial, fibromialgia, cistos articulares.

- Afecções tendinosas inflamatórias: dedos em gatilho, síndrome de De Quervain, tendinite da cabeça longa do bíceps, tendinite do supra-espinhoso, epicondilites lateral e medial; síndrome dolorosa miofascial.
- Neuropatias compressivas: síndrome do desfiladeiro torácico, síndrome do supinador, síndrome do pronador redondo, síndrome do canal de Guyon (ulnar), síndrome do túnel do carpo, síndrome do túnel do ulnar, síndrome do interósseo posterior, radiculopatia cervical.
- Síndrome dolorosa miofascial, fibromialgia, cistos articulares.

TRATAMENTO

A conduta terapêutica num caso de LER tem uma conotação bastante diferente da usual. Um fato a ser considerado é a longa duração do tratamento, que precisa estar associado a algumas restrições nas atividades cotidianas do paciente. Outro aspecto: o tratamento obedece a normas gerais quase uniformes, tendo em vista o aspecto crônico das afecções.

Os pilares do tratamento poderiam ser resumidos nos itens a seguir: a) o repouso, a mais importante de todas as medidas terapêuticas; b) os agentes fisioterápicos e os medicamentos; c) as infiltrações anestésicas ou com corticosteróides e a cirurgia; d) apoio psicológico; e) apoio previdenciário.

Outras medidas terapêuticas

Outras medidas terapêuticas simples que podem ser empregadas pelo próprio doente em domicílio compreendem o uso de calor ou frio e exercícios de alongamento muscular.

Conduta médico-ocupacional e prevenção

Tendo em vista o caráter ocupacional da LER, os doentes portadores dessa doença devem ser orientados a procurar o setor de acidentes de trabalho do Ministério do Trabalho para fazer jus aos benefícios a que têm direito. Não tendo sido possível a melhora ou a cura, o paciente tem direito a ser realocado em outra profissão que não apresente as condições que determinaram a lesão.

PREVENÇÃO

As seguintes medidas devem ser recomendadas no que concerne à prevenção da LER: mudanças de posição durante a jornada de trabalho; orientação postural e ginástica compensatória; mudanças nos postos de trabalho para melhorar as condições ergonômicas, minimizar os efeitos desfavoráveis das condições ambientais do trabalho, apoiar os membros superiores durante o trabalho, fixar ao nível dos cotovelos a superfície do trabalho.

LINFEDEMAS

Os linfedemas são edemas com características especiais causados por uma patologia primária dos linfáticos ou secundária a outras afecções.

O linfedema é um edema rico em proteínas, ao contrário do edema da insuficiência renal ou da insuficiência cardíaca congestiva, em que existe pouca proteína. O linfedema é causado por bloqueio do sistema linfático e se caracteriza pela retenção de proteínas nos interstícios celulares e aporte de fluidos em virtude da pressão osmótica coloidal.

O linfedema do membro superior é situação freqüente em pacientes que sofreram mastectomia e reveste-se de potencial para se tornar permanente. Os mais importantes fatores predisponentes situam-se na extensão da área da dissecção axilar e na terapêutica radioterápica.

Confirma a citação acima o registro de mais de um terço das mulheres submetidas a cirurgia por câncer de mama desenvolver linfedema do braço. Sem intervenção adequada, a condição evolui para edema carnoso e aumento do volume do braço, causado por material fibrinóide intersticial.

Distinguem-se dois tipos de linfedema: o primário e o secundário.

- *Linfedemas primários*: o congênito hereditário, o precoce, o linfangioma, a linfangiopatia obliterante.
- *Linfedemas secundários*: aqueles causados por lesão ou bloqueio dos vasos linfáticos (ressecção de nódulos linfáticos), por radioterapia, por tecido fibrótico, por acidentes traumáticos, por insuficiência venosa crônica por paralisia (estase linfática por deficiência da bomba muscular).

ETIOLOGIA

A causa do linfedema é a lesão ou o bloqueio do sistema linfático. Outras causas são alinhadas em condições clínicas como insuficiência cardíaca congestiva, insuficiência renal, insuficiência venosa ou embolia, mas podem ser distinguidas pela anamnese e/ou exames especiais (estudo radiológico, ressonância magnética, tomografia computadorizada, cintilografia). Do ponto de vista da estatística mundial, a principal causa de linfedema são as infestações por parasitas.

GRAUS DO LINFEDEMA

- *Grau I*: edema depressível, parcialmente reversível com a elevação do membro afetado.
- *Grau II*: edema não-depressível (carnoso) não-redutível pela elevação do membro afetado.
- *Grau III*: elefantíase (grande aumento de volume da extremidade afetada).

Quando não-tratado adequadamente, o linfedema causa as complicações a seguir: amiotrofia e anquilose com retrações tendinosas, ligamentares ou capsulares.

PREVENÇÃO DO LINFEDEMA

Evitar o uso de vestimenta ou acessórios que comprimam o braço; não carregar objetos pesados; não permitir a coleta de sangue ou a injeção de medicamento no braço afetado; usar luvas protetoras nos serviços domésticos; evitar esforços excessivos do braço afetado; buscar prontos cuidados na ocorrência de infecção.

TRATAMENTO

É recomendado o início mais precoce possível.

O tratamento moderno do linfedema compreende: elevação da extremidade afetada, bombas de pressão pneumática intermitente, meias compressivas, massagem manual, cirurgia.

- *Bombas*: existem bombas pneumáticas de um só compartimento que inflam de maneira uniforme, não-seqüencial e bombas com vários compartimentos que inflam em seqüência proximal ou distal. A bomba de pressão seqüencial mostrou-se muito eficaz na reabsorção da água do fluido intersticial para os capilares venosos, mas não retira as grandes moléculas de proteína cuja persistência transforma o linfedema em grau II.
- *Massagem linfática manual*: é uma técnica que permite remover do sistema linfático as grandes moléculas protéicas do líquido intersticial através dos capilares linfáticos. A administração da massagem deve preceder a aplicação da compressão externa. A massagem é feita em sentido distal, isto, é, da parte proximal para a parte distal, em movimentos circulares, com uma pressão de 30-40 mm de Hg.

Fisioterapia complexa (FTC)

A FTC é uma combinação de técnicas empregadas pelos fisioterapeutas para reduzir o linfedema. Envolve os seguintes cuidados e recursos: preparo da pele, drenagem linfática manual, bandagens de compressão, cinesioterapia, meias compressivas.

1. **Cuidados com a pele**: limpeza e umedecimentos diários da pele com loção de baixo pH e monitoramento de erupções cutâneas ou infecções.
2. **Drenagem linfática manual.**
3. **Bandagens de compressão**: envolver o membro afetado por uma bandagem de pouca pressão (usadas mais freqüentemente no membro superior).
4. **Cinesioterapia**: estimular os vasos linfáticos através de contrações musculares que funcionarão como bombas.
5. **Meias compressivas**: usar as meias durante a maior parte do dia, conservando os membros na horizontal durante 4 semanas.

MASTECTOMIA

PREVENÇÃO DAS COMPLICAÇÕES

Imediatamente após a cirurgia, conservar o braço em ligeira abdução (20 cm) e em posição mais elevada do que o ombro, apoiado sobre um travesseiro. Dois dias após a cirurgia, a paciente deve movimentar suavemente o punho, o cotovelo e o ombro, repetindo o movimento 10 vezes, três vezes ao dia.

Exercícios de pressão sobre uma bola de tênis de forma vagarosa, durante 5 minutos, três vezes ao dia.

Numa etapa ulterior, iniciar os exercícios corporais, inicialmente com a orientação do fisioterapeuta:

1. Na posição de pé: a) inclinar o tronco para a frente e realizar movimentos pendulares com os braços; b) movimentar os braços de um lado para outro.
2. Suba com os dedos pela parede, mantendo os cotovelos estendidos. Permanecer nesta posição durante alguns segundos.
3. Estando com as mãos espalmadas para dentro, junte as pernas e levante os braços sem dobrar os cotovelos. Conserve os braços elevados durante 5 segundos.
4. Estando com a coluna reta, cruze os braços nas costas e movimente as mãos para cima e para baixo. Mantenha as mãos juntas durante 5 segundos no ponto mais alto e no ponto mais baixo que houver conseguido.
5. Levante os braços até ficarem paralelos ao chão, estando as palmas das mãos voltadas para cima. Abaixe-os sem dobrar os cotovelos e mantenha a posição durante 10 segundos.
6. Com as palmas das mãos para dentro, levante os braços juntos até a posição vertical. Conserve esta posição durante 10 segundos.
7. Apoiando uma das mãos na cintura, eleve o braço do lado operado e, passando por cima da cabeça, toque a orelha do lado oposto. Conserve esta posição durante 10 segundos.

Condutas a evitar

Grandes esforços, levantar peso, movimentos repetidos, verificar a pressão arterial no braço do lado operado, injeções ou vacinas, colher sangue para exames, receber infusão de sangue, usar relógio ou pulseiras, exposição excessiva ao sol.

Prevenção do edema do braço

- Manter o braço elevado acima do coração durante 15 minutos.
- Colocar uma faixa elástica de 10 cm de largura, iniciando o enfaixamento pelos dedos até atingir a axila.
- Refazer este procedimento de 4 em 4 horas.

ÚLCERAS DE PRESSÃO

As úlceras de pressão caracterizam-se pela necrose ocasionada por isquemia da pele e do tecido subcutâneo devido à compressão dos tecidos entre dois pontos de apoio: de um lado, o osso e, do outro, o plano sobre o qual o paciente repousa. A isquemia resulta de uma pressão superior a pressão capilar dos tecidos durante períodos prolongados.

A incidência das escaras é, hoje, apreciavelmente menor do que há duas ou três décadas devido, principalmente, ao conhecimento de suas causas e à consciência da necessidade de prevenção.

FATORES PREDISPONENTES DAS ÚLCERAS

Constituem fatores que concorrem para o aparecimento das úlceras de pressão a má-nutrição: o edema e a anemia. Dever-se-ia dizer que "o fator contribuinte geral mais importante é a má nutrição, que inclui a anemia, a hipoproteinemia e a deficiência de vitaminas essenciais". Acrescentem-se a este os "fatores locais como: a fricção, a maceração, a espasticidade incontrolada e as contusões".

As escaras ocorrem mais freqüentemente em pacientes muito debilitados, comatosos, idosos presos ao leito e naqueles que apresentam déficit sensitivomotor, tais como hemiplégicos, lesados medulares, doentes com polineuropatias graves. Trata-se de pessoas incapazes de trocar de posição no leito por falta de força nos membros ou por ausência da sensibilidade, donde resulta a falta de sensação dolorosa nas proeminências ósseas.

QUADRO CLÍNICO

O primeiro sinal de aparecimento da escara é a vermelhidão da pele, acompanhada de edema e flictena epidérmico. As localizações mais freqüentes são as regiões sacra, glútea, calcaneana, trocanteriana e isquiática.

A escara pode ser fechada ou aberta. A escara fechada caracteriza-se por uma placa de gangrena cutânea, seca e de cor negra. A escara aberta tem aspecto necrótico e purulento; é mais ou menos profunda e por vezes alcança o osso.

CLASSIFICAÇÃO DAS ÚLCERAS DE PRESSÃO

A classificação em cinco grupos mostrada a seguir oferece uma idéia bastante útil para definir as úlceras de pressão e orientar o tratamento. Será feita uma descrição sumária.

- *Grau I*: área de lesão mal definida constituída de tecido endurecido sobre uma proeminência óssea que apresenta calor e eritema. Atinge somente a epiderme, e há discreta abrasão (lesão plenamente reversível).
- *Grau II*: a lesão é mais profunda e atinge a derme e a camada subcutânea de gordura. As bordas da lesão encontram-se espessas e elevadas, e estão envoltas por pigmentação sanguinolenta (lesão ainda reversível, mas a cicatrização é demorada).
- *Grau III*: a lesão é profunda e acha-se limitada pela fáscia muscular. Atinge a camada de gordura subcutânea e encontra-se infectada.As bordas são espessas e invertidas e apresentam fibrose. O interior da úlcera está necrosado. Algumas vezes são necessários o debridamento cirúrgico e o fechamento precoce.
- *Grau IV*: a lesão atinge todos os planos dos tecidos moles e o osso. É uma forma grave, felizmente não mais encontrada na clínica. O tratamento fundamental é cirúrgico.
- *Grau V*: úlcera de pressão "fechada". Mostra-se como uma pequena lesão na pele, mas é profunda e comunica-se através de uma fístula com o plano osteoarticular. Localiza-se principalmente na região do períneo. O tratamento é cirúrgico.

TRATAMENTO PREVENTIVO

Costuma-se dizer que o melhor tratamento da úlcera de pressão é a prevenção. A vigilância constante e os cuidados de enfermagem corretos são reconhecidamente providências capazes de eliminar o risco do aparecimento da úlcera. O tratamento curativo tem também seu lugar e envolve a utilização de recursos físicos e cirurgia plástica. Naturalmente, os recursos utilizados variam de acordo com o grau da escara.

As medidas preventivas compreendem: eliminação dos pontos de pressão por almofadas, uso de pele de carneiro no leito, colchões com alternâncias de pressão, almofadas gel, colchões d'água.

Outras medidas valiosas incluem as mudanças de decúbito de 2 em 2 horas e blocos de espuma estrategicamente colocados para evitar a compressão das saliências ósseas. Por fim, recomendação importante é o envolvimento de toda a equipe de reabilitação e do próprio paciente com os cuidados profiláticos.

TRATAMENTO CURATIVO

Consiste no emprego de medidas gerais e medidas específicas. As medidas gerais compreendem: eliminação dos pontos de pressão, melhora do estado nutricional do paciente, atenção à ocorrência de anemia e de edemas. As medidas específicas incluem a utilização de agentes fisioterápicos e a cirurgia plástica.

TRATAMENTO CIRÚRGICO

Deve ser feito após conseguir-se a eliminação da infecção ativa. Em geral, compreende "curativos diários, com debridamento cirúrgico do tecido necrosado e coleta de amostra para exame e cultura no laboratório, visando determinar a resposta aos antibióticos".

No caso da úlcera isquiática, por exemplo, os princípios do tratamento cirúrgico são: excisão da úlcera, da cicatriz e até da bolsa sinovial; ressecção da proeminência isquiática e hemostasia; sucção contínua durante 3 ou 4 dias; mobilização dos retalhos musculares que devem ser feitos com os músculos semimembrâneo, tensor da fascia lata ou isquiotibiais, principalmente o bíceps femoral.

TROMBOSE VENOSA

A trombose venosa pode envolver veias superficiais ou profundas dos membros. Gera grave risco de embolia pulmonar quando ocorre em vasos profundos.

As veias da panturrilha constituem os sítios mais comuns da trombose venosa. A lesão inicial traduz-se por um ninho de plaquetas situado por trás de uma válvula em função de estase venosa. A ativação da trombina causa uma irreversível agregação de plaquetas e conseqüente formação de trombo. Ocasionalmente, o trombo pode ser desalojado, e sobrevém a embolia pulmonar.

Os seguintes fatores aumentam o risco de tromboembolismo: 1) estase venosa, 2) lesão endotelial do vaso; 3) elevação do nível de coagulação.

1. A estase venosa pode ser causada pelo repouso no leito, imobilidade prolongada por paralisia, anestesia geral, compressão venosa durante uma cirurgia, obesidade-hipotensão-diabetes, idade (acima dos 40 anos).
2. Lesão endotelial pode resultar de trauma direto, cirurgia, hipóxia tissular, trombose venosa prévia, infecção.
3. O aumento do nível de coagulação sanguínea pode decorrer de alteração dos elementos sanguíneos, aumento da agregação plaquetária, aumento do fibrinogênio durante resposta inflamatória aguda, deficiências adquiridas, inclusive redução da antitrombina III etc.

QUADRO CLÍNICO

A maioria dos pacientes com trombose venosa de nada se queixa, provavelmente por dois motivos: 1º porque a veia não se encontra totalmente obstruída e 2º por causa da circulação colateral.

O exame físico não é confiável, pois em 50% a 90% nada revela ao examinador. Até mesmo a venografia em 50% dos casos é ineficaz para confirmar a presença do trombo.

Os sinais clínicos são dor e sensibilidade local, cuja localização pode estar na panturrilha, na fossa poplítea ou na face posterior da coxa; o edema da perna pode estar localizado ou agravar-se devido à posição sentada ou deambulação precoce (usualmente desaparece após deixar a perna elevada); dor na panturrilha ao movimento de dorsiflexão do pé; presença de cordão à palpação da virilha; distensão venosa (em torno do joelho, virilha e parede anterior do abdome, tende a desaparecer com a elevação da perna) e febrícula.

O diagnóstico diferencial deve ser feito com as seguintes condições: estiramento muscular, laceração muscular ou hematoma, celulite dolorosa, tromboflebite superficial de veia superficial, tendinite de aquiles, bursite, ruptura de cisto de Baker.

São métodos utilizados no diagnóstico da trombose venosa profunda: a venografia de contraste, técnicas de ultra-som Doppler, teste de captação do fibrinogênio marcado pelo Iodo 125, pletismografia de impedância.

COMPLICAÇÕES DO TROMBOEMBOLISMO

Embolia pulmonar

É a complicação mais grave e fatal do tromboembolismo. Se o trombo for pequeno, há probabilidade de não ser fatal. Contudo, em 20% dos casos, o trombo progride e se estende até as veias poplíteas ou da coxa. Metade desses trombos emboliza, e em 20% desses casos o êxito é letal.

Recorrência do tromboembolismo

É alta após o tratamento inicial, mormente no primeiro mês.

Síndrome pós-flebítica

É uma complicação tardia do tromboembolismo e associa-se com a insuficiência venosa. A obstrução residual e a incompetência das válvulas causam hipertensão venosa distal.

PROFILAXIA DO TROMBOEMBOLISMO

Pode ser medicamentosa e/ou mecânica.

A profilaxia mecânica é feita por: 1) compressão pneumática intermitente da perna; 2) meias elásticas; 3) exercícios de mobilização dos membros e marcha e 4) estimulação elétrica funcional.

Compressão pneumática intermitente

É realizada nas duas pernas mediante uma pressão externa rítmica de 35-40 mm de mercúrio a cada 10 segundos. Esse método evita a estase venosa e estimula a fibrinólise intrínseca provocada pela pressão intermitente. O tempo de administração em cada sessão desse método costuma ser longo.

Meias elásticas

Existem modelos que oferecem pressões diferentes e comprimentos até o joelho ou até o nível da coxa. É forçoso aplicar uniformemente as meias, evitando dobras ou enrolamentos que possam prejudicar a circulação de retorno. As bandagens podem também ser usadas, mas sua eficiência é duvidosa.

Exercícios dos membros inferiores e deambulação

Podem melhorar a circulação venosa e reduzir a estase, porém não se mostram adequados para a profilaxia. Os exercícios incluem: contração ativa dos músculos das panturrilhas, exercícios (passivos) dos membros inferiores produzidos por máquinas elétricas, manter elevados os membros inferiores durante alguns minutos, deambulação precoce.

Eletroestimulação funcional

Supõe-se que sua administração eleve a atividade fibrinolítica e determine um aumento leve ou moderado da circulação venosa.

QUEIMADURAS

As queimaduras têm em nosso país apreciável incidência, mas inexistem estatísticas nacionais.

As queimaduras podem ser superficiais ou profundas. As superficiais requerem apenas tratamento local; as profundas e extensas podem acarretar risco de vida e exigem tratamento longo e penoso.

Na época atual, uma razoável porcentagem de grandes queimados sobrevive às queimaduras graves. O eficiente suporte cardiopulmonar, a adequada assistência nutricional, o debridamento precoce, a substituição da pele queimada por cobertura biológica e a auto-enxertia ampliaram notavelmente a taxa de sobrevivência dos pacientes. Da mesma forma, os cuidados preventivos contra as infecções e as deformidades causadas pelas contraturas aprimoraram-se bastante. O alívio da dor, a cinesioterapia, o posicionamento adequado, o apoio psicológico, a cirurgia plástica constituem outros avanços já consagrados. Neste trabalho tão importante para o paciente sobreleva a equipe multidisciplinar que atua no programa de tratamento e de reabilitação.

ETIOLOGIA

São causadores de queimaduras as energias térmica, elétrica, química e radioativa. A vilã desse grupo é a energia elétrica. O calor é o responsável por 85% a 90% das queimaduras na população.

- *Causas térmicas*: incêndios, explosões de bujões de gás, água fervente, substâncias inflamáveis, fumar na cama.
- *Causas elétricas (dois tipos)*: queimadura pela chama do arco elétrico ou por contato com cabos de alta voltagem. Os riscos imediatos são cardíacos, renais e neurológicos.
- *Causas químicas*: os ácidos ou as bases. Se grandes áreas corporais forem atingidas, o problema é dramático.
- *Causas radioativas*: exposição a materiais radioativos.

ESTRUTURAS AFETADAS NA PELE QUEIMADA

- *Epiderme*: estrato basal, estrato espinhoso, estrato granuloso e estrato córneo.
- *Derme*: melanócitos, alteração do tecido colágeno, aumento e envelhecimento do colágeno.
- *Inervação*: pode estar afetada ou não.
- *Sistema vascular*: pode encontrar-se deficiente ou desaparecido.
- *Zona da membrana basal*: decídua basal e densa.
- *Apêndices epidérmicos*: ductos sudoríferos (deficiência da termorregulação) e glândulas sebáceas (perda de sudorese e da oleosidade da pele).

ANATOMOPATOLOGIA

Nas queimaduras profundas ocorre morte celular por coagulação das proteínas. Os tecidos menos afetados apresentam uma área de estase com lesões potencialmente reversíveis, destacadamente nas queimaduras muito superficiais, que apresentam apenas área de hiperemia e pequeno comprometimento celular.

CLASSIFICAÇÃO DAS QUEIMADURAS

As queimaduras são classificadas em 1º, 2º e 3º graus. A queimadura de 4º grau é considerada uma carbonização.

- *1º grau*: envolvimento limitado às camadas externas da epiderme. As mais profundas estão poupadas. A pele está eritematosa, mas não há formação de vesículas.
- *2º grau*: ocorre espessamento da pele. A epiderme está envolvida, a maior parte da camada basal encontra-se intacta. Há formação de vesículas.
- *3º grau*: a queimadura atinge toda a espessura da pele. Há destruição completa da epiderme e da derme. O grau da queimadura é determinante da sua profundidade.

CÁLCULO DA ÁREA CORPORAL QUEIMADA

Uma forma criativa e hábil de estimar a área da superfície corporal é a "regra dos nove". Cada uma das regiões designadas a seguir corresponde a 9% de área corporal.

1. Cabeça e nuca.
2. Cada membro superior.
3. Face anterior do tórax.
4. Face posterior do tórax.
5. Face anterior do abdome (abdome, região hipogástrica, órgãos genitais externos).
6. Região lombar e glúteos.
7. Face anterior de cada membro inferior.
8. Face posterior de cada membro inferior.
9. Palmas das mãos (cada uma representa 1% da superfície corporal).

TRATAMENTO MÉDICO

Os primeiros cuidados nas queimaduras graves é verificar as funções vitais, examinar as condições das vias aéreas, administrar ventilação (se necessário), tratamento imediato de algum problema cardíaco e da hipovolemia, exame neurológico, tratar a dor, tratar a queimadura, posicionamentos adequados do paciente.

Os casos graves requerem hospitalização em centro especializado.

Posicionamentos do paciente

O posicionamento elevado dos membros queimados é uma medida essencial, porque o edema é "viscoso". É importante também porque mantém o comprimento correto do tecido conjuntivo. Um adequado posicionamento no leito muito contribui para minimizar as contraturas. Eis algumas recomendações úteis: pescoço estendido, sem travesseiro; ombros abduzidos a 90° e projetados para a frente em 15°; cotovelos em supinação e estendidos; punhos e mãos em posição funcional; quadris abduzidos em 10° e estendidos, sem rotação externa; joelhos estendidos, tornozelos em posição neutra. Atentar para a falta de movimentação do paciente devido à sedação (tratamento da dor) e para o surgimento de úlceras de decúbito.

TRATAMENTO DE FISIOTERAPIA E DE REABILITAÇÃO

São fatores que influem na gravidade ou recuperação das queimaduras: idade do paciente, superfície corporal queimada, profundidade da lesão, patologias associadas. Os indivíduos muito idosos ou muito jovens toleram menos a lesão que os de idade entre os 10 e os 50 anos.

O tratamento de reabilitação envolve os itens a seguir: a) atenção aos aspectos psicológicos, b) prevenir e tratar as contraturas, c) evitar as cicatrizes hipertróficas, d) evitar a ossificação heterotópica, e) evitar e tratar as neuropatias, f) recuperação da funcionalidade.

A) Os aspectos psicológicos do paciente durante o período de hospitalização são inegavelmente importantes. A dependência, a imobilidade e a dor constituem elementos que perturbam apreciavelmente o paciente, sua família e a equipe. As complicações nessa fase envolvem a depressão e a neurose traumática. Uma medicação adequada e a ajuda do psicólogo e da assistente social são de grande utilidade.

B) As contraturas devem ser evitadas cuidadosamente. Não envolvem somente a pele: envolvem também os auto-enxertos e as cicatrizes hipertróficas. Estas últimas resultam do encurtamento dos tecidos conjuntivos de sustentação sobre e em torno das articulações (músculos, tendões e cápsulas articulares) em conseqüência de posições inadequadas do paciente (por conveniência, pela ação de cicatrizes hipertróficas, pela busca de conforto).

C) As cicatrizes hipertróficas resultam do processo de cura das lesões que atingiram a profundidade da derme. Essas cicatrizes são volumosas, elevadas e contraídas e se localizam dentro dos limites da área original da queimadura. Devido a seu estado contraído, causam problemas cosméticos e incapacitantes.

D) A ossificação heterotópica é uma formação ectópica do osso localizada usualmente ao redor das articulações ou dos tendões. É mais comum nas queimaduras maiores, especialmente naquelas que permaneceram mais tempo sem enxerto. Sua incidência na população de queimados gira em torno de 23%. A movimentação precoce de amplitude ativa sem dor é a melhor forma de prevenir a ossificação.

E) As neuropatias têm considerável ocorrência nas queimaduras cicatrizadas e se desenvolvem com maior freqüência nos pacientes com mais de 20% da superfície corporal total queimada. As causas elétricas são responsáveis pela maior incidência de neuropatia. Os nervos fibular e ulnar são os mais comumente afetados. Para prevenir as neuropatias recomenda-se evitar as trações e as pressões por mau posicionamento ou por vestimentas apertadas.

RECUPERAÇÃO MOTORA

A decisão para o início da cinesioterapia, da deambulação e de outras atividades é atribuição da equipe e depende obviamente das condições da ferida.

Não existem técnicas especiais de exercícios terapêuticos para queimados. As técnicas convencionais são aplicadas naturalmente e obedecem somente às restrições e conveniências da patologia em causa.

Os exercícios ativos devem ser iniciados tão logo haja estabilidade fisiológica do paciente. Não há necessidade de aguardar a cura da ferida nem a completação da enxertia.

Os exercícios de movimentação ativa precoces e contínuos de todas as articulações (das áreas afetadas e não-afetadas) constituem uma forma básica de prevenção das contraturas. A amplitude da movimentação deverá ser a preferida pelo paciente (em estado vígil).

Nas queimaduras recentemente enxertadas (após 5 dias), a movimentação passiva está indicada, mas precisa ser delicada e cautelosa.

A posição de pé, a deambulação e os exercícios de fortalecimento muscular contribuem para a participação do paciente no seu próprio tratamento e para sua recuperação. A freqüência ao ginásio de cinesioterapia é de grande utilidade: reduz a dor e melhora o comportamento do doente na medida em que ele observa outros indivíduos com idênticos problemas.

MOMENTO DE VOLTA AO TRABALHO

A volta ao trabalho é recomendada o mais cedo possível, mas as condições a seguir devem merecer muita atenção: a existência de feridas ainda abertas, a presença de fragilidade cutânea, a menor tolerância a ficar de pé, a redução da destreza e da força, o estresse pós-traumático, a diminuição da resistência física, a deficiência visual.

CONDIÇÕES AMBIENTAIS E EQUIPAMENTOS DE PROTEÇÃO PARA O INDIVÍDUO COM QUEIMADURA EM CICATRIZAÇÃO

Compreende o uso de botas com isolamento e à prova d'água, de capacetes ou bonés com isolamento; evitar o álcool, o fumo e exposições ao sol; aplicar protetor solar; usar roupas leves e claras e óculos de sol; beber bastante líquidos.

ESPASTICIDADE

"A espasticidade é uma hipertonia muscular essencialmente constituída pelo exagero das atividades reflexas que utilizam o arco miotático." (Luis Barraquer-Bordas). É uma modificação do tônus característica da lesão do feixe piramidal (síndrome piramidal), em que se observa resistência aos movimentos passivos. A hipertonia predomina sobre os músculos antigravitacionais e exacerba-se na posição ereta e durante a ação.

A espasticidade é responsável por incapacidade física, pois afeta profundamente a função do sistema musculoesquelético e prejudica as AVDs, a locomoção, a alimentação e os cuidados de higiene. Quando não-tratada, causa contraturas, rigidez, luxação, dor e deformidades.

ETIOLOGIA

A causa fundamental da espasticidade é a lesão do feixe piramidal.

As patologias principais que se acompanham de espasticidade incluem o acidente vascular encefálico, as encefalopatias crônicas da infância, as lesões medulares, o traumatismo cranioencefálico, as doenças desmielinizantes e outras lesões do neurônio superior.

QUADRO CLÍNICO

São manifestações clínicas da espasticidade: 1) aumento do reflexo de estiramento; 2) diminuição da resistência muscular após um certo grau de estiramento; 3) exagero dos reflexos tendinosos, 4) clono, 5) sinergismos em massa; 6) fraqueza muscular; 7) alteração da elasticidade muscular; 8) contraturas.

1. O aumento da resistência do músculo ao estiramento guarda proporção direta com a velocidade do estiramento. Quanto mais rápido o alongamento do músculo, maior sua reação de oposição através do reflexo miotático. Essa particularidade permite diferenciar a espasticidade da rigidez, pois nessa última condição a resistência do músculo ao alongamento não depende da velocidade do movimento.
2. Após a contração muscular reflexa (reflexo do estiramento) ocorre diminuição súbita da resistência se o alongamento muscular for mantido. Tal fenômeno recebe a designação de "*sinal do canivete*".
3. O exagero dos reflexos (profundos) tendinosos se caracteriza pelo aumento quantitativo da resposta dos músculos estimulados, pela redução do limiar de estimulação, pelo aumento da área reflexógena e pela incapacidade do paciente de inibir a resposta.
4. A presença de clono é resultante da exaltação transitória da excitabilidade do neuroma motor devido ao alto nível de excitabilidade e se caracteriza por uma série ininterrupta de abalos de ritmo irregular em um músculo submetido a uma tensão constante. Nessas condições, uma pressão enérgica contra a extremidade do pé causa clono.
5. Sincinesia piramidal. É uma modificação qualitativa do ato motor. Surge devido à desintegração complexa da função motora. Exemplo: abdução do membro inferior hemiplégico durante a marcha.
6. Paresia.
7. Alteração da elasticidade muscular. É causada pela estimulação das fibras aferentes do fuso muscular. Ocorre no reflexo do estiramento.
8. Contraturas.

TRATAMENTO

O tratamento da espasticidade não pode constituir-se em um ato isolado nem limitado a um determinado número de sessões. Deve inserir-se num programa de reabilitação. Sob esse critério será descrita a conduta terapêutica, constituída de: 1) medicamentos, 2) cirurgia e 3) agentes fisioterápicos.

Agentes fisioterápicos

Crioterapia, termoterapia, cinesioterapia (com e sem aparelhos), *biofeedback* (técnicas de retroalimentação, estimulação elétrica funcional). Além desses recursos, podem ser indicadas as órteses e a terapia ocupacional.

▪ Crioterapia

Reduz a sensibilidade ao reflexo de estiramento do fuso muscular e inibe pelas vias polissinápticas os neurônios motores. Tem efeito transitório, mas é facilitadora da cinesioterapia. O frio pode ser aplicado sob a forma de imersão, aerossol, bolsas durante 15 a 20 minutos. O efeito tem a duração de 20 minutos.

▪ Calor

Exerce ação sobre a atividade do fuso muscular. O relaxamento ocorre quando a temperatura atinge, progressivamente, 38,5 a 40°C.

▪ Cinesioterapia

É um recurso fundamental da recuperação física. Atua na prevenção de incapacidades secundárias e na reeducação neuromotora. São formas de cinesioterapia: posicionamento, mobilizações, alongamentos, técnicas de Bobath, de Brünstromm, Rood. A cinesioterapia com equipamentos tem uso consensual na mobilização passiva e no treino de função.

▪ *Biofeedback*

Tem indicação quando a cognição está preservada. Demonstra vantagens apreciáveis em crianças portadoras de paralisia cerebral.

▪ FES (eletroestimulação funcional)

Atua na espasticidade através de mecanismos imediatos e tardios; imediatos: inibição recíproca e relaxamento muscular e estimulação sensorial das vias aferentes; tardios: atuam sobre a neuroplasticidade e podem modificar as propriedades viscoelásticas musculares.

▪ Órteses

Dispositivos mecânicos utilizados para posicionamento (prevenir as retrações musculotendinosas e manter as correções obtidas com outros recursos) e funcionalidade (auxiliar as atividades da vida diária e outras práticas).

▪ Terapia ocupacional

Tem importante participação no desenvolvimento funcional dos pacientes espásticos.

Tratamento medicamentoso

São de uso corrente os medicamentos via oral ou parenteral e, em casos selecionados, as neurólises químicas. Via de regra, a medicação sistêmica vem em primeiro lugar, deixando-se para uma segunda oportunidade os casos em que os bloqueios ou neurólises químicas são indispensáveis à higiene e aos procedimentos de reabilitação.

Os medicamentos mais usados são: o baclofeno (Lioresal), os benzodiazepínicos, o dantrolene sódico (Dantrium), a clonidina e a tizanidina, todos com efeitos úteis questionáveis e efeitos colaterais importantes. O Baclofen e a morfina podem ser também administrados por via intratecal.

- **Neurólises químicas**

Uma forma de tratamento local e regional é o bloqueio nervoso periférico com agentes químicos (álcool, fenol, toxina botulínica ou anestésico). A substância química é injetada sobre o nervo ou músculos com o objetivo de bloquear a transmissão nervosa e conseqüentemente obter o relaxamento muscular. Os nervos comumente selecionados são: o músculo cutâneo, o mediano, o ulnar, no membro superior; o ramo anterior do obturador, o ciático poplíteo interno, o musculocutâneo, no membro inferior.

Procedimentos neurocirúrgicos e ortopédicos

O tratamento neurocirúrgico ou ortopédico da espasticidade tem indicação focal nos membros inferiores e é utilizado quando outros recursos fracassaram.

Os procedimentos neurocirúrgicos compreendem: a rizotomia anterior, a rizotomia dorsal seletiva, a neurotomia periférica, a mielotomia longitudinal, a griseotomia, o estimulador medular.

A cirurgia ortopédica aplica-se essencialmente aos músculos e tendões encurtados. Alguns músculos podem ser alongados, tenotomizados ou transferidos, abrindo por esse lado as oportunidades para a reabilitação motora.

SÍNDROME DA IMOBILIZAÇÃO

Em linguagem técnica, imobilização é a restrição física de movimento que envolve um segmento corporal ou o corpo inteiro ou, segundo o Dicionário Houaiss, o ato de cercear a movimentação de partes do corpo ou do corpo inteiro, por meio de bandagem, engessamento, aparelhagem especial etc. como medida terapêutica.

São causas comuns de imobilização:

- Distúrbios neuromusculoesqueléticos e traumáticos (paralisia por AVC, lesão medular, polineuropatia).
- Imobilizações gessadas ou imobilizações com aparelhos (coletes, *splints*) após trauma ou fratura.
- Doenças em fase crítica que exigem repouso no leito: infarto agudo, arritmia cardíaca, choque séptico.
- Lombalgia aguda ou crônica e prolongada posição de decúbito ou uso continuado de cadeira de rodas.
- Demorada permanência em condições fora da ação da gravidade (vôos espaciais).

A imobilização prolongada causada por qualquer uma dessas situações é responsável pelo descondicionamento físico, que se caracteriza pela redução da capacidade funcional de vários sistemas corporais, particularmente do sistema musculoesquelético, que por sua vez amplia a inatividade, perpetuando o círculo vicioso: imobilização-inatividade-imobilização.

O descondicionamento físico é tanto mais grave quanto mais prolongada a imobilização.

EFEITOS DELETÉRIOS DA IMOBILIZAÇÃO PROLONGADA

- *Força muscular*: diversos grupos musculares apresentam diminuição da força, particularmente os músculos dos membros inferiores (antigravitários). A recuperação é lenta.
- *Endurance:* a diminuição da *endurance* resulta da perda de força muscular e suas conseqüências sobre o sistema cardiovascular.
- *Atrofia muscular:* depende do grau e da causa da inatividade e do desuso. Nas lesões do neurônio superior e sua conseqüente espasticidade, o volume muscular se reduz em cerca de 30%, já que a hipertonia evita a atrofia.
- *Contratura:* caracteriza-se pela perda da amplitude do movimento articular devida ao endurecimento do tecido conjuntivo, da cápsula articular e das alterações da própria articulação. Observe-se que as posições crônicas que favorecem o encurtamento dos músculos e dos tendões se adaptam a essa situação e desenvolvem contratura.
- *Coordenação motora:* as alterações mencionadas anteriormente favorecem a incoordenação dos movimentos, especialmente quando há uma lesão do SNC.
- *Osteoporose:* observe-se inicialmente que a sustentação do peso corporal, a gravidade e a atividade muscular contribuem notavelmente para o equilíbrio da formação óssea e a reabsorção. Ademais, deve ser considerada a ação das enzimas.

Com efeito, a prolongada posição de decúbito é causa de atrofia óssea. Assim também o aumento da excreção urinária de cálcio contribui para a redução da massa óssea. Outras alterações estão relacionadas com os efeitos metabólicos, com as alterações dos sistemas cardiovascular, respiratório, digestivo e da pele.

Em suma, as conseqüências clínicas da imobilização prolongada são:

1. **Alterações musculoesqueléticas**: contratura, atrofia e fraqueza muscular, osteoporose.
2. **Alterações cardiovasculares**: hipotensão ortostática, alterações do condicionamento cardíaco (em repouso, durante o exercício físico), alterações do equilíbrio líquido, tromboembolismo.
3. **Alterações respiratórias**: respiração curta e superficial; redução dos parâmetros pulmonares (volume corrente, volume minuto, capacidade vital, ventilação voluntária máxima).
4. **Alterações cutâneas**: úlceras de pressão, edema (celulite), bursite subcutânea.
5. **Outras alterações**: tais como gastrintestinais, geniturinárias, metabólicas, endócrinas, neurológicas, emocionais, cognitivas.

PROVIDÊNCIAS PARA REDUZIR OS DANOS DA IMOBILIZAÇÃO

Reduzir o quanto possível a duração da imobilização no leito; estimular e apoiar, quando viável, ida ao banheiro; nas transferências do leito para a cadeira de rodas, apoiar o paciente em posição vertical durante um período de tempo que ele possa suportar; estimular a freqüência à mesa para as refeições; estimular e apoiar caminhadas; indicar fisioterapia e terapia ocupacional.

CONDICIONAMENTO FÍSICO NO IDOSO

O condicionamento físico é um objetivo importante em vários tipos de pessoas sadias ou afetadas por doença, notadamente nos atletas, nas pessoas com insuficiência cardíaca crônica estável, nos idosos e nos convalescentes de doenças de longa duração. Trata-se de um tema complexo e multidisciplinar que envolve exames especializados e técnicas de exercícios adequadamente dosados no tocante aos esforços físicos exigidos para tornar o indivíduo capacitado para assumir suas tarefas ou simplesmente proporcionar-lhe melhores condições de vida e de saúde.

O tema do condicionamento físico é trazido a lume para ventilar um assunto que envolve também pessoas deficientes físicas, adotando os princípios baseados na experiência já desenvolvida em atletas, em pacientes com insuficiência cardíaca estável e em idosos.

No que concerne aos idosos, seria oportuno comentar mais detalhadamente.

EFEITOS DO ENVELHECIMENTO

O envelhecimento afeta diversos sistemas em que se destacam: o coração e os pulmões, o sistema urinário, a regulação térmica, o sistema neuromusculoesquelético e outros setores orgânicos.

No tocante ao coração e pulmões, observam-se: redução da reserva cardíaca, da função contrátil do miocárdio e da capacidade vital pulmonar e elevação da tensão arterial. Ressalte-se que todas essas afecções estão relacionadas mais com as doenças do que com a idade do idoso.

Hidratação e sistema urinário

Os idosos carecem da percepção normal da sede e, portanto estão suscetíveis de sofrer desidratação e constipação. A bexiga apresenta menor capacidade e maior volume residual pós-esvaziamento. Ademais, a hipertrofia prostática aumenta o volume residual de urina.

Sistema neuromusculoesquelético

Há redução da velocidade de condução nervosa e dos reflexos posturais. Ocorre também deslocamento do centro de gravidade para trás dos quadris; há redução da massa muscular total, aumento de gordura e diminuição da força muscular de todo o corpo. Os ossos apresentam redução da densidade mineral.

PRINCÍPIOS DO CONDICIONAMENTO FÍSICO DO IDOSO

Adequadas condições físicas, mentais, emocionais, ocupacionais, nutritivas e sociais revelaram-se indispensáveis para um estado de boa saúde e a longevidade do idoso.

Nesse conjunto de fatores avulta a importância das atividades físicas e mentais, pois se reconhece hoje plenamente que o envelhecimento, a vida sedentária e as doenças contribuem claramente para reduzir a duração da vida e a capacidade física do idoso.

Os benefícios oriundos das atividades físicas, mormente quando associadas às atividades mentais, são reais e de indiscutível valor. O aumento da capacidade física e suas repercussões favoráveis sobre a qualidade de vida são os benefícios mais evidentes.

O envelhecimento se acompanha do declínio linear da capacidade máxima funcional do sistema cardiovascular. Esse achado pode ser constatado pelo VO_2 máximo, que traduz a capacidade aeróbica máxima do indivíduo, ou seja, a quantidade máxima de oxigênio utilizada no pico do exercício.

PRINCÍPIOS DO TREINAMENTO FÍSICO

Três princípios são considerados no programa de treinamento físico: a) o da especificidade; b) o referente à sobrecarga; c) o relacionado com a reversibilidade.

O princípio da especificidade estabelece que qualquer treinamento físico tem a propriedade de desenvolver os segmentos do corpo e o sistema energético utilizados na atividade. Se houver solicitação acima de certo limite, ocorrerão alterações morfológicas e funcionais dos órgãos envolvidos.

O princípio da sobrecarga apóia-se na adaptação que ocorre quando o organismo e seus sistemas são estimulados em níveis superiores aos habitualmente encontrados sem a influência do estímulo. O princípio da reversibilidade está compreendido na constatação de que os benefícios do treinamento físico são transitórios e reversíveis, isto é, não permanecem se os exercícios forem abandonados.

O treinamento físico é eficaz quando as sobrecargas são aplicadas em regime progressivo, e a cada nível mais alto de estímulo deve ser respeitado um intervalo de tempo suficiente para a adaptação. Ressalte-se que a repetição do estímulo exige um maior consumo energético, e ao final de algum tempo sobrevém o cansaço.

A capacidade de o indivíduo continuar o treinamento após surgir o cansaço devido à energia despendida é a resposta a níveis superiores de demanda física, fenômeno conhecido sob a designação de supercompensação.

Nessas condições, a capacidade de trabalho do indivíduo aumenta a cada repetição. Conforme já referido, a repetição do treinamento deve aguardar a recuperação durante o período de supercompensação para tornar possível a obtenção dos benefícios do "treinamento". (Aguardar somente o período de recuperação, não mais nem menos que isso.)

EFEITOS DO TREINAMENTO FÍSICO

Dois dados fisiológicos interessantes concernentes à freqüência cardíaca no idoso devem ser mencionados: a) no indivíduo em repouso a freqüência cardíaca é pouco influenciada pelo processo de envelhecimento; b) havendo dispêndio de esforço físico a freqüência cardíaca se acelera, porém de forma menos acentuada que no jovem. Esse fenômeno é primário ao processo de envelhecimento e se manifesta a partir da 3ª década da vida. Ademais, tem uma particularidade: é um mecanismo compensatório à menor capacidade de o coração aumentar seu volume durante o esforço físico.

Outros dados importantes devem ser mencionados: a) o declínio da freqüência cardíaca máxima é observado tanto nos idosos sedentários como nos idosos atletas, e esse fenômeno não é revertido pelo treinamento físico; b) a capacidade aeróbica também declina durante o envelhecimento em função de fatores cardíacos e periféricos. A avaliação desses elementos é feita pela medida do consumo de oxigênio durante o esforço físico. Os fatores cardíacos se traduzem pelos menores aumentos no débito cardíaco; os fatores periféricos estão relacionados com menores taxas de utilização do oxigênio pelas células e com a redução da capacidade oxidativa secundária.

Da mesma forma que a freqüência cardíaca, a diminuição da capacidade aeróbica não é reduzida pelo treinamento físico. Contudo, idosos sedentários em programas intensos e regulares de treinamento físico podem aumentar em cerca de 30% o VO_2 máximo. Essa melhora é devida principalmente às adaptações periféricas e pouco ao desempenho cardíaco. A função sistólica do ventrículo esquerdo não se altera com o envelhecimento e pode ser melhorada com o treinamento físico.

PRINCIPAIS BENEFÍCIOS DOS EXERCÍCIOS NO IDOSO

Foram documentados os benefícios a seguir:

- Melhora da capacidade funcional: aumento da velocidade da marcha, melhora da força para subir escadas.
- Melhora da função cardiorrespiratória: aumento da captação máxima de oxigênio, menor freqüência cardíaca, menor demanda miocárdica de oxigênio submáxima, aumento do limiar para os exercícios.
- Redução dos fatores de risco da doença coronariana.
- Redução da mortalidade.
- Melhora da densidade óssea e do estado funcional dos reumáticos.

PROGRAMA DE EXERCÍCIOS E PRESCRIÇÃO

É fato conhecido que os exercícios dinâmicos isotônicos são os mais benéficos para os sistemas cardiovascular e respiratório. Contudo, tais exercícios não têm indicação para os idosos; estão limitados aos indivíduos jovens.

A atenção dispensada a esse assunto tem origem na elevada prevalência de cardiopatias no idoso associada ao sedentarismo e a outras particularidades do estilo de vida.

Os exames cardiológicos realizados no idoso em repouso e durante a prática de exercícios físicos mostrados a seguir podem fornecer uma noção de sua capacidade cardiovascular. No idoso sedentário, o enrijecimento da parede arterial (por deposição de cálcio, modificações do colágeno e da elastina) e a conseqüente elevação da tensão arterial são aparentemente o evento primário causador de alterações cardíacas estruturais e funcionais que acompanham o processo natural de envelhecimento.

Os exercícios devem ter por objetivo melhorar a capacidade de resistência aos exercícios aeróbicos, a força muscular, a flexibilidade das articulações e a habilidade funcional. No que concerne aos idosos, os melhores exercícios são os estáticos e predominantemente isométricos (sem movimento).

O programa de exercícios compreende três fases: fase de aquecimento prévio, fase de exercícios ativos e fase de descanso, e deve considerar a freqüência, a intensidade, o tipo de exercício e sua duração.

- *Freqüência dos exercícios:* devem ser diários ou no mínimo em dias alternados e tornados habituais na vida do idoso.
- *Intensidade:* depende da idade do indivíduo, da presença de doença cardiovascular ou de fatores de risco. Em princípio, os exercícios podem ser leves, moderados ou intensos:
  - leves: exercícios que causem menos de 70% da freqüência cardiaca máxima correspondente à idade;
  - moderados: aqueles que permitam ao indivíduo conversar durante os exercícios;
  - intensos: aqueles que causem mais de 70% da freqüência cardíaca máxima correspondente à idade.

- *Tipo de atividade física:* deve ser aeróbica e aprazível.
- *Duração da atividade física:* pode variar entre 20, 40 e 60 minutos. A princípio, começar com 10 ou 15 minutos e depois aumentar o tempo da sessão progressivamente.

BIBLIOGRAFIA

A ergonomia que funciona – LER/DORT http://www.aergonomiaquefunciona.com.br/ler.html

Augustine E. Linfedema. In: O'Young B, Young MA, Stiens SA. *Segredos em Medicina Física e Reabilitação.* Porto Alegre: Artmed, 2000. 271-274p.

Barraquer-Bordas L. *Neurologia Fundamental.* Barcelona: Ediciones Toray S.A., 1963. 85-92p.

Botelho LA de A, Granero LHCM, Mariotti VB, Rotermund K. *Bloqueio Neuromuscular – Espasticidade.* São Paulo: EPM – Editora de Projetos Médicos Ltda. S/d.

Brandt R. Tratamento neurocirúrgico da espasticidade. In: Casalis MEP. *Reabilitação-Espasticidade.* São Paulo: Atheneu, 1990. 133-136p.

Cambier J, Masson M, Dehen H. *Neurologia Fundamental.* São Paulo: Atheneu, 1988. 45-46p.

Casalis MEP. Aspectos clínicos da espasticidade. In: *Reabilitação/Espasticidade.* São Paulo: Atheneu, 1990. 25-32p.

Ferraretto I. Tratamento ortopédico do membro inferior. In: Casalis MEP. *Reabilitação Espasticidade.* São Paulo: Atheneu, 1990. 103-132p.

Garden FH, Gillis TA. Reabilitação em outras condições crônicas. In: O´Young B, Young M, Stiens SA. *Segredos em Medicina Física e Reabilitação.* Porto Alegre: Artmed, 2000. 523-524p.

Jacques H. Angiopatias periféricas. In: Leitão RE de Araújo, Leitão AV de Araújo. *Clínica de Reabilitação.* São Paulo: Atheneu, 1995. 147-148p.

Katz RT. Espasticidade. In: O'Young B, Young MA, Stiens SA. *Segredos em Medicina Física e Reabilitação.* Porto Alegre: Artmed, 2000. 577, 579p.

Lianza S. *Consenso Nacional Espasticidade – Diretrizes para o Diagnóstico e Tratamento.* Sociedade Brasileira de Medicina Física e Reabilitação – Gestão 1999-2001. 15p.

Lianza S. *Medicina Física Aplicada na Terapêutica da Espasticidade in Consenso Nacional Espasticidade.* SBM & R. Gestão, 1999-2001. 19-20p.

Lianza S, Casalis MEP, Greve JM-D'Andrea, Eichberg R. A lesão medular. In: Lianza S. *Medicina de Reabilitação.* Rio de Janeiro: Guanabara Koogan, 2001. 315-318p.

Lippmann HI. Reabilitação da vasculopatia periférica. In: O'Young B, Young MA, Stiens SA. *Segredos em Medicina Física e Reabilitação.* Porto Alegre: Artmed, 2000. 269p.

Mello NA. Doenças microcirculatórias da pele. *Linfedemas.* Rio de Janeiro: Revinter, 2002. 252-254p.

O'Brian CF. *Fisiologia e tratamento da espasticidade.* Discovery International, 1996. p. 1-3, 15-18, 19-22.

O'Shaughnessy EJ, Heimbach DO tratamento e reabilitação das queimaduras. In: Kottke F, Stillwell G, Lehmann JF. *Krusen Tratado de Medicina Física e Reabilitação.* São Paulo: Manole, 1984. 967-984p.

Priebe MM. Úlceras de decúbito. In: O'Young B, Young M, Stiens S. *Segredos em Medicina Física e Reabilitação.* Porto Alegre: Artmed, 2000. 585-590p.

Queimaduras http://www-ujf-grenoble.fr/SANTE/hand/CHAPITRS/Z-VIIª-HTM 10-04-004.

Rivers EA, Fisher SV. Reabilitação de queimados. In: O'Young B, Young MA, Stiens S. *Segredos em Medicina Física e Reabilitação.* Porto Alegre: Artmed, 2000. 501-513p.

Rodelle B. *Vademecum de Kinesitherepie.* Paris: Maline Éditeur-Prodim Éditeur, 1981. 561-562p.

Rodelle B. *Vademecum de Kinesitherepie.* Paris: Maline Éditeur-Prodim Éditeur, 1981. 561-562p.

Roucourt S, Oliveira VM. Etiologia, prevenção e tratamento do linfedema pós-mastectomia. *Medicina de Reabilitação* 1999;49:11-14.

SBMFR – *Reabilitação funcional de paciente após mastectomia.* Folheto distribuído pela SBMF&R.

Sposito MM de Melo. Úlceras de decúbito – Revisão. *Trabalho apresentado para candidatar-se a membro titular da Academia Brasileira de Medicina de Reabilitação,* 1995.

Tan JC. *Practical manual of Physical Medicine and Rehabilitation.* St. Louis: Mosby, 1998. 445-459p.

Tan J. *Practical Manual of Physical Medicine and Rehabilitation.* St. Louis: Mosby, 1998. 431-444p.

Vidal MCR. *Ergonomia na Empresa.* 2. ed. Rio de Janeiro: Editora Virtual Científica. COPPE, 2002. 180-181p.

Xhardez Y. *Vade-Mecum de Kinesitherapie.* Paris: Maloine Éditeur – Prodim Éditeur, 1984. 666-672p.

Xhardez Y. *Vademécum de Kinesitherapie.* Paris: Maloine Éditeur – Prodim Éditeur, 1985. 561p.

Yeng LT, Teixeira MJ, Romano MA, Barboza HFG. Distúrbios osteomusculares relacionados com o trabalho. In: Lianza S. *Medicina de Reabilitação.* Rio de Janeiro: Guanabara Koogan, 2001. 420-430p.

SÍNDROMES DOLOROSAS

NEVRALGIA DE ARNOLD (NEVRALGIA DO NERVO OCCIPITAL DE ARNOLD)

É uma nevralgia atípica do nervo grande occipital em sua distribuição na região posterior do crânio, abrangendo às vezes a face, com irradiação lateral ou bilateral. A localização é mais freqüentemente unilateral.

É possível a confusão entre a nevralgia occipital, a cefaléia de tensão e a causada pela espondilose cervical. Esta última caracteriza-se pela ocorrência de dor permanente na nuca e no occipício, com irradiação frontal bilateral.

ETIOLOGIA

A principal causa da neuralgia de Arnold é a espondilose cervical, mas devem ser lembradas também as afecções traumáticas, inflamatórias e neoplásicas e as malformações da transição craniovertebral.

Uma dor occipital intensa pode ser algumas vezes devida à oclusão defeituosa da boca por falta do dente molar ou a uma prótese dentária não apropriadamente adaptada, donde resultam a distorção e degeneração da articulação temporomandibular.

QUADRO CLÍNICO

A dor pode ser contínua ou em surtos. Tem início usualmente na região suboccipital e irradia-se para o occipício e regiões laterais da cabeça. O episódio doloroso é geralmente demorado, uniforme, acompanhado de crises de dores agudas provocadas por algum movimento da cabeça, por exemplo, rotação, hiperextensão ou flexão forçada. Em contrapartida, o alongamento da coluna cervical parece trazer algum alívio.

A dor pode ser também desencadeada pelo toque de pontos-gatilho. Quando muito intensa, pode irradiar-se para um olho e para a face ou até para uma região auricular.

A pressão firme sobre os pontos de emergência dos nervos de C2 ou de C3 é capaz de reproduzir o padrão característico da dor. Enquanto persistir, podem ocorrer fenômenos neurovegetativos sob a forma de vertigens, náuseas e vômitos.

O exame físico pode revelar contratura dos músculos da nuca e dor à compressão da região cervical alta e póstero-lateral.

TRATAMENTO

Dependendo da etiologia, é medicamentoso, e pode ser complementado por infiltrações anestésicas sobre o nervo cervical C2 ou com lidocaína e corticosteróide sobre os pontos-gatilho. Em certos casos, precisa ser feita a neurólise precedida por bloqueio do nervo com novocaína e corticosteróide.

- *Fisioterapia*: a tração cervical e a imobilização do pescoço podem eventualmente trazer alívio.

SÍNDROME DE BARRÉ-LIÉOU

É uma síndrome em que se associam cefaléia, sensações vertiginosas acompanhadas por náuseas, distúrbios sensoriais (zumbidos no ouvido, dor nos olhos, dor nos ouvidos) e manifestações faríngeas.

Aparece depois dos 40 anos na época da menopausa. É afecção de evolução crônica, caracterizada também por dor cervical irradiada para a região occipital e outras regiões do crânio, acompanhada de sintomas indefinidos que podem sugerir alguma patologia intracraniana.

Afeta ambos os sexos, porém é mais freqüente em mulheres na idade de 35 a 45 anos.

ETIOLOGIA

Inicialmente, pensou-se que a síndrome de Barré-Liéou fosse devida a uma irritação do simpático cervical posterior, provocada por osteoartrose cervical. Atualmente, julga-se que a afecção é determinada por insuficiência vertebrobasilar provocada pela artrose cervical.

QUADRO CLÍNICO

Manifesta-se por cefaléia em casquete, hemicrania, náuseas, dores faríngeas, zumbidos, otalgias, vertigens, fotofobia, dor retroorbitária.

A doença predomina em mulheres e parece desenvolver-se em pessoas com características próprias.

O quadro clínico é puramente subjetivo. Caracteriza-se principalmente por tonteiras, acompanhadas de zumbidos uni ou bilaterais. Outras manifestações: cefaléia occipital, crises parestésicas no vértex, na face e nos membros superiores; escotomas cintilantes, dores musculares na nuca e região escapular e instabilidade da marcha. Lembre-se de que o desencadeamento ou o agravamento dos sintomas coincide sempre com problemas psíquicos. O prognóstico é habitualmente bom.

TRATAMENTO

Compreende o emprego de analgésicos, antiinflamatórios não-esteróides e miorrelaxantes associados a *fisioterapia analgésica, acupuntura, relaxamento.*

CERVICALGIAS

A freqüência das cervicalgias, as repercussões sociais e profissionais que acarretam e a variedade de fatores que as determinam impõem rigor no foco diagnóstico e na terapêutica. Algumas vezes, são variadas as dificuldades para se obter uma conclusão, que, no entanto, nunca deve ser precipitada.

ANATOMIA DA COLUNA CERVICAL

Estrutura óssea

A coluna cervical é constituída de 7 vértebras móveis: 2 vértebras superiores, o atlas e o áxis, e 5 inferiores.

O atlas é formado por duas massas laterais achatadas, dois arcos, duas apófises transversas originárias das massas laterais, o forame vertebral, dividido em dois compartimentos por um ligamento transverso: um anterior para o dente ou apófise odontóide do áxis e um posterior para a medula espinhal.

O áxis (segunda vértebra cervical) é constituído por um dente (processo odontóide) que penetra no compartimento anterior do atlas (situado superiormente) e o corpo (situado inferiormente), apófises articulares e suas superfícies articulares, pedículos, processos transversos, processo espinhoso bífido e o forame vertebral.

Cada uma das 5 vértebras inferiores está assim constituída: um corpo vertebral com duas faces (superior e inferior), dois pedículos, que se originam das faces laterais do corpo e se estendem até ao processo articular, o forame intervertebral (orifício entre os pedículos de duas vértebras vizinhas), os processos articulares, os processos transversos, as lâminas, o forame vertebral.

A superposição dos forames vertebrais forma o canal vertebral onde se encontra a medula espinhal, tecido celuloadiposo, plexos venosos e raízes raquianas. São envoltórios medulares: a pia-máter, a aracnóide e a dura-máter. As raízes raquianas, a anterior (motora) e a posterior (sensitiva) dão origem aos nervos raquianos.

As 7 vértebras cervicais possuem também o gancho (unco) do corpo, forames nos processos transversos, para as artérias vertebrais, os tubérculos anterior e posterior e o sulco do nervo espinhal.

Ligamentos

Na região cervical encontram-se: os ligamentos cruzado transverso, atlantoccipital anterior, atlantoaxial; ligamentos amarelo, longitudinal anterior, ligamento longitudinal posterior, interespinhosos, da nuca.

Vasos sanguíneos

São vasos sanguíneos da raque cervical as artérias raquianas (artéria espinhal anterior, artérias radiculares anteriores, artérias radiculomedulares posteriores) e os plexos venosos epidurais que se dirigem para os troncos venosos perivertebrais.

Nervos cervicais

Os nervos raquianos cervicais são nervos espinhais mistos formados pelas raízes anterior (motora) e posterior (sensitiva), que emergem de ambos os lados da medula e se unem antes de penetrar nos forames intervertebrais. Após a emergência dos forames, esses nervos se dividem em dois ramos: um ramo anterior e um ramo posterior. A raiz nervosa ocupa somente 1/5 ou 1/4 do espaço do forame.

Cada nervo espinhal é designado numericamente guardando relação com a vértebra correspondente (por exemplo, C1 é o primeiro nervo cervical, T1 é o primeiro nervo torácico, L1 é o primeiro nervo lombar).

MOVIMENTOS DA COLUNA CERVICAL

A coluna cervical realiza movimentos de flexão, extensão, inclinação lateral e rotação.

- O movimento de flexão é efetuado sob a ação da gravidade, de uma força externa ou dos músculos pré-vertebrais (flexores). O músculo esternocleidomastóideo é flexor no extremo da extensão.

- O movimento de extensão é efetuado pelos músculos: esplênio, grande complexo, pequeno complexo, transverso do pescoço, semi-espinhal do pescoço, transverso espinhoso e esternocleidomastóideo, quando o pescoço já se encontra fletido.
- O movimento de inclinação lateral é realizado pela contração sinérgica dos músculos escalenos e esplênio da cabeça. Nesse movimento ocorrem a convergência unilateral dos processos articulares e uma divergência contralateral desses mesmos processos, sempre associada a uma anti-rotação do atlas, para manter a cabeça em posição sagital.
- O movimento de rotação ocorre sempre associado com a inclinação lateral e com a convergência dos processos articulares de um lado e a divergência dos processos do lado oposto.

ASPECTOS DA ANATOMIA FUNCIONAL

A mobilidade da coluna vertebral existe em função de um conjunto de unidades funcionais superpostas produzidas por cada duas vértebras subjacentes e seus tecidos correspondentes interpostos. Na coluna cervical existem duas unidades inteiramente diferentes das demais em seus dois segmentos superiores: a articulação atlantoccipital e a articulação atlantoaxial.

A parte anterior da unidade funcional (corpo vertebral) atua como sustentadora de peso e amortecedora de choques, funções tornadas possíveis devido à existência do disco intervertebral, uma estrutura fibrocartilaginosa com propriedades elásticas cuja parte externa é o anel fibroso e a parte interna é o núcleo pulposo contido pelo anel.

A parte posterior da unidade funcional está composta de dois arcos vertebrais, dois processos transversos, processos articulares e um processo espinhoso. Nos processos transversos e nos processos espinhosos inserem-se os músculos que sustentam e movimentam o pescoço e a cabeça.

Os movimentos de flexão e extensão limitados ao plano ântero-posterior ocorrem entre o occipital e o atlas: a flexão numa amplitude de 10° e a extensão numa amplitude de 25°.

O movimento mais amplo de toda a coluna cervical ocorre entre o atlas e o áxis: é a rotação de cerca de 90° desde a extrema direita até a extrema esquerda ou vice-versa.

O movimento de flexão possível entre o atlas e o áxis é de 5°; o de extensão é de 10°.

No movimento de flexão do pescoço, o canal cervical sofre um alongamento e os forames se alargam; no movimento de extensão, o canal cervical se encurta e os forames se estreitam.

QUADRO CLÍNICO DAS CERVICALGIAS

É característica das cervicalgias a dor na coluna cervical e/ou nuca, com ou sem irradiação para o ombro, braço, antebraço e mão, dependendo do local da lesão radicular. Com vistas ao diagnóstico e à terapêutica, recomenda-se estudar as cervicalgias considerando os seguintes aspectos:

- Nível de localização da patologia na coluna cervical (alto, médio ou baixo).
- Estruturas lesadas: ósseas, articulares, musculares, neurológicas e miofasciais, ou seja, estruturas vertebrais e não-vertebrais.
- Patologias responsáveis: anomalias congênitas, traumatismos, processos inflamatórios e degenerativos, tumores, doenças distróficas.

Diante dessas observações, conclui-se que existem dois tipos principais de cervicalgias:

A) Cervicalgias de causa vertebral (traumáticas, degenerativas, inflamatórias, distróficas, congênitas).
B) Cervicalgias de causa não-vertebral (musculares, miofasciais).

Cervicalgias vertebrais

Podem localizar-se em diferentes níveis da coluna cervical e recebem a designação de cervicalgias altas, médias ou baixas.

As cervicalgias altas caracterizam-se principalmente pela presença de sinais e sintomas neurológicos e não pelas algias, apesar de os sintomas álgicos também ocorrerem e muitas vezes se acompanharem de alterações posturais e limitação dos movimentos do pescoço.

As cervicalgias altas têm origem no segmento mais alto da coluna cervical constituído pelo occipital e as duas primeiras vértebras (articulações atlantoccipital, atlantoaxial e intervertebrais).

As articulações do occipital com o atlas e deste com o áxis compõem a charneira occipitocervical, onde podem ocorrer malformações congênitas e afecções que dão origem à síndrome da charneira.

Cervicalgias médias e baixas

As cervicalgias médias e baixas relacionam-se com lesões sediadas entre C3-C4-C5-C6-C7 e têm origem principalmente nas afecções ósseas, articulares, discais e musculares dessa região.

Serão estudadas as cervicalgias mais freqüentes, aquelas causadas pela osteoartrose (discartrose) ou pela hérnia de disco. Inclua-se também a síndrome das espinhosas (síndrome de Baastrup), uma afecção que resulta de múltiplas causas.

Cervicalgias não-vertebrais

Compreendem as síndromes musculares dolorosas (torcicolo, síndrome do angular da omoplata (escapulocostal), as miofascialgias e a fibromialgia.

CERVICALGIAS ALTAS

Cervicalgia por malformações congênitas da charneira

As causas incluem: a) impressão basilar; b) malformação do atlas e do áxis e c) blocos vertebrais congênitos (síndrome de Klippel-Feil).

Qualquer uma das malformações acima citadas pode ocorrer isoladamente ou em combinação com outras. Do ponto de vista clínico, esses defeitos congênitos podem ser assintomáticos quando se apresentam em graus leves. Caso contrário, observam-se sintomas causados pela compressão mecânica do neuroeixo.

A) ***Impressão basilar (também chamada platibasia ou invaginação basilar):*** trata-se de uma malformação óssea rara caracterizada por achatamento da base do crânio sobre a coluna cervical. O termo invaginação basilar refere-se à presença de uma chanfradura na base do crânio, cuja convexidade se encontra voltada para cima.

   A impressão basilar caracteriza-se por deslocamento do occipital e da coluna cervical para cima, acompanhado de projeção do processo odontóide na luz do forame occipital.

Esse deslocamento do occipital e da coluna cervical para cima pode comprimir a ponte de Varólio, o bulbo, o cerebelo e a medula cervical e causar estiramento de nervos cranianos.

- **Quadro clínico**

O paciente exibe aparente alongamento da cabeça, implantação baixa dos cabelos, pescoço curto e limitação dos movimentos. A obstrução da artéria vertebral pode determinar vertigens e crises de queda.

Os sintomas neurológicos traduzem-se por paresia espástica dos membros, instabilidade da marcha, ataxia cerebelar, nistagmo e paralisia dos últimos nervos cranianos.

B) ***Malformações do atlas e do áxis***: as malformações do atlas e do áxis caracterizam-se principalmente pela agenesia do processo odontóide, parte do qual se coloca junto ao corpo da 2ª vértebra cervical. Ocorrem instabilidade ou ausência das estruturas que mantêm o equilíbrio e a estabilidade da articulação e conseqüente possibilidade de luxação.

- **Quadro clínico**

Os sintomas neurológicos resultam da luxação do atlas para diante e compressão da medula entre o dente (processo odontóide) e a margem posterior do grande forame occipital. Quando isso ocorre, pode instalar-se tetraparesia leve ou grave, acompanhada de lesão dos últimos pares cranianos. O paciente acusa dor aos movimentos da cabeça. Havendo comprometimento das funções da musculatura torácica, observam-se também dificuldades respiratórias.

C) ***Fusão de vértebras cervicais:*** a fusão das primeiras ou de todas as vértebras cervicais foi descrita por Klippel e Feil em 1912. O paciente apresenta pescoço curto, implantação baixa dos cabelos na nuca e diminuição da mobilidade da coluna cervical, sobretudo em sentido lateral.

Isoladamente, a fusão das vértebras cervicais não possui grande importância clínica, excetuando-se uma possível deformidade física do pescoço. Os sintomas são geralmente provocados pela siringomielia ou outras malformações do sistema nervoso. É mais freqüente observar-se a fusão de apenas duas vértebras cervicais adjacentes. Nesses casos, a morfologia é normal e só ocorrem queixas de cervicalgia quando está presente a osteoartrose cervical.

Cervicalgia por lesões traumáticas da charneira

Os traumatismos da charneira podem causar: fratura do atlas, do áxis; entorses atlantoaxiais e cervicalgias pós-traumáticas. Os traumatismos citados são mais freqüentes do que se imagina e podem ser resistentes ao tratamento.

Os traumatismos da charneira podem ocorrer após um choque muito forte da cabeça ou um movimento violento de flexão do pescoço, seguido de hiperextensão abrupta muito acentuada. Nesse último caso podem ocorrer: fraturas da apófise odontóide, dos arcos do atlas, do corpo do áxis e luxações atlantoaxial.

Cervicalgia por afecções inflamatórias

As causas estão principalmente na artrite reumatóide e na espondilite anquilosante. A artrite reumatóide afeta na região cervical quase exclusivamente a região da charneira occipital, onde causa, por exemplo, luxações e deslocamentos vertebrais que ameaçam a integridade do bulbo raquiano, da medula cervical e das artérias vertebrais.

A espondilite anquilosante afeta freqüentemente a coluna cervical (incluindo a charneira), sob a forma de artrite e luxação anterior. Causa também cervicalgia alta e instabilidade do pescoço.

O tratamento inclui naturalmente os remédios contra a doença (corticosteróides, antiinflamatórios) e cuidados para proteger a coluna das alterações que sobre ela incidem perigosamente.

CERVICALGIAS VERTEBRAIS MÉDIAS E BAIXAS

As cervicalgias médias e baixas dominam quase toda a patologia da coluna cervical, pois se relacionam com afecções sediadas entre C3 e C7 e têm origem principalmente nas afecções ósseas, articulares e discais dessa região.

Não obstante a importância de outras patologias, devem-se estudar aqui com maior relevo as cervicalgias mais freqüentes, ou seja, aquelas causadas pela osteoartrose (discartrose) ou pela hérnia de disco. As cervicalgias inflamatórias, microcristalinas, por malformações congênitas serão comentadas muito resumidamente.

Cervicartrose e discartrose

É o processo de artrose que se desenvolve na coluna cervical em indivíduos de mais de 40 anos e causa sintomatologia dolorosa. Dessa condição podem sobrevir repercussões circulatórias, musculoarticulares e nervosas a distância, tais como: tonteiras, cefaléia, torcicolo, síndrome de Barré-Liéou, nevralgia cervicobraquial.

Constituem achados comuns nas cervicartroses o comprometimento discal de C5-C6 e C6-C7 e a artrose uncovertebral e apofisária.

Podem ser encontrados vários graus de deterioração discal: leve achatamento, sem osteófito, achatamento discal evidente, com osteofitose e achatamento pronunciado, grandes osteófitos e uncartrose com estreitamento do forame vertebral.

▪ Quadro clínico

A dor é espontânea ou provocada pelos movimentos do pescoço, que podem estar totalmente limitados nos casos graves devido ao espasmo muscular. Ocorrem também sintomas de natureza radicular ou vascular, de acordo com o nível da raiz afetada. Os sintomas radiculares variam naturalmente com a área da raiz nervosa afetada e podem manifestar-se por cefaléia, torcicolo, algias dos membros superiores e precordialgia. Os sintomas vasculares (insuficiência vertebrobasilar, síndrome de Barré-Liéou) decorrem da compressão da artéria vertebral ocasionada pelas lesões degenerativas das articulações uncovertebrais ou apofisárias.

▪ Tratamento

O tratamento medicamentoso consistirá em analgésicos e miorrelaxantes. Impõem-se também a imobilização do pescoço com um colar cervical e a prescrição de esforços físicos.

Na fase aguda, cabem a termoterapia e a massagem relaxante. Posteriormente, iniciam-se os exercícios de mobilização passiva do pescoço e a tração cervical, sustentada ou intermitente.

Síndrome de Baastrup

A síndrome de Baastrup (osteoartrose dos processos espinhosos) resulta do contato doloroso das apófises espinhosas da coluna cervical ou lombar.

Etiologia

O contato doloroso dos processos espinhosos não se desenvolve em razão de fatores isolados, mas da combinação de diversas anomalias que se entrelaçam, mostradas a seguir: alterações posturais, presença de megaprocessos espinhosos, alterações morfológicas dos processos, do direcionamento dos processos, da altura dos corpos vertebrais e outras causas, tais como: espondilolistese, deslizamentos vertebrais, discopatia, que serão comentadas a seguir.

- Alterações posturais: cifose torácica, horizontalização do sacro conjugadas com a obesidade.
- Megaprocesso espinhoso (favorece o contato doloroso).
- Alterações da morfologia dos processos espinhosos favorecem o contato doloroso.
- O direcionamento dos processos espinhosos. A redução ou o aumento do ângulo causa a aproximação e o contato dos processos espinhosos.
- Outras causas já citadas: espondilolistese, deslizamento vertebral, discopatia.

Quadro clínico

Os sintomas dolorosos localizam-se no pescoço e irradiam-se para os membros superiores. Poderá haver queixas de cefaléia ou nucalgia, ou algias nos ombros, braços e mãos.

Tratamento

Consiste em infiltrações de corticosteróides ou simplesmente de lidocaína associados com antiinflamatórios não-esteróides.

Ocorrendo dor aguda, recomendam-se imobilização eventual da coluna cervical e repouso. A administração de termoterapia pode ter alguma utilidade. Nas fases não-agudas, é aconselhável administrar a reeducação postural, a redução ponderal e os exercícios terapêuticos para diminuir a hiperlordose.

Hiperostose senil anquilosante (Dish)

É uma afecção que atinge particularmente homens de meia-idade e idosos e se traduz por calcificação e ossificação dos ligamentos longitudinais da face ântero-lateral da coluna vertebral, especialmente à direita, entre D7 e D11. Envolve com freqüência o esqueleto periférico, onde aparecem eriçamentos ósseos, esporões e calcificação do ligamento patelar.

A hiperostose caracteriza-se por uma aposição óssea em fileira, que origina uma parede na face anterior e lateral dos discos e dos corpos vertebrais da coluna cervical. Observa-se que os discos intervertebrais conservam sua altura normal e as interlinhas das articulações apofisárias estão intactas. A etiologia é desconhecida.

Quadro clínico

Via de regra a doença é assintomática. Manifesta-se às vezes por cervicalgia, pequena rigidez da nuca e limitação dos movimentos. Alguns doentes se queixam de dorsalgia, lombalgia ou dor intercostal.

Não há tratamento. Quando existe dor, administram-se analgésicos.

CERVICALGIAS NÃO-VERTEBRAIS

As cervicalgias não-vertebrais são causadas por afecções dos músculos do pescoço, miofascialgias e fibromialgia. Serão estudados *os torcicolos, a síndrome do angular da omoplata e a fibromialgia.*

Torcicolos

Os torcicolos se caracterizam pela rotação e inclinação lateral do pescoço. São tipos principais de torcicolo: os congênitos, os traumáticos da criança, a frigore, por artrite reumatóide, o espasmódico.

▪ Torcicolo congênito

Pode ter origem pré-natal ou neonatal. Caracteriza-se por retração fibrosa evolutiva do músculo esternocleidomastóideo, no qual em muitos casos se descobre uma tumefação. O torcicolo congênito da criança é freqüentemente de evolução favorável.

Tratamento

Postura noturna em aparelho contensor, massagem relaxante precedida pela termoterapia, mobilizações passivas suaves e de alongamento em oposição ao torcicolo, exercícios ativos, também no sentido contrário ao torcicolo.

Caso não se obtenham resultados favoráveis ou haja agravamento, é preciso cogitar da cirurgia.

▪ Torcicolo traumático

Instala-se após uma queda de cabeça em torção. Os exames neurológico e de imagem são necessários. Em caso de luxação anterior de C2-C3, faz-se a imobilização do pescoço durante 15 a 30 dias.

▪ Torcicolo espasmódico

É uma distonia focal relativamente comum que afeta os músculos esternocleidomastóideo, trapézio, escalenos e músculos posteriores do pescoço.

É afecção de origem encefálica. Caracteriza-se por crises espasmódicas de torção e inclinação da cabeça para um lado e dor. O torcicolo aumenta de intensidade com a emoção, a fadiga e a demorada posição de pé.

Tratamento

Consiste em aliviar a dor e promover o alongamento da musculatura contraída. A reeducação muscular deve ser complementada pelo relaxamento muscular, mobilizações passivas suaves, alongamentos da coluna cervical precedidos de termoterapia.

Estão em voga as infiltrações anestésicas dos pontos desencadeantes e os bloqueios com botulina. São outros recursos praticados: a reeducação muscular, o *biofeedback* sensorial, a psicoterapia.

Síndrome do angular da omoplata (ou síndrome escapulocostal)

Trata-se de uma síndrome dolorosa causada pela distensão perióstica miofascial dos músculos elevadores da escápula, com hipersensibilidade e dor no local de inserção. A etiologia é via de regra o defeito postural causado por forte tensão emocional, fadiga postural prolongada ou trauma.

A sintomatologia dolorosa é devida a uma tendinite do músculo angular da omoplata em sua inserção no ângulo súpero-interno na parte medial da fossa supra-espinhosa, mais acentuadamente no ângulo súpero-interno e parte superior da borda medial da omoplata.

▪ Tratamento

Medicação antiinflamatória, infiltrações anestésicas locais no ponto-gatilho e/ou acupuntura. A fisioterapia consiste em exercícios de alongamento e de correção postural.

Cervicalgia por fibromialgia

A fibromialgia na região cervical causa dores nas regiões craniana, cervical, periescapular e membros superiores.

Ao contrário da cervicalgia vertebral, tais sintomas não podem ser referidos a estruturas ósseas ou articulares e à dor irradiada. O diagnóstico depende de uma anamnese clínica acurada e de um exame físico minucioso, constituído pela palpação e identificação de pontos-gatilho ativos e latentes no esforço de excluir outras patologias.

As causas da fibromialgia na região cervical relacionam-se principalmente com os traumatismos, o uso excessivo, a fadiga, a sobrecarga. Esses estímulos nocivos repetidos determinam contratura muscular e o aparecimento de pontos-gatilho. A fibromialgia dessa região gera incoordenação motora e fraqueza muscular originada pela inibição neural central.

As localizações mais freqüentes da fibromialgia cervical são as regiões do trapézio superior, do esternocleidomastóideo, dos escalenos e do elevador da escápula.

▪ Tratamento

Envolve vários recursos. O mais comum e mais eficiente consiste no bloqueio anestésico com procaína. Usam-se também os *sprays* congelantes de fluorimetano e eticlorido e a pressão isquêmica prolongada no sentido de desativar o ponto-gatilho. O ultra-som tem sido também empregado em doses baixas ou irritativas.

A medicação baseia-se principalmente nos benzodiazepínicos associados com os antidepressivos tricíclicos.

CERVICOBRAQUIALGIA (NEVRALGIA CERVICOBRAQUIAL)

A cervicobraquialgia é uma afecção proveniente de compressão radicular caracterizada pela dor localizada no pescoço, ombro e irradiada para o membro superior.

Etiologia

São causas mais importantes da cervicobraquialgia: a osteoartrose complicada da coluna cervical (espondilose e espondilólise, cervicartrose e estreitamento de forame vertebral) e a hérnia de disco cervical. Em vista da semelhança com as síndromes do desfiladeiro, cabe estar atento para não as confundir com a entidade ora estudada.

Quadro clínico

O exame físico revela:

- Dor e rigidez do pescoço; inclinação da cabeça para o lado da nevralgia.
- Ocasionalmente, dor precordial ou occipital.

- Dormência, formigamento nos dedos e, por vezes, fraqueza muscular; eventualmente amiotrofia do membro superior.
- Espasmo dos músculos do pescoço, mormente dos escalenos.
- Discretos distúrbios da sensibilidade superficial.
- Alterações dos reflexos.

Algumas manobras semiológicas poderão evidenciar comprometimento discal ou outra patologia localizada na coluna cervical, no desfiladeiro ou em órgãos próximos. As principais são as seguintes:

A) A hiperextensão da cabeça e a flexão lateral do pescoço causam dor no lado afetado.
B) Teste da compressão: a pressão sobre o topo da cabeça provoca dor.
C) Teste da tração do pescoço: revela a possibilidade de alívio da dor pela tração cervical.
D) Teste de Valsalva: o paciente prende a respiração e faz força como se quisesse evacuar. Caso a dor se agrave, significa presença de lesão. Esse teste aumenta a pressão intratecal caso o canal cervical esteja estreitado pela presença de uma lesão que ocupe espaço.

SINTOMAS

A manifestação patente da cervicobraquialgia é a dor que se localiza no pescoço, face posterior do ombro, face anterior do tórax, região occipital e irradiação da dor para o membro superior.

Os sintomas são semelhantes aos da hérnia discal cervical e podem aparecer sob forma moderada ou manifestar-se agudamente. São característicos seus recrudescimentos noturnos. Os esforços físicos, a tosse, a defecação e até a posição de decúbito podem exacerbar os sintomas. A dor radicular que abrange o pescoço, o ombro, braço e mão resulta da irritação da raiz nervosa cervical no espaço estreitado do forame vertebral a seguir explicada: uma alteração do disco intervertebral modifica as relações entre os componentes vertebrais e altera a forma e o tamanho dos forames, cujo conteúdo (nervos e vasos) fica exposto à irritação por pressão, tração, angulação e inflamação.

A dor se manifesta de forma miálgica, quando é atingido o componente motor da raiz nervosa; nevrálgica, quando é acometido o componente sensitivo. Nesse último caso, a zona de sensação dolorosa está limitada à área específica do dermátomo, onde o paciente acusa também dormência e formigamento.

A cervicobraquialgia causada pela osteoartrose evolui em geral espontaneamente para a cura, mas esta sobrevém de modo lento. A redução do quadro doloroso ocorre progressivamente, podendo até desaparecer quase toda a sintomatologia. As recidivas são raras.

Tratamento

O tratamento da cervicobraquialgia requer a administração de medicamentos, bloqueio por dessensibilização paraespinhal ou a infiltração da raiz afetada; imobilização do pescoço, tração cervical e fisioterapia.

▪ Medicação

Durante a fase aguda, têm indicação os corticosteróides, os analgésicos, os antiinflamatórios não esteróides, os miorrelaxantes, os tranqüilizantes.

- **Infiltrações anestésicas**

As infiltrações paravertebrais ou de pontos-gatilho, ou da raiz nervosa com lidocaína, associada ou não com corticosteróide, são muitas vezes eficazes para aliviar a dor e o espasmo muscular.

- **Dessensibilização paraespinhal**

É feita pela infiltração dos músculos paravertebrais da coluna cervical (bloqueio) com agulhas especiais sobre pontos dolorosos minuciosamente identificados. Os efeitos terapêuticos são admiráveis.

- **Imobilização do pescoço**

O colar cervical é empregado para obter a imobilização da coluna cervical e reduzir o esforço mecânico sobre as articulações e ligamentos da coluna. Seu emprego propicia a redução do processo inflamatório e do espasmo muscular.

O tipo de colar depende do grau de imobilização requerido. Caso seja necessária apenas uma imobilização relativa, basta um colar de espuma macia. Ao contrário, se for necessária uma imobilização mais firme, deve-se usar um colar de plástico, com ou sem uma placa de sustentação mandibular ou occipital, ou um colar munido de quatro colunas.

Via de regra, é recomendável sustentar a cabeça em posição neutra, ligeiramente inclinada para a frente. Os movimentos limitados pelo colar são: a extensão e os extremos das rotações. Nesses casos, o colar precisa oferecer sustentação ao occipício e de uma placa mandibular.

- **Tração cervical**

Há três tipos de tração cervical: manual, mecânica com pesos e elétrica. A última pode ser administrada de forma constante ou intermitente e nas posições vertical ou horizontal. A tração retifica a coluna cervical e aumenta os espaços dos forames vertebrais, aliviando dessa forma o efeito das forças compressivas ou irritativas sobre as raízes nervosas. Aplicada de forma constante, produz certo grau de imobilização e ajuda a aliviar o espasmo muscular e a dor. A tração intermitente parece ser mais eficiente para combater o espasmo da musculatura do que sua homóloga, a tração constante.

A força de tração varia segundo a estatura e o peso do paciente. Aconselha-se começar com dois quilos e meio até alcançar 12 quilos. A quantidade de peso precisa ser aplicada predominantemente sobre o occipício e não sobre a mandíbula, estando a cabeça em ângulo de flexão de 10 a 15°. A posição mais adequada do paciente é a sentada de frente para o equipamento, a uma distância de 30 a 40 cm, de forma que o ângulo de tração seja de 60° com a horizontal.

- **Fisioterapia**

Podem ser usados: o calor úmido, gelo, massagem, exercícios de correção postural, a eletroacupuntura e a TENS.

- *Calor*: reduz o espasmo muscular e a inflamação e conseqüentemente alivia a dor e melhora a função. As modalidades de calor mais usadas são as compressas úmidas quentes (20 a 30 minutos várias vezes ao dia), a diatermia de ondas curtas ou o ultra-som (duas vezes ao dia).
- *Crioterapia*: em alguns pacientes, sobretudo aqueles que apresentam dor aguda, o gelo pode ser mais eficaz do que o calor úmido. Pode ser aplicado mediante o uso de sacos de gelo moído durante períodos de 15 a 20 minutos várias vezes ao dia.

- *Massagem*: mostra-se útil para combater o espasmo muscular e incrementar o fluxo sanguíneo.
- *Cinesioterapia*: compreende os exercícios terapêuticos e exercícios de correção postural.

TOPOGRAFIA DA LESÃO RADICULAR

A irradiação da dor para o membro superior distribui-se segundo a topografia radicular mostrada nos níveis a seguir:

C5	Face anterior do ombro
C6	Tem o mesmo trajeto da anterior, mas a dor desce até a extremidade do polegar
C7	Distribui-se pela parte posterior do braço e do antebraço, atinge o dorso do punho e da mão e termina no dedo indicador e no dedo médio, mas pode atingir o 5º dedo
C8	A dor distribui-se claramente pela face interna do braço e do antebraco, alcançando o 4º e 5º dedos da mão

SÍNDROME DO CHICOTE (CERVICALGIA PÓS-TRAUMÁTICA FUNCIONAL)

Tem origem após um traumatismo cervical em hiperextensão e resulta principalmente de acidentes de trânsito com choques de veículos. Tais colisões, sobretudo no veículo dianteiro, provocam movimentos abruptos de hiperextensão e hiperflexão do pescoço dos passageiros. O estudo radiológico da coluna cervical do paciente pode revelar-se normal, isto é, não há luxação cervical, fratura, hérnia discal.

Mecanismos da síndrome do chicote

Há diversos supostos mecanismos para explicar essa síndrome. Eis o mais antigo, talvez o mais aceito: um súbito choque anterior, direto sobre a pessoa sentada, produz uma abrupta hiperextensão do pescoço muito acima do limite normal.

Nos choques graves ocorrem ruptura e dilaceramento de tecidos, e podem ser afetados os músculos anteriores do pescoço (esternocleidomastóideo, longo do pescoço). Podem ocorrer também ruptura do ligamento longitudinal anterior, protrusão de disco intervertebral, dilaceramento da cápsula da juntura facetária, hemorragia esofágica, dano à cadeia simpática e hemorragia cerebral superficial. Déficits cognitivos foram já documentados, bem como mielopatia.

Quadro clínico

Um conjunto de sintomas é encontrado, devendo-se nomear a dor, a contratura e a limitação dos movimentos; sintomas neurovegetativos (cefaléia, distúrbios oculares e do equilíbrio, limitação da mobilidade) e por vezes sintomas da nevralgia cervicobraquial. Esses sintomas podem perdurar durante anos.

O sintoma inicial é a cervicalgia, que persiste e pode aumentar de intensidade quando o paciente se cansa, trabalha longo tempo sentado ou dirige um veículo. Muitas vezes, observam-se também cefaléia posterior, sensação de cabeça vazia, dificuldade de concentrar a atenção e distúrbio de memória.

Tratamento

Consta de analgésicos, miorrelaxantes, antidepressivos; exercícios, manipulação e psicoterapia. Colar cervical.

Não havendo fratura ou outra lesão grave, imediatamente após o choque pode ocorrer apenas alguma dor. Em torno de 8 semanas após o traumatismo, podem ser aplicadas massagens, mobilizações passivas e ativo-passivas, manipulação e os exercícios. Esses recursos terapêuticos têm por objetivo: livrar os tecidos moles da tensão que os domina, alongar as regiões contraturadas e fortalecer a musculatura. Esses tratamentos são feitos com o paciente em decúbito supino e relaxado.

DORSALGIAS

DORSALGIA POR DOENÇA DE SCHEUERMANN

A doença de Scheuermann é uma afecção transmitida em traço autossômico que tem início na infância e na adolescência (entre 12 e 17 anos) e acomete as apófises, as epífises e as metáfises das vértebras dorsais e também das lombares, mas é quase exclusivamente de localização dorsal inferior.

O diagnóstico é feito pelos raios X, obedecendo aos critérios a seguir: placas vertebrais terminais irregulares, estreitamento dos espaços discais, existência de borda anterior vertebral com 5° ou mais e cifose acima de 45° não-corrigida pela hiperextensão.

Quadro clínico

O exame físico revela a presença de hipercifose dorsal por vezes acompanhada de hiperlordose lombar. Ocorrem dorsalgia ou dorsolombalgia que melhoram com o repouso ou pela retificação da coluna (quando possível) e pioram com o esforço e a fadiga. A doença evolui para a remissão após a idade de 21 anos, mas deixa seqüelas: dores vertebrais, artrose e, algumas vezes, cifose dorsal.

Tratamento

Compreende a administração de exercícios, uso de colete e cirurgia. A cinesioterapia consiste em exercícios de fortalecimento dos músculos extensores da coluna vertebral, alongamentos com extensão passiva do tronco e exercícios posturais e abdominais.

No tocante ao colete, pode ser usado o Milwaukee, adaptado nos casos em que a cifose ultrapasse os 50°.

A cirurgia incluiria a discectomia ou até mesmo a enxertia seguida de uso de colete.

DORSALGIA POR OSTEOPOROSE

A osteoporose determina uma diminuição progressiva da massa óssea e causa a rarefação das traves esponjosas e adelgaçamento dos ossos longos. Essa situação tem incidência reconhecida nas mulheres em menopausa e em homens na fase senil.

Em conseqüência desse desequilíbrio surgem calcamentos vertebrais e algias ósseas, fraturas espontâneas ou acidentais que podem ocorrer em alguns pontos do esqueleto que suportam peso: o fêmur, o ramo isquiopúbico, as vértebras dorsais inferiores.

Quadro clínico

Em mulheres na menopausa ou em homens acima de 60 anos a dorsalgia poderá ser imputada à osteoporose. A dor pode surgir espontaneamente ou após um esforço mínimo e ter caráter lancinante. Por vezes, ela desaparece ou persiste contra um fundo de dorsalgia permanente. Às vezes, porém, duram semanas.

Tratamento

Reposição de cálcio.

Aconselhar ao paciente uma atividade física regular; intervalos de repouso duas vezes por dia.

DORSALGIA POSTURAL

Causada por: hipercifose, escoliose, dorso chato.

Hipercifose

É o exagero da convexidade da curva dorsal algumas vezes observada na adolescência. Muitas vezes é compensada pela hiperlordose lombar ou cervical. A atitude cifótica que também exibe exagero da convexidade não pode ser considerada patológica. A hipercifose é devida algumas vezes a anomalias posturais dos ombros, do dorso e da região lombar. Pode ser regular ou angular; nesse último caso, assume aspecto grave.

A hipercifose pode ser idiopática, pós-traumática ou produzida por doença de Scheuermann, miopatia, espondilartrite anquilosante ou atitude cifótica (forma juvenil ou senil).

▪ Tratamento

Inclui repouso, analgésicos, exercícios corretivos da alteração postural, exercícios respiratórios. Eventualmente, colete ortopédico.

Escoliose idiopática

É uma afecção de causa desconhecida que afeta a estrutura da coluna. Tem caráter evolutivo, não-redutível; é observada em pessoas jovens, geralmente acompanhada de cifose (cifoescoliose). Localiza-se mais freqüentemente na região dorsal, mas pode situar-se na região dorsolombar. Exibe uma evolução tanto mais grave quanto mais cedo se apresenta.

Escoliose etiológica ou secundária

As causas podem ser: desequilíbrio da pelve, congênita, paralítica, por anomalia vertebral, por atitude cifótica.

- *Desequilíbrio pélvico*: é observado quando existe desigualdade importante de altura dos tetos das cavidades cotilóides. Nesse caso, a escoliose é devida a uma assimetria de comprimento dos membros inferiores. Se os tetos da cavidade cotilóide estiverem na mesma altura, trata-se de uma assimetria da bacia.
- *Congênita:* lombarização de S1, sacralização de L5.
- *Paralítica*: poliomielite, doença de Friedreich, mielopatias; doença de Marfan, doença de Recklinghausen, osteocondrodisplasias.

Tratamento

Deve ser iniciado precocemente. Consiste essencialmente na administração de exercícios terapêuticos e no uso de colete.

A cirurgia é indicada nas formas inicialmente graves ou posteriormente quando cessou a evolução.

Dorso chato

É uma condição rara. Sua característica é a ausência da cifose fisiológica, isto é, a coluna dorsal é reta. Dessa situação resultam: diminuição do diâmetro ântero-posterior do tórax e compressão cardíaca pelo esterno, na frente e pela coluna vertebral, atrás.

A condição é geralmente assintomática, mas podem ocorrer discreta dispnéia de esforço, palpitações e dores torácicas.

O tratamento envolve exercícios terapêuticos.

LOMBALGIAS

A lombalgia caracteriza-se pela ocorrência de dor moderada ou intensa na região dorsolombar, acompanhada ou não de irradiação para o membro inferior. A lombalgia tem importante incidência, pois cerca de 80% da população sofreu dessa patologia em algum momento de sua vida.

A incapacidade gerada pela lombalgia é, depois dos resfriados, a causa mais comum de absenteísmo em pessoas com idade abaixo de 45 anos nos Estados Unidos. Afortunadamente, muitas lombalgias são de evolução autolimitada, pois 80%-90% dos pacientes melhoram sem tratamento. As estatísticas americanas mostram que apenas 3% dos pacientes com lombalgia requerem hospitalização e 0,5% necessitam de cirurgia.

ANATOMIA

A coluna lombar é formada por 5 vértebras (L1-L2-L3-L4-L5) e apresenta uma curva de concavidade posterior (lordose) completada pelo sacro. Essas vértebras compõem um conjunto de segmentos sobrepostos. Cada unidade funcional é composta de dois segmentos:

A) O anterior, formado por dois corpos vertebrais sobrepostos separados por um disco que funciona como estrutura de sustentação, suporte de peso, amortecedor de choques.

B) O posterior, que não suporta peso e funciona como guia direcional. É composto pelos dois arcos vertebrais, dois processos transversos, um processo espinhoso e duas articulações emparelhadas, as facetas articulares, que funcionam por deslizamento.

O disco intervertebral (amortecedor de choques) é formado de cartilagem hialina (núcleo pulposo) e um anel fibrocartilaginoso fixo em toda a circunferência do corpo vertebral. O disco é vascularizado somente até o final da segunda década de vida.

No conjunto, a resistência da coluna vertebral advém da musculatura e da presença dos ligamentos longitudinal posterior e anterior, que limitam a excessiva mobilidade das unidades funcionais em qualquer direção.

Em suma, a coluna lombar apresenta os componentes a seguir: corpos vertebrais e os discos; arcos vertebrais, articulações intervertebrais, ligamentos (longitudinal anterior, longitudinal posterior, amarelo, interespinhosos, supra-espinhosos), forames que dão passagem às raízes anteriores e posteriores, canal raquiano.

ETIOLOGIA DAS LOMBALGIAS

A lombalgia pode ser causada por alteração de qualquer dos elementos da estrutura lombossacra: corpo vertebral, disco, articulações vertebrais, ligamentos, músculos e nervos, e ainda por patologias viscerais (abdominais ou pélvicas). Estão envolvidos na gênese da lombalgia os fatores: degenerativos, traumáticos, posturais, metabólicos, congênitos, inflamatórios, endócrinos, miogênicos, psicogênicos e outros.

Em princípio, as afecções a seguir poderiam ser investigadas em primeiro plano como causas das lombalgias: doenças reumáticas, musculoesqueléticas, malformações congênitas; câncer, diabetes melito, doença cerebrovascular, angiopatia periférica, patologia renal, ginecológica, obstétrica; estados convulsivos, problemas psiquiátricos, dor crônica, obesidade patológica.

Contudo, as patologias mais comuns são a miofascialgia, a hérnia de disco, a espondilose/espondilolistese, a síndrome facetária, a estenose de canal vertebral, a espondiloartropatia, um tumor.

Serão examinadas neste estudo: 1) as afecções articulares degenerativas; 2) as anomalias congênitas; 3) as afecções inflamatórias; 4) a fibromialgia e a miofascialgia; e 5) a causa psicossomática.

1. Afecções degenerativas: discopatia degenerativa, síndrome facetária, artrose das pequenas articulações interapofisárias.
2. Anomalias congênitas: espondilólise e espondilolistese, exagero do ângulo lombossacro, sacralização de L5 e lombarização de S1, espinha bífida oculta com apófise longa de L5, estenose ou alargamento do canal vertebral lombar.
3. Causa inflamatória: espondilite anquilosante.
4. Fibromialgia e miofascialgia.
5. Causa psicossomática.

QUADRO CLÍNICO

Obviamente, a dor representa o sintoma fundamental das lombalgias, mas outros devem ser considerados: a claudicação da marcha (manquejar), a dormência, as parestesias, a fraqueza muscular, as artralgias, as mialgias, a sensação de fadiga, a depressão, a alteração dos padrões de eliminação de urina ou fezes e a disfunção sexual.

PRINCÍPIOS DO TRATAMENTO

Em lombalgias simples, sem dor irradiada abaixo do joelho, o tratamento pode seguir o esquema prático recomendado por Richard Deyo, exibido a seguir:

- ❑ Considerar os fatores psicossociais na etiologia.
- ❑ Não há necessidade de repouso no leito. O paciente continua com suas atividades normais.
- ❑ Prescrever fármacos em doses adequadas em intervalos regulares (paracetamol ou antiinflamatórios não-esteróides).

- Persistindo a lombalgia, ao fim de 6 semanas prescrever manipulação vertebral e exercícios terapêuticos.

Na lombalgia aguda, a conduta terapêutica será descrita adiante.

Em suma, no que diz respeito ao tratamento das lombalgias, poderiam ser adotados os seguintes princípios de conduta:

A) Pacientes que apresentam lombalgia aguda ou lombociatalgia sem ou com apenas leve comprometimento neurológico podem receber tratamento apenas conservador. Nessas condições, recomendam-se repouso, restrição das atividades ocupacionais, controle dos sintomas dolorosos e um programa adequado de exercícios aeróbicos. Estão indicados também a aplicação de gelo na região lombar, TENS e tração vertebral, e o uso de colchão ortopédico forrado por manta de espuma casca-de-ovo.

A posição de repouso deve nortear-se nos princípios biomecânicos que propiciam redução da pressão intradiscal. As pesquisas mostram alguns dados interessantes mostrados a seguir: a) a pressão intradiscal na posição de decúbito lateral é 75% menor do que na posição ereta; na posição sentada, essa pressão é cerca de 140% a 180% menor do que na posição ereta. A propósito, lembre-se de que a posição semi-Fowler do corpo do paciente (em cama Fowler, naturalmente) é vantajosa para reduzir os sintomas dolorosos. Da mesma forma, o decúbito lateral em posição fetal também contribui para aliviar a dor, pois alarga os forames vertebrais.

Com referência ao repouso prolongado, é preciso considerar os malefícios do descondicionamento físico, e, portanto, mobilizar precocemente o paciente tem importância capital.

Um outro recurso a ser mencionado são os coletes rígidos ou flexíveis, indicados principalmente na fase aguda da lombalgia. Contudo, o uso prolongado de tais ajudas pode atrofiar e enfraquecer a musculatura paraespinhal e abdominal.

B) Quanto aos pacientes que apresentam dor radicular com moderado ou grave comprometimento neurológico, fazem-se necessários avaliação minuciosa e algumas vezes o tratamento neurocirúrgico.

A antiga indicação formal de cirurgia na hérnia discal evoluiu para uma conduta mais cautelosa quando se percebeu que os pacientes podiam melhorar com o tratamento conservador se mais tempo lhes fosse concedido.

Atualmente, a conduta no tratamento da lombalgia de causa vertebral com dor irradiada insuportável e disfunção esfincteriana tem em princípio indicação cirúrgica.

A lombalgia aguda de causa vertebral, acompanhada de dor insuportável e disfunção esfincteriana, tem indicação de tratamento cirúrgico.

LOMBALGIA POR HÉRNIA DE DISCO (LOMBOCIATALGIA)

A coluna lombar é a localização preferencial da hérnia de disco, importante causa de lombalgia aguda ou crônica e lombociatalgia.

A coluna vertebral é um conjunto de segmentos sobrepostos, cada qual constituindo uma unidade funcional autônoma. Articula-se por intermédio de unidades hidráulicas superpostas (os discos intervertebrais). A unidade funcional é composta por dois segmentos: o anterior, contendo dois corpos vertebrais superpostos separados por um disco, e o segmento posterior, formado pelas duas articulações ou facetas apofisárias.

O disco intervertebral é um sistema hidráulico composto por um cilindro fibroelástico contendo um gel coloidal. Em conseqüência dos esforços repetidos, está exposto à degeneração por desgaste. É formado por duas estruturas: o anel fibrocartilaginoso, laminado e periférico, e o núcleo pulposo, localizado no centro do disco. As conexões entre as vértebras feitas pelos ligamentos interespinhoso, supra-espinhoso e iliotransverso são reforçadas pelos ligamentos amarelo, longitudinal comum anterior e longitudinal comum posterior.

O movimento de hiperextensão da coluna é limitado pelos ligamentos longitudinal comum anterior e capsular; a hiperflexão é limitada pelos ligamentos intertransversários e longitudinal comum posterior.

A hérnia discal pode ocorrer de três formas: por prolapso do disco intervertebral, extrusão do disco, pelo chamado disco flutuante. A hérnia discal traumática resulta do aumento súbito da pressão sobre o disco numa zona de menor resistência do anel fibroso na região póstero-lateral do corpo vertebral.

São particularidades interessantes das hérnias discais: as hérnias anteriores são raras por causa do reforço do ligamento longitudinal anterior; as hérnias posteriores são freqüentes por corresponderem à parte mais fraca do anel na porção póstero-lateral.

Quadro clínico

A dor manifesta-se na região lombossacra, mas pode limitar-se apenas a um lado e começa via de regra com um espasmo muscular que imobiliza o tronco. O paciente torna-se incapaz de se curvar ou adotar uma posição completamente ereta sem um certo grau de desconforto.

A dor na região lombossacra é sentida simultaneamente ao longo da perna. A sensação de espasmo na região anterior da coxa ou de ambas as coxas é devida ao espasmo do psoas-ilíaco.

A neurite de pressão que resulta da irritação do nervo ciático é responsável pela ciatalgia, cuja distribuição mais comum é a face posterior da coxa, panturrilha, calcanhar e dedos do pé. Localizar essa dor tem evidente valor diagnóstico. A anamnese cuidadosa e o exame físico podem esclarecer a identidade do nervo afetado e a extensão da lesão.

Diagnóstico diferencial

Com lombalgia ou lombociatalgia associadas a hiperpirexia: espondilosite, abscesso epidural, espondilite anquilosante; osteoporose, metástase, neoplasia óssea, doença de Paget, tumor benigno do canal vertebral, dores de origem visceral, periartrite do quadril.

Tratamento

O primeiro requisito do tratamento é eliminar a força da compressão sobre o disco afetado e providenciar o repouso completo contínuo, correto e suficientemente prolongado no leito. O colchão deve ser duro. Estão proibidos os deslocamentos do paciente para o banheiro.

▪ Exercícios

Devem ter início imediato, mas precisam ser cuidadosamente executados. A finalidade é manter a flexibilidade, beneficiar a circulação, evitar as contraturas e minimizar o efeito dos pontos de compressão no corpo.

- *1º exercício*: levar o joelho ao peito, suave e ritmicamente, ora um só joelho e quando possível os dois joelhos. Esses movimentos devem ser feitos sem esforço, sem dor e por períodos curtos e repetidos com freqüência.
- *2º exercício*: contrações isométricas dos músculos das pernas e braços.
- *3º exercício*: relaxamento muscular.

Medicação

Simultaneamente com o repouso prescreve-se o tratamento com medicação miorrelaxante, cuja escolha será feita pelo médico. O remédio prescrito deveria relaxar a musculatura, tranqüilizar e sedar para aumentar o limiar da dor e para encorajar o paciente a esperar uma cura natural.

Tração vertebral

É um recurso clássico no tratamento da hérnia discal. Corretamente aplicada, reduz a lordose lombar e o espasmo muscular, diminui a lordose lombar, alarga a face posterior da unidade funcional e amplia a abertura do forame vertebral, liberando a raiz nervosa da irritação causada pela compressão.

A técnica mais recomendada é a tração pélvica. Uma boa forma de tração lombar é conseguida com uma mesa instrumentada para esse tipo de tratamento. René Caillet descreve uma técnica utilizada no Sister Kenny Institute para uma boa tração em ambiente hospitalar. A técnica baseia-se na idéia de que o peso do corpo, abaixo da terceira vértebra lombar, é calculado em 30% do peso corporal. Num paciente de 70 kg, isso significa mais de 20 kg.

Uma outra técnica talvez mais prática preconizada por Caillet consiste em colocar o paciente em um leito Fowler, ficando as costas em um ângulo de 15° e as pernas em ângulo de 30°. Usa-se uma cinta pélvica dotada de duas alças reunidas em um rabicho que vai correr dentro de uma roldana fixa a uma haste metálica nos pés da cama, que devem repousar sobre calços de 25 cm de altura. Na extremidade do rabicho coloca-se um peso de 10 kg.

Deambulação

Após 2 a 3 semanas de repouso e tração, inicia-se gradualmente a deambulação, com períodos curtos e freqüentes e com mínimo esforço. Nessa fase, é aconselhável o uso de um colete de 40 cm de altura ou uma faixa para manter a lordose lombar.

Cirurgia

Os critérios de indicação estão hoje claros. A cirurgia estará indicada quando: a) houver disfunções urinária e intestinal persistentes; b) aumento da deficiência neurológica, a despeito do tratamento; c) falta de aceitação do paciente que não deseja suportar o desconforto da dor e se submeter a um tratamento conservador demorado.

LOMBALGIA POR HIPERTROFIA DOS LIGAMENTOS AMARELOS

Os ligamentos amarelos estão situados entre as lâminas do corpo vertebral e são formados por duas porções: uma interna (fibras verticais) e uma externa, articular, que se relaciona com as apófises articulares. A hipertrofia desses ligamentos se acompanha de massas cartilaginosas em sua espessura e simula a ação mecânica da hérnia discal e conseqüentemente é responsável pelos sintomas correspondentes.

LOMBALGIA POR ESTENOSE DE CANAL

De modo geral, a estenose do canal lombar resulta do envelhecimento e do uso e abuso quotidiano dos movimentos da coluna vertebral. Embora essa alteração ocorra em todas as pessoas, somente em algumas os sintomas se manifestam. Supõe-se que poderia haver uma predisposição mórbida do paciente.

A estenose pode localizar-se em nível central, lateral ou foraminal e pode ser considerada primária ou secundária. A estenose primária é causada por malformação congênita e raramente é observada; a estenose secundária é causada por hipertrofia ou degeneração da faceta articular, espondilolistese, protrusão discal ou hipertrofia do ligamento amarelo. Essas três condições são as mais freqüentes.

Fisiopatologia

O canal vertebral e o forame são constituídos essencialmente por estruturas ósseas (corpo vertebral, facetas e pedículos) e tecidos moles (ligamento amarelo, cápsulas das facetas, discos intervertebrais).

Os osteófitos oriundos da degeneração óssea causada pelo envelhecimento repercutem na coluna vertebral, reduzindo a amplitude do canal medular e/ou dos forames por onde passam as raízes nervosas. A esse fator pode associar-se o espessamento do ligamento amarelo.

A estenose do canal determina compressão dos nervos espinhais e ao mesmo tempo congestão da cauda eqüina entre os níveis do estreitamento devido à alteração dos vasos sanguíneos da circulação de retorno. Conseqüentemente, ocorre dificuldade de condução das raízes nervosas durante a marcha.

Quadro clínico

A estenose do canal lombar afeta com maior freqüência os indivíduos com idade avançada que apresentam lombalgia persistente e progressiva, com ou sem dor irradiada, parestesias ou fraqueza dos glúteos e membros inferiores.

A dor irradia-se para um ou ambos os membros inferiores e acompanha-se muitas vezes de claudicação neurogênica, que dificulta a marcha. O ato de fletir a coluna vertebral ou recostar-se durante 5 a 10 minutos diminui a dor.

Não obstante a presença desses sinais e sintomas, o diagnóstico de estenose lombar pode tornar-se difícil devido à ocorrência de outras patologias que podem causar lombalgia, p.ex., osteoartrose, radiculopatia, fratura não-percebida com compressão medular, hérnia discal. E ainda é preciso considerar a síndrome da cauda eqüina, a espondilolistese e outras condições clínicas.

Nos pacientes com estenose grave do canal ocorrem dor radicular e parestesias, que dificultam ou impedem a deambulação, ou surgem sintomas mais importantes tais como alteração da sensibilidade nas extremidades ou perda do controle intestinal e da bexiga.

Tratamento

O controle da dor é problemático e exige o emprego de diversos fármacos e injeções seletivas. Outros recursos terapêuticos são a fisioterapia e a neurocirurgia.

- **Fisioterapia**

Pode ser útil para aumentar a flexibilidade da coluna e tonificar a musculatura pré-vertebral e abdominal. Os agentes físicos analgésicos (termoterapia, exercícios, TENS) e a acupuntura podem contribuir para aliviar a dor.

O emprego de um colete lombossacro pode ser útil em alguns casos.

- **Neurocirurgia**

Inclui a laminectomia, a laminotomia ou a foramitomia, que podem associar-se à fusão vertebral. Entre esses procedimentos cirúrgicos, o mais comum é a laminectomia parcial. No mesmo ato cirúrgico removem-se os ligamentos amarelos, as cápsulas das facetas ou um disco herniado, para ampliar o canal.

LOMBALGIA POR EXAGERO DO ÂNGULO LOMBOSSACRO

O ângulo lombossacro fisiológico ideal é de 30°. Acha-se formado por uma linha que tangencia a face superior do sacro e uma linha horizontal paralela ao solo. O exagero desse ângulo lombossacro e a conseqüente hiperlordose podem ser causa de dor lombar.

O mecanismo dessa lombalgia poderia ser explicado da seguinte forma:

1. As articulações interapofisárias posteriores têm a função de orientar, limitar os movimentos de flexão, rotação, de inclinação lateral e de extensão da raque.
2. A instalação da hiperlordose lombar determina o deslocamento do eixo de sustentação do peso para trás, transforma as articulações interapofisárias posteriores de orientadoras de direção para sustentadoras. Desloca portanto o ponto de apoio da coluna lombar para essas articulações interapofisárias posteriores e dá origem à deterioração artrósica de L4-L5.

   A hiperlordose lombar é a principal causa de artrose apofisária posterior.

Tratamento

O tratamento dessa lombalgia fundamenta-se na administração de exercícios posturais, no fortalecimento dos músculos abdominais e dorsais e no aumento da flexibilidade das articulações coxofemorais.

LOMBALGIAS POR MALFORMAÇÕES CONGÊNITAS

Calcula-se que 10% de anomalias congênitas são encontradas em adultos normais. Esse dado é importante para a clínica porque, quer únicas ou associadas, podem ter repercussão sobre a estática e a dinâmica vertebrais.

A seguir, estão as principais anomalias da coluna lombar: 1) espinha bífida de L5 e de S1; 2) lombarização de S1, sacralização de L5 (anomalias transicionais); 3) espondilólise congênita e espondilolistese; 4) canal raquiano lombar estreito; 5) canal raquiano lombar largo.

Espinha bífida de L5 ou de S1

É uma deiscência congênita do arco posterior da vértebra e afeta a apófise espinhosa e a parte das lâminas situadas entre elas e as apófises articulares. A espinha bífida pode ser uma descoberta radiológica ocasional e pode coexistir com outras alterações como: a escoliose, uma anomalia transicional, uma hiperlordose, a espondilolistese, uma retrolistese ou outra afecção vertebral.

A espinha bífida oculta ou a sacralização de L5 pode de algum modo alterar a biomecânica da articulação lombossacra, propiciando degeneração precoce do disco intervertebral e assim causando o aparecimento de dor.

O tratamento sintomático das lombalgias por espinha bífida ou por sacralização de L5 consiste em administrar calor e massagens locais. A TENS e a acupuntura são outros recursos válidos.

Anomalias transicionais (lombarização de S1, sacralização de L5)

As vértebras transicionais são assimétricas no plano frontal, desequilibram a estática da coluna, deterioram o disco e podem determinar o aparecimento de crises dolorosas na região lombar.

Normalmente, a 5ª vértebra lombar é semimóvel e atenua o esforço entre a 1ª sacra (fixa) e a 4ª lombar (livre). Nessas anomalias, L5 será inteiramente livre e, portanto, haverá sobrecarga e usura do disco.

- *Sacralização de L5*: um processo transverso longo da 5ª lombar, formando uma pseudo-artrose com o sacro ou o ílio, é capaz de causar dor quando a anomalia é unilateral. Nesse caso, em função dos repetidos microtraumatismos nos pontos de contato entre a L5 e o sacro, surge a lombalgia. Usualmente, a sacralização bilateral de L5 é assintomática.

  O tratamento usual consiste em fisioterapia analgésica e em recomendar ao paciente que evite movimentos de flexão lateral da coluna.

Espondilólise congênita e espondilolistese

O ângulo sacro possui um plano inclinado que predispõe ao deslizamento da vértebra L5 sobre S1 pela força da gravidade. Esse movimento encontra a resistência do processo articular inferior de L5 contra o processo superior do sacro. Uma espondilolistese é suscetível de se desenvolver e depende da capacidade de resistência do ligamento longitudinal anterior e dos ligamentos iliolombares.

Na espondilólise há uma solução de continuidade no arco vertebral posterior (deiscência óssea do arco posterior). Pode ser uma descoberta radiológica. Causa lombalgia quando associada a uma espondilolistese (deslizamento de uma vértebra para a frente). O deslizamento pode ser moderado, 1 cm, por exemplo, ou exagerado. Mas a simples presença da espondilólise não produz nenhum sintoma e não traz comprometimento funcional.

A espondilolistese é um escorregamento para diante do corpo vertebral. Pode determinar lombalgia ou lombociatalgia. Entretanto, via de regra, não evolui para complicação grave porquanto se estabiliza no adulto.

O tratamento é usualmente conservador e consiste em aplanar a coluna lombar mediante a redução da lordose, portanto diminuindo o ângulo sacro. Para tal fim, estão indicados os exercícios para a báscula da pelve. A fisioterapia analgésica (calor, massagens, eletroestimulação nervosa transcutânea) pode ajudar. O uso de uma órtese de suporte da coluna (colete) pode ser cogitado. Os esforços físicos estão inteiramente proibidos.

Canal raquiano lombar estreito

É pouco comum e pode ser congênito ou adquirido. Caracteriza-se por ser globalmente estreito (as dimensões AP variam entre 10 e 15 mm). O canal estreito adquirido pode ser encontrado em homens obesos de mais 50 anos. Na gênese desse canal estão envolvidos os seguintes fatores: saliência de uma hérnia discal; hipertrofias artrósicas afetando os lados do canal e da coluna posterior. O estreitamento se agrava se todos esses fatores coincidirem com a doença de Paget.

A exteriorização clínica se traduz por lombalgia persistente, sintomas radiculares atípicos que se manifestam quando ocorrem alterações secundárias, degenerativas na coluna lombar (artrose interapofisária posterior, osteofitose, degeneração e espessamento do ligamento amarelo).

Algumas vezes, podem ser observados sintomas de compressão da cauda eqüina com claudicação intermitente.

Canal raquiano congênito largo

Trata-se de um canal raquiano maior que o normal. É um mega fundo-de-saco dural com anomalias do plexo lombossacro. As manifestações clínicas são: lombalgia atípica arrastada, às vezes lombossacralgia (por esforço, riso, defecação, trabalho de parto); paraplegia, incontinência urinária.

O canal raquiano congênito largo pode ocorrer associado a outras malformações, p. ex., a neurofibromatose de Recklinghausen.

O tratamento sintomático pode ser tentado pela acupuntura.

LOMBALGIA DE CAUSA INFLAMATÓRIA

Inclui várias entidades clínicas causais, mas está representada essencialmente pela espondilite anquilosante e, acessoriamente, pela artrite reumatóide.

Espondilite anquilosante

É uma doença inflamatória que afeta principalmente as articulações sacroilíacas, as intervertebrais e as costovertebrais (articulações axiais). Acessoriamente, compromete também os ombros, as coxofemorais e os joelhos (articulações proximais). As lesões têm predileção pelas zonas de inserção ligamentar, capsular, tendinosa e sinovial. A evolução se faz no sentido da ossificação dessas lesões e da anquilose.

A sintomatologia se manifesta pela dor na coluna vertebral de nítido recrudescimento noturno e pela rigidez matinal e tendência para a flexão da coluna toracolombar (acima da crista ilíaca).

▪ Tratamento

Inclui obviamente o emprego de medicamentos, sobretudo durante os surtos inflamatórios. Fora dos surtos dolorosos estão indicados: exercícios de alongamento da coluna, correção postural e, quando possível, algumas formas de esporte leve. Esses recursos têm todos uma finalidade básica: reduzir quanto possível a anquilose da coluna vertebral que tende a se instalar.

Os exercícios de alongamento devem ser feitos ao menos duas vezes por dia. São recomendados também os exercícios aeróbicos em piscina.

A correção postural compreende o uso de colchão ortopédico apropriado, sem travesseiro ou com travesseiro baixo, deitar em pronação durante 15 minutos, sentar reto em cadeira de espaldar alto e ler mantendo o livro numa estante ao nível dos olhos.

Eventualmente, recomendam-se aplicações de calor úmido na região dolorosa duas vezes ao dia.

É recomendável o apoio psicológico ao paciente.

Artrite reumatóide

Veja o item específico.

LOMBALGIA POR FIBROMIALGIA, MIOFASCIALGIA

A fibromialgia e a miofascialgia na região lombar podem coexistir com radiculalgias, aparecer depois delas ou sem elas. São encontradiços na clínica os seguintes quadros:

A) A fibromialgia evidente situada na região inervada por uma raiz nervosa, dando lugar à chamada *pseudolombociatalgia*. Caracteriza-se pelo espessamento da pele e muita sensibilidade ao pinçamento. A dor cede às infiltrações locais intradérmicas de anestésicos.

B) Cordões musculares endurecidos são perceptíveis sob a forma de cordões duros e sensíveis à pressão. Podem ser responsáveis pela ocorrência de dores rebeldes e persistentes, mas cedem também às infiltrações anestésicas.

C) Fibrosite lombar é uma forma de fibromialgia que se manifesta pela presença de dor e endurecimentos na intimidade de alguns músculos da região lombar. É detectável à palpação e à pressão. Cede às infiltrações com anestésicos e corticóides.

Veja tratamento no capítulo específico sobre fibromialgia.

LOMBALGIA PSICOSSOMÁTICA

Está relacionada com a somatização local de problemas psicológicos e com a fadiga muscular de origem profissional. É o tipo de lombalgia que deve ser diagnosticada por exclusão de outras causas, inclusive a simulação. O paciente não apresenta dor irradiada abaixo do joelho.

Tratamento

O tratamento pode seguir o esquema prático recomendado por Richard A. Deio, exibido a seguir:

- Considerar os fatores psicossociais.
- Não há necessidade de repouso no leito. O paciente continua com suas atividades normais.
- Prescrever fármacos em doses adequadas em intervalos regulares (paracetamol ou antiinflamatórios não-esteróides).
- Persistindo a lombalgia, ao fim de 6 semanas prescrever manipulação vertebral e exercícios terapêuticos.

OMBRO DOLOROSO

O ombro doloroso é uma síndrome que resulta do comprometimento de certas estruturas do seu próprio complexo articular ou de estruturas anatômicas situadas a distância.

O comprometimento de estruturas localizadas no próprio ombro causa dor e impotência funcional e configura o ombro doloroso autóctone. Afecções a distância podem ser causa de dor referida no local e dão origem ao ombro doloroso alóctone (hérnia discal, neuralgia cervicobraquial, discartrose, infarto do miocárdio).

ANATOMIA DO OMBRO

O ombro é constituído por sete articulações: glenumeral, supra-umeral, acromioclavicular, escapulocostal, esternoclavicular, esternocostal, costovertebral. Neste capítulo serão estudadas somente as comentadas a seguir.

Articulação glenumeral ou escapulumeral

É formada pela cabeça do úmero e pela cavidade glenóide da escápula. A cabeça do úmero tem forma arredondada e lisa e representa cerca de um terço de uma esfera cujo raio tem 25 a 30 mm. Por fora da cabeça umeral situam-se o colo anatômico, o tubérculo menor, o tubérculo maior e a corredeira bicipital.

A cavidade glenóide tem forma oval e, portanto, tem um eixo vertical maior que o horizontal. É muito menor que a cabeça do úmero. Em seu redor encontra-se o lábio glenoidal, uma orla de tecido fibroso originário da cápsula anterior que a torna mais funda.

Acrescente-se aos elementos citados acima a cápsula articular muito frouxa, mas reforçada por ligamentos que se inserem no rebordo da cavidade glenóide e em torno do colo anatômico. Em seu interior estão o líquido sinovial, os músculos e tendões rotadores,

Entre os nove músculos da articulação glenumeral, os quatro mais importantes (acionadores da articulação) são os que constituem a bainha rotatória: o supra-espinhal, o infra-espinhal, o redondo menor, o subescapular.

Articulação supra-umeral

Não corresponde à definição de articulação, mas sua função é semelhante. É uma juntura entre a cabeça do úmero e o arco formado pelo ligamento coracoacromial. Tem pouca mobilidade. Dentro dessa articulação encontram-se: partes da bolsa subacromial, a bolsa subcoracóide, o músculo supra-espinhal, a porção superior da cápsula glenumeral, parte do tendão do bíceps e tecido frouxo.

Articulações acromioclavicular e esternoclavicular

- A articulação acromioclavicular é sinfisária; une a borda do acrômio à extremidade externa da clavícula. É mantida por uma fraca cápsula articular, mas é dotada de fortes ligamentos. Pode conter um anel fibrocartilaginoso semelhante a um menisco intra-articular.
- A articulação esternoclavicular une o manúbrio esternal à extremidade medial da clavícula. É provida de poderosos ligamentos que garantem sua mobilidade, a despeito de suas imperfeitas adaptações articulares. Atua como uma articulação esferóide e participa de todos os movimentos do ombro.

ETIOLOGIA

São causas comuns de ombro doloroso: a síndrome de encarceramento, as atividades que exigem repetidas elevações do braço sobre e cabeça, (esforços repetitivos) a tendinite aguda.

Detalhando a etiologia, caberia enunciar as causas do ombro doloroso autóctone (dor de causa local) e do ombro doloroso alóctone (dor referida).

Ombro doloroso autóctone

A dor resulta de lesões ao nível dos elementos da abóbada da articulação glenumeral (periarticular), e as causas podem ser classificadas em musculoesqueléticas e articulares.

- *Causas musculoesqueléticas (mais de 80% de incidência)*: a tendinite simples e a tendinite calcificante do supra-espinhoso, a tendinite do bíceps, as bursites, a laceração do tendão do bíceps, a laceração da bainha rotatória, o ombro bloqueado.
- *Causas articulares*: a luxação do ombro, as lesões acromioclaviculares e as afecções de natureza degenerativa, inflamatória, infecciosa e metabólica.

Ombro doloroso referido

É uma forma clínica cuja causa se encontra a distância. Exemplos: compressão da inervação somática correspondente ao ombro, encarceramento do nervo supra-escapular dorsal, algum dos elementos das síndromes do desfiladeiro (da costela cervical, do escaleno anterior, costoclavicular) e ainda a dor relacionada com patologias viscerais: o infarto do miocárdio, a colecistite aguda, a síndrome de Pancoast, lesões do diafragma.

Outras afecções do ombro

A síndrome ombro-mão e a síndrome de Parsonage-Turner.

Mencionem-se ainda as localizações nessa região de doenças comuns a outras juntas (artrite reumatóide, artrite gotosa, espondilite reumatóide).

OMBRO DOLOROSO AUTÓCTONE

Bursite subacromial
Tendinite do supra-espinhoso

A bursite subacromial e a tendinite do supra-espinhoso representam causa comum de dor no ombro. A bursite subacromial caracteriza-se pela inflamação da bolsa de mesmo nome, também chamada subdeltoidiana, a mais freqüentemente atingida. Trata-se de um processo relacionado com traumas da referida bolsa seguido de deposição de cristais de cálcio.

A tendinite do supra-espinhoso resulta de patologia do tendão deste músculo e da bainha rotatória e relaciona-se com uma degeneração progressiva destas estruturas. Posteriormente, pode ocorrer um desgaste dos tubérculos umerais provocado por pressões sobre o tendão do bíceps e da bolsa subacromial.

▪ Etiologia

Inclui o trauma direto (choque direto), o uso excessivo crônico da articulação, infecção.

▪ Quadro clínico

Na bursite aguda ou periartrite aguda há grande sofrimento e o paciente retém o membro superior colado ao corpo. A dor tem caráter latejante e pode ser urente. Localiza-se no ombro, mas pode se propagar para o pescoço, braço, antebraço e mão.

É possível a ocorrência de pequenos distúrbios neurovasculares, sensação de mão inchada, vasodilatação, hiperidrose. O substrato anatômico da bursite subacromiodeltoidiana está na irritação e inflamação da bolsa subdeltóidea.

Na tendinite do supra-espinhal ou periartrite simples, a dor pode ser espontânea, mas ocorre sobretudo aos movimentos de abdução e de rotação do ombro. Pode ser também permanente. Por vezes, há moderado espasmo muscular.

▪ Tratamento

Na fase aguda, o tratamento de proa inclui os antiinflamatórios não-esteróides e repouso peremptório, devendo-se recomendar provisoriamente o uso de tipóia. O gelo deve ser empregado em aplicações locais durante 10 a 20 minutos, de 2 em 2 horas, até cederem a dor e o processo inflamatório (não usar calor).

Se houver necessidade, empregar a cinesioterapia ativa para manter a amplitude normal da articulação (exercícios de Codman) e outros agentes fisioterápicos. Na periartrite crônica, pode ser tentada a infiltração do nervo supra-escapular com um corticosteróide ou anestésico.

Tendinite e laceração do bíceps

O bíceps tem origem em duas porções, curta e longa, que se inserem respectivamente na apófise coracóide e na borda superior da cavidade glenóide. A cabeça longa passa por dentro da articulação e desce pela corredeira bicipital (sulco intertubercular).

O tendão longo do bíceps não se move. Quando ocorre movimento do úmero, ele desliza dentro do sulco bicipital. Essa relação do tendão do bíceps com a cabeça do úmero e com a inserção da bainha rotatória o torna suscetível a sofrer atrito e alterações degenerativas, tal como ocorre nos tendões da bainha rotatória (musculotendínea).

A calcificação é mais rara nesse tendão do que nos seus congêneres da bainha rotatória enquanto a ruptura incide igualmente nas duas estruturas. O deslocamento do tendão do sulco bicipital pode ocorrer se houver laceração da bainha rotatória, da cápsula e do ligamento transverso do bíceps.

Os tendões do bíceps são suscetíveis às alterações degenerativas do envelhecimento, aos microtraumatismos do uso e às anormalidades anatômicas e são concomitantes com aquelas que ocorrem no manguito rotatório. Portanto, a tenossinovite do tendão do bíceps não é uma lesão isolada.

Quando a longa porção do tendão se torna fixa no sulco intertubercular, devido à retração de sua porção intracapsular, os movimentos do ombro se mostram parcialmente limitados.

Com o avanço da idade, o tendão pode adelgaçar-se, enfraquecer e ter sua condição agravada pela fricção com as bordas da corredeira bicipital e perder sua resistência para se opor às forças de tensão do músculo. Em conseqüência, pode ocorrer ruptura espontânea ou durante um esforço, que se traduz por deslocamento do músculo em sentido distal e aparecimento de uma massa de volume anormal no braço. A ruptura se acompanha de dor súbita e fraqueza do movimento de flexão do antebraço.

▪ Quadro clínico

A tendinite do bíceps pode ser detectada pela presença de dor à pressão sobre a corredeira bicipital e à contração do referido músculo. Nessas circunstâncias, observa-se também uma leve limitação dos movimentos do ombro.

A ruptura do tendão ocorre com um estalido doloroso, seguido de edema, equimose na região intertubercular e abaulamento do músculo na metade inferior do braço. Os movimentos contra-resistência de flexão e rotação externa do antebraço aumentam esse abaulamento. Encontra-se reduzida a força de supinação do antebraço, cujo movimento de flexão continua normal. Em suma, pode-se dizer que a incapacidade física provocada pela laceração do bíceps é em geral mínima.

▪ Tratamento

Na tendinite – na fase aguda – estão indicadas as aplicações de gelo, sobretudo durante as primeiras 72 horas. A conduta posterior compreende o uso de calor úmido, preliminarmente aos exercícios de alongamento e contra-resistência.

Podem ser indicados também o ultra-som sobre a área do tendão (1 watt por cm^2) ou diatermia de OC; exercícios ativo-assistidos amplos do ombro. Eventualmente, cabe o emprego de massagens e eletroestimulação.

Evitar esforços do ombro é recomendável. Em caso de insucesso, associar as infiltrações com corticosteróide e anestésico.

- *Conduta terapêutica na laceração*: quando ocorre laceração do tendão do bíceps, o tratamento cirúrgico nem sempre é indicado e jamais é praticado em indivíduos muito idosos. Após a operação, imobiliza-se o cotovelo em flexão durante 4 a 6 semanas. Cessado esse período, administram-se exercícios terapêuticos da citada articulação.

Laceração da bainha rotatória

A bainha rotatória é constituída pelos músculos: subescapular, supra-espinhal, infra-espinhal e redondo menor. A laceração dos tecidos ocorre numa pequena área entre o arco coracoacromial e a cabeça do úmero. A laceração pode ser completa ou incompleta. Pessoas com idade entre os 50 e os 60 anos são as mais atingidas ainda, por vezes devido apenas a uma leve distensão do ombro. Isso se deve talvez ao enfraquecimento dos tecidos pelos múltiplos esforços traumáticos diários, ocupacionais ou por causas degenerativas.

A laceração fica sob suspeita quando ocorre dor imediata após um grande esforço físico (levantar um grande peso) ou até mesmo um traumatismo comum do ombro.

▪ Quadro clínico

O sintoma inicial é a dor aguda, intensa, que em seguida amaina para ressurgir depois de algumas horas. Nessas condições, observa-se sensibilidade dolorosa sobre a área do tendão do bíceps. Contudo, a localização característica da dor é na parte anterior ou lateral do ombro, que se exacerba quando se levanta o braço ou despende algum esforço.

Um sinal valioso para confirmar a ocorrência de laceração completa é a impossibilidade de rotação externa ativa do braço.

▪ Tratamento

Inicialmente, a atenção está voltada para a dor, que se manifesta tanto na laceração incompleta quanto na laceração completa. Na laceração incompleta recomenda-se deixar o braço em repouso, evitando-se os movimentos abruptos e não levantando objetos pesados.

Na laceração completa, deve ser cogitada a reparação do tendão, seguida de imobilização do ombro em posição de 90° durante alguns dias.

Exercícios recomendáveis:

- ❑ Exercícios de Codman.
- ❑ Exercícios contra-resistência de adução e abdução do antebraço fletido em ângulo de 90° usando uma faixa elástica presa a um ponto fixo em correspondência à altura do cotovelo. Realizar inicialmente 10 exercícios e aumentar esse número de acordo com a tolerância à dor.
- ❑ Se a dor desaparecer, iniciar exercícios de levantamento de um peso na forma descrita a seguir: paciente deitado em decúbito lateral com a cabeça apoiada num travesseiro. Flexionar a 90° o cotovelo apoiado no corpo, segurar um halter de meio quilo, de um quilo, e executar movimentos de rotação externa e interna do braço.

Afecções da articulação acromioclavicular

A articulação acromioclavicular compõe-se de uma cápsula e ligamentos e exibe por vezes um menisco triangular. A face inferior da articulação mantém estreita relação com a bolsa subacromial e a bainha rotatória.

Existem quatro ligamentos: o acromioclavicular, o coracoclavicular, o conóide e o trapezóide. O acromioclavicular e o coracoclavicular não são fortes e podem desgarrar-se com certa facilidade. Em contrapartida, os ligamentos conóide e trapezóide são muito fortes e fixam fortemente a clavícula ao acrômio.

A amplitude dos movimentos da articulação (em rotação e em dobradiça) é muito limitada, mas se efetua em todas as direções, sobretudo no sentido ântero-posterior e em sentido inverso.

▪ Etiologia

Existe quase sempre um antecedente traumático (contusão, luxação ou fratura) nas afecções acromioclaviculares. As outras causas mais freqüentes são de natureza degenerativa (osteoartrose) e inflamatória (artrite reumatóide).

▪ Quadro clínico

Dor à palpação e limitação dos movimentos do ombro, cuja perda estorva as atividades do paciente. Nos casos em que houve um traumatismo significativo podem ocorrer alterações artrósicas no decorrer do tempo e queixas de dor e limitação do movimento de abdução.

▪ Tratamento

Nas lesões traumáticas

A) Na contusão e na entorse, os sintomas não preocupam e basta enfaixar e eventualmente prescrever o uso de uma tipóia durante 10 dias. O enfaixamento consiste em envolver o antebraço com uma bandagem enlaçada no pescoço de modo a manter o cotovelo elevado e a clavícula deprimida. Um coxim macio pode ser colocado debaixo da axila. Nesses casos, depois de algum tempo desaparecem a tumefação e a dor e a função pode voltar ao normal.

B) A luxação pode ser incompleta ou completa. É causada por traumatismos diretos (trauma direto de cima para baixo) ou indiretos (queda sobre uma mão). Na luxação incompleta são necessárias a redução e a imobilização, que deve durar 3 semanas.

Os sinais clínicos da luxação revelam-se através da tumefação e dos movimentos dolorosos do ombro. A luxação causa o ombro "pontudo". Na luxação completa com ruptura do ligamento coracoclavicular, o tratamento é cirúrgico, devendo-se remover a extremidade distal da clavícula e suturar o ligamento coracoclavicular roto.

Durante o período de imobilização, administram-se a *crioterapia* e a massagem relaxante da musculatura do ombro, braço e hemitórax. Retirada a imobilização, indicam-se a termoterapia, massagem e manobras de mobilização passiva progressivamente mais amplas, exercícios de Codman com amplitude progressiva e correção da postura do ombro.

Artrose acromioclavicular

Poderá ser primitiva ou secundária a uma luxação ou trauma da articulação.

Os sintomas da artrose caracterizam-se por dor no ombro, dor à pressão sobre a articulação, limitação da adução ativa. Entretanto, o movimento do ombro é indolor até que a fase escapular do ritmo escapulumeral implique movimento da escápula.

O tratamento compreende o emprego de medicamentos associados a diatermia, ultra-som e massagem. Em alguns casos, há preferência para a infiltração analgésica do supra-espinhoso, com ou sem corticóide. Outra opção respeitável é o emprego da acupuntura ou da eletroacupuntura.

Artrite reumatóide

Na artrite reumatóide observa-se intumescimento da articulação acromioclavicular. O tratamento é o conferido a essa doença.

Luxação do ombro

As luxações resultam de violentos movimentos de abdução/rotação externa do braço que pegam desprevenidos os músculos que protegem a articulação. Em pacientes mais jovens, os ligamentos glenumerais "cedem", enquanto nos mais maduros os sustentáculos posteriores, o tubérculo maior (troquin) ou os tendões do supra-espinhal e infra-espinhal são lacerados, permitindo que a cabeça do úmero role sobre a borda anterior da cavidade glenóide.

A luxação posterior resulta em geral de um trauma na face anterior do ombro, com o braço fletido e abduzido, deslocando a cabeça do úmero para trás da escápula. Trata-se de uma luxação rara e deve ser diagnosticada imediatamente, para evitar as dificuldades da redução e as complicações que podem surgir depois de realizada.

Alguns aspectos anatômicos são interessantes no que tange à luxação do ombro. Por exemplo, a cápsula é fina e frouxa e é reforçada anteriormente pelos ligamentos originários do úmero (ligamentos glenumerais), que se abrem em leque para se fixar na borda anterior da cavidade glenóide.

Entre os ligamentos glenumerais superior e médio existe freqüentemente uma abertura chamada forame de Weitbrecht, uma perfuração nítida ou recoberta pela cápsula que faz a comunicação entre a cavidade articular e a fossa subescapular. A cabeça do úmero desloca-se por essa abertura.

A luxação pode ser recorrente devido ao desgaste ou destruição do ligamento glenumeral médio e é mais comum entre jovens entre 10 e 30 anos de idade.

Constituem fatores predisponentes da luxação do ombro: uma cápsula exuberante, a frouxidão ligamentar e uma menor profundidade da cavidade glenóide.

▪ Variedades de luxação do ombro

Luxação ântero-interna, subcoracoidiana; luxação ântero-superior; luxação inferior ou subglenoidiana e luxação posterior.

- *Complicações da luxação ombro*: lesão do nervo axilar por compressão direta, lesão do nervo musculocutâneo ou lesão vascular.

▪ Quadro clínico

Após a luxação do ombro, o paciente conserva o braço em abdução, completamente imóvel, para evitar a dor (o ombro se mostra extremamente doloroso). A cabeça do úmero poderá ser palpada por baixo da apófise coracóide e da fossa glenóide.

No caso de luxação posterior, o paciente conserva o braço em abdução e rotação interna junto ao corpo.

▪ Tratamento

Consiste em reduzir imediatamente a luxação. Em jovens, imobiliza-se o ombro durante 2 ou 3 semanas com o fito de facilitar a cicatrização dos tecidos lesados. Em indivíduos acima de 45 anos, essa imobilização traz o risco do aparecimento de ombro bloqueado.

Ombro congelado ou bloqueado (capsulite adesiva)

Caracteriza-se pela limitação progressiva da mobilidade do ombro. Os movimentos ativos ou passivos encontram-se dolorosos e limitados nas articulações glenumeral e escapulotorácica.

Aparentemente, o ombro bloqueado pode resultar de uma periartrite simples ou aguda ou de trauma. Em geral, tem uma duração autolimitada, isto é, pode ceder gradualmente após algum tempo, mas essa não é a regra.

Acentue-se que esse tipo de ombro doloroso aparece sobretudo quando coexistem os fatores de desuso numa pessoa ansiosa e com baixo limiar à dor.

O ombro congelado pode também ser idiopático (sem causa conhecida), sem história de lesão ou agente precipitante.

▪ Quadro clínico

O ombro congelado idiopático evolui em três estágios:

- Doloroso, caracterizado por dor vaga no ombro sem história de agente precipitante.
- De rigidez, em que se observa perda progressiva dos movimentos de rotação interna, externa e de abdução do ombro.
- De descongelamento, isto é, em que ocorre aumento progressivo da amplitude de movimentos do ombro, porém sem recuperação completa.

O ombro se mantém em adução, tornando impossível afastá-lo do corpo ativa ou passivamente.

▪ Tratamento

Nessa condição clínica, o melhor tratamento é a prevenção. Mas, uma vez que o ombro congelado se instale, indica-se um programa de cinesioterapia ativa. Para facilitar os exercícios ativos podem estar indicadas as infiltrações do nervo supra-escapular ou a administração de medicamento anestésico.

No início, os exercícios deverão ser essencialmente de alongamento. A seguir, poderão ser empregados os exercícios livres, especialmente os preconizados por Codman e os exercícios contra-resistência.

Nevralgia amiotrófica do ombro (síndrome de Parsonage-Turner)

Essa afecção se caracteriza por um conjunto de sintomas dolorosos e paralisias no território do plexo braquial. Sua evolução se efetua em duas fases: fase dolorosa intensa durante 1 a 2 semanas, em que uma ou várias raízes do plexo braquial são afetadas, e fase de abrandamento da dor, que se acompanha de amiotrofia da cintura escapular e do membro superior.

A incidência ocorre em indivíduos com idade entre 25 e 65 anos.

▪ Etiologia

A causa é desconhecida, mas ocorre com freqüência secundariamente a uma doença infecciosa, uma agressão tóxica ou a uma vacinação (pós-soro), mas pode surgir também em indivíduos sadios.

A doença apresenta analogia com a paralisia pós-soroterápica. Admite-se também uma intervenção alérgica.

▪ Quadro clínico

A afecção se inicia pela dor no ombro ou em torno do ombro, na raiz do pescoço ou na cabeça, e pode durar semanas. A evolução é lenta, e após vários meses a cura se opera sem seqüelas motoras.

Após 3 a 10 dias surgem fraqueza muscular, alterações sensoriais e dos reflexos. O déficit motor raramente afeta todo o membro superior. Tornam-se paralíticos os músculos: supra e infra-espinhoso, o grande denteado, o deltóide e algumas vezes o bíceps, o tríceps e o trapézio. A mão raramente é afetada. O acometimento pode ser unilateral ou afetar sucessivamente os dois ombros.

▪ Tratamento

Tratamento medicamentoso da dor. Cinesioterapia convencional.

OMBRO DOLOROSO REFERIDO

É uma condição clínica causada por uma patologia localizada a distância que atua por irritação da inervação somática correspondente ao ombro e origina sintomatologia dolorosa. Exemplos: um infarto do miocárdio, uma colecistopatia.

A dor referida encontra explicação na transmissão de sinais de várias áreas do corpo pelas mesmas vias nervosas que vão para a medula espinhal e para o cérebro.

Etiologia do ombro doloroso referido

São causas do ombro doloroso referido: fratura de Colles, infarto do miocárdio, AVC, uso de certas drogas (barbitúricos), radiculite do plexo braquial, as síndromes do desfiladeiro, compressão do plexo braquial, tumor da medula cervical, pinçamento do nervo supra-escapular, distrofia simpático-reflexa, patologias no trajeto do feixe vasculonervoso (síndromes neurovasculares, certas afecções viscerais (infarto do miocárdio, tumor no sulco superior do pulmão, colecistopatia)).

▪ Quadro clínico

Os sintomas manifestam-se por dor profunda, espasmo muscular reflexo, pontos dolorosos no ombro e pescoço, limitação dos movimentos do ombro, parestesias na mão e dedos, alterações vasculares e por vezes, fraqueza muscular e até amiotrofia.

▪ Comentários sobre as patologias do ombro doloroso referido

- *Compressão de uma raiz nervosa do plexo braquial*: radiculite provocada por espondilose ou hérnia de disco cervical.
  - sintomas: dor vaga e difusa no ombro, dor e enrijecimento do pescoço, parestesias do 1º e 2º dedos da mão, enfraquecimento e diminuição do reflexo do bíceps e, em alguns casos, atrofia muscular.
- *Compressão do plexo braquial*: acompanha-se de paralisia e de sintomatologia dolorosa do tipo nevrálgico e distúrbios vasomotores.
- *Pinçamento do nervo supra-escapular*: o nervo supra-escapular inerva a cápsula articular, a articulação acromioclavicular e os músculos supra e infra-espinhal. O pinçamento ocorre na passagem do nervo pela chanfradura supra-escapular. A dor costuma ser vaga, profunda e escassamente descrita, mas o paciente a *localiza na região póstero-lateral do ombro.*
- *Pinçamento do nervo escapular dorsal*: esse nervo inerva os músculos rombóides. Tem origem na raiz de C5 e logo depois perfura o músculo escaleno médio. Uma tensão mecânica ou um espasmo desse músculo irrita o nervo e provoca dor surda, profunda e vaga ao longo da borda medial da omoplata, podendo irradiar-se para o cotovelo. A dor aumenta com a elevação do braço.
- Tumor da medula espinhal cervical: os primeiros sintomas do tumor intramedular cervical são dor e parestesias e podem simular a primeira fase da hérnia de disco. O agravamento dos sintomas provocado pela compressão da medula se traduz por fraqueza e incoordenação motora dos membros inferiores, disfunção vesical e intestinal. Tratamento inicialmente cirúrgico, depois reabilitatório.
- Síndromes neurovasculares: estão representados pelas síndromes da costela cervical, do escaleno anterior, costoclavicular, de hiperabdução (do músculo peitoral menor).
- Dores referidas viscerossomáticas: devem ser mencionadas condições originárias de patologia visceral, tais como: tumor no ápice pulmonar, afecção diafragmática, da vesícula biliar, gástrica, cardíaca. No caso de afecção pulmonar, é clássico citar o tumor de Pancoast (câncer do ápice pulmonar) como responsável pelo comprometimento do plexo braquial. A dor resultante da compressão é forte e difusamente localizada no ombro e no braço. Por atingir também a cadeia ganglionar simpática do tórax, é comum aparecer a síndrome de Horner.

- *Síndromes vasculares*: síndrome isquêmica aguda – provoca evidentemente uma redução apreciável do fluxo sanguíneo para o membro superior e conseqüente diminuição do pulso radial. O sintoma dor de claudicação, que aparece principalmente quando o paciente se exercita em demasia, é aliviado pelo repouso.

OMBRO HEMIPLÉGICO

As alterações da hemiplegia no membro superior determinam importante disfunção do ombro que se acompanha freqüentemente de dor. Efetivamente, o ombro hemiplégico pode apresentar dor e contratura em mais de 70% dos pacientes, e essa queixa é encontrada tanto na forma flácida como na forma espástica.

Etiologia

São causas de disfunção do ombro hemiplégico: a subluxação da articulação escapulumeral, o ombro congelado, a síndrome de compressão, a ruptura do manguito rotador, a neuropatia de tração do plexo braquial, a síndrome ombro-mão, a bursite/tendinite e a dor central.

Acentue-se que as causas acima apontadas podem ser exacerbadas em conseqüência de patologias anteriores do ombro.

A dor central (hiperpatia), conhecida como dor talâmica, caracteriza-se por sensação dolorosa incapacitante, difusa, resistente aos tratamentos.

Serão examinadas neste capítulo somente as condições mais comuns causadoras de dor no ombro hemiplégico: a lesão acromioclavicular, a tendinite do bíceps, a coracoidite e a tração do plexo braquial. Em outro local serão estudados o ombro bloqueado e a síndrome ombro-mão.

Lesão da articulação acromioclavicular

A dor e a crepitação são devidas à degeneração produzida pela limitação dos movimentos da articulação glenumeral. Essa situação dá origem a um meneio do ombro para substituir os movimentos de abdução e de flexão anterior do braço que lesiona a articulação acromioclavicular.

Tendinite do bíceps

É uma afecção pouco considerada no estudo do ombro doloroso e, no entanto, exerce papel importante na gênese da sintomatologia. São elementos identificadores da afecção: a) dor crônica na face ântero-lateral do ombro, que se inicia pelos movimentos do braço acima da cabeça em rotação externa e em abdução; b) presença de "amolecimento" do tendão do bíceps no sulco bicipital; c) audição de um clique à medida que o tendão desliza por dentro ou por fora do sulco bicipital; d) dor reproduzível ao ser oferecida resistência aos movimentos de flexão do cotovelo e supinação do antebraço.

Coracoidite

Caracteriza-se pela presença de dor no processo coracóide, agravada sobretudo pelos movimentos de abdução, elevação e rotação externa do braço.

Tração do plexo braquial

A tração ocorre particularmente na fase flácida da hemiplegia. É produzida, via de regra, pelo próprio paciente ou durante os atendimentos da enfermagem no leito ou fora do leito.

O diagnóstico é obtido pelos seguintes dados clínicos: a) retorno atípico da função motora distal do membro superior; b) atrofia muscular característica de neuropatia periférica; c) dedos contraídos em extensão em vez de contraídos em flexão; d) retardo da espasticidade dos músculos envolvidos.

Tratamento

Em princípio, são medidas utilizadas no tratamento do ombro hemiplégico doloroso: um suporte do braço (uma tipóia ou cuba para o braço, mesa de colo); medicação analgésica e antiinflamatória e os agentes físicos. São motivos de atenção: o posicionamento adequado do membro superior e os exercícios. Podem ser usados também medicamentos analgésicos e antiinflamatórios não-esteróides e as infiltrações analgésicas.

No âmbito da fisioterapia, estão indicados: a aplicação de gelo para reduzir a hipertonia muscular, o calor, para facilitar as manobras de alongamento do membro superior, e exercícios passivos e ativos-assistidos.

Caso a dor no ombro seja intensa, devido ao estiramento excessivo da cápsula articular (ombro subluxado), maior atenção é prestada ao apoio efetivo para o braço, com o intuito de manter a cabeça do úmero na cavidade articular. A esse recurso associam-se as infiltrações anestésicas já citadas, mormente quando a dor tem origem na cápsula articular, na apófise coracóide ou no supra-espinhal.

Se estiver em causa a dor no ombro espástico, as medidas a seguir devem ser utilizadas: posicionamento padrão, exercícios para melhorar a amplitude articular (evitando mobilização excessiva), alongamento, uso de *splints*, bloqueio com botox.

Outra situação referente à dor no ombro espástico é a atribuída à contratura do subescapular, um músculo rotador e poderoso adutor do ombro. Se forem baldadas as medidas terapêuticas conservadoras, pode indicar-se a liberação cirúrgica do citado músculo.

SÍNDROME OMBRO-MÃO (DISTROFIA SIMPATICORREFLEXA)

É uma síndrome que se caracteriza por dor, tumefação, alterações vasomotoras, alterações cutâneas e limitação dos movimentos. A International Association for the Study of Pain a denominou em 1995 "síndrome dolorosa regional complexa".

Etiologia

São consideradas afecções causadoras da síndrome ombro-mão: uma doença coronariana, uma cervicartrose, um acidente vascular encefálico, um trauma mecânico no membro superior, lesões do manguito rotador, pleuropneumopatias, hemiplegia, uma simples pericapsulite. A causa exata do desenvolvimento da síndrome ombro-mão é desconhecida.

Quadro clínico

Em sua forma mais comum, a síndrome ombro-mão é uma combinação de ombro doloroso e rígido associado aos aspectos suculentos e rígidos da mão e dos dedos ao nível das articulações interfalangianas proximais e distais.

A mão dolorosa pode ser a primeira manifestação. Via de regra, entretanto, o primeiro sintoma localiza-se no ombro, revelando-se pelo surgimento de dor e limitação dos movimentos, e na mão, por parestesias, edema e impotência funcional. As alterações vasomotoras são percebidas logo no início, e a mão pode estar quente e fortemente ruborizada (vasodilatação). Numa fase avançada, a mão encontra-se vasoespástica e mostra-se fria, cianótica, pintalgada e úmida.

A dor aparece logo após uma lesão, por vezes mínima, que se instala logo após o início da cicatrização. É vaga, difusa, sem distribuição radicular, e está associada a fenômenos vasoespásticos e, posteriormente, vasodilatatórios. Habitualmente, a afecção se instala de forma gradual, mas pode ter início rápido.

À medida que a síndrome evolui, o edema da mão e dos dedos diminui, mas a rigidez aumenta. Os músculos intrínsecos da mão se atrofiam. O ombro se torna rígido, com os movimentos limitados, e pode evoluir para o ombro congelado. A mão e os dedos tornam-se edemaciados. Numa fase tardia, o exame radiológico revela descalcificação dos ossos da mão e do punho.

Evolução

Para uma melhor compreensão da síndrome ombro-mão, será feito breve passeio sobre sua evolução. A afecção evolui em três fases: 1. fase aguda; 2. fase distrófica e 3. fase atrófica.

1. **Fase aguda**: dor no ombro e/ou punho, edema periarticular e alterações vasomotoras.
2. **Fase distrófica**: intensificação da dor, redução do crescimento das unhas, edema carnoso, perda da amplitude dos movimentos do ombro, atrofia e osteopenia.
3. **Fase atrófica**: menos dor, contratura articular, pele fria, pálica, cianótica e vítrea, atrofia muscular, desmineralização óssea, afunilamento dos dedos.

Tratamento

O objetivo do tratamento é evitar o aparecimento da sintomatologia dolorosa, e seu início deve ser o mais precoce possível.

Medidas preventivas recomendadas contra o edema:

- Administrar exercícios passivos da mão, cotovelo e ombro; colocar o membro superior em posição elevada durante uma parte do dia ou utilizar a compressão mecânica intermitente da mão e do antebraço; manter a flexibilidade do punho e a capacidade de flexão e extensão dos dedos mediante a administração de exercícios passivos intensivos dessas articulações.
- O bloqueio do gânglio estelado tem indicação freqüente, e o sucesso do bloqueio se confirma quando surgem: o sinal de Horner (miose, oftalmia, ptose palpebral), anidrose, conjuntivas injetadas e face levemente ruborizada.
- O tratamento da dor é feito através das seguintes medidas: interromper ou minimizar os impulsos sensoriais; prevenir manifestações que possam provocar dor e elevar o limiar de tolerância à dor por sugestão, atitudes simpáticas e encorajamento.
- Nos pacientes em que a síndrome ombro-mão já alcançou um estágio importante, outras medidas terapêuticas devem ser implementadas mediante o uso de banhos de contraste, TENS, medicamentos antiinflamatórios não-esteróides e infiltrações de anestésico e esteróide.

A conhecida denominação "personalidade periartrítica" atribuída aos pacientes com síndrome ombro-mão justifica a psicoterapia no tratamento dessa afecção.

MÃO DOLOROSA

A mão é um órgão sensorial de notável complexidade e possui qualidades de discriminação e destreza extraordinárias. Examinam-se nos homúnculos sensorial e motor a grande área cerebral destinada às funções da mão e facilmente se compreenderá por que são possíveis tais habilidades. O membro superior, por inteiro, tem a função precípua de colocar a mão em posição apropriada ao seu funcionamento.

ANATOMIA

Punho

O punho é a região situada entre o antebraço e os ossos do carpo e apresenta grande mobilidade através das articulações radiocárpica e radiulnar.

A estrutura do punho é composta de:

- A articulação radiocárpica compreende exclusivamente a extremidade inferior do rádio, o escafóide e o semilunar.
- Cápsula articular reforçada por ligamentos que permitem a estabilidade da articulação no plano frontal.
- Dois túneis através dos quais passam os tendões, artérias e nervos que seguem do antebraço para a mão: o canal carpiano e o canal de Guyon. Considere-se também a tabaqueira anatômica.
  - o túnel do carpo ou canal carpiano está situado nas faces ventral e mediana do punho e por ele passam os tendões flexores dos dedos, o tendão do músculo flexor próprio do polegar e o nervo mediano;
  - o canal de Guyon localiza-se na parte ântero-medial do punho e permite a passagem da artéria e veia ulnares e do próprio nervo ulnar;
  - a tabaqueira anatômica situa-se na parte póstero-externa do punho e permite a passagem da artéria radial e dos dois tendões dos músculos radiais. A tabaqueira está limitada pelos tendões extensores e abdutores do polegar.

Ossos e articulações do punho

- Ossos do punho: epífises do rádio e da ulna; ossos do carpo: escafóide; semilunar; piramidal; pisiforme, trapézio; trapezóide; capitato, uncinado.
- Articulações do punho: articulações radiocárpica e ulnocárpica, articulações intercárpicas, articulação mediocárpica.
- Ligamentos.
- Canal do carpo e canal de Guyon.
- Patologias principais do punho: fratura de Colles, compressão do mediano, compressão do ulnar.

Mão

A mão acha-se limitada acima pelas articulações carpometacárpicas; embaixo, pelas articulações metacarpofalângicas. O plano osteomuscular dos 4 últimos metacárpicos divide-a em duas regiões: a palma e o dorso da mão.

A palma da mão contém: duas arcadas vasculares (uma superficial e uma profunda); os tendões dos músculos flexores profundos e flexores superficiais dos dedos; os ramos do nervo mediano; os ramos do nervo ulnar, um superficial para a região hipotenar e um profundo, que, partindo dessa região, atravessa a palma e termina na região tenar, e a aponeurose palmar.

O dorso da mão contém os tendões dos extensores dos músculos radiais e do ulnar posterior e as artérias, veias e nervos.

▪ Ossos e articulações da mão

- São ossos da mão: os metacarpianos (V), constituídos de: base, corpo, cabeça, 3° metacarpiano, processo estilóide; os ossos dos dedos (falanges): falange proximal, falange média, falange distal; os ossos sesamóides.
- Articulações da mão: as carpometacarpianas; as intermetacarpianas; as metacarpofalângicas; as interfalângicas.
- Ligamentos.

▪ Músculos e nervos da mão

- *Palma da mão*: tendões dos músculos flexores superficiais e flexores profundos, músculos interósseos, lumbricais; ramos do nervo mediano, dois ramos do ulnar, um superficial para a região hipotenar e um profundo para a região tenar; aponeurose palmar. O dorso da mão: tendões dos extensores dos radiais e o ulnar posterior, artérias, veias e nervos.

Polegar

▪ Ossos e articulações do polegar

O polegar é formado de um metacarpo e duas falanges e contém três articulações: a trapezometacarpiana, a metacarpofalângica e uma interfalângica.

▪ Músculos do polegar

A musculatura é constituída por quatro músculos originados do antebraço: tendões do abdutor, do extensor curto, do extensor longo e do flexor longo do polegar. E cinco músculos curtos que se originam no próprio polegar. A inervação é feita por três nervos do membro superior: radial, mediano e ulnar.

ETIOLOGIA DA MÃO DOLOROSA

São principais causas da mão dolorosa:

1. Lesões traumáticas.
2. Doenças reumáticas.
3. Perturbações vasomotoras.

4. Doenças neurológicas.
5. Doenças infecciosas, vasculares, tumorais.
6. Outras causas.

Lesões traumáticas

Incluem a secção de nervos ou de tendões flexores ou extensores, as fraturas e luxações, queimaduras.

A secção dos tendões determina perda da motilidade das articulações dos dedos. Os tendões extensores, via de regra, não se retraem depois de seccionados, exceto o do polegar. A secção dos tendões flexores reveste-se de aspectos mais complicados. O tratamento da secção dos tendões é cirúrgico.

Doenças reumáticas

Podem ser inflamatórias ou degenerativas.

A manifestação inflamatória principal é a artrite reumatóide. As tendinites e tenossinovites podem estar associadas ou não a artrites reumáticas. Revela-se por vermelhidão da palma ou do dorso da mão, dor e tumefação ao longo do tendão, que se agrava aos movimentos. Incluem-se ainda a doença de De Quervain, o polegar em gatilho, os dedos em gatilho, a contratura de Dupuytren (serão estudados em tendinites da mão).

- *No dorso da mão*: pode ser encontrada a tendinite dos extensores dos dedos, acompanhada de tumefação. São relativamente indolores, mas podem complicar-se pela ruptura do tendão.

Perturbações vasomotoras

Fenômeno de Raynaud, oclusões vasculares, contratura de Volkmann.

Doenças neurológicas

Lesões de nervos periféricos, lesão nervosa central.

Outras causas

Síndrome miastênica, cervicobraquialgia, LER/DORT, tumores.

Tratamento

Os fundamentos do tratamento das patologias da mão variam conforme sua natureza, extensão e gravidade. Em princípio, são empregadas a termoterapia superficial e profunda, a eletroestimulação funcional e a cinesioterapia. Obviamente, a terapia ocupacional (TO) e o uso de órteses são recursos de muita importância. No tocante à TO, vêm à baila as adaptações que freqüentemente são muito úteis para o paciente.

As infiltrações com corticosteróides e a cirurgia desempenham um papel deveras valioso na reabilitação da mão.

Síndrome de De Quervain

É uma afecção da mão mais freqüente em mulheres do que nos homens e se caracteriza por uma tenossinovite estenosante dos abdutores do polegar na bainha comum dos tendões do longo abdutor e do extensor curto do polegar. Diante das alterações sofridas pelos tendões, resulta difícil e dolorosa sua passagem através da bainha.

A sinovite resulta do atrito entre o tendão, a bainha e o processo estilóide do rádio durante o movimento em pinça do polegar e a movimentação simultânea do punho.

▪ Quadro clínico

A ectoscopia pode revelar evidente tumefação do processo estilóide do rádio, sobre o qual a pressão digital provoca dor aguda que se irradia para a mão ou o antebraço. Os movimentos do punho ou do polegar provocam dor.

O sinal de Finkelstein é um dado valioso para a confirmação da tenossinovite do polegar. Esse sinal consiste em: 1) fazer o desvio ulnar passivo da mão, estando o polegar fletido e em adução sobre a região palmar; 2) flexão dos outros dedos sobre o polegar. A ocorrência de dor confirma o diagnóstico.

▪ Tratamento

Repouso da mão, especialmente do polegar, mediante imobilização com um *splint* que o mantenha em abdução; infiltração de corticosteróide na bainha comprometida.

A cirurgia está indicada caso fracassem também as infiltrações.

Contratura de Dupuytren

É uma contratura fibrosa da aponeurose palmar com incidência predominante em indivíduos do sexo masculino. Caracteriza-se por retração e espessamento da aponeurose palmar medial e dos tecidos extra-aponeuróticos superficiais, que evolui para a contratura em flexão de alguns dedos e incapacidade funcional da mão.

A afecção evolui em três fases: a 1ª mostra um foco de proliferação fibroblástica na fáscia palmar e a seguir formam-se as "cordas fibrosas"; a 2ª se caracteriza pela involução do processo, associada à contratura em flexão dos dedos; a fase da involução completa; 3ª fase: o nódulo desaparece, deixando porém aderências firmes e a corda fibrosa, semelhante a um tendão.

▪ Quadro clínico

O exame físico da mão afetada revela a presença de nódulos fibrosos na palma da mão, retração da pele, contratura gradual dos dedos, posição de flexão do 4º e 5º dedos, cujos movimentos tornam-se limitados, perda da função da mão. O 4º quirodáctilo é o mais freqüentemente acometido, depois o 5º. O polegar permanece quase sempre indene.

Os sintomas dolorosos são moderados ou não existem. Podem ocorrer hiperidrose e parestesias na mão afetada. Com o tempo os nódulos tendem a achatar-se, e surgem então as cordas que fazem proeminência na região palmar e são perceptíveis à palpação. No final, instala-se a posição fletida dos dedos. Por conta dessa situação, o indivíduo torna-se incapaz para exercer suas atividades, até mesmo para um aperto de mão.

▪ Tratamento

Na fase precoce da doença cabe o tratamento conservador através da fisioterapia e que poderá constar de: ultra-som ou diatermia de ondas curtas, massagens, exercícios de alongamento dos tendões e músculos da mão, imobilização noturna dos dedos em extensão. Os resultados desse tratamento são duvidosos. Podem ser feitas as infiltrações com corticosteróide.

O tratamento cirúrgico segundo a técnica da palma-aberta é atualmente o mais aprovado. Consiste em incisões transversas da fáscia palmar que são deixadas abertas para cicatrizar por segunda intenção. Essa técnica propicia a redução do hematoma, do edema e da dor pós-operatória.

Após a cirurgia, a mão é posta em posição elevada e assim conservada durante alguns dias. Oportunamente, são feitos exercícios de mobilização passiva e ativa dos dedos.

Dedos em gatilho

É uma patologia da mão que resulta da constrição da bainha tendinosa associada a uma condição de aspereza do tendão acompanhada de interferência do seu deslizamento normal. Por esse motivo, o dedo em gatilho é também chamado de tendovaginite estenosante.

A etiologia parece ser principalmente traumática, mas pode ser também de natureza inflamatória associada à artrite reumatóide.

A lesão acomete a bainha e os tendões do músculo, porém é mais intensa na primeira do que nos segundos. A bainha torna-se fibrosada e espessada, podendo apresentar duas a três vezes sua espessura normal. O tendão apresenta nódulos que se localizam na superfície ventral da articulação metacarpofalângica do polegar ou na porção distal da região palmar dos outros dedos. Além dos nódulos, o tendão pode apresentar acúmulo de depósito fibroso, granulações céreas ou aumento do tamanho.

▪ Quadro clínico

O sinal mais importante é o bloqueio dos movimentos de extensão dos dedos. A palpação revela um nódulo algo doloroso ao nível do tendão flexor do dedo afetado; permite também acompanhar a fase do obstáculo à extensão do dedo e a fase de vencida desse obstáculo.

O sintoma mais freqüente revela-se pela impossibilidade de o paciente estender normalmente seus dedos. O movimento de extensão, em dado momento, fica bloqueado abruptamente. Caso o paciente force ativa ou passivamente o referido movimento, ocorre um salto do dedo afetado, acompanhado de dor, caracterizando assim o chamado "gatilho".

▪ Tratamento

O recurso mais em voga é a infiltração local anestésica associada a um corticosteróide (infiltração da bainha). O resultado é bastante razoável quando esse tratamento é realizado precocemente.

Nos casos tardios, o tratamento é cirúrgico.

Contratura isquêmica de Volkmann

É doença rara. Caracteriza-se por necrose isquêmica dos elementos do interior do compartimento ventral da mão após um trauma importante da região do cotovelo ou do antebraço. A patogenia representada pelo edema, compressão e isquemia é idêntica à das síndromes dos compartimentos.

A causa dessa síndrome é devida à oclusão vascular no antebraço ou no cotovelo em conseqüência de uma fratura mal reduzida ou de uma imobilização gessada muito apertada.

A fratura pode ser supracondiliana do úmero ou atingir os dois ossos do antebraço. Ocorrem espasmo arterial ou ruptura dos vasos sanguíneos e conseqüentemente tumefação que comprime os músculos e nervos no interior da bainha fascial.

O reconhecimento precoce da síndrome de Volkmann é fundamental para evitar, com o tratamento, uma incapacidade importante.

▪ Quadro clínico

Horas depois após o trauma desencadeante, manifestam-se os sintomas. Surgem dor intensa e progressiva e de localização imprecisa, edema da face ventral do antebraço, que se apresenta roxa e quente e muito sensível à palpação. Os dedos da mão adotam posição de flexão. As pulsações arteriais podem desaparecer por completo. O comprometimento nervoso inicial se revela por diminuição da sensibilidade na zona do mediano. O nervo ulnar pode estar também afetado.

Os pacientes não-tratados precocemente apresentam contratura em flexão dos dedos da mão, devido principalmente ao comprometimento do músculo flexor profundo dos dedos e do flexor longo do polegar.

A afecção evoluirá para a deformidade em extensão dos dedos e flexão do punho se continuar a pressão.

▪ Tratamento

Obviamente, prevenir qualquer deslize na forma do engessamento para evitar a compressão e o pronto diagnóstico são as condutas mais adequadas. De outro lado, é preciso observar o membro gessado ao menor indício de anormalidade ou atender imediatamente a uma queixa do paciente.

A um paciente que sofreu uma lesão do antebraço e apresente queixa de dor não devem ser administrados analgésicos ou sedativos até que seja examinado adequadamente para se ter certeza de que a condição não está evoluindo anormalmente.

Os elementos que devem ser prescritos em caso de instalação da contratura incluem: banho de turbilhão, massagens e mobilização passiva ou ativa de todas as articulações. Pode ser útil o emprego de eletroestimulação trófica com corrente de média freqüência ou FES.

PUNHO DOLOROSO

As afecções do punho podem ser de natureza traumática, reumática e neurológica.

AFECÇÕES TRAUMÁTICAS

Compreendem as fraturas; as entorses e as secções ou rupturas tendinosas.

Fratura do escafóide

Freqüente nos acrobatas, nos atiradores com revólver, pode advir de uma queda ou de um choque violento sobre o punho. Via de regra, ocorre apenas escasso deslocamento do osso. O exame simples da tabaqueira anatômica revela tumefação, equimose e dor à pressão. Há limitação dolorosa dos movimentos de extensão e abdução do polegar. A abdução do punho é também dolorosa.

Fratura de Colles

Fratura do rádio em que o fragmento distal é deslocado radial e dorsalmente, dando lugar a uma deformidade em garfo.

Entorses

Envolvem com mais freqüência o ligamento lateral externo do punho.

Rupturas tendinosas

Ocorrem sobretudo nos extensores do polegar e dos dedos, associadas ou não a fratura da porção inferior do rádio.

AFECÇÕES REUMÁTICAS DO PUNHO

- Artrose: é rara.
- Tenossinovites do punho: podem estar associadas ou não às artrites reumáticas.
    - Sintomas: dor e tumefação ao longo da bainha do tendão; agravamento da dor pelos movimentos.
- Tendovaginite estenosante de De Quervain.

  Veja este assunto em título especial.

AFECÇÕES NEUROLÓGICAS

Síndrome do túnel do carpo e síndrome do túnel de Guyon.

QUADRIL DOLOROSO

O quadril é uma articulação de sustentação e, portanto, exerce papel importante o fator ponderal. No exame clínico das patologias dessa articulação há que considerar também a idade do paciente. Na criança ou no adolescente, cabe pensar na doença de Legg-Pertes quando há queixa de dor no quadril. No adulto, abre-se o leque de patologias que podem ser responsáveis pela dor. É necessário pensar na artrose coxofemoral, na doença de Paget, num comprometimento ósseo ou osteoarticular na vizinhança, numa afecção musculotendínea, numa neuropatia localizada na região.

ANATOMIA

O quadril é constituído pelos seguintes elementos: articulação coxofemoral (cabeça do fêmur e acetábulo) e a sinovial; tuberosidades ósseas extra-articulares; músculos; tendões, ligamentos e bolsas serosas; vasos e nervos.

Articulação coxofemoral

É constituída pela cabeça do fêmur, representada por 2/3 de uma esfera de 5 cm que apresenta no meio do seu contorno uma fosseta onde se insere o ligamento redondo.

- *Cavidade cotilóide*: com a dimensão de 1/3 da esfera mas ampliada por uma orla cotiloidiana fibrosa que recobre a cabeça femoral somente atrás e em cima.
- *Cápsula articular*: que se insere de um lado no contorno do cótilo e no ligamento transverso do acetábulo; no outro lado insere-se no fêmur (linha intertrocanteriana anterior e na goteira do músculo obturatório). A cápsula acha-se reforçada anteriormente por fortes ligamentos e pelo músculo psoas. Os ligamentos recebem os nomes de iliofemoral, pubofemoral e isquiofemoral.

Tuberosidades (grande trocanter e pequeno trocanter)

O grande trocanter é a maior tuberosidade próxima à articulação. Serve para inserção dos músculos pelvitrocanterianos, glúteo médio, fáscia lata; o pequeno trocanter serve de inserção ao psoas-ilíaco.

Músculos do quadril

- *Na parte anterior*: o psoas-ilíaco.
- *Na parte posterior*: os músculos pelvitrocanterianos cobertos pelo grande glúteo e médio glúteo.
- *Na parte medial*: os adutores da coxa.

Os tendões desses músculos encontram-se separados dos ossos por bolsas serosas.

Componentes vasculonervosos

Estão separados da articulação pelo músculo psoas-ilíaco.

- *Na face anterior*: situam-se no terço medial da virilha os vasos femorais (artéria e veia); sob o ligamento crural passa o nervo crural, que em seguida passa pelo triângulo de Scarpa.
- *Na face posterior*: situam-se o grande e o pequeno ciático, separados pelos músculos pelvitrocanterianos.
- *Na face medial*: situa-se o nervo obturador.
- *Na face lateral*: situa-se o nervo femorocutâneo.

Em suma, a articulação é suprida pelos nervos femoral, obturatório, glúteo superior e obturador acessório.

Principais nervos e músculos inervados

- *N. femoral*: quadríceps.
- *N. obturatório*: músculos obturatório e adutor.
- *N. glúteo inferior*: grande glúteo.
- *N. ciático*: semimembranáceo, semitendíneo, adutores, gêmeos e quadrado lombar.
- *Raízes S1-S2*: piriforme, obturatório interno, gêmeos e quadrado lombar.
- *N. glúteo superior*: glúteos médio e pequeno.
- *Raízes L2-L5*: músculo psoas.

ETIOLOGIA

No adulto

São causas principais de dor no quadril do adulto: a artrose, a artrite reumatóide, a fratura ou luxação.

Outras causas

Miosite ossificante (pós-traumática), neuropatia femoral compressiva (por hemorragia retroperitoneal), meralgia parestésica, dor referida (músculo piriforme), fratura de estresse (tipo transverso, tipo compressão), radiculopatia lombar L1-L3. Mencionem-se também as bursites: trocanteriana, do psoas e isquioglútea e as tendinites.

Na infância

Na infância, a causa principal de quadril doloroso é a doença de Legg-Calvé-Perthes.

▪ Outras causas

Sinovite transitória, sacroileíte.

QUADRO CLÍNICO

O sintoma dor da articulação coxofemoral tem origem nos tecidos inervados pelas fibras nervosas sensitivas e simpáticas da região. Os pontos nociceptivos incluem a cápsula sinovial, a cápsula fibroligamentosa e o tecido ósseo subcondral.

Quadril doloroso na infância e na adolescência

▪ Doença de Legg-Calvé-Perthes

A doença de Legg-Calvé-Perthes é uma necrose avascular da cabeça do fêmur que afeta crianças nas idades entre 3 e 12 anos, particularmente, entre os 5 e os 7 anos.

Nessa doença, a dor é devida à inflamação da sinóvia seguida depois pelas alterações degenerativas da articulação, cujos sintomas são claudicação da marcha e dor referida no joelho. Nessa ocasião, observa-se limitação da amplitude dos movimentos. Os raios X revelam alterações isquêmicas da cabeça do fêmur e necrose, fratura subcondral, colapso da cabeça femoral seguido ulteriormente por regeneração óssea no centro de ossificação secundária.

Quadro clínico

São queixas da criança: dor na virilha e na articulação coxofemoral e dor referida no joelho. Há redução da amplitude dos movimentos da articulação, especialmente a abdução e a rotação interna.

Tratamento

A doença de Legg-Calvé-Perthes tem duração autolimitada e desaparece espontaneamente no período entre 1 e 3 anos. Contudo, há os fatores que influem no prognóstico: a idade da criança em que a doença se manifestou, a intensidade da lesão, o grau da deformidade da cabeça femoral e a incongruência da cabeça femoral e o acetábulo. Esses fatores podem ser em parte amortecidos minimizando-se a carga sobre a articulação mediante o uso de bengala e colocando-se a cabeça do fêmur em posição que propicie sua modelagem normal até ocorrer o fechamento epifiseal.

No exame da literatura verifica-se não haver consenso sobre a conduta no tocante a tratamento. Há especialistas que recomendam o acompanhamento da evolução da doença, exercícios para manter a amplitude dos movimentos da articulação e o uso de uma órtese e, se necessário, cirurgia.

Em princípio, a meta do tratamento consiste em preservar a normalidade do contorno da cabeça do fêmur. Portanto, postula-se uma conduta que evite a deformidade da cabeça femoral anormalmente alargada e sua expulsão da cavidade articular.

Quadril doloroso no adulto

▪ Artrose coxofemoral

É mais freqüente no sexo masculino e costuma aparecer após os 45 ou 50 anos de idade. No início não apresenta transtornos subjetivos. Surge em grande parte devido a uma incompatibilidade (congênita ou adquirida) entre a cabeça femoral e a cavidade cotilóide. Tal situação provoca um desequilíbrio na atuação de forças, dando lugar a "pontos de carga" e conseqüente sobrecarga sobre as superfícies articulares, seguida de degeneração ou desaparecimento da cartilagem.

Etiologia

As causas das coxartroses podem ser primárias ou secundárias. As primárias são as mais freqüentes, acompanham-se de outras formas de artrose e associam-se aos nódulos de Heberden, sugerindo fazer parte de um processo geral de origem genética. As secundárias são causadas por más-formações congênitas, epifisiólise, protrusão acetabular, traumatismo da articulação, coxa plana da doença de Legg-Calvé-Perthes, afecções inflamatórias da articulação.

- *Malformações congênitas*: luxação da cabeça femoral, displasia do quadril e malformação luxante do quadril; epifisiólise, seqüela de deslizamento epifisário mais freqüentemente observada em crianças (10 anos) com síndrome adiposogenital (a cabeça do fêmur acha-se deslocada para baixo, para dentro e para trás).
- *Protrusão acetabular*: a cabeça femoral acha-se demasiadamente embutida num cótilo femoral anormalmente profundo.
- *Traumatismos*: podem determinar fraturas do colo do fêmur ou do cótilo e luxações do quadril. Posteriormente, coxartrose.
- *Outras causas*: coxa plana (cabeça femoral com colo curto), um membro inferior mais comprido.

A osteoartrite idiopática, o deslizamento da epífise da cabeça do fêmur, o trauma com incongruência articular, a artrite reumatóide, a displasia desenvolvimental do quadril, a necrose avascular e as artrites inflamatórias podem progredir até obrigar à substituição total da articulação.

Aspecto radiológico da coxartrose

A coxartrose tem por características: a condensação óssea, geodos resistentes, osteófitos que protegem as partes laterais da articulação e deformidade da cabeça do fêmur; pinçamento da interlinha articular.

▪ Quadro clínico

Quanto aos sintomas, a coxartrose apresenta dores do tipo mecânico e rigidez, deficiência funcional importante que pode evoluir para a incapacidade de andar. Ressalte-se que as queixas só aparecem depois de alguns anos de instalação da doença sob a forma de rápido cansaço da musculatura do quadril e limitação da sua mobilidade. A evolução se faz de forma inexorável para o agravamento mais ou menos rápido.

▪ Tratamento

A conduta médica em relação à coxartrose deve ser principalmente preventiva, isto é, baseia-se na detecção precoce das deformidades pré-artrósicas e varia em função da importância da lesão e dos sintomas. Em certos casos a conduta é conservadora, e cirúrgica em alguns outros. De todo modo, uma vez revelada a presença da coxartrose, deve-se aconselhar o paciente a adotar uma profissão adequada.

Os princípios do tratamento conservador são comentados a seguir:

1. Proteger a articulação através das seguintes medidas:
   - ❑ Poupar a articulação ao máximo.
   - ❑ Reduzir o aumento ponderal.
   - ❑ Usar uma bengala canadense, ou duas.
   - ❑ Evitar longas marchas ou esportes movimentados.
2. Fisioterapia analgésica destinada a combater a dor e evitar as posturas viciosas (contratura em flexão do quadril) e a atrofia muscular.

   A fisioterapia analgésica utiliza essencialmente os seguintes recursos:
   - ❑ A termoterapia, para aliviar a dor mediante a administração de diatermia de ondas curtas ou o ultra-som.
   - ❑ Exercícios terapêuticos e a massagem: os exercícios devem ser passivos e ativos, lentos e com amplitude progressiva, atuando principalmente sobre o médio glúteo. Têm por objetivo melhorar a mobilidade articular através de: mobilização ativo-assistida em toda a amplitude articular; reeducação muscular (fora das crises dolorosas).

A massagem relaxante é administrada sobre a região lombar, o quadril e o membro inferior. Os efeitos são efêmeros.

   - ❑ *Hidroterapia*: pode ser útil através da hidromassagem no tanque de Hubbard com água quente ou em piscina para exercitar a marcha. Esses agentes terapêuticos têm indicação naturalmente também após a cirurgia.

3. Outras medidas terapêuticas disponíveis: infiltrações com corticosteróide na articulação; ou a cirurgia e colocação de prótese nos casos indicados.

▪ Cirurgia

A artroplastia do quadril consiste em substituir a cabeça femoral por material adequado que restaure a integridade articular. A prótese pode ser parcial ou total. Via de regra, após a cirurgia o paciente permanece durante 6 semanas sem apoiar o peso do corpo na articulação do quadril. A dor da artrose desaparece imediatamente. Ocorre dor cirúrgica durante cerca de 2 semanas. A duração da prótese na maioria dos casos é de 10 anos.

JOELHO DOLOROSO

O joelho é a articulação mais suscetível de tornar-se fonte de dor, devido à sua estrutura instável e por depender totalmente do apoio ligamentoso e de uma musculatura forte. Adicione-se a isso a condição de estar sujeito à execução da marcha, à manutenção da postura e aos movimentos de inclinar e abaixar o corpo e se agachar.

ANATOMIA DO JOELHO

O joelho acha-se constituído de duas articulações: a femorotibial e a femoropatelar, ambas recobertas por cartilagem da espessura de 3 a 4 mm. Na articulação femorotibial encontram-se os meniscos, que facilitam os movimentos de flexão e extensão, e também uma cápsula e ligamentos.

- A articulação femorotibial é formada pelos côndilos femorais e pelo platô tibial, composto pela face articular superior, área intercondilar anterior, área intercondilar posterior, eminência intercondilar.
- Os meniscos, um externo e um medial, são formações fibrocartilaginosas em forma de crescente, de concavidade axial e triangular, relativamente móveis, mas inseridos na cápsula. O menisco medial está ligado ao ligamento cruzado lateral, ao ligamento medial e ao músculo semimembranáceo.

Ligamentos

Estão representados pelos ligamentos laterais, mediais e cruzados. O ligamento lateral reforça a cápsula articular e proporciona estabilidade à parte lateral do joelho quando este se encontra em extensão; o ligamento medial se insere na face do côndilo medial e epífise da tíbia.

Os ligamentos cruzados (o ântero-externo e o póstero-medial) situam-se na chanfradura intercondiliana, asseguram a estabilidade do joelho no plano ântero-posterior e permitem os deslizamentos dos côndilos nos movimentos de flexão e extensão.

Músculos

Os músculos da movimentação do joelho estão citados a seguir: o quadríceps da coxa (músculos reto da coxa, vasto lateral, vasto intermédio e vasto medial) situa-se na face anterior da coxa; o semitendíneo, o semimembranáceo e o bíceps encontram-se na face posterior.

Na parte medial localizam-se os músculos da pata de ganso: flexores, rotadores internos e estabilizadores do joelho, representados pelo reto da coxa, semitendíneo e sartório.

Na face lateral estão os músculos bíceps e tensor da fáscia lata.

A articulação femoropatelar é constituída pela tróclea femoral e pela face articular da patela. O cavo poplíteo é a região posterior do joelho e está situado atrás do espaço intercondiliano e dos ligamentos cruzados. Contém o feixe vasculonervoso e duas bolsas serosas.

Os movimentos do joelho compreendem: flexão, extensão, rotação e lateralidade. O movimento de flexão tem amplitude máxima de 130-140°, mas em flexão passiva alcança 150-160°; no movimento de extensão, o joelho tem amplitude 0°; o movimento de rotação tem amplitude escassa e torna-se possível somente com o joelho em flexão; o movimento de lateralidade é quase inexistente e poderá ser observado somente com o joelho estendido.

PATOLOGIAS DO JOELHO

Constituem estruturas suscetíveis de serem lesadas no joelho: os meniscos, os ligamentos laterais externos e mediais, os tendões, os ligamentos cruzados, as bolsas sinoviais, a articulação.

São patologias mais comuns do joelho:

- *Lesões traumáticas*: entorse, lesão de meniscos, lesão de ligamentos, condromalácia da patela, doença de Osgood-Schlatter.
- *Doenças reumáticas*: osteoartrose, artrite hemofílica; bursites, tendinites (da pata de ganso, Pellegrini-Stieda); cistos.
- *Deformidades congênitas e adquiridas*: *genu valgum*, *genu varum*, *genu recurvatum*, torção tibial.

Bursite do joelho

O joelho contém bolsas serosas articulares junto aos tecidos submetidos a movimento para diminuir o atrito e os livrar da fricção. Existem 11 bolsas na região do joelho. A bolsa que mais freqüentemente se inflama é a pré-patelar. Essa bolsa situa-se entre a pele e a superfície externa da patela e está muito exposta a traumatismo direto. Quando inflamada, acompanha-se de tensão da pele e dor, particularmente na flexão completa do joelho ou sob pressão local.

O tratamento se faz com analgésicos e antiinflamatórios não-esteróides.

Cistos sinoviais (gânglios)

São tumorações císticas isoladas que aparecem na vizinhança das articulações ou dos tendões, mais freqüentemente no dorso do punho, na face lateral do joelho e no cavo poplíteo. Caracterizam-se por conter uma substância gelatinosa esbranquiçada (líquido sinovial).

Há diversas explicações para o aparecimento dos cistos sinoviais. Seriam causados pela obstrução do orifício das criptas e o acúmulo de sinóvia no interior do fundo-de-saco da sinovial. Um esforço abrupto determinaria a protrusão das criptas, ruptura da bainha tendinosa e derrame de líquido sinovial nos tecidos. Outras explicações: haveria uma inflamação sinovial ou os cistos resultariam de degeneração mucóide.

No cavo poplíteo, a causa estaria na conexão anatômica anormal agravada por derrame crônico na cavidade intra-articular. O derrame crônico seria provocado pela artrite reumatóide, por uma ruptura de menisco, por um rompimento de ligamento cruzado.

▪ Sinais e sintomas

Sinais

Presença de tumoração dolorosa ou não, de forma arredondada ou alongada, próximo ou sobre uma articulação ou um tendão. Moderadamente sensível à pressão.

Sintomas

Início insidioso, por vezes doloroso. Apresenta tendência à recrudescência. Quando assume proporções apreciáveis, pode comprimir nervo periférico.

▪ Tratamento

A preferência é para o agulhamento ou infiltração com lidocaína ou prednisolona precedida obrigatoriamente pela aspiração do líquido sinovial, quando possível, seguida de bandagem compressiva. A cirurgia pode estar indicada quando fracassa o tratamento conservador. Se houver compressão de nervo periférico, a cirurgia tem indicação imediata.

Cisto de Baker

É um saco seroso contendo líquido localizado na borda medial da fossa poplítea. Comunica-se com a cavidade articular do joelho e está associada a degeneração da ponta posterior do menisco medial. Pode existir ou não laceração do menisco. Na artrite reumatóide, esse tipo de cisto pode alcançar uma dimensão importante.

O quadro clínico se traduz por tumefação, dor localizada e sensação de repleção na área poplítea, que se agrava com a expansão do cisto.

▪ Tratamento

O tratamento conservador consiste no afastamento de atividades atléticas que envolvem saltos. Se houver agudização dos sintomas, pode ser necessária a imobilização do joelho ou mesmo cirurgia, se a condição se tornar intratável.

Tendinite da pata de ganso

A designação "pata de ganso" é dada à convergência tendinoligamentar do ligamento medial do joelho, associado às fibras do tendão do semimembranáceo, do reto interno, do semitendíneo e do costureiro. A bolsa serosa da pata de ganso está localizada superficialmente ao ligamento colateral medial do joelho, na região correspondente ao aspecto medial superior da tíbia abaixo do tendão dos músculos semimembranáceo, semitendíneo e o sartório ou costureiro.

Essa tendinite afeta sobretudo pessoas do sexo feminino entre os 45 e 60 anos.

▪ Quadro clínico

Manifesta-se pela presença de dores na face medial do joelho que podem irradiar-se para a perna. Dificulta a marcha, a subida e a descida de escadas. Associa-se freqüentemente a varizes, à celulite, à gonartrose ou a uma alteração postural do joelho. A pressão sobre a face medial do joelho é dolorosa. A extensão forçada do joelho causa dor, bem como a flexão do joelho contra resistência.

▪ Tratamento

Repouso do joelho e infiltrações locais com corticosteróide.

Entorse do joelho

A entorse é uma lesão dos ligamentos e resulta do movimento forçado de abdução e rotação externa da articulação. Conforme a intensidade da lesão, ocorre comprometimento somente do ligamento medial ou também das cápsulas condilianas, do ligamento cruzado anterior ou até mesmo do menisco lateral.

A entorse é classificada em três graus:

- *Grau I*: entorse sem instabilidade da articulação.
- *Grau II*: entorse com instabilidade articular mas sem ruptura das fibras do ligamento.
- *Grau III*: ruptura completa do ligamento.

A lesão do ligamento medial do joelho é a mais comum.

No grau I, se a lesão for isolada, o paciente apresenta edema localizado, dor ao estresse em valgo, e não ocorre hemartrose. O exame físico revela ponto vivamente doloroso na face medial do joelho, especialmente ao nível da inserção do ligamento medial.

▪ Tratamento

Inicialmente, emprega-se o esquema a seguir: proteção da articulação através de um *splint*, repouso, aplicação de gelo várias vezes ao dia, bandagem compressiva e elevação do joelho acima da horizontal.

Em momento oportuno são administrados: mobilização precoce do joelho e exercícios (isométricos) de fortalecimento do quadríceps. Quando necessário, indicam-se analgésicos e antiinflamatórios.

Entorses graus II e III

São formas de entorse de tratamento mais difícil. No grau II a entorse produz instabilidade articular e não há ruptura de fibras; no grau III há ruptura ligamentar completa na parte média ou na extremidade do ligamento medial ou lateral. Nesse caso o exame físico revela lassidão lateral, "movimento de gaveta" e hemartrose. O exame por imagem tem vez para dirimir dúvidas quanto à ocorrência de fratura da extremidade do fêmur ou das espinhas tibiais.

Na lesão aguda pode haver comprometimento do ligamento medial, do ligamento cruzado anterior e do menisco.

O tratamento cirúrgico é indicado quando existem: incapacidade de extensão do joelho, instabilidade da articulação, presença de cisto de Baker e dor não-aliviada pela fisioterapia e pelos analgésicos.

Lesões traumáticas dos meniscos

Podem ser lesões isoladas apenas dos meniscos, que ocorrem sobretudo em jogadores de futebol, ou lesões complexas, que acometem simultaneamente os ligamentos medial ou lateral e ligamentos cruzados. O indivíduo sofre uma torção do joelho e faz a lesão.

O mecanismo da lesão é sempre o mesmo: não podendo os meniscos acompanhar amplamente os côndilos femorais em seus movimentos, serão rompidos e esmagados entre o fêmur e o platô tibial.

Em verdade, o paciente sofre uma torção do joelho associada a uma força vara ou valga na lesão do menisco medial e a uma força vara ou valga com rotação, no menisco lateral.

▪ Lesão do menisco medial

É a mais comum. Resulta do movimento de rotação do joelho em que o indivíduo se apóia. De forma mais clara, a lesão ocorre quando o joelho realiza um movimento abrupto de extensão e flexão combinado com a rotação interna ou externa. Uma dor viva destaca-se no episódio, a pessoa sente um estalido audível e ocorre bloqueio em flexão dos movimentos do joelho. O movimento de extensão fica limitado, mas a flexão continua possível. Nessa ocasião, ao tentar estender a perna, o indivíduo percebe um ressalto e consegue ou não fazer a extensão completa.

A dor é intensa e repentina, "como se algo arrebentasse dentro do joelho", e causa cessação imediata da função. A atrofia instala-se rapidamente no quadríceps, mormente no vasto medial.

O edema surge dentro de poucas horas. Via de regra aparece derrame. A presença de hemartrose implica lesões ligamentares, capsulares e ósseas.

Tratamento cirúrgico e imobilização gessada

Contrações isométricas do quadríceps várias vezes ao dia, apoio sobre o pé após o 6º dia.

▪ Lesões do menisco lateral

São mais raras, menos graves e mais variadas. A ruptura decorre comumente de um movimento de flexão e rotação interna do joelho. A dor localiza-se na parte externa da interlinha articular. O bloqueio da articulação é fugaz e ocorre em extensão. O movimento de flexão é impossível.

O tratamento se assemelha ao aplicado na lesão do menisco medial.

Deformidades do joelho

As deformidades mais freqüentes dos membros inferiores na infância são: *genu valgum*, *genu varum*, *genu recurvatum* e a torção da tíbia.

▪ *Genu valgum*

O *genu valgum* é reconhecido pela deformidade angular da perna (em X) em que os tornozelos se separam quando os joelhos se tocam. Crianças com excesso ponderal apresentam os pés acentuadamente pronados. Pode resultar de raquitismo ou fraturas do fêmur causadas por trauma da placa epifisária, paralisia por lesão do neurônio inferior, paralisia cerebral, defeitos dos quadris.

- ❑ *Tratamento*: quando há uma separação entre os maléolos de apenas 7,5 cm, o tratamento conservador tem indicação garantida de sucesso. Consiste em: corrigir a pronação dos pés, perda de peso e alongamentos passivos dos membros inferiores.

▪ *Genu varum*

O *genu varum* é reconhecido pela deformidade angular simétrica das pernas em que os joelhos se encontram acentuadamente separados enquanto os maléolos se tocam. Ao nascerem, os bebês apresentam *genu varum*, que continua até os 3 anos.

Um fator que pode contribuir para o *genu varum* é fazer a criança sustentar peso precocemente. Outras causas: a osteocondrite, a discondroplasia, a osteogênese imperfeita.

- ❑ *Tratamento*: preliminarmente, recomenda-se evitar caminhadas longas e cansativas, posição adequada na cama durante o sono e realizar alongamentos delicados dos membros inferiores. Em casos moderados, estão indicadas órteses retificadoras da posição anormal dos joelhos. Nos casos acentuados a cirurgia é cogitada.

▪ Torção tibial

Caracteriza-se pela torção da tíbia no plano coronal (frontal), donde resulta o maléolo medial se colocar em plano diferente do maléolo lateral. Mais freqüentemente, a torção da tíbia pode resultar da rotação interna ou externa do quadril.

A torção interna da tíbia associa-se freqüentemente com a curvatura desse osso, o metatarsiano varo ou eqüinovaro (pé torto). A torção externa associa-se com o *genu valgum*.

- *São distúrbios causados pela torção da tíbia*: a marcha anormal e tropeçar no próprio pé.
- *Tratamento*: consiste em alongamentos e manipulações do membro inferior e no uso de calçado próprio para corrigir o defeito, causando inversão ou eversão do pé. Em alguns casos, podem ser tentados as talas de Denis-Brown ou aparelhos de torção. Os resultados são duvidosos.

▪ *Genu recurvatum*

É uma deformidade em hiperextensão do joelho sobre a coxa associada a aumento dos movimentos de lateralidade da articulação.

Os responsáveis pelo *genu recurvatum* podem ser a hipertrofia do quadríceps (por compensação) e a fraqueza dos músculos gastrocnêmios e sóleos. Contrações exageradas dos glúteos, independentemente dos sóleos e dos quadríceps, também podem causar o *recurvatum*.

- *Tratamento*: exercícios para readquirir o equilíbrio muscular e alongar os músculos contraídos. Pode ser útil o emprego de uma órtese de correção.

Condromalácia da patela

A designação condromalácia indica uma condição dolorosa causada por uma anomalia da face cartilaginosa da patela. A etiologia é ainda desconhecida, embora haja suspeita no tocante ao trauma.

É encontrada em jovens do sexo masculino e manifesta-se quando são forçados a andar grandes distâncias. Mas parece haver um fator constitucional.

Pequenos traumatismos repetidos podem causar fração da cartilagem, que perturba sua nutrição e propicia alterações degenerativas. A um fator mecânico é atribuído o achado de uma crista no côndilo femoral. Outros fatores seriam: uma incongruência da articulação patelofemoral, o comprimento anormal do tendão patelar, o excesso ponderal.

▪ Quadro clínico

O exame físico revela dor à mobilização passiva da patela, quando também poderá ocorrer sensação de areia e de crepitação.

A condromalácia pode ser sintomática ou não. Quando sintomática, manifesta-se pela dor retropatelar, rigidez por contratura do quadríceps após longo tempo sentado ou após longa caminhada.

▪ Tratamento

O tratamento é conservador. São aceitáveis as infiltrações com corticosteróide.

- *Fisioterapia*: administração de calor sob a forma de compressas quentes ou diatermia de OC; fortalecimento do quadríceps mediante exercícios isométricos com carga; evitar flexões do joelho.
- *Cirurgia*: quando excepcionalmente necessária, considerar a conveniência de patelectomia.

Doença de Osgood-Schlatter

Caracteriza-se por apofisite e edema na inserção do tendão do quadríceps no tubérculo tibial. Pode instalar-se com tendinite e progredir até com avulsão do tubérculo ou ruptura do tendão.

Acomete preferentemente jovens do sexo masculino na idade entre 9 e 16 anos. Pode afetar ambos os joelhos.

Manifesta-se por marcha claudicante, tumefação da tuberosidade da tíbia e dor. Os sintomas são agravados pelos exercícios ou pela pressão (ajoelhar).

▪ Tratamento

Consiste somente em evitar uma atividade física excessiva (correr, pular, subir escada).

PÉ DOLOROSO

São localizações freqüentes de dores no pé: os dedos, a região do metatarsiano (metatarsalgia), a região plantar medial, o tarso (tarsalgia), o calcanhar (talalgia), o tornozelo.

ANATOMIA SUMÁRIA DO PÉ

Estrutura óssea

"O pé é composto de 26 ossos dispostos para sustentar o peso do corpo e transportá-lo sobre qualquer tipo de solo." (René Cailliet). Os ossos estão distribuídos em 14 falanges, cinco metatarsianos e sete ossos do tarso.

O pé é dividido em três segmentos funcionais: anterior, mediano e posterior. O segmento anterior é formado por cinco metatarsianos e 14 falanges; o segmento mediano é constituído por cinco ossos társicos (escafóide, cubóide e três cuneiformes); o segmento posterior contém o astrágalo e o calcâneo, que fica em contato com o solo.

Nesse conjunto, os ossos se relacionam por superfícies articulares e suas respectivas cápsulas, ligamentos, músculos e nervos, que são irrigados pelas artérias e veias da região.

O astrágalo "é a chave mestra da mecânica do ápice do pé". (René Cailliet). Sua face superior convexa e selar e suas faces laterais recobertas por cartilagem ajustam-se entre as extremidades da tíbia e da fíbula, que formam os maléolos medial e lateral, a pinça do tornozelo. A face inferior do astrágalo se articula com o calcâneo.

Articulações do pé

O pé é dotado de cinco séries de articulações: a tibiotársica, as articulações do tarso posterior (astrágalo-calcaneana) e médio-tarsiana, as articulações do tarso anterior (tarsometatarsianas), as articulações metatarsofalângicas, as articulações interfalângicas.

Abóbada plantar

É constituída por três arcos plantares: o arco transversal anterior, entre a cabeça do 1º metatarsiano e a cabeça do 5º; o arco longitudinal medial, entre a cabeça do 1º metatarsiano e o calcâneo; o arco longitudinal lateral, entre a cabeça do 5º metatarsiano e o calcanhar.

Os arcos acima citados são sustentados pelos ligamentos plantares, aponeurose plantar e músculos intrínsecos do pé.

Articulação do tornozelo

O tornozelo é constituído pelas extremidades distais da tíbia e da fíbula, que se articulam com o astrágalo e o ligamento transverso inferior. Os ossos estão unidos pela cápsula e pelos ligamentos deltóide, talofibular anterior, talofibular posterior e calcaneofibular.

A face medial do tornozelo é sustentada pelo ligamento deltóide, com seus quatro feixes. A face externa é estabilizada pelo ligamento lateral composto de três feixes: o ligamento talofibular anterior, o ligamento calcaneofibular e o ligamento talofibular posterior. Os ligamentos talofibular anterior e calcaneofibular são os mais freqüentemente lesados.

Os músculos do pé são extrínsecos ou intrínsecos. São considerados extrínsecos os músculos que têm origem fora do pé; são intrínsecos aqueles que têm inserção no próprio pé.

Eis alguns músculos que atuam no pé:

- *Flexores plantares*: os gêmeos e o solear. Demais disso, os músculos que passam por trás dos maléolos são também flexores. No lado medial estão o tibial posterior, o flexor longo dos dedos e o flexor longo do hálux. Os músculos restantes que agem sobre o pé dividem-se em grupos lateral, anterior e medial.
  - *inervação*: os nervos do pé e parte inferior da perna originam-se do ciático, que termina no cavo poplíteo em dois ramos: o fibular e o tibial. O tibial dá origem ao tibial posterior, que termina em ramificações plantares. O fibular divide-se em ramos profundo e superficial. O superficial inerva os músculos eversores do pé; o ramo profundo inerva os dorsiflexores do pé e o extensor curto dos dedos;
  - *irrigação sanguínea*: provém da artéria poplítea, que se divide em tibial anterior e tibial posterior. A tibial posterior percorre a face lateral da perna e termina como artéria lateral do calcâneo. A artéria tibial anterior dá origem à artéria dorsal do pé e às artérias metatarsianas dorsais, que se comunicam com os ramos plantares distais das artérias plantares.

Movimentos do pé

O pé realiza os movimentos a seguir: flexão dorsal, flexão plantar, inversão e eversão. Os dedos do pé realizam movimentos de flexão plantar e dorsal e ainda de separação e de união.

- *Flexão plantar*: é realizada principalmente pelos músculos gastrocnêmios e solear e ainda pelos músculos flexor longo do hálux, flexor comum dos dedos e tibial posterior.
- *Flexão dorsal*: é realizada pelos músculos tibial, flexor dorsal longo do hálux, flexor comum dorsal dos dedos pelo fibular terceiro.
- *Inversão*: é realizada pelos músculos flexores dorsais dos dedos, tibial posterior, fibular anterior e flexor do hálux.
- *Eversão*: é feita pelos três músculos fibulares e a porção lateral do flexor longo dos dedos.

ETIOLOGIA DO PÉ DOLOROSO

A) Parte anterior do pé: neurinoma de Morton, fratura de estresse, sinovite aguda, inflamação das cabeças anteriores dos metatarsianos, osteocondrite de Freiberg, bursite metatarsiana plantar.

B) Região plantar; fasciite plantar.

C) Calcanhar doloroso (apofisite calcânea, bursite calcaneoplantar, inflamação da almofada do calcanhar).

D) Artropatias do calcanhar: osteoartrite, artrite reumatóide, espondilite anquilosante, artrite psoriásica, síndrome de Reiter, artrite crônica juvenil, gota.

Outras regiões e causas do pé doloroso:

- *Pododáctilos dolorosos*: hálux valgo, hálux rígido, dedos em martelo, 1º pododáctilo curto.
- *Tarsalgias*: pé chato, pé cavo.
- *Talalgias (dor no calcanhar)*: inflamação do tendão-de-aquiles, bursite calcânea posterior, fraturas.
- *Lesões do tornozelo*: entorses, fraturas e deslocamentos.
- *Patologias neurológicas do pé*: neurinoma do pé, já citado.

Definições de termos relacionados com as patologias do pé

- *Pé chato ou plano*: achatamento do arco longitudinal (em ortostatismo) associado à deformidade valga do calcanhar.
- *Pé cavo*: curvatura exagerada do arco medial causada por um desvio vertical metatarsiana e/ou do calcâneo.
- *Hálux valgo*: adução do 1º metatarsiano e adução da primeira e segunda falanges.
- *Dedos em garra*: extensão das primeiras falanges e flexão plantar da segunda e terceira.
- *Calcanhar doloroso*: dor na região do calcanhar devido a afecções no calcâneo *ou nas partes moles pericalcaneanas.*
- *Fratura de estresse (fratura por fadiga)*: são fraturas ocultas, via de regra sem perda de continuidade, que aparecem não devido a um trauma importante, mas em resultado de um esforço físico incomum.
- *Doença de Morton (neurinoma de Morton)*: irritação ou compressão de um nervo digital na parte anterior do espaço intermetatarsiano.
- *Síndrome do túnel do tarso*: compressão do nervo tibial posterior no canal tibioastrágalo-calcâneo na parte póstero-medial pé.
- *Hálux rígido*: inflexibilidade da articulação metatarsofalângica do hálux, que se torna incapaz de fletir, o que interfere com a tomada de impulso durante a marcha.
- *Metatarsalgia*: dor localizada na região plantar anterior, quando ocorrem depressão do arco transverso e aumento desproporcional de carga sobre as cabeças dos metatársicos.
- *Contratura de Dupuytren no pé*: patologia localizada na planta do pé, caracterizada por nódulos lobulados sólidos na aponeurose plantar, mais freqüentes em epilépticos.
- *Dedos em martelo*: deformação caracterizada por flexão fixa da articulação interfalângica dos dedos, mais freqüente no segundo dedo.
- *Pé eqüinovaro*: caracteriza-se por inversão e adução do antepé, calcâneo varo (inversão do calcanhar), eqüinismo do pé (flexão plantar), contratura dos tecidos da face medial do pé, falta de desenvolvimento dos músculos eversores da face lateral da perna, falta de desenvolvimento dos músculos da panturrilha, resistência do pé à correção passiva.

Algias dos pododáctilos

As algias dos dedos têm origem principalmente em causas estáticas, traumáticas e reumáticas. Serão examinados aqui: hálux valgo, hálo rígido, dedos em martelo, 1° pododáctilo curto.

▪ Hálux valgo (joanete)

Afecção freqüentemente familiar e predominante no sexo feminino, com início por vezes na juventude. Caracteriza-se por deformação do grande dedo do pé com angulação da articulação metatarsofalângica, estando a abertura do ângulo em oposição ao lado medial do corpo. Ao lado disso, há subluxação dos sesamóides em direção ao 1° espaço intermetatarsiano. Uma bursite ou a artrose pode complicar a deformidade, causando o joanete do grande dedo. Essa deformidade acarreta uma insuficiência de apoio e sobrecarga sobre as cabeças dos metatársicos adjacentes. Surgem lesões cutâneas hiperqueratósicas que dão origem a metatarsalgias estáticas.

Ao exame, pode ser observada contratura do músculo abdutor do grande dedo ou frouxidão ligamentar.

O uso de sapatos impróprios (de bico fino) complica a situação do paciente, propiciando o aparecimento de higroma, que, infectado, pode originar uma exostose.

Tratamento

Cuidados preliminares: sessões com o podologista, calçados amplos e confortáveis, com dorso alto, exclusão de saltos altos e uso de protetores epidérmicos, Nas formas avançadas está indicada a cirurgia para corrigir o metatarsiano varo.

▪ Hálux rígido

A principal característica é a impossibilidade de flexão do dedo (por inflexibilidade metatarsofalângica), responsável pela dificuldade da tomada de impulso suave durante a marcha. O paciente se queixa de dor durante a deambulação, particularmente ao executar o passo, que é aliviada pelo repouso. Esse sintoma é tipicamente de natureza artrósica.

No início, pode aparecer rigidez progressiva do dedo sem dor, ou aparecer depois de repetidos episódios de dor e tumefação.

Tratamento

Recomenda-se o uso de um calçado de pala alta e larga que permita a adução e a mobilidade do pé. Cabe também a indicação de um coxim colocado sob e atrás da cabeça do primeiro metatarsiano. Adiciona-se a essa providência a colocação de uma barra metatársica externamente no calçado para ajudar a marcha.

Nos casos mais difíceis está indicada a cirurgia: ressecção da articulação e remodelagem da cabeça do 1° metatársico.

▪ Dedos em martelo

Característica

Os dedos acham-se em flexão fixa da articulação interfalângica. Observam-se dorsiflexão da falange proximal e flexão das falanges média e distal. A falange distal aponta, via de regra, para baixo.

Em conseqüência da pressão do calçado, podem aparecer calosidades na extremidade e no dorso das articulações interfalângicas.

Nos casos graves de dedos em martelo, a falange proximal costuma luxar.

Etiologia

Os dedos em martelo podem ser ocasionalmente congênitos, mas a variedade adquirida é a mais comum. Nesta última, as causas mais freqüentes são os calçados novos ou meias elásticas exageradamente curtas.

Tratamento

Consiste essencialmente em usar calçados de tamanho adequado, corretamente ajustados ao pé. As articulações dos dedos em ressalto devem ser protegidas por coxins apropriados.

Um pé que apresente dedos em martelo em condições graves precisa de calçado espaçoso, feito sob medida.

No caso de deformidade incapacitante, está indicada a cirurgia com o intuito de fundir os dedos em posição reta.

▪ Primeiro pododáctilo curto

A condição representada pelo 1º metatársico curto (síndrome de Morton[1]) ocasiona a descarga de um excessivo peso sobre a cabeça do segundo metatársico.

A síndrome de Morton[1] caracteriza-se por: 1º metatársico exageradamente curto e hipermóvel; deslocamento posterior dos sesamóides e espessamento da diáfise do 2º metatársico.

Do peso adicional sobre o 2º metatársico resultam a mobilidade excessiva já mencionada e distensão dos ligamentos, cápsulas e músculos em que os metatarsianos de articulam com o cuneiforme e o 2º metatarsiano. A depressão do arco transverso ocasiona a formação de calos sob o 2º e 3º metatarsianos.

Tratamento

Consiste em colocar uma espécie de "plataforma" sob o 1º metatarsiano para receber a descarga do peso e aliviar o 2º metatarsiano.

Lesões do tornozelo

▪ Entorse

A entorse é a lesão dolorosa mais comum do tornozelo e compreende diversos quadros clínicos, desde um acometimento simples até a ruptura dos ligamentos com ou sem arrancamento ósseo.

A articulação do tornozelo situa-se entre o astrágalo, os maléolos da tíbia e a fíbula. Não existem músculos fixados no astrágalo. Ele se encontra em alinhamento direto sob a tíbia e se ajusta entre seus dois maléolos. Sua estabilidade provém de sua conformação mecânica e da sustentação ligamentosa produzida pelos ligamentos lateral e medial.

---

[1]Não confundir a síndrome de Morton com a nevralgia de Morton, uma condição causada por neuroma interdigital.

Os feixes posteriores do ligamento medial relaxam na posição de flexão plantar do pé e se retesam na flexão dorsal, ao contrário do ligamento lateral, que se conserva retesado em qualquer posição de flexão plantar ou dorsal.

Estando o pé em dorsiflexão, a parte mais larga do astrágalo está ensamblada entre os maléolos, e não há possibilidade de movimentação lateral. De outro lado, as posições neutra e em flexão plantar do pé são as mais propícias à ocorrência de entorse, pois nessas condições é a porção estreita do astrágalo que ocupa o espaço entre os maléolos, permitindo ao tornozelo alguma mobilidade lateral.

O tornozelo sofre uma entorse quando o pé se encontra em posição instável (flexão plantar) e os ligamentos são hiperestendidos por um movimento de inversão ou de eversão.

Entorse por inversão do pé

Configura a modalidade mais comum de entorse. Ocorre com distensão do ligamento lateral por inversão do pé quando este se encontra em flexão plantar leve. O ligamento talofibular anterior é o mais freqüentemente afetado, devendo-se mencionar também os ligamentos calcaneofibular e talofibular posterior.

Caso o tornozelo esteja em ângulo reto quando ocorrer a tensão da inversão, o ligamento afetado é o calcaneofibular.

A entorse pode caracterizar-se por simples distensão, ruptura dos ligamentos ou mesmo arrancamento de sua fixação óssea.

A distensão representa na verdade uma mera hiperextensão do ligamento, não ocorrendo portanto acometimento da integridade de suas fibras.

Entorse por eversão

É aquela em que a lesão ocorre com eversão forçada do pé. Nessas circunstâncias, haverá dano ósseo, além de distensão ou ruptura de ligamento, diferentemente da entorse por inversão, em que ocorre sobretudo lesão ligamentosa. Essa particularidade pode ser explicada pelo fato de ser muito forte o ligamento medial.

Quadro clínico

A entorse ocorre sempre com dor excruciante, particularmente quando a lesão é grave. A gravidade depende do grau de distensão ou de laceração dos ligamentos. Na entorse leve (por inversão) o astrágalo conserva sua posição normal e não existe fenda entre esse osso e os maléolos e, portanto, os ligamentos são distendidos, mas não sofrem laceração. Na entorse moderada (grau 2), o ligamento sofre laceração parcial. A marcha é dolorosa e difícil.

Na entorse grave, o ligamento se rompe em sua fixação proximal ou distal, há instabilidade da articulação e pode ocorrer deslocamento ósseo (luxação). Nessas condições, o astrágalo se separa do maléolo lateral, surge uma fenda entre os dois ossos e a inversão do pé é maior que o normal.

Observa-se efusão na articulação do tornozelo. O edema instala-se primeiramente sob os tendões extensores do pé, na região anterior ao maléolo lateral e por vezes atrás dos maléolos. Podem aparecer equimoses.

A amplitude da dorsiflexão e da flexão plantar permanece normal. Contudo, a inversão e a eversão do pé acham-se acentuadamente limitadas.

Tratamento

Entorse simples

A conduta imediata destina-se ao controle do edema, cuja redução pode ser conseguida com as seguintes medidas: colocação de atadura compressiva, aplicação de frio (gelo) durante 15 minutos repetida a cada 3 horas e elevação da perna. O repouso é indispensável. Têm indicação também os analgésicos e os antiinflamatórios.

O pé precisa ser reenfaixado diariamente e o gelo continuado. Após 3 ou 4 dias o gelo é substituído por aplicações de calor úmido.

A cinesioterapia deve ser inicialmente feita sem sustentação de peso pelo próprio paciente, que os realizará sob orientação. Exercícios forçados são vedados nessa fase, mas o paciente deve continuar andando.

Entorse grave

Nesse caso, deve-se presumir a ocorrência de avulsão ou ruptura do ligamento lateral, e a imobilização completa se impõe imediatamente. O engessamento é feito com o pé em ângulo reto em relação à perna e em leve eversão. Confirmado o diagnóstico, o tratamento é cirúrgico.

Talalgia ou dor no calcanhar

▪ Fasciite plantar

A fasciite plantar é, via de regra, encontrada em pessoas que permanecem de pé por tempo excessivamente longo, em particular aquelas que apresentam pé pronado, calcanhar valgo ou pés chatos. Em alguns pacientes podem ser palpados nódulos fibrosos e contratura na fáscia plantar.

Tratamento

Inicialmente, colocar um coxim de espuma no calcanhar, exercícios de alongamento do tornozelo, administrar AINS; caso necessário, infiltrar corticosteróide; em último caso, cirurgia.

Esporão de calcâneo

No local de fixação do fáscia plantar no calcanhar pode desenvolver-se uma proeminência óssea, designada correntemente de esporão do calcâneo, resultante da tração da aponeurose plantar sobre o periósteo. O paciente se queixa de dor na porção anterior da face inferior do calcanhar, por vezes irradiada para a planta do pé. Note-se que o esporão pode ser encontrado com freqüência em pés assintomáticos e não ser encontrado em pacientes sintomáticos.

A causa verdadeira do sintoma doloroso pode ser uma bursite infracalcaneana, uma periostite traumática ou uma ruptura de algumas fibras da fáscia plantar fixadas no osso.

▪ Tratamento

O alívio da dor pode ser conseguido mediante o uso de um coxim de borracha esponjosa com a parte do meio removida colocada sob o calcanhar. Estão também indicados os exercícios de alongamento da flexão dorsal do pé e um antiinflamatório. Um outro recurso consiste em infiltrações anestésicas diretamente no calcanhar.

Contratura de Dupuytren no pé

É similar à encontrada na mão. É designada doença de Ledderhose. Afeta a aponeurose plantar, que apresenta nódulos lobulados sólidos. Tais nódulos são fibrosos, benignos, mas dão origem a sintomas de natureza mecânica.

A infiltração com corticosteróide na periferia do nódulo após anestesia local pode trazer algum alívio. (Veja conduta de tratamento do Dupuytren da mão.)

Paratendinite de Aquiles

É causada via de regra por lesão traumática ou esforço demasiado. O tendão mostra-se espessado. Há inflamação dos tecidos paratendinosos (tecidos conjuntivos frouxos) na face posterior do tendão correspondente à sua inserção.

▪ Tratamento

Consiste em imobilizar a articulação do tornozelo até o nível abaixo do joelho durante 2 a 3 semanas. Outra providência é a infiltração de corticosteróide na bolsa retrocalcaneana. Em certos casos pode ser necessária a cirurgia.

Bursite retrocalcaneana

É uma inflamação da bolsa localizada entre o tendão-de-aquiles e a pele, causada principalmente pela fricção de calçados inadequados. A bolsa mostra-se visivelmente inflamada ou até distendida por líquidos. Ocorre comumente em mulheres devido ao uso do salto alto.

A prevenção pode ser conseguida mediante o acolchoamento do calçado. Têm indicação os antiinflamatórios não-esteróides.

Apofisite calcaneana

Pode ser considerada uma lesão causada por tração e está incluída entre as osteocondrites tais como Legg-Calvé-Perthes e a doença de Osgood-Schlatter. É encontrada sobretudo em adolescentes e resulta de uma distensão crônica do tendão-de-aquiles na apófise posterior do calcanhar que ainda não se fundiu.

É um quadro discretamente doloroso do calcanhar, freqüentemente bilateral, encontrado em adolescentes (8 a 13 anos).

O tratamento é sintomático. Consiste em limitar a atividade física da criança até que os sintomas desapareçam. A elevação do salto do sapato em ½ cm coloca o pé em leve eqüinismo e diminui a tensão sobre o tendão-de-aquiles, reduzindo a dor.

Ruptura do tendão-de-aquiles

Ocorre, via de regra, 5 cm acima do ponto de inserção onde o tendão é mais estreito. É causada por repentina atividade física violenta em pessoas habitualmente sedentárias. A ruptura pode ser parcial ou completa.

Há várias formas de acontecer uma ruptura do tendão-de-aquiles: um esforço adicional no tendão completamente retesado é uma; outra é a dorsiflexão forçada quando o tornozelo se encontra relaxado; outra ainda é uma lesão traumática direta ao tendão.

O sintoma principal é dor aguda excruciante na parte distal da panturrilha. O exame físico, estando o paciente ajoelhado, revela uma depressão no tendão-de-aquiles, que pode ser palpada. Ademais, o corpo dos músculos gêmeos mostra-se retraído na parte superior da panturrilha.

Emprega-se uma órtese para imobilizar o pé e o tornozelo. Em certos casos é necessária a cirurgia para restaurar a continuidade anatômica do tendão.

Fratura do calcanhar

Quando houver dor no calcanhar após um trauma, é preciso pensar em fratura, mormente quando uma pessoa cai sobre os pés.

São características de fratura a existência de alargamento do calcanhar e o aparecimento posterior de equimose. Ademais, os movimentos são dolorosos e muito limitados.

Inflamação da almofada do calcanhar

É uma afecção que resulta de trauma ou impacto anormal sobre o calcanhar. É observada em pessoas idosas que apresentam redução da espessura da almofada ou se tornam mais ativas.

O sintoma principal é dor latejante na área de apoio do calcanhar.

O tratamento exige repouso, utilização de almofada sob o calcanhar e palmilha para elevar o arco plantar medial.

Tarsalgias

As tarsalgias podem ter origem principalmente em causas biomecânicas e pós-traumáticas.

▪ Tarsalgias biomecânicas

Pé chato ou plano

Caracteriza-se pelo apagamento do arco longitudinal medial devido a debilidade dos músculos intrínsecos do pé ou insuficiência ligamentar. Essa condição se acompanha por abdução do antepé e desvio valgo do calcanhar. Na criança e no adolescente não é doloroso, exceto quando contraturado ou superfatigado.

No pé plano, o arco transverso encontra-se aplanado e as cabeças dos metatarsianos sustentam excesso de peso. Surgem calosidades nas faces plantares. Podem se desenvolver dedos em martelo e nos casos mais graves surgir dor na face dorsal do antepé.

O tratamento consiste usualmente em usar uma palmilha corretiva, corrigir o excesso ponderal e fazer reeducação funcional.

Pé cavo

Existem duas variedades principais de pé cavo: o pé cavo anterior, que se traduz por eqüinismo do antepé, dedos em garra e calcanhar em varo e o pé cavo posterior, que se caracteriza por verticalização do calcâneo.

Visto de perfil, o pé exibe uma angulação na região mesotársica oposta à região cuneometatarsiana do 1° dedo do pé. O desvio vertical mais pronunciado dos metatarsianos induz a instalação de metatarsalgia biomecânica e dedos em garra.

O pé cavo mais encontradiço é, via de regra, assintomático e se distingue pelo exagero da concavidade do arco medial longitudinal (exagero da abóbada plantar). A estabilidade do pé cavo mostra-se reduzida devido ao precário apoio do calcanhar, que oscila a cada passo.

São sintomas mais comuns do pé cavo: torções, cãibras nas panturrilhas e dores na região plantar.

O tratamento consiste no uso de palmilha e na reeducação funcional.

■ Tarsalgias pós-traumáticas

Resultam de seqüelas osteoarticulares tais como: entorses, calo vicioso, fratura do calcâneo ou simples mau jeito de pisar.

■ Tarsalgias reumáticas

As tarsalgias podem ser encontradas nas seguintes afecções: artrite reumatóide, espondilartrite anquilosante, síndrome de Reiter, reumatismo psoriásico, artrose tibiotársica, gota etc.

Metatarsalgias (fratura da marcha)

Pela ordem de importância, as metatarsalgias podem se originar principalmente de causas biomecânicas e traumáticas. Serão estudadas especialmente as de origem biomecânica.

■ Metatarsalgias de causa biomecânica

As metatarsalgias de causa biomecânica têm origem na depressão do arco transverso do pé, quando as cabeças dos metatarsianos sustentam uma carga desproporcional de peso. Os ligamentos interósseos dorsais e plantares que sustentam arco se distendem, e ocorre "abertura" do antepé.

Com muita freqüência, a causa dominante é o excesso ponderal que atua sobre as cabeças dos metatarsianos de forma global ou parcial. Na mulher após a menopausa, parece contribuir também um estado de lassidão muscular.

Tratamento

Consiste principalmente em elevar a região medial do arco para reduzir a pressão sobre as cabeças dos metatarsianos. Estão indicados também exercícios para fortalecimento dos músculos intrínsecos do pé, para alongar o tendão-de-aquiles. A redução ponderal é necessária, e têm indicação o calço medial para o calcanhar e um coxim para os metatarsianos.

■ Metatarsalgia traumática

Resulta mais comumente de fratura de um metatarsiano ou dos ossos sesamóides do grande dedo.

Fratura de estresse (fratura da marcha)

A fratura de um metatarsiano resulta do esforço de uma marcha prolongada. Essa lesão por estresse pode afetar qualquer uma das diáfises metatarsianas mas se localiza mais freqüentemente na diáfise do 2° ou do 3° metatarsiano. A fratura tem aspecto filiforme.

É um tipo de fratura mais observada em pessoas que têm história de atividade crescente nas atividades profissionais e aumento acelerado do peso (obesos).

O exame físico mostra a presença de sensibilidade na diáfise do osso lesado, e a dor surge quando os dedos do pé são movimentados em flexão ou extensão.

Os sintomas se traduzem por sensação de dor tórpida ao longo da diáfise metatarsiana afetada, que evolui para dor aguda atrás da cabeça do referido osso. A dor exacerba-se com o exercício.

O tratamento é puramente sintomático, pois essa fratura resolve-se espontaneamente. Mas é preciso repouso e o uso de uma almofada protetora local. Em certos casos, é preciso uma imobilização parcial.

Neurinoma de Morton

O neurinoma de Morton é uma neuropatia por pinçamento de um nervo interdigital do pé. A localização mais freqüente é o espaço entre o 3° e o 4° dedo. A segunda localização é entre o 2° e o 3° dedo. É mais freqüente em mulheres de meia-idade.

O quadro clínico se traduz pelo sintoma dor e edema fusiforme. A dor é penetrante e exibe ardência no 2°, 3° ou 4° artelhos. Ademais, ocorre sensação da cãibra nas cabeças dos metatarsianos. Inicialmente, a dor ocorre somente quando o pé sustenta peso; posteriormente, surge durante o repouso.

O exame físico revela sensibilidade na planta do pé e nos espaços interdigitais afetados.

O tratamento consiste em colocar um coxim em posição próxima às cabeças dos metatarsianos e infiltrar o local com anestésico e corticosteróide. Outra conduta recomenda prescrever o uso de calçado largo, oferecer apoio ao arco transverso mediante a colocação de uma barra e infiltrar o local com corticosteróide. Em alguns casos está indicada a excisão cirúrgica do neuroma.

Síndrome do túnel do tarso

O pinçamento do nervo tibial posterior ao nível do canal do tarso (síndrome do canal do tarso) pode ser responsável por sintomas dolorosos na face plantar do pé e dos dedos.

O nervo tibial posterior passa por trás e abaixo do maléolo medial sob o ligamento talocalcaneano. Esse ligamento forma o teto da depressão óssea atrás do citado maléolo e contribui para a formação do chamado túnel do tarso. Percorrendo esse trajeto, o nervo é acompanhado pelos tendões do tibial posterior, do flexor longo dos dedos e pela veia e artéria tibiais.

A causa dos sintomas dolorosos resulta da pressão sobre o nervo tibial posterior ou sobre seus ramos plantares dentro do canal. A dor se manifesta como uma "queimadura", não importando a posição adotada pelo paciente.

▪ Tratamento

Podem ser tentadas as infiltrações com corticosteróides ou pode-se apelar para a cirurgia descompressiva (veja o tema sob síndromes compressivas dos nervos periféricos).

Dor irradiada no pé

É uma dor que se estende ao tornozelo, ao pé e dedos do pé, originada em L5-S1. A lesão dos ramos nervosos que compõem o nervo ciático ao nível da coluna lombossacra pode causar esses sinais neurológicos no pé e no tornozelo e resultam da irritação por hérnia discal ou degeneração aguda discal.

Compõem o quadro clínico lombalgia e dor que se irradia ao longo da face posterior da coxa, da panturrilha e também o tornozelo, o pé e os dedos do pé. A dor se exacerba durante a evacuação esforçada.

O tratamento consiste em medidas terapêuticas medicamentosas, fisioterápicas e posturais dirigidas para descomprimir a raiz nervosa afetada.

Pé eqüinovaro congênito (pé torto congênito)

O pé eqüinovaro congênito é uma deformidade que pode ser observada no momento do nascimento. Apresenta as características principais a seguir: eqüinismo, flexão dorsal do antepé e inversão do calcanhar e do antepé.

▪ Etiologia

Existem algumas teorias para explicar as causas do pé torto congênito: compressão intra-uterina, parada do desenvolvimento fetal (que explicaria outras anomalias associadas), displasia muscular, inserção anormal dos tendões.

▪ Quadro clínico

A deformidade incide mais freqüentemente em meninos do que em meninas. Pode localizar-se em um ou nos dois pés. São achados físicos: inversão e adução do antepé; inversão do calcanhar (varismo do calcâneo); eqüinismo; contratura dos músculos da face medial do pé; falta de desenvolvimento dos músculos eversores na face lateral da perna; falta de desenvolvimento e contratura dos músculos da panturrilha.

▪ Tratamento

O tratamento tem por objetivo corrigir a deformação óssea e articular e reduzir a contratura fibrosa que poderia se instalar. É mandatório que imediatamente após o nascimento seja colocado um molde gessado para corrigir o defeito, que no entanto pode voltar. Desconsiderar nesse momento a administração de massagens, mobilizações e o uso de calçado corretivo. O molde gessado corretivo inicial tem a virtude de corrigir e manter a posição corrigida até que as estruturas ósseas estejam completamente desenvolvidas. Para tal fim, devem ser mudadas de 2 em 2 meses. Essa providência tornará a recorrência menos provável. A cirurgia é indicada se não houver correção após 4 meses de engessamento.

Fisioterapia

Quando a criança começa a andar, estão indicados exercícios para manter alongados os músculos gêmeos, solear e eversores do pé. É indispensável que os músculos flexores dorsais do pé (fibulares) e os gêmeos sejam fortalecidos mediante exercícios contra-resistência diários. Nessa fase devem ser usados sapatos dotados de calços laterais para a planta do pé e para o calcanhar.

▪ Eqüinismo

É uma deformidade em que o pé aponta para baixo e o paciente anda apoiando-se sobre as cabeças dos metatarsianos. O pé tende a pôr-se no eixo da perna e o calcanhar não se apóia no chão. Caracteriza-se por retração isolada dos músculos gêmeos, retração associada dos gêmeos e do solear e retração da cápsula posterior da articulação do joelho.

Etiologia

A causa mais comum é a espasticidade dos músculos da panturrilha já mencionada anteriormente. Outras causas: trauma direto sobre os músculos da panturrilha ou sobre o tendão-de-aquiles, imobilizações em flexão plantar por longo período, posição anormal de pacientes espásticos ou comatosos.

Tratamento

Em alguns casos a deformidade pode ser corrigida pela fisioterapia:

- Alongamentos passivos do tríceps sural (gêmeos e solear).
- Exercício em que o paciente apóia as mãos numa parede e inclina o corpo para a frente, mantendo os calcanhares no chão.
- Exercícios para fortalecimentos dos flexores dorsais do pé.

Caso necessário, emprega-se uma órtese dinâmica que produza gradualmente a dorsiflexão completa. Se esses tratamentos não tiverem êxito, indica-se a cirurgia para alongamento do tendão-de-aquiles.

SÍNDROME DOLOROSA COMPLEXA REGIONAL (ANTIGA ALGODISTROFIA)

Conforme os conhecimentos atuais, a síndrome dolorosa complexa regional (SDCR) tem predomínio em mulheres com idade em torno de 42 anos.

A antiga denominação algodistrofia ou neuroalgodistrofia e outras tais como distrofia simpaticorreflexa, causalgia, atrofia de Sudeck foram substituídas pelo Consenso da Associação Internacional para o estudo dor pela designação de síndrome dolorosa complexa regional (SDCR) desde 1994.

A referida SDCR deve ser diagnosticada obedecendo aos critérios a seguir: existência de lesão inicial via de regra desconsiderada; sinais e sintomas divididos em grupos distintos; existência de no mínimo dois dos seguintes sintomas:

- Sensoriais (hiperestesia).
- Vasomotores (alteração da T°, coloração da pele ou ambos).
- Sudomotor/balanço líquido (edema, sudorose ou ambos).
- Motor (diminuição da motricidade, fraqueza, tremores, amputação funcional do membro ou todos).

A hipótese mais aceita para justificar o termo agora em vigor baseia-se na idéia a seguir: aumento do número de adrenorreceptores nos tecidos periféricos sensíveis à norepinefrina das terminações simpáticas, que causa dor através de sua atuação sobre os receptores. Especula-se também sobre a hipótese da desnervação, lesão de fibras eferentes simpáticas e aumento da expressão do fator crescimento do nervo, donde resulta aumento da transmissão da dor.

Etiologia

A maioria dos casos está relacionada com traumas, habitualmente por fratura, após processos inflamatórios ou outros fatores desencadeantes, uma punção venosa, por exemplo. Parece não haver relação da síndrome com alterações psicológicas ou psiquiátricas.

Quadro clínico

Via de regra, um único membro é afetado pela SDCR, em proporções iguais entre membros superiores e inferiores, e os sintomas localizam-se de preferência nas extremidades.

A dor costuma ser do tipo em queimação (urente), mas alguns pacientes a ela se referem como profunda, lancinante e quente e podendo ser desencadeada pelo contato físico, mudanças de temperatura e estresse emocional.

As alterações vasomotoras manifestam-se por diferenças de temperatura e da coloração do membro afetado em relação ao sadio. Podem ser observadas sudorese ou anidrose. O edema tem intensidade variável.

- *Distúrbios da motricidade*: fraqueza muscular, distonias, espasmo muscular, tremores, aumento do tônus muscular e dificuldade de movimentação do membro.

Tratamento

Deve ser precoce e tem por objetivo fundamental aliviar a dor. Os agentes fisioterápicos têm importância indiscutível. Entre os recursos disponíveis, a eletroestimulação nervosa transcutânea tem valor inestimável.

Obviamente, os métodos cinesioterápicos desempenham papel muito importante para a reabilitação funcional do paciente.

O uso de medicamentos é variado. O mais comum é o bloqueio simpático (bloqueio ganglionar, infusão venosa de lidocaína, bloqueio venoso regional), que tem indicação importante.

BIBLIOGRAFIA

A ergonomia que funciona – LER/DORT http://www.aergonomiaquefunciona.com.br/ler.html

Adams RD, Victor M. Principles of Neurology. New York: McGraw-Hill Book Co., 1977. 109-10p.

Almeida JR, de Cyro E, Lianza S, Koda LC, Chih LY, Peres PT. Lombalgia por estenose de coluna lombar. *Medicina de Reabilitação* 2002;59:10-13.

Battistella LR. Reabilitação em Hemofilia. Contributo ao estudo da recuperação funcional da articulação do joelho. *Tese de livre docência apresentada ao Departamento de Medicina geral da UniRio,* 1990.

Bilkey WJ. Manuel medicine approach to the cervical spine and whiplash injury, In: Stanton D, Mein EA. *Physical Medicine and Rehabilitation of North America.* Philadelphia: WB Saunders Co., 1996. 749-758p.

Botelho LA, Granero LHCM, Mariotti VB, Rotermund K. *Bloqueio Neuromuscular, Espasticidade.* São Paulo: EPM Editora de Projetos Médicos Ltda.

Caillet R. *Síndromes Dolorosas – Ombro.* São Paulo: Manole, 1976.

Cailliet R. *Síndromes Dolorosas – Pescoço e Ombro.* São Paulo: Manole, 1976.

Cailliet R. *Dor – Mecanismo e Tratamento.* Porto Alegre: Artmed, 1999.

Cailliet R. *Joelho-Dor e Incapacidade.* São Paulo: Manole, 1976.

Cailliet R. *Lombalgias.* São Paulo: Manole, 1975. p. 88-141; 1-36.

Cailliet R. *Mão: Dor e Incapacidade.* São Paulo: Manole, 1976.

Cailliet R. *O Ombro na Hemiplegia.* São Paulo: Manole, 1981.

Cailliet R. Ombro. In: O'Young B, Young MA, Stens S. *Segredos em Medicina Física e Reabilitação.* Porto Alegre: Artmed, 2001.

Cailliet R. Ombro. In: O'Young B, Young MA, Stiens S. *Segredos em Medicina Física e Reabilitação.* Porto Alegre: Artmed, 2000. pp. 364, 537.

Cailliet R. *Pé e Tornozelo*. São Paulo: Manole. 1978. 86-90p.
Cailliet R. *Pescoço e Braço*. São Paulo: Manole, 1976. 52-69p.
Cailliet R. *Síndromes Dolorosas – Mão: Dor e Incapacidade*. São Paulo: Manole, 1976.
Cailliet R. *Síndromes Dolorosas – Pé e Tornozelo*. São Paulo: Manole, 1976. 65-162p.
Cailliet R. *Síndromes Dolorosas – Pé e Tornozelo*. São Paulo: Manole, 1978. 148-161p.
Cailliet R. *Tecidos Moles – Dor e Incapacidade*. São Paulo: Manole, 1979.
Cailliet R. *Tecidos Moles: Dor e Incapacidade*. São Paulo: Manole, 1978. 245-273p.
Cailliet R. *Um Joelho Doloroso*. São Paulo: Manole, 1976. 108p.
Calliet R. *Joelho – Dor e Incapacidade*. São Paulo: Manole, 1976.
Cambier J, Masson M, Dehen H. *Neurologia*. São Paulo: Atheneu, 1986. 214-5p.
Cordon FCA, Lemonica L. Síndrome dolorosa complexa regional. *Rev Brasil Anestesiol* 2002. p. 618-627, ISSN. 0034-7094.
Cruz Fº A. Espondilite anquilosante. In: Cruz Fº A. *Clínica Reumatológica*. Rio de Janeiro: Guanabara Koogan, 1980. 267-290p.
Cruz Fº A. Afecções da mão e do punho. In: Seda H. *Reumatologia*. Rio de Janeiro: Cultura e Científica, 1982. 1605-1606p.
Cruz Fº A. Doenças da mão, punho e cotovelo. In: ______. *Clínica Reumatológica*. Rio de Janeiro: Guanabara Koogan, 1980. 721-723p.
Cruz Fº A. *Clínica Reumatológica*. Rio de Janeiro: Guanabara Koogan, 1980. 693p.
Deyo RA. Lombalgia aguda: um novo paradigma de tratamento. *BMJ-British Medical Journal* (Edição em língua portuguesa) 1997;2(5):5-7.
Ferri FF, Fretwell MD, Wochtel TJ. *The Care of the Geriatric Patient*. 2. ed. St. Louis: Mosby – Practical Guides, 1992. 440-1p.
Freitas GG de. Cervicobraquialgias. In: Cruz A. *Clínica Reumatológica*. Rio de Janeiro: Guanabara Koogan, 1980. 646-653p.
Freitas GG. Nevralgia cervicobraquial – nevralgia intercostal. In: Seda H. *Reumatologia*. Tomo II. Rio de Janeiro: Cultura Médica, 1982. 1538-1540p.
Gambrell RC, Copeland LR, Hubbell D. Low Back Pain. http://www.familypractice.com/references/ABFPGuides/Back/lowback.htm
Goldenberg J, Atra E. Ossificação ligamentar idiopática. In: Seda H. *Reumatologia*. Rio de Janeiro: Cultura Médica, 1982. 1201-1216p.
Gonçalves GW. *Ombro Doloroso*. EUFC, 1986. 77-90p.
Greve JMD, Oliveira RP, Taricco MA, Barros TEP. Síndromes dolorosas miofasciais da região cervical. *Medicina de Reabilitação* 1995;42:19-24.
Gross CM. *Gray Anatomia*. 29. ed. Rio de Janeiro: Guanabara Koogan.
Hicks JE, Shah JP. Tratamento clínico e reabilitação das denas reumáticas. In: O'Young B, Young MA, Stiens S. *Segredos em Medicina Física e Reabilitação*. Porto Alegre: Artmed, 2000. 474p.
http.www.cenpre.com.br/cont_dicas2003a9.html, Cisto de Baker http://www.msd-brazil.com/msd43/m_manual/mm_sec5_56.htm -11-09-2004
Jacques H. Angiopatias periféricas. In: Leitão RE de Araújo, Leitão AVN. *Clínica de Reabilitação*. São Paulo: Atheneu, 1995. 141-148p.
Klaiman MD, Shrader J. Tendinite. In: O´Young B, Young MA, Stiens S. *Segredos em Medicina Física e Reabilitação*. Porto Alegre: Artemed, 2001. 440-447p.
Leach J. Orthopedic conditions. In: Kampbell S. Physical therapy for children. Philadelphia: WB Saunders Co., 1999. 369-370p.
Lemont H. *Problemas do Pé*. Manual Merck.
Leonard JW. Dor lombar: Avaliação clínica e tratamento. In: O'Young B, Young MA, Stiens SA. *Segredos em Medicina Física e Reabilitação*. Porto Alegre: Artmed, 2001. 376-380p.
Manual Merck. *Distúrbios dos Ossos, Articulações, Músculos*. http.www.msd-brazil.com/msd43/m_manual/mm_sec5_56.htm

Manual Merck. *Ombro Doloroso Referido.* http://www.msd-brazil.com/msd43/m_manual/mm_sec6_61.htm
McGee SM. Hemophilia. In: Campbell SK. *Physical Therapy for Children.* Philadelphia: WB Saunders Co., 1994. 227-237p.
Miland EK. Pós-tratamento de fraturas. In: Kottke F, Stillwell KG, Lehmann JF. *Krusen – Tratado de Medicina Física e Reabilitação.* São Paulo: Manole, 1984. 701p.
Musse CAI. Síndrome dolorosa miofascial. In: Lianza S. *Medicina de Reabilitação.* Rio de Janeiro: Guanabara Koogan, 2001. 151-153p.
Musse CAI. Síndrome miofascial. In: Leitão RE de Araújo, Leitão AV de Araújo. *Clínica de Reabilitação.* São Paulo: Atheneu, 1995. 151-156p.
Sociedade Brasileira de Anatomia. *Nomina Anatômica.* 5. ed. Rio de Janeiro: Medsi, 1984.
Nunes CV. Lombalgia e lombociatalgia – hérnia discal. In: Cruz A. *Clínica Reumatológica.* Rio de Janeiro: Guanabara Koogan, 1980. 654-682p.
Palatnik S. *Distrofia simpática reflexa ou síndrome dolorosa regional complexa.* In: Reumatismos.com.ar
Palatnik S. Ombro congelado ou capsulite retráctil. Reumatismos.com.ar http://www.reumatismos.com.ar/actual01.htm
Patil JJP. Neuropatia por bloqueio. In: O'Young B, Young M, Stiens S. *Segredos em Medicina Física e Reabilitação.* Porto Alegre: Artmed, 2000. 234-240p.
Patrick C. Spinal conditions. In: Campbell S. *Physiotherapy for Children.* Philadelphia: WB Saunders, 1999. 251-252p.
Pedriolle R. *A Escoliose – Seu Estudo Tridimensional.* São Paulo: Organização Andrei Editora Ltda, 1985. 15-21p.
Penido P. Contribuição da radiologia ao diagnóstico dos reumatismos. In: Seda H. *Reumatologia.* Rio de Janeiro: Cultura Médica, 1982. 247p.
Pereira CF, Mello SL, Silva RF. Reabilitação da mão. In: Lianza S. *Medicina de Reabilitação.* Rio de Janeiro: Guanabara Koogan, 2001. 224-239p.
Pont MA, Tankersley S, Hungerford DS. Reabilitação após cirurgia do quadril. In: O'Young B, Young MA, Stiens S. *Segredos em Medicina Física e de Reabilitação.* Porto Alegre: Artmed, 2001. 403-411p.
Redford JB, Ogle AA, Robinson RC. Órteses da coluna vertebral. In: O'Young B, Young MA, Stiens S. *Segredos em Medicina Física e Reabilitação.* Porto Alegre: Artmed, 2000. 673p.
Reding MJ, McDowell F. Stroke rehabilitation. In: Shahani B, Scheinberg L. *Neurologic Rehabilitation.* vol.5, nº 4. 1987. 622-3p.
Rodelle B. *Dorsalgias.* São Paulo: Organização Andrei Editora Ltda, 1984. 53-64p.
Rodelle B. *Lombalgias.* São Paulo: Organização Andrei Editora Ltda, 1984. 33-41p.
Rodelle B. *O que Fazer Diante de Ombro Doloroso.* São Paulo: Organização Adrei Editora Ltda, 1981. 38-39p.
Rodelle B. *Ombro Doloroso.* São Paulo: Organização Andrei Editora Ltda, 1981.
Rodelle B. *Pé Doloroso.* São Paulo: Organização Andrei Editora Ltda, 1981. pp. 17-31; 34-36; 39-40; 43-52; 57-61.
Rodelle B. *Um Joelho Doloroso.* São Paulo: Organização Andrei Editora Ltda, 1983.
Rodelle B. *Um Joelho Doloroso.* São Paulo: Organização Andrei Editora Ltda, 1976.
Rodelle B. *Um Quadril Doloroso.* São Paulo: Organização Andrei Editora Ltda, 1983.
Rodelle B. *Uma Cervicalgia.* São Paulo: Organização Andrei Editora Ltda, 1984.
Rodelle B. *Uma Mão Dolorosa.* São Paulo: Organização Andrei Editora Ltda, 1981.
Rogachefsky RA. Reabilitação após cirurgia da mão. In: O'Young B, Young MA, Stiens SA. *Segredos em Medicina Física e Reabilitação.* Porto Alegre: Artmed, 2001. 402p.
Roth EJ. Acidente vascular encefálico. In: O'Young Bryan, Young M, Stiens S. *Segredos em Medicina Física e Reabilitação.* Porto Alegre: Artmed, 2000. 325p.

West SGW, Woodburn J. ABC da reumatologia: pé doloroso. *BMJ-British Medical Journal* 1997;2(11):49-56. (Edição em língua portuguesa)

Santiago FH, Jaywant JP, Patil MBB. Mão. In: O'Young B, Young MA, Stiens S. *Segredos em Medicina Física e Reabilitação.* Porto Alegre: Artmed, 2001. 353-356p.

Santos O. *Reabilitação do Tendão de Aquiles Roto.* Trabalho impresso pelo autor. 1998.

Schneck CD. Anatomia e cinesiologia músculoesqueléticas. In: O'Young B, Young MA, Stiens S. *Segredos em Medicina Física e Reabilitação.* Porto Alegre: Artmed, 2000. 61-62p.

Schon LC, Miller SD, Winfeld SB. Tornozelo e pé. In: O'Young B, Young MA, Stiens S. *Segredos em Medicina Física e Reabilitação.* Porto Alegre: Artmed, 2000. 369p.

Seda H. Clínica da artrose. In: Seda H. *Reumatologia.* Vol. 2. Rio de Janeiro: Cultura Médica, 1982. 1169-1172p.

Seda H. Reumatismos não articulares. *Reumatologia.* Rio de Janeiro: Cultura Médica, 1982. 1394-1396p.

Seda H. *Reumatologia.* Rio de Janeiro: Cultural Científica, 1982. 1574-1585p.

Seda H. Síndrome das espinhosas (Síndrome de Baastrup). In: Seda H. *Reumatologia.* 2. ed. Rio de Janeiro: Cultura Médica, 1982. 1227-1231p.

Seda H. Síndrome de Barre-Liéou. *Reumatologia.* Tomo II. Riom de Janeiro: Cultura Médica, 1982. 1156p.

Seda H, Seda AC. Osteoartrite. In: Moreira C. *Reumatologia – Clínica e Diagnóstico.* Rio de Janeiro: Medsi, 2001. 289-307p.

Seda H, Seda AC. Osteoartrite. In: Moreira C. Osteoartrite – Diagnóstico e Tratamento. Rio de Janeiro: Medsi, 2001. 287-309p.

Seda H, Seda AC. In: Moreira C. *Osteoartrite – Diagnóstico e Tratamento.* Medsi, 2001. 299-300p.

Slaten W. Joelho. In: O'Young B, Young MA, Stiens S. *Segredos em Medicina Física e Reabilitação.* Porto Alegre: Artmed, 2000. pp. 360; 426.

Slaten W. Joelho. In: O'Young B, Young MA, Stiens S. *Segredos em Medicina Física e Reabilitação.* Porto Alegre: Artmed, 2001. 360-365p.

Spiegel N. Quadril. In: O'Young B, Young MA, Stiens S. *A Segredos em Medicina Física e Reabilitação.* Porto Alegre: Artmed, 2000. 358-359p.

Tan JT. Practical *Manual of Physical Medicine and Rehabilitation.* St Louis: Mosby, 1998. 146-147p.

Tankersley SW, Mont MA, Hungerford DS. In: O'Young B, Young MA, Stiens S. *Segredos em Medicina Física e Reabilitação.* Porto Alegre: Artmed, 2000. 411-414p.

Testut L, Latarjet A. *Compêndio de Anatomia Descriptiva.* São Paulo: Salvat.

Torpey BM, McFarland EG. Reabilitação após cirurgia do ombro. In: O'Young B, Young MA, Stiens SA. *Segredos em Medicina Física e Reabilitação.* Porto Alegre: Artmed, 2001. 390-394p.

Turek S. *Ortopedia – Princípios y Aplicaciones.* Tomo I. Barcelona: Salvat, 1982. 729-733p.

Turek S. *Ombro. Ortopedia – Princípios y aplicaciones.* Barcelona: Salvat, 1982. 991-995p.

Turek S. *Ortopedia – Princípios y Aplicaciones.* Barcelona: Salvat, 1986.

Turek S. *Ortopedia – Princípios y Aplicaciones.* Barcelona: Salvat, 1982.

Turek S. *Ortopedia – Princípios y Aplicaciones.* Barcelona: Salvat, 1982. 1628-1631p.

Vidal MCR. *Ergonomia na Empresa.* 2. ed. Rio de Janeiro: Editora Virtual Científica. COPPE, 2002. 180-181p.

Vischer TL, Reust P, Sinniger M. *Síndromes Dolorosas Localizadas.* Hospital Universitário de Genebra-Suiça, 1996.

Vischer TL, Reust P, Sinning M. *Síndromes Dolorosas-Lombalgias.* Hospital Universitário de Genebra, Suíça, (Sem data)

Vischer TL, Reust P, Sinniger M. Síndromes dolorosas localizadas. *Lombalgia e Ciática, Joelho e Pé.* Livrete distribuído por Bioalênica – Ciba-Geigy. Sem data. Hospital Universitário de Genebra, Suíça, 1996.

Xhardez Y. *Kinesitherapie.* Paris: Editeur Maloine-Editeur Prodim, 1981. 233-242p.

Xhardez Y. *Vademecum de Kinesitherapie.* Paris: Maloine Éditeur-Prodim Éditeur, 1982. 74-77p.

Xhardez Y. *Vademecum de Kinesitherapie.* Paris: Maloine Éditeur – Prodim Éditeur, 1984. 104-105p.

Xhardez Y. *Vademecum de Kinesitherapie.* Paris: Maloine Editeur-Prodim Editeur, 1981. 424-427p.

Yeng LT, Teixeira MJ, Romano MA, Barboza HFG. Distúrbios osteomusculares relacionados com o trabalho. In: Lianza S. *Medicina de Reabilitação.* Rio de Janeiro: Guanabara Koogan, 2001. 420-430p.

ÓRTESES

As órteses são dispositivos aplicados externamente a uma parte do corpo para fornecerem apoio ou estabilização, melhorar a função, corrigir deformidades suscetíveis, prevenir a progressão de deformidade fixa, reduzir a pressão e a dor mediante a transferência de carga de uma determinada área para outra.

Para desempenhar essas funções, servem de guia, de sustentação, de imobilização, oferecem resistência à ação da gravidade e ainda podem ser funcionais ou elétricas. Uma órtese é confeccionada com metal, plástico, couro ou fibras sintética de modo isolado ou associado.

As órteses podem ser indicadas para os membros superiores, para os membros inferiores, pescoço e tronco. As órteses para o pescoço e tronco foram as primeiras a serem utilizadas, especialmente para a correção da escoliose, cifose e hiperlordose lombar.

As órteses para o pescoço obedecem a variados modelos, sendo os mais conhecidos o Minerva e o colar de Thomas. As órteses para o tronco são conhecidas sob a denominação coletes. Estão indicadas para a coluna torácica ou lombar e têm a propriedade de diminuir a dor, estabilizar a coluna e prevenir o avanço da deformidade. Os mais conhecidos são o colete toracolombar e o colete de Milwaukee.

Os princípios das órteses para a coluna vertebral estão em três pontos de pressão. As forças de apoio devem ser aplicadas em três direções diferentes: duas anteriores e uma posterior ou duas posteriores e uma anterior. Por exemplo, um colete para toda a coluna vertebral tem dois pontos de pressão anterior – o esterno e o púbis e um terceiro ponto, de apoio posterior –, a parte central de projeção dos outros dois pontos. A soma das duas forças anteriores deve ser igual à força aplicada atrás.

COMPONENTES DE UMA ÓRTESE

Uma órtese é composta de uma armação, um acolchoado e as braçadeiras. A armação é constituída, via de regra, de metal, aço ou duralumínio. As barras da armação podem estar unidas de forma permanente (soldadas) ou móveis (articuladas). O acolchoado protege a pele e as saliências anatômicas; as braçadeiras mantêm a órtese firme no lugar.

INDICAÇÕES CLÍNICAS

Podem ser indicadas para portadores de paralisias de causa central ou periférica, de miopatias, de doenças reumáticas ou ortopédicas, encefalopatias crônicas da infância (paralisia cerebral), malformações congênitas e pacientes pós-cirúrgicos.

Não é recomendável o uso de órtese em casos de edema flutuante.

ÓRTESES PARA MEMBROS INFERIORES

Incluem os calçados ortésicos, palmilhas, órtese tornozelo-pé, órtese longa de perna (KAFO), órtese genupodálica, órtese cruropodálica, órtese pelvipodálica, órtese de propulsão recíproca.

É conveniente ressaltar inicialmente aqui uma particularidade quanto ao emprego de órteses para a locomoção. Em alguns pacientes, se os membros superiores não tiverem as condições de força necessárias à sustentação do corpo, o uso dessas órteses ou ajudas para membros inferiores poderá ficar limitado ou impossível. O esforço físico que demandam pode trazer riscos para as pessoas que sofrem de problemas cardiovasculares ou insuficiência respiratória.

CALÇADOS ORTÉSICOS

Os calçados ortésicos são usados, via de regra, para auxiliar a marcha, amortecer a carga, controlar os movimentos e tornar mínima a piora de uma deformidade. São calçados de couro, de modelo comum ou bota, dotados de estrutura reforçada, que oferecem maior resistência à adaptação de órteses dos membros inferiores.

A estrutura desses calçados é constituída essencialmente de cano, rosto, sola e salto. O cano é a parte mais alta da peça (reforçado em sua parte mais baixa por peças de couro), onde se distinguem uma parte anterior e outra posterior. A parte anterior é constituída pelo quarto e pela ponta ou rosto.

Órteses internas e externas dos calçados ortésicos

São dispositivos colocados dentro ou fora do calçado para compensar condições anormais do calcanhar ou da planta do pé. São exemplos de órteses internas o coxim amortecedor para o calcanhar e os vários tipos de palmilhas. É exemplo de órtese externa para planta do pé a barra metatarsiana.

- **Palmilhas**

São peças de couro, de acrílico, borracha (de forma e dimensões análogas às palmilhas fixadas internamente no calçado), utilizadas para a compensação de anormalidades do pé ou pequeno encurtamento do membro inferior. São dispositivos aplicados internamente no sapato com o fito de ajudar a restabelecer a biomecânica do pé, não para corrigir uma anormalidade. Abrangem a borda medial posterior do pé até a parte distal das cabeças dos metatarsianos. São exemplos desses dispositivos as palmilhas para realinhar o pé chato; o apoio para o calcanhar para evitar o deslocamento lateral do calcanhar no pé chato; o apoio para o sesamóide para transferir a pressão da cabeça do 1° metatarsiano.

As palmilhas estão indicadas para pequenos encurtamentos do membro inferior, fusão cirúrgica do pé, instabilidade do pé, pé plano valgo, pé eqüino valgo, pé cavo, esporão de calcâneo, metatarsalgia, hálux valgo, hálux rígido, dedos em martelo.

ÓRTESE TORNOZELO-PÉ (AFO)

É uma órtese empregada para permitir a marcha. Abrange o pé e estende-se até um ponto abaixo do joelho. O fundamento dessa órtese é uma placa metálica inserida em um sapato ortésico onde se apóia um componente articular ao nível do tornozelo para limitar ou assistir a dorsoflexão, a flexão plantar e o deslocamento lateral do pé.

Indicações

As órteses para tornozelo-pé são indicadas para permitir a marcha de pacientes portadores de paralisia dos flexores dorsais, dos flexores plantares e dos músculos eversores do pé; para prevenir e corrigir deformidades; para estabilizar o pé; evitar a queda do pé nas lesões neuropáticas periféricas e nas lesões do neurônio inferior.

ÓRTESE LONGA DE PERNA (KAFO) (ABRANGE PÉ-TORNOZELO-JOELHO)

É constituída pela órtese tornozelo-pé, mas estende-se à coxa. Tem a finalidade de controlar os movimentos e o alinhamento do joelho e manter a estabilidade dessa articulação.

Havendo necessidade de aliviar a carga sobre o joelho, a força pode ser distribuída para a tuberosidade isquiática e os tecidos moles.

Indicações

Estabilizar ou apoiar o joelho na paralisia do quadríceps; controlar o *genu valgum* ou *genu varum* flexíveis (instáveis); limitar a carga sobre a coxa, perna e pé.

ÓRTESE GENUPODÁLICA

São componentes dessa órtese metálica: calçado (bota ortopédica dotada de contraforte e solado firme), estribo em forma de U que se prende à frente do salto do sapato, conectando as hastes ao sapato através de uma articulação localizada ao nível do tornozelo; hastes (bilaterais, unilateral ou posterior); articulação do tornozelo (impede os movimentos laterais); braçadeira em couro, situada 1 cm abaixo da borda inferior da cabeça do perônio; tiras de couro em T na região medial ou lateral do sapato; mola de Codvilla.

A órtese genupodálica têm por função prevenir o eqüinismo mediante o alinhamento das articulações do pé e do tornozelo. Sua indicação principal repousa nas limitações da dorsiflexão ativa do pé (paralisias flácidas – poliomielite, mielomeningocele, lesões do fibular e retrações da musculatura posterior das paraplegias espásticas).

ÓRTESES CRUROPODÁLICAS

Essas órteses são indicadas para portadores de paralisias flácidas ou espásticas dos membros inferiores. Atuam na prevenção e correção de deformidades e têm as funções de sustentação, auxílio na descarga de peso, estabilização do joelho na fase de apoio da marcha e estabilização do pé.

São órteses que abrangem o membro inferior da coxa ao pé. Consistem em duas hastes metálicas cuja borda superior da face medial situa-se a 2 cm do períneo e 4 cm acima do grande trocanter na face lateral. Essas hastes metálicas estão ligadas por três ou quatro aros metálicos posteriores: um superior que funciona para descarregar o peso do corpo na tuberosidade isquiática; um 9 cm acima da interlinha da articulação do joelho e o terceiro na panturrilha. Na face anterior da perna existem duas ou três braçadeiras de couro.

A articulação do joelho pode ser livre ou bloqueada. A articulação do tornozelo é via de regra desmontável para viabilizar a colocação e a retirada do aparelho. Um estribo faz a junção do aparelho com o calçado.

ÓRTESE PELVIPODÁLICA

Como o nome indica, abrangem a pelve e incorporam o membro inferior. Podem ser uni ou bilaterais, metálicas ou mistas. Devido ao peso, exigem muito esforço do paciente para andar. A opção atual é utilizar a fibra de carbono para sua confecção, um material leve e muito resistente, porém muito caro. A estrutura é idêntica à da órtese cruropodálica, com o acréscimo da articulação do quadril e do cinto pélvico.

O eixo da articulação da órtese deve coincidir com o eixo da articulação coxofemoral para permitir a posição sentada. Essas órteses são indicadas em casos de grande comprometimento da mobilidade e instabilidade do quadril.

ÓRTESE DE PROPULSÃO RECÍPROCA

É usada em pacientes com paralisia dos membros inferiores, para operar a fase de transferência da marcha (projeção alternada de cada um dos membros inferiores para adiante). Essa órtese poupa o paciente paraplégico do esforço considerável de inclinar o tronco lateralmente na tentativa de movimentar o membro inferior que não atua devido à paralisia dos flexores do quadril. É indicada para portadores de lesão medular dorsal e lesão medular lombar.

A órtese de reciprocação (que permite movimentos recíprocos) é dotada de um mecanismo que possibilita o avanço do membro inferior mediante a descarga do peso do corpo sobre o lado homólogo.

A perna é envolvida por uma goteira de polipropileno com reforços maleolares em fibra de carbono e dotada de proteção do côndilo femoral medial para fixação do joelho. Um sistema de trava é acionado simultaneamente com o joelho ao nível do quadril e propicia bastante controle do paciente, que não precisa realizar separadamente os bloqueios articulares, como é obrigatório nas órteses convencionais.

Um cabo que atua como um pistão e produz a reciprocação passa pela face posterior da bacia e se conecta com as articulações coxofemorais. Entre o joelho e o quadril atua um complexo pneumático dotado de duas funções: amortecedor do ato de sentar e impulsor da extensão da perna.

Quando o peso do corpo é transferido para um membro inferior, o homólogo é automaticamente projetado para adiante.

ÓRTESES FUNCIONAIS ELÉTRICAS

Essas órteses podem ser empregadas nos membros superiores e inferiores e têm por princípio a utilização do estímulo elétrico sobre um grupo de músculos paralisados (paralisia central) para obter movimento funcional.

Quando destinadas aos membros superiores, essas órteses funcionais são construídas de plástico termolábil ou de tecido espesso com hastes de plástico para tornar possível a sustentação do posicionamento desejado. Atualmente, são usados tubos de silicone flexíveis e ajustáveis que recebem a designação de órteses tubulares.

APARELHOS DE AUXÍLIO À MARCHA

Muletas

As mundialmente mais conhecidas são aquelas cuja extremidade superior alcança a axila (muito antigas) e a de Lofstrand (bengala canadense).

▪ Muleta axilar

A despeito do nome, não devem se apoiar nessa área do corpo a fim de evitar a compressão das estruturas vasculares e nervosas da região (plexo braquial e feixe vasculonervoso). O apoio deve ser feito na face lateral do tórax, dois dedos transversos abaixo do cavo axilar.

A fixação do apoio para a mão deve permitir uma angulação de 30° de flexão do cotovelo e o apoio da ponteira em um ponto 20 cm para adiante e para fora.

▪ Bengala canadense

A bengala canadense consiste em um tubo de duralumínio, tendo na parte superior um apoio acolchoado para o antebraço e em baixo, transversalmente, o apoio para a mão.

Via de regra, essa órtese é usada em dupla ou solitariamente. Quando há necessidade de apenas uma, a bengala é usada no membro superior homólogo ao membro inferior que se deseja proteger da descarga do peso corporal.

O comprimento da bengala deve permitir que o apoio para a mão fique situado ao nível do grande trocanter. À maneira da muleta axilar, essa órtese deve ser também utilizada com o cotovelo fletido em 30º, localizando-se a ponteira 20 cm adiante e ao lado.

▪ Prescrição de muletas

É indispensável que as medidas da altura e dos apoios sejam precisas para que as muletas possam ser usadas com conforto e segurança pelo doente. A altura pode ser determinada da seguinte forma: a) paciente em decúbito supino sobre um leito duro; b) mensuração da distância entre o cavo axilar até a planta do pé, adicionando-se 6 cm; c) ou mensuração entre o cavo axilar e um ponto imaginário a 15 cm para fora do pé; d) estando o paciente de pé, medem-se as alturas do apoio para as mãos, colocando os cotovelos fletidos em ângulo de 30°.

Andadores

São estruturas de duralumínio que possuem quatro pontos de contato com o solo e oferecem estabilidade análoga às paralelas.

Os pés desses equipamentos são dotados de protetores de borracha, preferentemente do tipo de sucção, que evitam o escorregamento no chão.

Alguns modelos possuem eventualmente pequenas rodas nas extremidades das ponteiras. Têm a vantagem de oferecer grande estabilidade para pacientes, que para se apoiar podem usar as duas mãos. Podem estar providos de assento para eventual descanso do paciente.

São indicados principalmente para pessoas com acentuada alteração do equilíbrio ou importante redução da força muscular dos membros inferiores. Seu uso exige que a força dos membros superiores do paciente esteja preservada para manter o tronco ereto.

▪ Observações

A adaptação das bengalas, muletas e andadores ao paciente é de fundamental importância, assim também o treinamento.

É conveniente repetir: no tocante à muleta ou à bengala, a pegada precisa ficar ao nível do quadril, de forma que o cotovelo fique em flexão de 15 a 30°, estando a bengala paralela ao membro inferior do paciente em pé. No caso das muletas que dependem de apoio axilar, não esquecer os cuidados para evitar a compressão neurovascular.

No que diz respeito aos andadores, a altura dos apoios deve situar-se em tal nível que o paciente não precise flexionar demais o tronco ou ficar demasiadamente empertigado.

ÓRTESES PARA MEMBROS SUPERIORES

São indicadas para possibilitar funções do membro superior mediante auxílio ou apoio aos músculos fracos ou substituindo funções de músculos paralíticos, ou corrigindo deformidades.

Existem diversas modalidades de órteses para o membro superior. Diversas órteses da mão e do punho são mantidas no membro mediante o emprego de tipóia. Outras precisam ficar suspensas por tiras que se apóiam no ombro e no dorso.

As órteses do membro superior podem ser funcionais ou estéticas. São estéticas aquelas que oferecem apoio mas não permitem movimento. Sob uma concepção anatômica, as órteses de membro superior são designadas órteses para os dedos, para o polegar, para o punho, punho-mão-dedos etc.

A classificação mais prestigiada é da American Academy of Orthopedic Surgeons (*Atlas of Orthetics*), que classifica essas órteses em órteses de posicionamento, órteses de proteção e órteses de correção.

Serão mencionados apenas alguns tipos:

- *Órteses para oposição*: destinam-se a oferecer oposição do polegar em relação aos dedos, mantendo-o em posição funcional.
- *Órteses longas de posicionamento*: São órteses para oposição acrescidas com barras no antebraço fixadas por braçadeiras. O punho é mantido em dorsiflexão de 20°.
- *Órteses para adaptação em AVDs*: existem em numerosos tipos – para escrever, para alimentação, para higiene, para vestir e despir etc.
- *Órteses estáticas para o cotovelo e ombro*: são utilizadas para evitar deformidades, reduzir a dor limitando o movimento, proteger ligamentos fracos etc.
- *Tipóias*: destinam-se a evitar dor no ombro causadas por lesões na própria articulação.
- *Órteses funcionais*: destinam-se a aumentar a amplitude do movimento ou substituí-lo através de um mecanismo capaz de corrigir e controlar as articulações limitadas pela rigidez, espasticidade ou ausência de movimento voluntário.

ÓRTESES PARA PESCOÇO E TRONCO

ÓRTESES PARA O PESCOÇO

Colar cervical

Tem por finalidades a imobilização do pescoço e o alívio da sintomatologia dolorosa causada por irritação radicular e contraturas musculares das cervicopatias. É utilizado também como proteção no pós-operatório de laminectomia em nível cervical, torcicolo tratado cirurgicamente, deslocamento e transporte de grandes traumatizados.

O colar cervical pode ser fabricado de material brando, semi-rígido ou rígido, e a indicação do tipo depende do grau de imobilidade desejado. Pode ser usado 24 horas por dia ou ser retirado antes da hora de dormir.

Minerva

O Minerva é indicado nas cervicalgias graves, nas fraturas ou luxações da coluna cervical, no pós-operatório de cirurgia de metástases ósseas dessa região da coluna vertebral.

É um tipo de órtese cervical fabricada com material rígido que se apóia nos ombros e nas faces anterior e posterior do tórax, podendo prolongar-se até a cabeça. O colar de Forrester-Brown serve-se do mesmo tipo de ancoragem do Minerva.

ÓRTESES PARA O TRONCO (COLETES)

Os coletes para a coluna vertebral podem ser rígidos ou flexíveis. Os rígidos são constituídos por uma armação metálica ou de material plástico e apóiam-se em três pontos: sobre a pele, tecidos moles e costelas.

Os coletes flexíveis são confeccionados de tecido e envolvem diretamente o tronco. São dotados de longos bolsos verticais para a colocação de hastes flexíveis de metal ou plástico. Esses coletes não restringem os movimentos nem alinham a coluna tanto quanto os coletes rígidos. Contudo, aumentam a pressão abdominal com maior intensidade porque a parte do corpo é envolvida perfeitamente, sem espaço entre a pele e o tecido. Ademais, têm por objetivo imobilizar, estabilizar e realinhar a coluna vertebral através do aumento da pressão abdominal e redução da contração dos músculos eretores da espinha, diminuindo desse modo a compressão dos discos intervertebrais.

Usados a curto prazo, os coletes rígidos propiciam redução do espasmo muscular. Em longo prazo, podem induzir a instalação de amiotrofia, fraqueza muscular e diminuição da flexibilidade.

ÓRTESES PARA A ESCOLIOSE

Estão indicadas nas escolioses entre 20 e 40°. Os tipos principais são o colete de Milwaukee e o colete toracolombossacro ou lombossacro.

Colete de Milwaukee

É constituído por uma cesta pélvica que se ajusta às cristas ilíacas. Possui uma haste anterior e duas posteriores que ligam a cesta pélvica ao anel cervical, dotado de um apoio mentoniano e dois apoios occipitais. Paralelamente, podem existir placas laterais almofadadas de correção.

A ação biomecânica do colete de Milwaukee baseia-se em dois princípios: alongamento da coluna vertebral e o princípio dos três pontos representados pela cesta pélvica, anel cervical e placas laterais de pressão.

O colete deve ser usado 23 horas por dia, e o paciente deve ser submetido a exercícios diários, com e sem o colete.

Colete toracolombossacro (OTLS)

É uma órtese específica para a escoliose lombar. Estende-se do sacro aos ângulos inferiores das escápulas. Está indicado para estabilizar o tronco (nas paralisias do tronco, na pós-fusão cirúrgica vertebral, no pós-cirurgia da escoliose) e para evitar a progressão da escoliose.

A OTLS causa também aumento da pressão abdominal e reduz a compressão discal. Diminui a dor lombar na espondilolistese e nas afecções discais degenerativas intervertebrais.

Os coletes toracolombossacros estão indicados também para proteger a coluna após trauma agudo ou procedimento cirúrgico dessa região e para a imobilizar na hérnia discal e nas patologias agudas degenerativas dessa região.

OUTRAS ÓRTESES E AJUDAS EM REABILITAÇÃO

Existem numerosos recursos técnicos e tecnológicos em reabilitação que se tornaram acessíveis para ajudar o paciente a usar suas capacidades residuais e obter o máximo de habilidades funcionais. Uma boa parcela desses recursos propicia ao paciente a recuperação de diversas funções perdidas dos membros superiores e inferiores e será comentada a seguir.

ÓRTESES LONGAS PARA POSICIONAMENTO DO MEMBRO SUPERIOR

São utilizadas para oposição e dotadas de barra para o antebraço fixada por braçadeiras. O punho é mantido em dorsoflexão de 20° e perfeitamente centralizado em relação ao eixo do antebraço.

ÓRTESES PARA ADAPTAÇÕES NAS AVDS

Existem diversos tipos, entre as quais se destacam as utilizadas para a escrita, alimentação, higiene, vestir-se, despir. São comuns nos setores de terapia ocupacional.

ÓRTESES ESTÁTICAS PARA COTOVELO E OMBRO

Estão indicadas para prevenir as deformidades, limitar o movimento e proteger ligamentos fracos.

TIPÓIAS

Destinam-se à imobilização do ombro e auxiliam a minorar as dores causadas por lesões dessa articulação. O modelo comum trespassa o ombro homólogo e oferece apoio ao braço em flexão de 90°. Usa-se também a tipóia em tira, que ajuda a sustentação do membro superior sem sobrecarregar o pescoço. A tipóia Bobath é própria para hemiplégicos. Sustenta os ombros, deixando livre o membro superior.

ÓRTESES PARA PATOLOGIAS ESPECÍFICAS

Órtese para deslocamento congênito do quadril

É indicada para manter a cabeça femoral dentro do acetábulo.

Órtese de Pavlik

É indicada para manter as pernas abduzidas e fletidas, sem impedir a movimentação dos membros inferiores. Uso recomendado para crianças com displasia do quadril até os 8 a 12 meses de idade.

Travesseiro de Freika

Mantém as coxas em ampla abdução. É usado em displasia da cabeça do fêmur.

Órtese de Toronto

Mantém as coxas em abdução de 45° e rotação interna. Permite a movimentação dos membros inferiores e a marcha com o auxílio de muletas.

Órtese trilateral

Órtese de descarga isquiática. Retira o peso do corpo sobre a articulação coxofemoral na posição de pé ou durante a marcha e mantém o membro inferior em abdução.

Órtese Scottish-Rite

Permite os movimentos de flexão e abdução dos quadris mantendo a cabeça do fêmur centralizada.

Órtese de Denis-Browne

Consiste em uma barra de metal dotada de dois apoios nas extremidades para fixar os sapatos, que podem girar e produzir a rotação interna ou externa dos membros inferiores. Essa órtese é indicada no tratamento da rotação dos membros inferiores associada geralmente a malformações congênitas (displasia da cabeça femoral, deslocamento congênito do quadril, mielomeningocele).

Parapodium

Tem por objetivo permitir o ortostatismo e o treino do equilíbrio na posição ereta. É constituído de um suporte para o tronco interligado por tubos a um suporte para os joelhos e outro para os pés. Ao parapodium pode ser acrescentada uma bancada, onde a criança pode realizar atividades lúdicas.

Cadeira de rodas vertical

É uma cadeira de rodas dotada de mecanismo adequado para permitir a posição ereta do paciente e o deslocamento espacial que for necessário e possível.

Cadeira de relaxamento

É uma cadeira especial dotada de rodas que permite a contenção e o bom posicionamento de crianças portadoras de paralisia cerebral. A essa cadeira pode-se acrescentar uma bancada para permitir as atividades lúdicas.

BIBLIOGRAFIA

Leach J. Orthopedic conditions. In: Campbell SK, Palisano RJ, Linden DW. *Physical Therapy for Children*. Philadelphia: WB Saunders, 1994. 353-366p.

Lianza S, Dezen EL. Órteses. In: Lianza S. *Medicina de Reabilitação*. Rio de Janeiro: Guanabara Koogan, 2001. 50-67p.

Redford JB, Ogle AO, Robinsn RC. Órteses da coluna vertebral. In: O'Young B, Young MA, Stiens S. *Segredos em Medicina Física e Reabilitação*. Porto Alegre: Artmed, 2000. 672-5p.

Saadi LV. Recursos técnicos utilizados em reabilitação. In: Leitão RE de Araújo, Leitão AV de Araújo. *Clínica de Reabilitação*. São Paulo: Atheneu, 1995. 409-435p.

Tan JC. *Practical manual of Physical Medicine and Rehabilitation*. St. Louis: Mosby, 1998. 178-228p.

Washburn KB. *Physical Medicine and Rehabilitation*. Rio de Janeiro: Guanabara Koogan, 1976. 34-45p.

Xhardez Y. *Vade-Mecum de Kinesitherapie*. Paris: Maloine Éditeur-Prodim Éditeur. 1982. pp. 60-62; 221.

PRÓTESES

Uma prótese é um substituto artificial de uma parte perdida do corpo. Uma prótese deve ser leve, durável, cosmética, de conservação simples e de colocação e retirada fáceis. Ademais, exige que se ajuste perfeitamente à parte do corpo.

As próteses para membro superior que incluem também a mão são usadas como substitutos cosméticos ou como membro artificial funcional. Com propósitos funcionais, a prótese deve ser dotada de um gancho em lugar de uma mão. E pode possuir outros artifícios que possibilitam a execução de várias atividades da vida prática.

Atualmente, estão em voga três tipos de próteses para os membros superiores: as que funcionam com a energia do próprio corpo do paciente (mediante a ação de cabos e correias); as mioelétricas e as dotadas de motor elétrico.

As próteses para amputações acima do cotovelo e de pacientes com desarticulação do ombro incluem um dispositivo terminal (mão ou gancho), uma unidade articular para o punho, uma para o cotovelo, o soquete, um mecanismo de suspensão, o arnez e os elementos de controle.

As próteses para amputações abaixo do cotovelo possuem os mesmos elementos citados acima, mas em lugar do cotovelo mecânico têm um eixo ou dobradiça/cotovelo.

As próteses de membros inferiores substituem a perda parcial ou total do membro inferior e restauram a aparência da simetria corporal. Ademais, desempenham importante papel na deambulação.

Nas amputações abaixo do joelho, a prótese inclui também a canela, o soquete e o sistema de suspensão. Nas amputações acima do joelho é necessário adicionar uma unidade articular para substituir o joelho.

Via de regra, antes de colocar a prótese permanente (definitiva) o paciente usa uma prótese temporária, constituída pelo soquete, o pilão e o pé. Essa prótese permite um precoce ajustamento do coto antes de se produzir a estabilidade de seu volume residual. Essa orientação configura uma norma prática de desenvolver e testar as condições apropriadas que deverão caracterizar a prótese definitiva.

PRINCIPAIS NÍVEIS DE AMPUTAÇÃO PARA PRÓTESES

- Níveis de amputação no membro superior
  - Escapulectomia (supressão da escápula e da clavícula), desarticulação ulnar/carpiana, desarticulação carpo/metatarsiana, desarticulação escapulumeral, desarticulação umeral, desarticulação do cotovelo, desarticulação ulnar
- Níveis de amputação no membro inferior
  - Hemipelvectomia, desarticulação coxofemoral, desarticulação do joelho, desarticulação tibiotársica, desarticulação metatarsofalângica

As próteses podem ser cosméticas (sem função) e funcionais. As próteses funcionais são classificadas em endoenergéticas mecânicas (ou de propulsão muscular) e exoenergéticas.

PRÓTESES COSMÉTICAS

São próteses que se destinam exclusivamente a substituir um membro amputado para valorizar a cosmese do paciente. Essas próteses são destituídas de função. O material de fabricação deve possuir aspecto o mais semelhante possível do membro natural quanto a cor, textura e contornos anatômicos.

Para as próteses da face, nariz, dedos, mão etc., a escolha tem recaído predominantemente sobre o silicone. Esse material tem sido de grande utilidade, pois oferece uma cosmese quase perfeita e se reveste de grande significação para o psiquismo dos pacientes.

PRÓTESES FUNCIONAIS

Como o próprio nome indica, destinam-se à execução de várias funções e são dotadas de três sistemas: a) endoenergético, mecânico ou de propulsão muscular, no qual a energia propulsora tem origem no próprio corpo do paciente e transmite-se através de correias e cabos para o dispositivo terminal; exoenergéticos ou de propulsão artificial, isto é, a energia propulsora origina-se externamente e independe da transmissão de cabos e de correias; c) sistema híbrido, que utiliza a combinação dos anteriores.

PRÓTESES PARA AMPUTAÇÕES EM MEMBROS SUPERIORES

Em princípio, qualquer nível de amputação no membro superior pode receber uma prótese. Quanto mais alto o nível de amputação, mais precário é o desempenho funcional. Os amputados bilaterais sobressaem nesse particular, devido à grande limitação da prótese para a execução das atividades da vida diária e da vida prática. Resulta disso a utilização da prótese somente para amputados unilaterais.

COMPONENTES PROTÉTICOS DO MEMBRO SUPERIOR

Dispositivo terminal (mão, gancho ou outro artifício útil), articulação do punho, bloco de antebraço, articulação do cotovelo, bloco de braço, monobloco (soquete no nível SH, articulação do ombro, sistema de correias e cabos)

MÃOS PROTÉTICAS

Estão incluídas nesta seção a mão protética com fechamento voluntário e a mão protética com abertura voluntária. A mão protética com abertura voluntária é dotada de movimentos somente do 1º, 2º e 3º dedos em pinça ou de todos os dedos. A movimentação da mão é feita pelo cabo de tração e do sistema de correias distendidas por movimentos do tronco e do ombro amputado. A abertura da mão oscila entre 8 e 10 cm.

Mão protética funcional de fechamento voluntário – O modelo clássico é representado pelo APRH (Army Prosthetic Laboratories), com fixação do polegar em duas posições e trava para estacionar o fechamento na posição desejada.

A preensão obtida com essa mão é particularmente rude e portanto inviável para a preensão de objetos minúsculos. A solução para esse problema é a inclusão de ganchos e pinças fixados com o uso de rosca universal.

PRÓTESE PARA O OMBRO

Tem indicação aqui uma prótese endoenergética mecânica ou de propulsão muscular, e, por conseguinte, a fonte energética é o próprio corpo do paciente. Essas próteses são leves, de fabricação simples e de baixo custo relativo. A função é obtida pelo sistema de sujeição.

PRÓTESE PARA DESARTICULAÇÃO DO OMBRO

Nesse caso tem indicação a prótese endoenergética. Trata-se de uma prótese antiestética e pouco funcional. É porém a mais prática.

PRÓTESE EXOENERGÉTICA DE PROPULSÃO ARTIFICIAL

É uma prótese que aciona o dispositivo terminal (mão ou gancho) por intermédio de energia extracorpórea. Necessitam de pouca força, possuem forte preensão e dispensam o uso de cabo e de correias.

PRÓTESES MIOELÉTRICAS

Funcionam com eletródios colocados sobre pontos motores de determinados músculos selecionados adrede pela função que podem exercer. Quando o músculo se contrai voluntariamente, os componentes ilioelétricos recolhidos e amplificados determinam o funcionamento do motor terminal, que então executará o movimento programado.

PRÓTESES PARA MEMBROS INFERIORES

São de utilidade mais satisfatória do que as dos membros superiores. São próteses que sustentam o peso do corpo e possibilitam uma marcha quase normal.

Tipos de próteses para membro inferior:

A) ***Para amputação do pé em vários níveis:*** pés protéticos, pé Sach, pé articulado AP, pé Greissinger, pé multiaxial 1M1 etc.
B) ***Próteses para amputações tibiais:*** PTB, PTS, KBM, ajoelhada, tibial com coxal.
C) ***Prótese para desarticulação do joelho:*** *t*rata-se de uma prótese funcional na mesma medida de uma prótese coxofemoral. Tem a vantagem de oferecer cosmese satisfatória e permite ótimo desempenho da marcha. Ademais, proporciona flexão do joelho em até 135°, rotação de cerca de 25°, e o peso pode ser inferior a 1 quilograma.
D) ***Prótese femoral:*** é dotada de joelho e de um mecanismo de suspensão utilizado de acordo com a necessidade, considerando o nível de amputação. O joelho dessa prótese é fabricado atualmente com requintada tecnologia e oferece qualidades admiráveis. São fabricadas com material de grande resistência e podem ser livres, autobloqueáveis, autobloqueantes; são dotadas de freios estabilizadores avançados, de molas extensoras, e podem ser hidráuli-

cas, pneumáticas ou "inteligentes". Os mecanismos de suspensão são representados por válvula de sucção, cinto silesiano, cinto pélvico completo e pelo próprio soquete.

BIBLIOGRAFIA

Araujo DP de. Próteses. In: Lianza S. *Medicina de Reabilitação.* 3. ed. Rio de Janeiro: Guanabara-Koogan, 2001. 68-95p.

Berger N. Desvios da marcha e próteses para membro inferior. In: O'Young B, Young M, Stiens S. *Segredos em Medicina Física e Reabilitação.* Artmed, 2001, 666-671p.

Salzano AS. Próteses do membro superior. In: O´Young B, Young M, Stiens S. *Segredos em Medicina Física e Reabilitação.* Porto Alegre: Artmed, 2001. 666-671p.

Tan JC. *Practical Manual of Physical Medicine and Rehabilitation.* St Louis: Mosby, 1998. 229-259p.

CADEIRA DE RODAS

A prescrição de uma cadeira de rodas assemelha-se a uma prescrição medicamentosa se observados os detalhes exigidos e os fatores que a envolvem. Os principais fatores a considerar são: peso e tamanho do paciente, segurança, diagnóstico e prognóstico, técnicas usadas nas transferências, forma de propulsão, estilo de vida e custo da cadeira.

Um item importante a considerar é a propulsão da cadeira: manual ou por motor elétrico. No caso da cadeira motorizada, deve-se atentar para os seguintes pontos:

A) A questão do ambiente externo em terreno irregular e percurso longo.
B) A estabilidade do paciente na cadeira (o assento precisa ser baixo).
C) A questão das barreiras.
D) O tempo de vida da bateria.

Outro aspecto importante da cadeira de rodas é a questão do uso prolongado. Tal situação pode provocar estresse crônico nos cotovelos, na pele e nos nervos periféricos. Deve ser mencionado também o problema das quedas quando os pacientes viram a cadeira ou caem da cadeira.

A proposta de formulário apresentada a seguir inclui praticamente todos os itens necessários à prescrição de uma cadeira de rodas para uso residencial, adequada às necessidades do paciente.

FORMULÁRIO DE PRESCRIÇÃO DE CADEIRA DE RODAS

DATA: ___/___/___

NOME: ____________________________________

TIPO DA CADEIRA: __________________________

TAMANHO:
Adulto ( ) Adolescente ( ) Infantil ( ) Criança grande ( ) Criança pequena ( )

ENCOSTO:
Fixo ( ) Reclinamento completo ( ) Semi-reclinamento ( ) Com apoio para a cabeça ( )
Assento elevado ( )
Dotada de freios ( )

APOIO PARA OS BRAÇOS (ACOLCHOADO):
Fixos ( ) Removíveis ( )
Largos ( ) Ajustáveis ( )

APOIO PARA OS PÉS:
Fixos ( ) Removíveis ( )
Tamanho pequeno ( ) Tamanho grande ( )

COM MODIFICAÇÕES ESPECIAIS
Tamanho das rodas:
60 cm

Eixos:
Normal ( ) p/pessoa pesada ( )

Pneus:
Normal ( ) c/câmara ( )
Semipneumáticos ( ) Pneumáticos ( )

Almofada:
Espessura do assento:
5 cm ( ) 7,5 cm ( ) 10 cm ( )
Espessura do apoio para as costas:
2,5 cm ( ) 5 cm ( )

Propulsão:
Manual ( ) Elétrica ( ) p/atleta ( )

Portabilidade da cadeira:
Cadeira desmembrável

Prescrição: ______________________________
Ass.: ___________________________________

SELEÇÃO DA CADEIRA DE RODAS

São conhecidos os requisitos padrões da cadeira de rodas, mas será interessante colocar em relevo os detalhes que se seguem: *durabilidade, facilidade de dobrar a cadeira, propulsão fácil, funcionamento dos freios, facilidade de colocar e remover os apoios para os braços e para os pés.*

Os fatores seguintes devem ser considerados a respeito de cada candidato à cadeira de rodas: *o peso e o tamanho do paciente, o diagnóstico e o prognóstico, a segurança, as técnicas de transferência, a propulsão, o estilo de vida e o custo da cadeira.*

TAMANHO DO PACIENTE

As cadeiras de rodas podem ter um tamanho padrão para crianças ou adultos ou podem ser médias ou grandes para se adaptar ao tamanho do usuário. Todas devem ser dotadas de freios e providas de apoios para os braços e para os pés.

As pessoas com amputação bilateral dos membros inferiores devem usar cadeiras com rodas traseiras em posição mais posterior, visando à estabilidade, tendo em vista o centro de gravidade deslocado posteriormente.

A CADEIRA E O PROGNÓSTICO DO PACIENTE

O diagnóstico, o prognóstico da incapacidade e os distúrbios de sensibilidade são fatores importantes na seleção da cadeira de rodas.

As seguintes situações devem ser consideradas:

A) Nas doenças crônicas progressivas como a distrofia muscular de Duchenne, adota-se uma cadeira com apoio reclinável para as costas e possibilidade de adaptar um apoio para a cabeça.

B) Para doentes longamente acamados ou propensos a hipotensão postural, a cadeira precisa ser reclinável, ao menos nos estágios iniciais da reabilitação.

C) Para pacientes que não podem fletir os joelhos ou apresentam edema provocado pela posição pendente dos membros inferiores, a cadeira deve permitir a horizontalidade dos apoios para as pernas e pés.

D) Para os pacientes que apresentam distúrbios da sensibilidade (anestesia abaixo da 4ª vértebra lombar), as cadeiras devem ser dotadas de acolchoamentos especiais (pneumáticos, espuma viscoelástica, poliuretano) no assento e nos apoios para as costas e pernas.

A prescrição da cadeira de rodas precisa atender a certas exigências embutidas no modo de vida do paciente. A família deve ser consultada a respeito das seguintes condições:

- *Vãos mínimos de portas:* 72 cm.
- *Espaço para giro médio da cadeira*: 180-360°.
- *Alcance manual numa mesa*: 71-83 cm de altura.
- *Altura do telefone e dos interruptores de luz*: 1,20 m do solo.
- *Rampas de acesso*: com 5° de aclive, dotadas de corrimãos.

Propulsão

Manual ou elétrica. A elétrica é movida por um motor elétrico alimentado por uma bateria especial e tem indicação para pacientes com limitações físicas e que não podem mover a cadeira com as mãos ou com os pés devido a paralisia, deformidade, problema musculoesquelético ou ausência dos membros.

EXEMPLOS DE PRESCRIÇÕES DE CADEIRAS DE RODAS

Para hemiplégicos

Em princípio, a cadeira é prescrita para uma pessoa hemiplégica esquerda ou direita, de 60 a 70 kg, com 1,60 m a 1,70 m de altura. Exige-se que a cadeira esteja adaptada para ser movida com um só braço.

Na prescrição devem constar os seguintes itens: a pessoa transfere-se da cadeira com ou sem auxílio; cadeira de rodas para adulto; rodas dianteiras de 20 cm; rodas traseiras de 60 cm com 28 raios; pneus sem câmara; apoios removíveis para os pés; apoios acolchoados para os braços; encosto reto e fixo; assento acolchoado de 5 cm de espessura; cadeira dotada de freios.

Para paraplégicos

O paciente transfere-se da cadeira mediante movimentos de balanços e escorregamentos. Devem estar previstos os seguintes itens: a cadeira deverá ser preferentemente usada em ambientes externos, cadeira para adulto, rodas dianteiras de 20 cm; pneus sem câmara, rodas traseiras de 60 cm com 38 cm de raio, dotada de freios, apoios para os pés destacáveis, apoios para os braços acolchoados, fixos; apoio para as costas fixo, assento almofadado em ferradura, tábua para deslizamentos.

Para quadriplégicos

Paciente jovem, pequeno, com uma lesão ao nível da 6ª e 7ª vértebra cervicais.

Cadeira de rodas para adolescente pequeno, rodas dianteiras com 20 cm, rodas traseiras com 60 cm, pneus usuais, freios, apoios destacáveis para os pés, apoios acolchoados destacáveis para os braços, apoio reclinável para as costas.

Para amputados dos membros inferiores

Requisitos básicos:

- O centro de gravidade da cadeira é o assento, ainda que o paciente esteja usando as próteses.
- As rodas traseiras devem situar-se posteriormente a fim de manter a estabilidade.

BIBLIOGRAFIA

Ellwood PM. Prescrição de cadeira de rodas. In: Kottke F, Stillwell GK, Lehmann JF. *Krusen Tratado de Medicina Física e Reabilitação.* São Paulo: Manole, 1984. 509-518p.

Kirby RL. Cadeira de rodas manuais. In: O'Young B, Young MA, Stiens S. *Segredos em Medicina Física e Reabilitação.* Porto Alegre: Artmed, 2000. 165-169p.

Tan JC, Horn SE. *Manual of Physical Medicine and Rehabilitation.* St. Louis: Mosby, 1998. 315-316p.

POSICIONAMENTOS

Os posicionamentos adequados no leito desfrutam hoje de clara importância em todos os nosocômios, sendo obrigatório o conhecimento das técnicas que envolvem sua prática, especialmente nos centros neurológicos e traumatológicos. A referida prática tornou-se consenso devido à necessidade de evitar as contraturas, as deformidades e as úlceras de decúbito nos doentes longamente acamados e nos queimados.

Há dois pontos fundamentais a serem considerados nessa questão: 1º, o envolvimento pessoal do paciente na efetiva prática dos posicionamentos quando possível e 2º, a necessidade de existirem no hospital os equipamentos adequados. O primeiro item depende de dois fatores:

- Da possibilidade de o doente poder participar em estreito relacionamento com a enfermagem.
- Que ele assuma também a responsabilidade pela adoção das medidas.

EQUIPAMENTOS PARA POSICIONAMENTOS

- *Camas de altura ajustável*: podem oferecer variações de altura de 50 a 75 cm. A primeira facilita o trabalho da enfermagem; a segunda torna possíveis as transferências para a cadeira de rodas.
- *Tábuas de diferentes tamanhos*: podem ser colocadas debaixo do colchão.
- *Colchão*: deve ser firme e de apreciável durabilidade. A consistência pode variar de 33 a 36;
- *Tábuas para apoio dos pés*: devem ter no mínimo 1 cm de espessura e altura suficiente para impedir o peso da roupa de cama sobre os dedos dos pés do paciente.

  É recomendável que a tábua para apoio dos pés fique a uma distância de 8 a 10 cm da planta dos pés quando o doente estiver em decúbito ventral.
- *Grades laterais*: são usadas para proteger os pacientes de quedas ou que estejam dormindo ou agitados. Essas grades têm em geral 70 a 80 cm de comprimento e uma altura de 25 a 30 cm acima do nível do colchão.
- *Trapézio acima da cabeça*: facilita o cuidado de enfermagem de pacientes muito pesados.
- *Bandejas de alimentação*: podem ser muito úteis para liberar a assistência da enfermagem.

POSICIONAMENTOS

Membros inferiores

- Os pés devem ficar com a região plantar inteiramente apoiada sobre a tábua de apoio. Evita-se o contato do tendão-de-aquiles deixando-se um espaço de 10 cm entre a planta do pé e a tábua.
- Pernas em posição neutra, estando os dedos dos pés voltados para o teto. Essa posição é mantida pelo contato dos pés com a tábua de apoio e colocando-se um rolo de pano por baixo do grande trocanter.
- Joelhos e quadris em extensão.

Membros superiores

Devem ser respeitadas a tolerância a dor e as resistências mecânicas à mobilização das articulações. Atentar para a resistência oferecida apenas pela espasticidade.

Existem várias posições dos membros superiores:

- Ombro abduzido a 90° em ligeira rotação interna, cotovelo em flexão de 90° e antebraço parcialmente pronado.
- Ombro abduzido a 90° em máxima rotação externa possível; cotovelo fletido a 90° e antebraço pronado.
- Ombro em ligeira abdução, cotovelo estendido e antebraço supinado.

▪ Punho e mão

Há várias posições a serem recomendadas:

- Punho estendido, dedos parcialmente fletidos ao nível das articulações interfalângicas e metacarpofalângicas; polegar em abdução, em oposição e levemente fletido. Usar rolo de pano para manter essa posição.
- Semelhante à anterior, exceto que os dedos ficam estendidos ao nível das articulações interfalângicas e metacarpofalângicas. Usar um *splint* palmar para manter essa posição.

Decúbitos

- *Decúbito supino*: como já referido, as plantas dos pés devem estar apoiadas sobre uma prancha acolchoada. O apoio dos calcanhares é evitado mediante a existência de um espaço entre o colchão e a prancha. As pernas ficam em posição neutra. Os quadris e os joelhos são posicionados em extensão.
- *Decúbito lateral*: esse decúbito sobre um lado não-paralisado é freqüentemente recomendado para os hemiplégicos. É uma posição confortável.

  A perna de cima fica fletida ao nível do joelho e quadril. O braço sadio fica em rotação externa e parcialmente estendido. O braço de cima fica apoiado sobre um travesseiro, afastado do tórax.
- *Decúbito ventral*: somente admitido quando as condições pulmonares, cardíacas e esqueléticas permitem. É indicado quando se deseja manter total extensão dos quadris e aliviar a pressão sobre proeminências ósseas posteriores. Em que pesem essas vantagens, também possui pontos vulneráveis: pele do esterno, das EIAP, da patela e do dorso do pé.

  A posição de decúbito ventral propicia o alinhamento em extensão dos quadris e dos joelhos.

▪ Cuidados

Os dedos dos pés não devem tocar a tábua debaixo do colchão, colocando-se um pequeno travesseiro consistente logo acima dos tornozelos; os braços ficam em ligeira abdução, cotovelos em extensão e punhos em supinação. Uso de um rolo de pano seguro pelas mãos para manter o punho em extensão e os dedos em flexão. Colocar rolos de pano debaixo de cada ombro.

BIBLIOGRAFIA

Ellwood JR, Paul M. Posicionamento no leito. In: Kottke FJ, Stillwell GK, Lehmann, Justus E. *Krusen Tratado de Medicina Física e Reabilitação*. São Paulo: Manole, 1984. 480-488p.

TRANSFERÊNCIAS

As transferências de pessoas com deficiências físicas de um local para outro consistem em deslocá-las de uma superfície para outra mediante a utilização de padrões específicos de movimentos. Essa atividade carece de treino do paciente e da família, que pode ser feito no setor de terapia ocupacional (TO) do hospital ou na própria residência.

Serão estudadas aqui as transferências de pacientes de certos pontos em que se encontra para a cadeira de rodas e vice-versa, um dos mais importantes itens dessa questão.

Situações a serem contempladas nas transferências de hemiplégicos e paraplégicos:

- Da cama para a cadeira de rodas e vice-versa.
- Da cadeira para o sanitário e vice-versa.
- Da cadeira para a banheira e vice-versa.

HEMIPLÉGICO

TRANSFERÊNCIA DA CAMA PARA A CADEIRA DE RODAS

O leito deve estar fixo, imóvel; deve ter a mesma altura da cadeira de rodas, dotada de freios e com apoios para os braços e pés removíveis.

No momento do deslocamento, a cadeira situa-se em ângulo na direção dos pés da cama para a saída do paciente; e em ângulo na direção da cabeceira da cama para o acesso do paciente.

Preliminarmente, devem-se levar em conta as seguintes condições do paciente: não sofrer de hipotensão ortostática, possuir boa estabilidade do tronco, ser capaz de manter o quadril e o joelho em extensão e possuir boa musculatura do ombro e da mão do lado sadio.

Paciente deitado no centro do colchão

- Com o braço sadio, segura o punho do braço paralisado e o coloca atravessado sobre o abdome.
- Em seguida, coloca o pé sadio por debaixo do joelho da perna paralítica e escorrega o pé até a altura do tornozelo.
- A partir desse momento, procura elevar a perna da superfície do colchão com o pé normal.
- Passo seguinte, agarra a barra da grade lateral da cama com a mão sadia, gira o corpo para o lado normal e desliza as pernas para fora da cama ao mesmo tempo em que procura sentar-se usando o cotovelo como apoio. Descruza as pernas e apóia os pés no chão.

Transferência da posição sentada na cama para a cadeira de rodas

- Sentado na borda da cama, o paciente aciona os freios da cadeira de rodas.
- Inclinando o tronco para a frente e apoiando-se sobre a mão e o pé sadios, o paciente desloca seu corpo e se afasta da borda da cama.
- Apoiando-se na barra metálica da grade lateral da cama, o paciente procura ficar de pé. Em seguida, coloca a mão sadia sobre o apoio para o braço da cadeira de rodas, gira o corpo e procura o assento da cadeira.
- Depois de sentado, o paciente solta os freios da cadeira, coloca os pés sobre os apoios correspondentes e se afasta da cama.

TRANSFERÊNCIA DA CADEIRA DE RODAS PARA A CAMA

- Nesse caso, a cadeira assume um ângulo voltado para a cabeceira da cama. Cadeira bloqueada pelos freios.
- O paciente retira o pé da perna paralisada do apoio correspondente da cadeira e o retira do lugar.
- Inclina o tronco para a frente e move-se para a borda da cadeira de rodas até que os pés estejam para trás, estando o pé sadio atrás do pé paralítico.
- Segurando com a mão sadia o apoio para o braço da cadeira e apoiando o corpo sobre o pé sadio, o paciente procura ficar de pé.
- Após ficar de pé, o paciente apóia-se sobre a barra da grade lateral da cama e gira sobre os pés, colocando-se em posição para sentar na cama.
- Sentado na borda da cama, afasta a cadeira de rodas, balança as pernas para alcançar a superfície do colchão e se deita.

TRANSFERÊNCIA DA CADEIRA DE RODAS PARA O SANITÁRIO E VICE-VERSA

Algumas condições devem ser preenchidas para a boa execução dessa transferência. Alinham-se entre elas:

- A altura do sanitário precisa ter 50 cm (o habitual tem 40 cm); existência de barras de apoio fixadas na parede (corrimão) do lado das extremidades normais.
- O corrimão pode ficar na parede lateral ao sanitário, em ângulo de 45°, estando seu ponto de fixação na mesma linha da borda anterior do vaso.
- Outro tipo de corrimão: uma barra firmemente fixada no chão e na parede, dobrada em ângulo de 90°, ao lado do sanitário, mas avançando cerca de 15 cm à frente.

Execução da transferência

- A cadeira de rodas fica junto do sanitário, do lado normal do paciente, em pequeno ângulo, quase de frente para o corrimão.
- Antes de movimentar-se, o paciente aciona os freios da cadeira e retira o apoio para os pés.
- Agarra o corrimão com a mão normal, inclina-se para a frente, apóia o peso do corpo no pé normal e levanta-se da cadeira. A maior parte da força para levantar-se deve provir de sua perna normal, nunca do corrimão.
- Após estar de pé, o paciente usa o corrimão para manter o equilíbrio e em seguida gira sobre os pés para ficar de frente para o sanitário. Retira a roupa e senta-se no sanitário.
- A transferência do sanitário para a cadeira de rodas é feita por processo inverso ao realizado acima.

TRANSFERÊNCIA DA CADEIRA PARA A BANHEIRA E VICE-VERSA

A forma mais comum e mais prática de banho é oferecida pela colocação de uma cadeira dentro da banheira, onde o paciente ficará sentado, tendo em vista suas dificuldades para entrar e sair de um boxe. Apesar disso, a transferência da cadeira de rodas para a cadeira da banheira oferece alguns riscos para o doente, minimizados através de adequado treinamento.

Uma particularidade dessa transferência está em que o acesso do paciente à cadeira na banheira é feito pelo lado paralisado. Essa providência facilita ao final a saída do paciente, haja vista sua capacidade de movimentar-se com o lado sadio.

Algumas particularidades

- Providenciar para que a altura das cadeiras seja idêntica à da borda da banheira (assim, as pernas da cadeira de fora são um pouco mais longas do que as de dentro).
- Colar duas longas estreitas faixas de borracha sobre a borda da banheira para evitar o escorregamento do corpo do paciente.
- Colocar um tapete aderente no fundo da banheira para evitar deslizamentos da cadeira dentro da banheira.

Técnica

- Apoiando-se sobre a mão sadia, o paciente desloca o corpo para a borda da cadeira junto à banheira.
- Em seguida, segura a perna paralisada com a mão normal e a coloca dentro da banheira.
- Em seguida, coloca também a perna normal.
- Apoiando a mão normal na cadeira externa, desliza para a cadeira de dentro da banheira.

PARAPLÉGICO

Inicialmente, atente-se para as seguintes condições do paciente: bom equilíbrio na posição sentada, boa força nos membros superiores (músculos adutores e extensores). Os pacientes portadores de lesões medulares acima de C7 raramente conseguem fazer as transferências sem auxílio.

- Cama fixa, de preferência da mesma altura do assento de uma cadeira de rodas.
- Cadeira de rodas dotada de freios, de apoios removíveis para os pés e para os braços.
- Tábua para deslizamentos.

DA CAMA PARA A CADEIRA DE RODAS

Técnica de deslocamento lateral usando uma tábua de deslizamento

- *1ª fase*: a cadeira de rodas é colocada junto à cama, em pequeno ângulo voltado para os pés ou para cabeceira.

  Retira-se o apoio de braço da cadeira do lado voltado para a cama. Depois que o paciente se senta, coloca-se a tábua de deslizamento entre a cadeira e a cama.
- *2ª fase*: o paciente rola para o decúbito lateral, arrasta as pernas para fora da cama com a ajuda das mãos, levanta a cabeça, apóia-se sobre as mãos e cotovelos e movimenta os antebraços para trás, elevando o tronco e sentando-se.
- *3ª fase*: em seguida, apoiando-se nas mãos, procura deslocar os quadris para a beira da cama.
- *4ª fase*: inclina-se depois sobre o antebraço direito e eleva o quadril esquerdo da cama, procurando apoiar a nádega sobre a tábua de deslizamento, cujas extremidades se encontram apoiadas firmemente sobre a cama e a cadeira de rodas.

- *5ª fase*: apoiando-se e equilibrando-se sobre as mãos, o paciente procura deslizar sobre a tábua na direção da cadeira de rodas. Eleva a nádega esquerda mediante inclinação do corpo para a esquerda e retira a tábua.
- *6ª fase*: finalmente, repõe o apoio de braço da cadeira de rodas, fazendo o mesmo com o apoio para os pés. Depois, basta soltar os freios.

Técnica de deslocamento ântero-posterior

Cadeira de rodas sem os apoios para os pés, freada e estacionada justamente em frente do colchão.

- *1ª fase*: o paciente mantém a cabeça e os ombros ligeiramente para a frente a fim de conservar o equilíbrio e evitar uma queda para trás.
- 2ª fase: com a ajuda das mãos, desloca as pernas, uma por vez, para um lado da borda da cama em oposição à cadeira de rodas.
- *3ª fase*: apoiado nos punhos fechados, o paciente desloca alternadamente ora uma anca ora outra, aproximando-as da borda do assento da cadeira de rodas.
- *4ª fase*: ao chegar a essa última posição, o paciente apóia as mãos sobre os apoios dos braços da cadeira de rodas, eleva o tronco e toma assento.
- *5ª fase*: em seguida, afasta a cadeira da cama, deixando apoiados somente os calcanhares. Usando os apoios dos braços para se apoiar, inclina-se para os lados para apanhar os apoios dos pés da cadeira, e finalmente apóia os pés.

A transferência da cadeira para o leito é realizada de modo inverso.

TRANSFERÊNCIAS DA CADEIRA PARA O SANITÁRIO E VICE-VERSA

Preliminarmente, lembre-se de que a altura do sanitário deve ser idêntica à da cadeira de rodas, cerca de 50 cm. A posição da cadeira é paralela ou em pequeno ângulo em relação ao sanitário.

Técnica de transferência

- Inicialmente, o paciente retira os pés dos apoios para os pés da cadeira de rodas e os deixa no chão.
- Movimenta a cadeira de modo a encostar os joelhos no sanitário e então bloqueia a cadeira com os freios.
- Desloca suas ancas, procurando sentar-se de lado na cadeira de rodas, e move as pernas, afastando-as do sanitário.
- Desbloqueia a cadeira soltando os freios e move-a aproximando-a do sanitário; bloqueia novamente a cadeira.
- Ainda na cadeira, usando os apoios para os braços, o paciente desce as calças e inclinando-se para a frente procura sentar-se no sanitário, apoiando-se nos corrimões que ficam nos lados.

O retorno para a cadeira é feito por processo inverso.

BIBLIOGRAFIA

Ellwood PM. Transferências – método, equipamentos e preparação. In: Krusen F. *Tratado de Medicina Física e Reabilitação*. São Paulo: Manole Ltda, 1984. 489-508p.

TREINO DE PESSOAS DEFICIENTES

Após uma doença grave ou uma lesão catastrófica, um paciente sofre uma "distorção radical da experiência de vida do corpo". Em conseqüência dos déficits da percepção, das sensações, da execução das atividades motoras ou da perda de partes do corpo, altera-se a imagem corporal.

A percepção do ambiente pode ser alterada por causa do déficit sensorial, da separação familiar imediata, da falta das roupas e objetos pessoais, do afastamento do "canto" e da "despersonalização" do paciente causada pela hospitalização.

A sobrevinda da doença ou da deficiência física para uma dona-de-casa acarreta dificuldades extraordinárias para a vida de toda a família. Aliadas aos problemas emocionais estão as questões relacionadas com a administração da casa, a orientação da empregada, a limpeza, os comandos e o controle dos filhos pequenos, o controle de suas tarefas escolares, a alimentação, a vestimenta, o transporte, a lavanderia, a companhia.

Acrescentem-se a esses itens os cuidados pessoais, as compras em supermercados e *shopping centers*, a manutenção da habitação, relações familiares, educação e recreação e a participação na comunidade.

Obviamente, o grau da deficiência condiciona a extensão da capacidade do cumprimento das tarefas da dona-de-casa. As dificuldades causadas por uma deficiência parcial são suscetíveis de serem superadas mais facilmente com equipamentos adaptados e outras ajudas. Numa deficiência grave a situação é mais complicada. Em ambos os casos, algumas atividades precisam ser destinadas a outros membros da família, incluindo-se aquelas que exigem deslocamentos fora da residência.

A solução encontrada para essas situações está balizada em três princípios: treinamento da pessoa deficiente, disponibilidade de ajudas mecânicas e tecnológicas e adaptações internas do apartamento e externas do edifício. Naturalmente, a adaptação dos cômodos da casa e dos acessos externos já sugerida para possibilitar os deslocamentos da pessoa deficiente é muito necessária e deve ser logo realizada.

Detalhando melhor os aspectos mencionados acima, obviamente a casa ou o apartamento deverá oferecer as condições adequadas para uma pessoa deficiente viver. Externamente, há necessidade de espaços suficientes para estacionamento no nível e próximos à entrada do edifício. Uma rampa externa é indispensável em considerável número de casos. Internamente, os elevadores deverão ter os controles ao alcance de uma pessoa sentada numa cadeira de rodas; o apartamento deve ter portas de no mínimo 90 cm de largura, iluminação das entradas e corredores com largura de 120 cm. As pias e os armários da cozinha estarão fixados em altura adequada, e estará pronto para uso um pequeno extintor de incêndio; no banheiro, o controle do chuveiro estará também ao alcance, e haverá espaço suficiente para manobrar a cadeira de rodas e acessar o sanitário. Na sala de estar, as cadeiras devem ser estáveis e adequadamente altas para facilitar o sentar e o levantar.

ADAPTAÇÃO DA PESSOA DEFICIENTE

A adaptação pode ser obtida através de um processo progressivo, tornado possível pelas repetições consecutivas dos atos quotidianos, atividades espontâneas e interações perceptivas e físicas promovidas pela equipe de reabilitação.

Ao facilitar a "articulação das sensações e das lembranças de satisfação das habilidades físicas anteriores com o mundo físico na nova relação" (Shoshana, Shamberg; Stiens, Steven A; Shamberg. Aaron), a equipe contribui valiosamente para o retorno da expressão da individualidade e da capacidade de interagir com o meio ambiente. Dessa forma, o paciente estará recuperando a independência para alimentar-se, vestir-se, fazer as transferências, asseios, controlar enfim o ambiente e viver independentemente.

TREINAMENTO PARA ATIVIDADES DOMÉSTICAS

O treinamento deve ser realizado num hospital que possua um completo serviço de medicina física e reabilitação ou num centro de reabilitação. Precisa ser planejado e iniciado no hospital pela equipe que se ocupa da paciente e deverá continuar após a alta.

A referida equipe deverá constituir-se de um terapeuta ocupacional, uma assistente social e um fisioterapeuta. Ao TO cabem as instruções sobre a nova forma da administração doméstica e o uso das adaptações. Sua tarefa deve ser desenvolvida em estreita relação com a assistente social, de quem pode receber orientação para a aquisição de auxílios e equipamentos especiais. O fisioterapeuta auxilia na avaliação da capacidade do paciente na execução das atividades da vida diária e pode planejar um programa de condicionamento físico.

ELEMENTOS DA AVALIAÇÃO PARA O TREINAMENTO

Devem ser considerados essencialmente os seguintes itens:

- *Amplitude de alcance*: é necessário considerar tanto a direção vertical quanto a horizontal do movimento, levando em conta principalmente a posição sentada;
- *Deslocamentos de um lugar para outro*: considerar que uma dona-de-casa é obrigada a movimentar-se com muita freqüência em sua residência em razão dos múltiplos afazeres.
- *Atividades manuais*: podem estar muito prejudicadas em virtude de paresia, espasticidade, incoordenação motora, amputação, artrite.
- *Consumo energético*: esse aspecto das condições do deficiente são mormente patentes nas doenças cardiorrespiratórias por constituírem um fator limitador.
- *Segurança*: os fatores mencionados no item Atividades manuais podem propiciar condições de risco para o paciente (queimaduras, choque elétrico, risco de queda, ferimentos).
- *Comunicação*: trata-se de uma condição muito afetada quando o paciente apresenta dificuldade de linguagem (disartria, afasia).

AJUDAS E UTENSÍLIOS ADAPTADOS PARA USO DE PESSOAS COM DEFICIÊNCIA

Incluem:

- Cadeira de rodas, motorizada ou não.
- Copos, talheres e pratos adaptados.

- ❑ Pinças coletoras.
- ❑ Elevador de transferência.
- ❑ Adaptações para o banheiro (apoios, cadeira de banho, lavatório e sanitário adaptados).
- ❑ Adaptações para a cozinha (fogão, geladeira, prateleiras e móveis adaptados).
- ❑ Registros de água e controles de iluminação em altura acessível.
- ❑ Portas com largura de 90 cm.
- ❑ Rampas onde houver degrau.
- ❑ Vestimentas e calçados apropriados.

BIBLIOGRAFIA

Leslie LR. Treinamento de atividades domésticas. In: Kottke F, Stllwell GK, Lehmann JF. *Krusen Tratado de Medicina Física e Reabilitação*. São Paulo: Manole, 1984. 526-535p.

Sandler BD. Training in homemaking activities. In: Krusen F, Kottke F, Ellwood PM. *Handbook of Physical Medicine and Rehabilitation*. Philadelphia: WB Saunders Co., 1965. 472-491p.

Shamberg S, Stiens SA. Capacitação pessoal por meio de modificações ambientais. In: O´Young B, Young MA, Stiens S. *Segredos em Medicina Física e Reabilitação*. Porto Alegre: Artmed, 2000. 130-137p.

Índice Remissivo

A

B

C

E

F

G

H

I

J

K

L

M

N

O

P

Q

R

S

U

V

W